第 2 章 胃肠疾病用药	2
第 3 章 肝胆疾病用药	3
第 4 章 心血管疾病用药	4
第 5 章 内分泌及代谢性疾病用药	5
第 6 章 神经和精神疾病用药	6
第 7 章 风湿免疫及关节疾病用药	7
第 8 章 泌尿外科疾病用药	8
第 9 章 妇科疾病用药	9

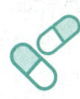

常见疾病谱用药速查速用手册

Medication for Common Diseases

康震 主编

Second Edition

第二版

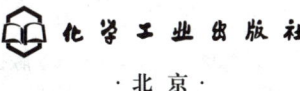

·北京·

内容简介

本书在广受好评的第一版基础上修订而成。在保持第一版特色的基础上，本版病种数从108种增加到130种，在病种选择上，减少了临床少见病种，纳入更多常见的自我药疗疾病与慢性疾病，更贴合当下疾病谱分布特点；同时，每种疾病新增了"诊病看点""中医分证治疗""用药提示""健康提醒"四个版块，对"药物治疗"版块进行了优化提升，可为读者提供更便捷、更实用的用药信息。此外，本版还提供多种配套数字资源。

本书可供各级药师全面了解相关疾病用药信息，作为接受患者咨询、正确解答疑问的案头参考书；也可有助于患者和大众了解常见疾病用药知识，正确选药，安全合理用药。

图书在版编目（CIP）数据

常见疾病谱用药：速查速用手册 / 康震主编.
2版. -- 北京：化学工业出版社，2025.4. -- ISBN 978-7-122-47246-5

Ⅰ.R452-62

中国国家版本馆CIP数据核字第2025UL3923号

责任编辑：杨燕玲　　　　　　　　文字编辑：李　平
责任校对：赵懿桐　　　　　　　　装帧设计：史利平

出版发行：化学工业出版社
　　　　　（北京市东城区青年湖南街 13 号　邮政编码 100011）
印　　装：天津千鹤文化传播有限公司
880mm×1230mm　1/32　印张 16$\frac{1}{2}$　字数 541 千字
2025 年 6 月北京第 2 版第 1 次印刷

购书咨询：010-64518888　　　售后服务：010-64518899
网　　址：http://www.cip.com.cn
凡购买本书，如有缺损质量问题，本社销售中心负责调换。

定　　价：49.80元　　　　　　　　　　版权所有　违者必究

前 言

自2014年第一版出版以来,《常见疾病谱用药速查速用手册》已走过近十一个年头,发行量超过20万册,在行业内广受好评。

随着时光推移,医学领域发生了深刻变革。一方面,常见疾病谱与药品情况已经发生了较大变化;另一方面,医学诊疗技术不断创新,新的药物、治疗方法如雨后春笋般涌现,临床治疗指南和专家共识也持续推陈出新。为更好地使本书服务于大众,修订已势在必行。

本次修订主要从以下方面进行了更新、改进。

· 在疾病谱收录上,病种数从108种扩充至130种,不仅如此,在病种选择上,减少了临床少见病种,纳入更多常见的自我药疗疾病与慢性疾病,结构与种类更贴合当下疾病谱分布特点,可满足药师的药学服务需求及患者的自我药疗与慢病管理需求。

· 在章节设置上,依据就医挂号习惯对应的科室,对病种章节归属进行了调整,方便读者依据日常习惯,检索使用。

· 在内容编排上,对疾病治疗的内容进行了全面更新。新增版块包括:
   - "诊病看点"——提炼关键诊断要点,助力读者快速准确评估;
   - "中医分证治疗"——详细阐述疾病总体治疗原则,依据中医辨证细分不同证候的"人群特征"与"治疗方法";
   - "用药提示"——聚焦药物治疗关键注意事项;
   - "健康提醒"——提供疾病相关生活管理常识。

此外,将原有的特色版块"药物治疗"进行了优化提升,融入治疗及用药原则,描述不同人群特征、治疗原则及药物清单,更便于读者依据病情选择对症与对因恰当的治疗方案。

· 在阅读体验上,本版采用双色版面,版面更活泼,阅读更轻松。同时，本版有配套数字资源，读者可扫描书中二维码获取。目前提供的数字资源包括第一版中广受好评的疾病问诊评估流程图及新增的书友交流圈皮肤病图鉴、药名索引，后续我们将根据读者反馈，提供更多形式的资源，与读者进行更深入互动。

此外，本版增加了全新章节"营养素补充剂的合理使用"，旨在为读者提供保健品使用的基本常识、注意事项以及在预防和治疗疾病方面的见解，帮助读者理性选购与合理使用。

在本书修订过程中，依据和参考了各个疾病尽可能最新的临床指南、专家共识和相关图书、论文，虽竭力完善，但难免存在不足之处。诚望读者不吝赐教，提出宝贵意见，以便未来改进。感谢广大读者多年来的厚爱和支持！同时，感谢徐冰川、敖斌、杨青、王珺以及张轶琳等药师在编写过程中给予的大力支持和帮助，感谢夫人王健对于稿件修订提出的宝贵意见。

康震

2025年2月1日于北京

如何使用这本手册

第 1 章 呼吸疾病用药	001
第 2 章 胃肠疾病用药	037
第 3 章 肝胆疾病用药	075
第 4 章 心血管疾病用药	091
第 5 章 内分泌及代谢性疾病用药	125
第 6 章 神经和精神疾病用药	169
第 7 章 风湿免疫及关节疾病用药	203
第 8 章 泌尿外科疾病用药	219
第 9 章 妇科疾病用药	237
第 10 章 儿科疾病用药	269
第 11 章 口腔疾病用药	329
第 12 章 眼科疾病用药	335
第 13 章 耳鼻喉疾病用药	363
第 14 章 皮肤疾病用药	385
第 15 章 外科疾病用药	451
第 16 章 营养性贫血用药	469
第 17 章 营养素补充剂的合理使用	477

—————— 收录130种疾病，按<u>就医挂号</u>习惯分章，更符合日常习惯

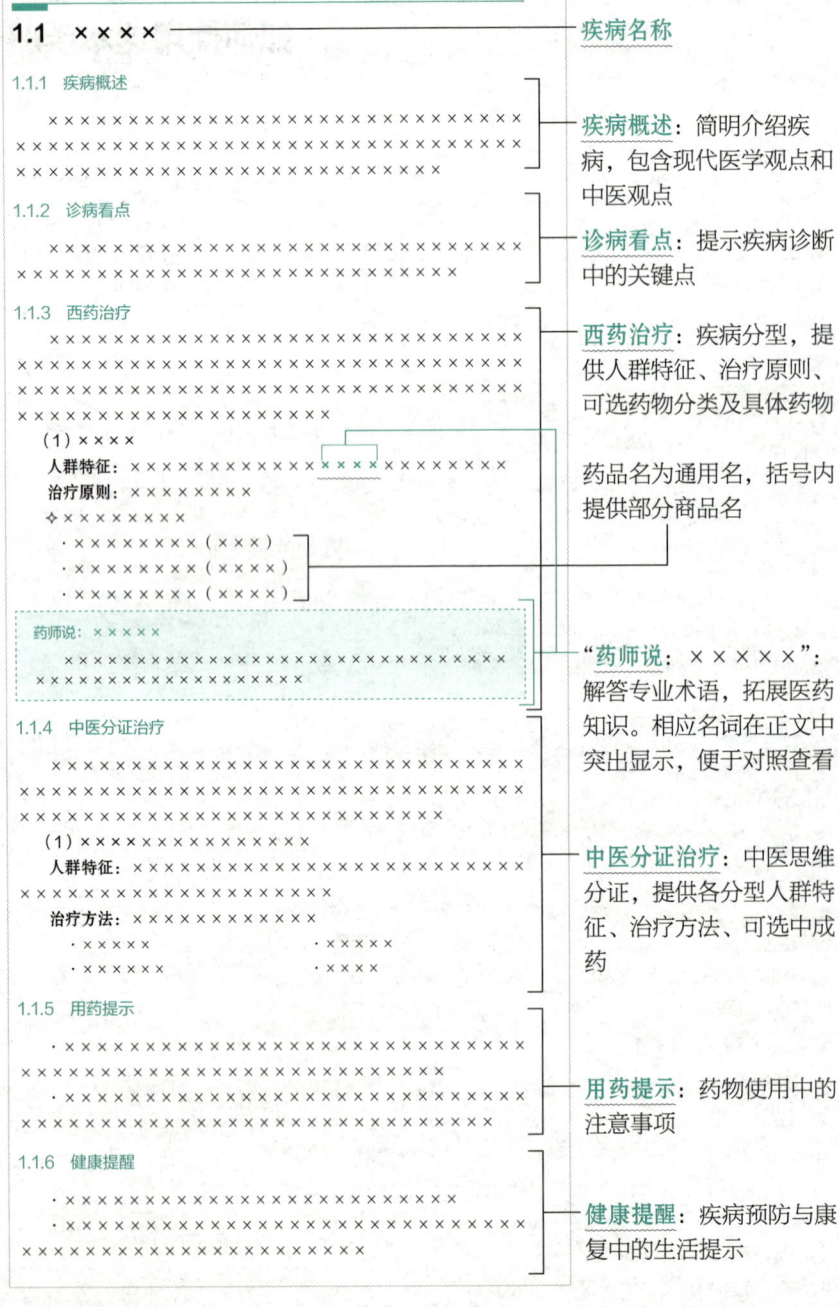

您可以通过本书起始和最后的索引页，简易检索，快速直达各章。

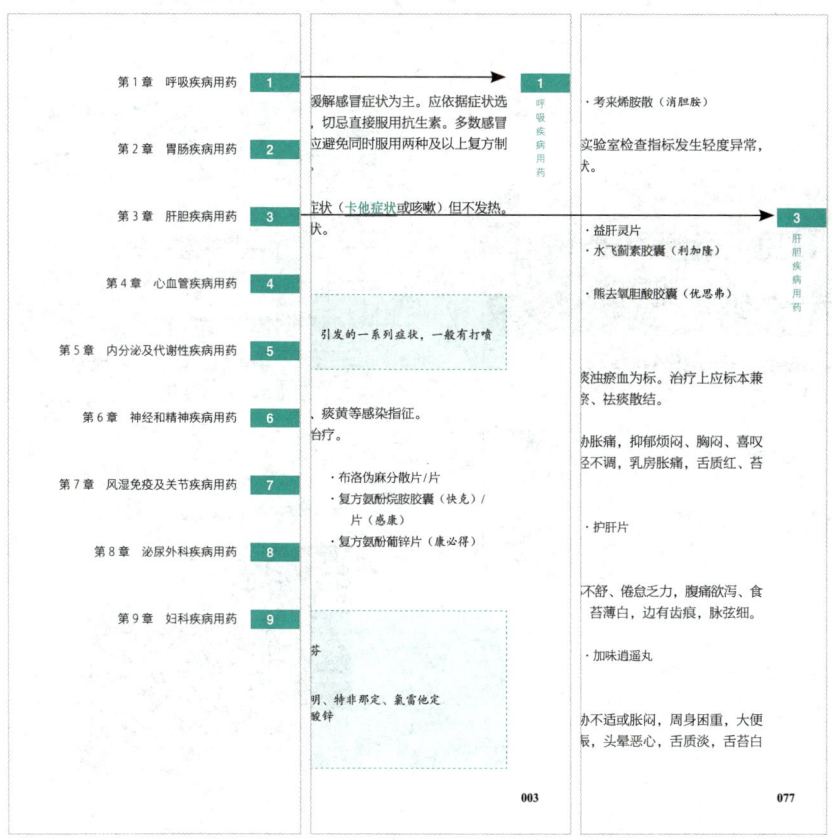

除此之外,您还可以在手机上查看,为您精心准备的拓展资源。扫描书上二维码,进行正版验证之后,您可以获得:

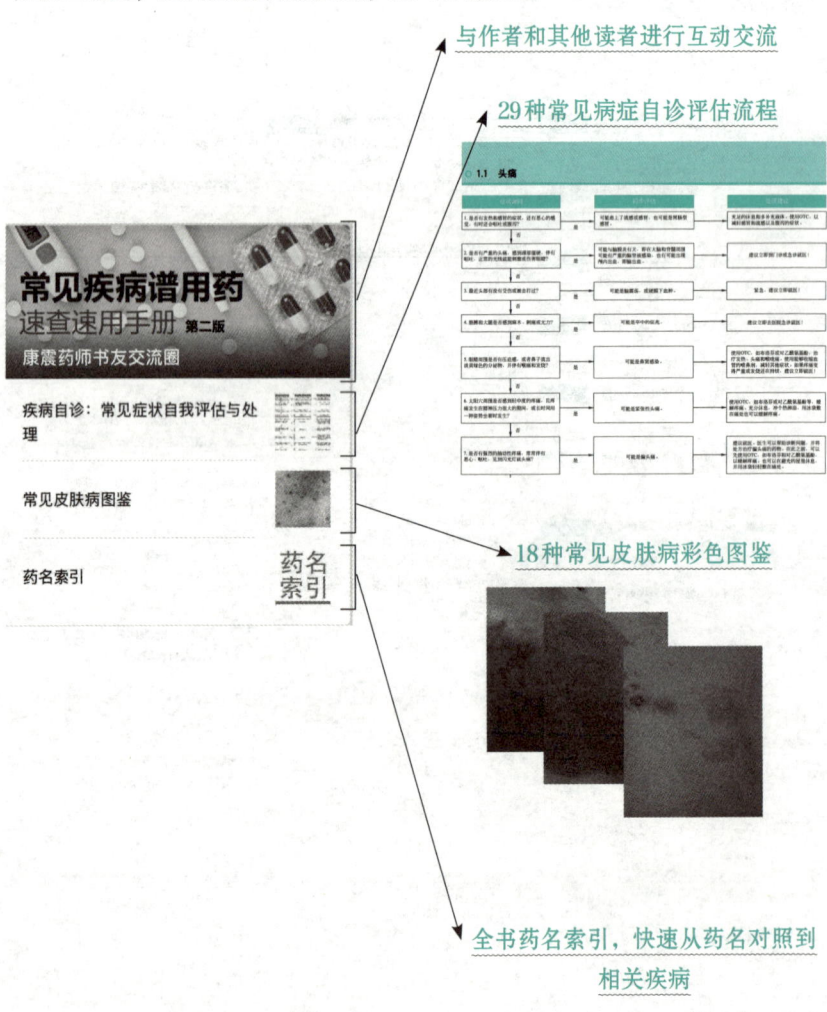

与作者和其他读者进行互动交流

29种常见病症自诊评估流程

18种常见皮肤病彩色图鉴

全书药名索引,快速从药名对照到相关疾病

目录

疾病治疗篇

第1章
呼吸疾病用药　　　　　　　　　　　　001

1.1　普通感冒　/002
1.2　流行性感冒　/006
1.3　咳嗽　/010
1.4　急性气管-支气管炎　/015
1.5　慢性支气管炎　/019
1.6　社区获得性肺炎　/023
1.7　哮喘　/027
1.8　慢性阻塞性肺疾病　/032

第2章
胃肠疾病用药　　　　　　　　　　　　037

2.1　恶心和呕吐　/038
2.2　功能性消化不良　/041
2.3　胃食管反流病　/044
2.4　急性胃炎　/047
2.5　慢性胃炎　/050
2.6　消化性溃疡　/054
2.7　急性肠炎与腹泻　/058
2.8　便秘　/061
2.9　肠易激综合征　/065
2.10　溃疡性结肠炎　/069

第 3 章
肝胆疾病用药   075

3.1 非酒精性脂肪性肝病 / 076
3.2 病毒性肝炎 / 079
3.3 急性胆囊炎 / 083
3.4 慢性胆囊炎 / 085
3.5 胆石症 / 088

第 4 章
心血管疾病用药   091

4.1 高血压 / 092
4.2 血脂异常 / 100
4.3 动脉粥样硬化 / 106
4.4 冠心病 / 110
4.5 慢性心力衰竭 / 116

第 5 章
内分泌及代谢性疾病用药   125

5.1 糖尿病 / 126
5.2 糖尿病周围神经病变 / 132
5.3 糖尿病视网膜病变 / 136
5.4 糖尿病足 / 139
5.5 糖尿病胃肠病 / 142
5.6 肥胖症 / 145
5.7 甲状腺功能亢进症 / 149
5.8 甲状腺功能减退症 / 153
5.9 高尿酸血症及痛风 / 157
5.10 骨质疏松症 / 163

第 6 章
神经和精神疾病用药　　　　　　　　　　169

6.1　头痛及偏头痛　/170
6.2　失眠症　/174
6.3　焦虑症　/178
6.4　抑郁症　/183
6.5　眩晕　/187
6.6　脑卒中　/190
6.7　阿尔茨海默病　/195
6.8　血管性帕金森综合征　/199

第 7 章
风湿免疫及关节疾病用药　　　　　　　　203

7.1　类风湿关节炎　/204
7.2　骨关节炎　/209
7.3　强直性脊柱炎　/214

第 8 章
泌尿外科疾病用药　　　　　　　　　　　219

8.1　良性前列腺增生　/220
8.2　慢性前列腺炎　/224
8.3　勃起功能障碍　/228
8.4　尿路感染　/232

第 9 章
妇科疾病用药　　　　　　　　　　　　　237

9.1　乳腺增生症　/238
9.2　急性乳腺炎　/240
9.3　产后缺乳　/242

9.4 痛经 /244
9.5 月经不调 /247
9.6 细菌性阴道炎 /251
9.7 滴虫性阴道炎 /254
9.8 外阴阴道假丝酵母菌病 /256
9.9 萎缩性阴道炎 /259
9.10 盆腔炎性疾病 /261
9.11 更年期综合征 /265

第 10 章
儿科疾病用药

10.1 小儿厌食症 /270
10.2 小儿腹泻 /272
10.3 小儿功能性便秘 /275
10.4 小儿急性上呼吸道感染 /277
10.5 小儿高热惊厥 /281
10.6 小儿百日咳 /284
10.7 小儿社区获得性肺炎 /286
10.8 儿童支原体肺炎 /289
10.9 小儿急性支气管炎 /293
10.10 小儿支气管哮喘 /296
10.11 小儿急性感染性喉炎 /301
10.12 小儿扁桃体炎 /303
10.13 儿童变应性鼻炎 /306
10.14 急性中耳炎 /310
10.15 鹅口疮 /312
10.16 疱疹性口炎 /315
10.17 蛔虫病 /317
10.18 手足口病（轻症） /319
10.19 小儿湿疹 /321
10.20 注意缺陷多动障碍 /325

第 11 章
口腔疾病用药　　　　　　　　　　329

11.1　口腔溃疡　/ 330
11.2　牙痛　/ 332

第 12 章
眼科疾病用药　　　　　　　　　　335

12.1　急性结膜炎　/ 336
12.2　变应性结膜炎　/ 339
12.3　睑腺炎　/ 341
12.4　干眼症　/ 344
12.5　视疲劳　/ 346
12.6　沙眼　/ 348
12.7　老年性白内障　/ 351
12.8　青光眼　/ 354
12.9　老年性黄斑变性　/ 359

第 13 章
耳鼻喉疾病用药　　　　　　　　　363

13.1　急性中耳炎　/ 364
13.2　变应性鼻炎　/ 365
13.3　慢性鼻炎　/ 370
13.4　鼻窦炎　/ 372
13.5　急性咽炎　/ 376
13.6　慢性咽炎　/ 379
13.7　扁桃体炎　/ 382

第 14 章
皮肤疾病用药　　　　　　　　　　385

14.1　单纯疱疹　/ 386
14.2　带状疱疹　/ 388
14.3　扁平疣　/ 391
14.4　体癣及股癣　/ 394
14.5　手癣及足癣　/ 396
14.6　甲癣　/ 401
14.7　皮肤瘙痒症　/ 403
14.8　神经性皮炎　/ 406
14.9　湿疹　/ 409
14.10　荨麻疹　/ 414
14.11　接触性皮炎　/ 418
14.12　脂溢性皮炎　/ 421
14.13　寻常痤疮　/ 424
14.14　白癜风　/ 428
14.15　黄褐斑　/ 431
14.16　日光性皮炎　/ 434
14.17　寻常型银屑病　/ 437
14.18　斑秃　/ 441
14.19　玫瑰糠疹　/ 444
14.20　结节性痒疹　/ 447

皮肤病图鉴

第 15 章
外科疾病用药　　　　　　　　　　451

15.1　烧伤　/ 452
15.2　冻疮　/ 454
15.3　痔　/ 457
15.4　压疮　/ 460
15.5　跌打损伤　/ 463
15.6　肩周炎　/ 465

第 16 章
营养性贫血用药　　　　　　　　　　469

16.1　缺铁性贫血　/ 470
16.2　巨幼细胞贫血　/ 473

第 17 章
营养素补充剂的合理使用　　　　　　　477

17.1　为何需要补充营养素　/ 478
17.2　谁更需要补充营养素　/ 484
17.3　各种营养素补充剂或功能性食品的适用人群　/ 485
17.4　注意服用时各类营养素之间的相互作用　/ 490
17.5　滥用营养素补充剂带来的健康风险及注意事项　/ 491
17.6　结语　/ 492

疾病自诊篇　　　　　　　　　　　　493

疾病自诊篇

参考文献　　　　　　　　　　　　　495

图书　/ 495
期刊与指南　/ 497

药名索引

药名索引

疾病治疗篇

第1章

呼吸疾病用药

社区医疗中常见的呼吸疾病,多数是外部环境污染影响机体呼吸功能造成的。此外,个体自身营养不足、罹患糖尿病以及服用免疫抑制剂等因素也会造成机体免疫力低下,导致周边细菌和病毒更容易入侵人体呼吸系统,而引发呼吸疾病。这些疾病包括了普通感冒、流行性感冒、支气管炎、哮喘、慢性阻塞性肺疾病、肺炎、肺结核以及急性呼吸窘迫综合征,甚至更为严重的呼吸衰竭和肺癌等疾病。

有些呼吸疾病,如普通感冒是生活中经常遇见可以自我药疗的轻微小病,也有些疾病则是需要自我管理的慢性疾病,如慢性支气管炎和哮喘。

1.1 普通感冒

1.1.1 疾病概述

普通感冒为病毒感染引起，俗称"伤风"，又称急性鼻炎或上呼吸道卡他。起病急，主要表现为鼻部症状，如喷嚏、鼻塞、流清水样鼻涕，可表现为咳嗽、咽干、咽痒或烧灼感甚至鼻后滴漏感。2～3天后鼻涕变稠，可伴咽痛、头痛、流泪等。严重者有发热、轻度畏寒和头痛。一周后可自愈。常在季节交替时和冬春季节发病，尤其是免疫力低下者、营养不良和慢性病患者更易感冒。

中医学认为感冒，是感触风邪或时行病毒引起肺卫功能失调，出现鼻塞、流涕、喷嚏、头痛、恶寒、发热、全身性不适等主要临床表现的一种外感病。感冒病因以风邪为主，不同季节的当令时气往往依附于风邪侵犯人体，如风寒、风热及暑湿之邪杂感为病，还有体虚感冒，乃属体弱卫外不固，以致反复感邪。

1.1.2 诊病看点

· 一般会表现出诸如打喷嚏、鼻塞、流清水样鼻涕等典型的感冒症状，进一步发展可能出现咳嗽、咽痛、咳黄痰，甚至发热等症状。

· 用药前应关注感冒是初期病毒感染，还是混合细菌感染，如出现发热、咽痛或黄痰，判断可能是细菌感染，不同阶段用药不一样。

· 如感染症状严重，应及时到医院就诊，医师可能会进行听诊、血常规检查，甚至会进行胸部X线检查，以排查其他疾病。

· 判断上呼吸道感染是病毒感染，还是细菌混合感染，除了症状外，需要做血常规检查。感冒早期，白细胞计数正常或偏低（$<10\times10^9$/L），伴淋巴细胞计数升高；大多数患者的C反应蛋白（CRP）正常（<20mg/L）。若白细胞计数$>15\times10^9$/L，中性粒细胞计数升高，CRP>60mg/L，多考虑为细菌感染。

· 如果采取中医分证治疗办法，则需要判断患者是实证感冒（风寒证、风热证、风燥证，暑湿证），还是虚证感冒（气虚证或气阴两虚证）。

1.1.3 西药治疗

普通感冒一般都采取对症治疗,以缓解感冒症状为主。应依据症状选用适宜药物,感冒一般属于病毒性感染,切忌直接服用抗生素。多数感冒药物为复方制剂,基本含有多种成分,应避免同时服用两种及以上复方制剂,以免重复用药,导致严重不良反应。

(1) 感冒初期

人群特征:患者表现出初期的感冒症状(<u>卡他症状</u>或咳嗽)但不发热。

治疗原则:对症治疗,缓解感冒症状。

◇ 缓解卡他症状药

· 美敏伪麻溶液(惠菲宁)/咀嚼片

> **药师说:什么是卡他症状?**
>
> 卡他症状是指上呼吸道病毒感染后,引发的一系列症状,一般有打喷嚏、流鼻涕、鼻塞、咳嗽、咳痰等。

(2) 中度感冒

人群特征:患者表现出发热、咳嗽、痰黄等感染指征。

治疗原则:对症治疗,适当抗感染治疗。

◇ 对症感冒药

- 酚麻美敏片(泰诺)
- 氨酚咖那敏片(新康泰克)
- 氨酚美敏片(Ⅱ)(新康泰克、美扑伪麻片、日夜百服咛)
- 氨酚伪麻美芬片Ⅱ/氨麻苯美片(白加黑)
- 布洛伪麻分散片/片
- 复方氨酚烷胺胶囊(快克)/片(感康)
- 复方氨酚葡锌片(康必得)

> **药师说:复方感冒制剂中的对症药物成分**
>
> - 退热作用——对乙酰氨基酚、布洛芬
> - 缓解鼻塞——伪麻黄碱
> - 镇咳作用——右美沙芬
> - 抗过敏作用——氯苯那敏、苯海拉明、特非那定、氯雷他定
> - 抗病毒作用——金刚烷胺、葡萄糖酸锌
> - 中枢兴奋作用——咖啡因
> - 镇静作用——苯巴比妥、牛黄

✧ 抗感染药物
- β-内酰胺类药物
  - 阿莫西林胶囊（阿莫仙）/颗粒（再林）
  - 头孢克洛胶囊（希刻劳）
  - 头孢氨苄胶囊/颗粒
  - 头孢羟氨苄片（欧意）/胶囊
  - 头孢呋辛酯片（西力欣）
- 大环内酯类药物
  - 琥乙红霉素片（利君沙）
  - 罗红霉素片（欧意）
  - 克拉霉素片（克拉仙）
  - 阿奇霉素片（希舒美）/分散片
- 喹诺酮类药物
  - 左氧氟沙星片（可乐必妥）/胶囊
  - 盐酸莫西沙星片（拜复乐）
- 对症退热药
  - 布洛芬片/胶囊
  - 对乙酰氨基酚片（必理通）
  - 酚咖片（芬必得）

1.1.4 中医分证治疗

中医认为感冒一般可分为风寒感冒、风热感冒、暑湿感冒、气虚感冒以及阴虚感冒等五大类。其病因、发病机理、症状、治疗原则及选择用药差别很大，因此，应对证选择药物治疗。

（1）**风寒感冒**（多见于冬季，多数为感冒中期、病毒感染、流感）

人群特征：患者表现为恶寒重，发热轻，无汗，头颈强痛，鼻塞，流清涕，或咽痒，咳嗽，痰稀白，口不渴，肢节酸痛，舌苔薄白，脉浮紧。

治疗方法：辛温解表，宣肺散寒。

- 葛根汤颗粒
- 风寒感冒颗粒
- 正柴胡饮颗粒
- 九味羌活颗粒（夏季风寒感冒）
- 感冒疏风丸
- 荆防颗粒
- 桂枝颗粒
- 午时茶颗粒（内伤积食）

（2）**风热感冒**（冬春多见，多数为细菌感染）

人群特征：患者症状表现为发热、微恶风寒、汗出不畅、鼻塞、流黄涕、头痛、咽痛、咳嗽痰黄、口渴欲饮、舌边尖红、舌苔薄白微黄，脉浮数。

治疗方法：辛凉解表、疏风清热。

- 风热感冒颗粒
- 连花清瘟胶囊

- 银翘解毒丸/片
- 芎菊上清丸
- 桑菊感冒片
- 羚翘解毒丸
- 夏桑菊颗粒
- 双黄连口服液/颗粒
- 柴银口服液
- 清热解毒口服液
- 抗病毒口服液/颗粒
- 板蓝根颗粒

（3）暑湿感冒（多见于夏季）

人群特征：患者症状表现为恶寒发热、轻微怕风，头重、腹胀胸闷、呕恶腹泻，肢倦神疲，渴不多饮，舌苔白腻，脉濡滑。西医称之为胃肠型感冒，有中暑症状，出现呕吐、腹泻等病情较重。

治疗方法：解表化湿、理气和中。

- 藿香正气口服液或软胶囊、滴丸
- 保济丸/口服液
- 十滴水/胶丸
- 仁丹
- 暑湿感冒颗粒
- 六合定中丸
- 广东凉茶颗粒
- 甘和茶
- 清凉含片
- 清凉油（外用）

（4）寒热夹杂型感冒

人群特征：患者表现为发热、恶寒、鼻塞流涕、咽痛、口渴，或者寒热症状并不明显，舌苔薄白或薄黄，脉浮数或浮紧。

治疗方法：散寒清热，解表。

- 小柴胡颗粒
- 感冒软胶囊
- 感冒清热颗粒
- 桑姜感冒颗粒

（5）气虚感冒

人群特征：患者表现为恶寒发热，时时形寒，自汗、头痛、鼻塞，气短、咳嗽咳痰无力，倦怠乏力、气短懒言，舌淡苔薄白，脉浮无力。

治疗方法：益气解表，调和营卫。

- 参苏理肺丸
- 玉屏风颗粒
- 表虚感冒颗粒

（6）气阴两虚型感冒

人群特征：患者表现为鼻塞，流涕，发热，恶风寒，气短，乏力，神疲，自汗、盗汗，手足心热，口干、口渴，平素畏风寒、易感冒，脉沉细或细数。

治疗方法：益气滋阴解表。

- 生脉饮
- 补中益气口服液/颗粒

1.1.5　用药提示

·驾车者和高空作业人员慎用含有氯苯那敏等抗过敏成分的感冒药，因其易引起嗜睡。

·高血压、青光眼、前列腺肥大、甲状腺功能亢进症、心脏病患者要慎用含有伪麻黄碱成分的感冒药。

·肝、肾功能不全的患者慎用感冒药。

·对于糖尿病患者，选用中药制剂治疗感冒时，应注意选择不含糖的制剂。

·对于胃溃疡患者，请注意不要选用非甾体抗炎药，如布洛芬和双氯芬酸钠及其复方制剂。

·妊娠及哺乳期妇女、18岁以下患者感染时，禁用喹诺酮类抗生素。

1.1.6　健康提醒

·感冒高发季节，每天适当运动，增强体质，以减少感冒发生。

·感冒后，注意休息、适当补充水分，保持室内空气流通。

·感冒后，适当服用含锌制剂，能提高吞噬细胞功能，缩短感冒的持续时间。

·服用适量维生素C泡腾片或生柠檬片泡温水可以起到一定的预防感冒作用。

1.2　流行性感冒

1.2.1　疾病概述

流行性感冒简称流感，是由流感病毒引起的急性呼吸道传染病。其特点是起病急，具有较强的传染性，以全身性肌肉酸痛症状为主，还会出现高热、头痛、乏力等，但呼吸道卡他症状轻。主要通过接触及空气飞沫传播。老年人及伴有慢性呼吸道疾病、心脏病者易并发肺炎。一般在冬春季流行的机会较多。

流行性感冒，属西医病名，中医学并无"流行性感冒""流感"之名，根据流感症状，可与中医的"时行感冒"相对应，属于中医的"时行感冒"范畴。

1.2.2 诊病看点

·流感的潜伏期一般为1～3日。单纯型流感最常见，常突然起病，高热，体温可达39～40℃，可见畏寒、寒战，多伴头痛、全身性肌肉关节酸痛、极度乏力、食欲减退等全身性症状，常有咽喉痛及干咳，可有鼻塞、流涕、胸骨后不适等。颜面潮红、眼结膜外眦轻度充血。

·如无并发症呈自限性过程，多于发病3～4日后体温逐渐降低，全身性症状好转，但咳嗽、体力恢复需1～2周。轻症者与普通感冒相似，症状轻，2～3天可恢复。

1.2.3 西药治疗

根据病情严重程度评估确定治疗，在发病36小时或48小时内尽早开始抗病毒药物治疗，避免盲目或不恰当使用抗菌药物，合理使用对症治疗药物。神经氨酸酶抑制剂可阻止病毒由被感染细胞释放和入侵邻近细胞，减少病毒在体内的复制，对甲型、乙型流感均具活性，是目前治疗流感的最好药物。奥司他韦成人剂量每次75mg，每日2次，连用5天。玛巴洛沙韦，基于体重的给药方案：患者体重40～<80kg，推荐单次口服剂量为40mg；患者体重≥80kg，推荐单次口服剂量为80mg。扎那米韦每次5mg，每日2次，连用5天，可用于成人患者及12岁以上青少年患者。

人群特征：患者表现出流感特征，起病急，高热及全身肌肉关节疼痛。

治疗原则：尽早抗病毒治疗，合理对症治疗。

✧抗病毒感染药物
- ·磷酸奥司他韦胶囊（达菲）/颗粒（可威）
- ·玛巴洛沙韦片（速福达）
- ·扎那米韦吸入粉雾剂（依乐韦）
- ·盐酸阿比多尔片（琦效、玛诺苏）

✧对症退热药
- ·布洛芬片/胶囊
- ·对乙酰氨基酚片（必理通）/缓释片（泰诺林）
- ·酚咖片（芬必得）

◇ 止咳祛痰药
- 盐酸氨溴索口服溶液/片（沐舒坦）
- 乙酰半胱氨酸片/颗粒（富露施）
- 右美沙芬愈创甘油醚糖浆（艾舒）

◇ 缓解感冒症状药
- 复方氨酚烷胺胶囊（快克）/片（感康）
- 复方氨酚葡锌片（康必得）

1.2.4 中医分证治疗

轻症期分为风寒束表型、风热犯卫型、外感夹湿型等，治当辛温解表、疏风清热、解表化湿。重症期以热毒壅盛型为主，治当清肺解毒。恢复期以气虚或气阴两虚为主，治当扶正祛邪，补气养阴、祛痰湿。

（1）风寒束表型

人群特征：患者表现为发病初期恶寒、发热或未发热，头痛、全身疼痛、鼻流清涕、无汗，舌苔薄白而润。

治疗方法：辛温解表。

- 通宣理肺丸
- 感冒清热颗粒
- 正柴胡饮颗粒
- 葛根汤颗粒
- 感冒疏风丸
- 九味羌活丸

（2）风热犯卫型

人群特征：患者表现为发病初期发热或未发热，咽红不适、轻咳少痰，微汗，舌质红苔薄或薄腻，脉浮数。

治疗方法：疏风清热。

- 疏风解毒胶囊
- 银翘解毒片/软胶囊
- 双黄连口服液/合剂
- 精制银翘解毒片（含对乙酰氨基酚）
- 维C银翘片（含对乙酰氨基酚）
- 感冒灵颗粒（含对乙酰氨基酚）
- 新复方大青叶片（含对乙酰氨基酚）
- 桑菊感冒片
- 金花清感颗粒

（3）外感夹湿型（胃肠型流感轻症）

人群特征：患者表现为头痛身重、胸闷或恶寒发热、脘腹胀满、恶心呕吐，舌苔黄腻。

治疗方法：解表化湿，理气和中。

- 保济丸/口服液
- 甘露消毒丸
- 藿香正气口服液/水

（4）**热毒袭肺型**（重症期）

人群特征：患者表现为<u>高热</u>、咳嗽、痰黏难咳、口渴喜饮、咽痛、舌质红、苔黄腻、脉滑数。

治疗方法：清肺解毒

- 万应胶囊
- 清开灵口服液/颗粒
- 羚羊清肺颗粒
- 清热解毒口服液
- 连花清瘟胶囊
- 清肺消炎丸
- 宣肺败毒颗粒
- 紫雪散（用于高热神昏）

（5）**气虚型**

> **药师说**：什么是高热？
>
> 高热一般指体温超过39℃，在临床上属于危重症范畴，要引起重视，应控制体温，积极治疗原发病。

人群特征：患者表现为恶寒发热，时时形寒，自汗、头痛、鼻塞，气短、咳嗽咳痰无力，倦怠乏力、气短懒言，舌淡苔薄白，脉浮无力。

治疗方法：益气解表，调和营卫。

- 参苏理肺丸
- 表虚感冒颗粒
- 玉屏风颗粒

（6）**气阴两虚型**

人群特征：患者表现为鼻塞，流涕，发热，恶风寒，气短，乏力，神疲，自汗、盗汗、手足心热，口干，口渴，平素畏风寒、易感冒，脉沉细或细数。

治疗方法：益气滋阴解表。

- 生脉饮
- 补中益气口服液/丸

1.2.5 用药提示

- 玛巴洛沙韦尽量不与食物同服。应避免本品与乳制品、钙强化饮料、含高价阳离子的泻药、抗酸药或口服膳食补充剂（如钙、铁、镁、锌、硒补充剂）同时服用。

- 玛巴洛沙韦目前仅适用于治疗5岁及以上单纯性甲型和乙型流感患者。此外，玛巴洛沙韦并不能用于流感的预防，也不能用于治疗其他病毒性疾病。
- 扎那米韦仅用于成人和7岁及以上儿童的甲型和乙型流感治疗。
- 没有在妊娠女性中对扎那米韦进行充分和良好的对照研究。妊娠期间不可使用扎那米韦，尤其是在妊娠前三个月。
- 羚羊清肺丸含动物类药性猛烈成分，与退热药及含有解热的感冒药联用时应注意。

1.2.6 健康提醒

- 坚持有规律的、适度的运动，坚持耐寒锻炼，可预防流感。
- 避免与流感患者接触，避免受凉、淋雨；避免过度疲劳。
- 适当服用维生素C+维生素D和锌的复方泡腾片，可以提高吞噬细胞功能，可以缩短流行性感冒的持续时间。

1.3 咳嗽

1.3.1 疾病概述

咳嗽是人体的一种保护性呼吸反射动作，是呼吸道由于炎症、淤血、过敏等刺激而引起的，属于呼吸疾病出现的一种常见症状。咳嗽持久而频繁发作，甚至引起咽喉痛、音哑和呼吸肌痛，则为一种病理问题。

咳嗽常与上呼吸道感染、急慢性支气管炎、支气管舒张、慢性阻塞性肺疾病、肺炎，甚至是心脏病和过敏等疾病以及某些药物有关。

中医学认为其与风的特点相类，称为"风咳"，为外风引触内风，肺失宣肃，肺气上逆，变生咳嗽。有声无痰为咳，有痰无声为嗽，一般患者多痰声并见，难以截然分开，故以咳嗽并称。

1.3.2 诊病看点

- 咳嗽属于急性还是慢性，依据起病情况、症状程度、频率变化和持续时间而定。

- 咳嗽时应注意症状的严重程度是重是轻，音色是单声还是连续性咳或发作性剧咳，或患者嗅到各种不同异味时咳嗽加剧，还应注意咳嗽伴随症状，是否伴有高热、胸痛或咯血、大量脓臭痰等状况。
- 如果既往史涉及感染性疾病（上呼吸道感染、肺炎、支气管炎、肺结核、百日咳）或其他疾病（哮喘、慢性阻塞性肺疾病、心力衰竭、肺栓塞以及胃食管反流病等）也可能出现咳嗽。
- 服用某些药品（如普利类的降压药、抗逆转录病毒药物等）也可引起药物性咳嗽。
- 咳嗽也可能由吸烟、环境污染或职业暴露情况引起。

1.3.3　西药治疗

感冒、急性气管-支气管炎、哮喘等可引起急性咳嗽，往往以对症治疗为主。首先，镇咳药使用须谨慎，在必要时可用于咳嗽剧烈者。其次，对于有痰且不易咳出者应使用祛痰药。最后，抗感染药物不作为常规使用，若有明确感染征象，可考虑给予口服抗感染药物。应明确诊断，确定引起咳嗽的病因并积极采取相应的治疗措施。

（1）单纯咳嗽

人群特征：患者表现为剧烈干咳，并非感冒。

治疗原则：对症治疗，减缓干咳。

◇ 对症镇咳药

- 磷酸苯丙哌林片
- 枸橼酸喷托维林片
- 氢溴酸右美沙芬片（限制性药物）

（2）有痰咳嗽

人群特征：患者表现为咳嗽有痰，痰多，非感冒。

治疗原则：对症治疗，祛痰镇咳。

◇ 对症祛痰药

- 盐酸溴己新片（必嗽平）
- 愈创甘油醚片口服溶液
- 乙酰半胱氨酸片/颗粒（富露施）
- 盐酸氨溴索片/口服溶液（沐舒坦）
- 羧甲司坦片/口服溶液

（3）痰多咳嗽

人群特征：咳嗽厉害、有痰不易咳出。

治疗原则：对症治疗，祛痰镇咳。

✧ 祛痰镇咳药

- 复方氢溴酸右美沙芬糖浆（右美坦舒）
- 愈美片（惠菲宣）
- 氨溴特罗口服溶液（易坦静）
- 右美沙芬愈创甘油醚糖浆（艾舒）

（4）感冒咳嗽

人群特征：患者表现为感冒伴有咳嗽等其他症状。

治疗原则：对症治疗，缓解感冒及咳嗽症状。

✧ 缓解感冒及咳嗽症状药

- 愈酚伪麻片/口服溶液
- 氨咖愈敏溶液
- 美愈伪麻片（惠菲宁）/糖浆

（5）支原体等感染咳嗽

人群特征：患者痰液检查支原体或衣原体为阳性，咳嗽厉害，痰少色白。

治疗原则：对因治疗，控制感染

✧ 抗感染药物

- 阿奇霉素片（希舒美）
- 克拉霉素片（克拉仙）

1.3.4 中医分证治疗

从中医来看，要分清咳嗽的寒热虚实。早期咳嗽，痰可能不多，若咳痰稀，色白或有泡沫、喉痒，多为寒证，治以解表散寒止咳；若咳黄痰，或是痰多，为热证，治以清热化痰止咳；若晨起咳嗽痰多或有痰块，多为痰湿咳嗽，治以化痰止咳；若干咳痰少，喉痒，为秋燥咳嗽，或为阴虚，治以润肺止咳。

（1）**风寒型咳嗽**（多见于冬季，多数为感冒中期、病毒感染、流感）

人群特征：患者表现为咳嗽声重、气急或咽痒、痰稀薄色白，常伴头痛、鼻塞、流清涕、骨节酸痛、恶寒发热、无汗，舌苔薄白，脉浮或浮紧。

治疗方法：解表散寒，宣肺止咳。

- 通宣理肺丸/胶囊/片/颗粒
- 风寒咳嗽冲剂
- 杏苏止咳颗粒/糖浆/口服液
- 半夏止咳糖浆
- 桂龙咳喘宁胶囊
- 咳喘宁胶囊
- 小青龙合剂

（2）**风热型咳嗽**（冬春季多见，多数为细菌感染）

人群特征：患者表现为咳嗽频剧、咳声粗亢，痰稠色黄，伴有发热恶风，鼻流黄涕，头痛、汗出，咽喉疼痛，口渴，舌苔薄黄，脉浮数或浮滑。

治疗方法：疏风清热，宣肺化痰。

- 急支糖浆
- 蛇胆川贝枇杷液/散/胶囊/膏
- 川贝止咳露
- 川贝枇杷露/糖浆
- 蜜炼川贝枇杷膏（京都念慈菴）
- 感冒止咳颗粒/糖浆
- 羚羊清肺丸/颗粒
- 桑菊感冒片/合剂/丸

（3）**燥邪型咳嗽**（多发于秋季、入冬期）

人群特征：患者表现为干咳无痰或痰黏稠难出，鼻燥咽干，或恶风发热，痰中带血丝，舌尖红，舌苔薄黄而干，脉细数。

治疗方法：清肺润燥，化痰止咳。

- 养阴清肺口服液
- 秋梨膏/秋梨润肺膏
- 二冬膏
- 蜜炼川贝枇杷膏
- 二母宁嗽丸
- 咳速停胶囊
- 川贝半夏液

（4）**痰热（肺火）型咳嗽**

人群特征：患者表现为咳嗽痰多、色黄黏稠、不易咳出、气逆作喘，胸闷口干，小便赤黄，大便闭结，舌质红，舌苔黄，脉滑数。

治疗方法：清热化痰，肃肺止咳。

- 复方鲜竹沥液
- 止咳橘红丸
- 清肺化痰丸
- 牛黄蛇胆川贝散
- 橘红丸

（5）**痰湿型咳嗽**（内伤咳嗽）

人群特征：患者表现为反复咳嗽，咳音重浊，痰多色白易咳出或痰黏咳吐不爽，胸脘作闷，胃纳不振，神疲乏力，大便时溏，舌苔白腻，脉濡滑。

治疗方法：健脾燥湿，化痰止咳。

- 二陈丸
- 橘红痰咳颗粒
- 杏仁止咳糖浆
- 半夏糖浆
- 橘贝半夏颗粒
- 祛痰止咳颗粒
- 芒果止咳片

（6）**阴虚型咳嗽**

人群特征：患者表现为久咳、干咳痰少或痰中带血，咳吐不爽，午后潮热，心烦失眠，舌质红少苔，脉细数。

治疗方法：养阴润肺，化痰止咳。

- 养阴清肺丸/膏/口服液
- 扶正养阴丸
- 麦味地黄丸
- 金水宝胶囊
- 百令胶囊/片
- 百合固金丸
- 强力枇杷膏

1.3.5 用药提示

· 服用普利类降压药、抗病毒药物、β受体阻滞剂、吸入剂药物等易引起咳嗽，需要就诊，停服现用药并调整其他替代药。

· 对于糖尿病患者应注意避免选择含糖制剂（如颗粒剂、糖浆剂和膏剂）。

· 有些复方咳嗽制剂中含有限制性药物（可愈糖浆、复方磷酸可待因溶液、复方福尔可定口服溶液），谨慎使用这些咳嗽药。

· 选择咳嗽中成药时，必须辨证论治，切忌随意选择，否则会适得其反。

· 干咳、久咳不止，排除药物引起后，可适当使用镇咳药。

· 如果诊断为支原体感染引起的咳嗽，则需要抗感染治疗，服用阿奇霉素等。

1.3.6 健康提醒

· 感冒会引起咳嗽复发或加重，故应注意气候变化，做到防寒保暖，以免受凉外感。

· 风寒型咳嗽患者服药后宜加盖衣被，并可以饮热水或喝热粥助祛邪外出。

· 外感咳嗽有恶寒、发热、咽痛等外感症状者，宜多休息，而对于内伤咳嗽体力尚好者，应鼓励进行适当锻炼，提高身体素质，增强抗病能力。

· 注意观察咳嗽声音及痰的量、色、质等变化。痰多者，应尽量鼓励患者将痰排出；咯出无力者，可以翻身拍背等以助痰排出；必要时吸痰或配合雾化疗法祛痰。

· 对于持续1周以上的咳嗽，并伴有或反复伴有发热、皮疹、哮喘及肺脓肿的持续性咳嗽，应及时去医院明确诊断或咨询医生。

·避免烟尘及异常气味刺激，吸烟者应戒烟。

·增强体质，对于慢性久咳的肾虚患者，应嘱其进行适当的身体锻炼和耐寒锻炼，以提高肺的通气功能，增强抗病能力。

1.4 急性气管-支气管炎

1.4.1 疾病概述

急性气管-支气管炎是由感染，物理、化学刺激或过敏引起的气管-支气管黏膜的急性炎症，可由急性上呼吸道感染迁延而来。临床主要症状有咳嗽和咳痰。常见于寒冷季节或气候突变时节。

起病较急，常先有上呼吸道感染的症状，如鼻塞、打喷嚏、咽痛、声嘶等，全身性症状轻微，仅有轻度畏寒、头痛及全身酸痛等，可有发热，体温38℃左右，可在3～5天消退，咳嗽咳痰有时延至数周方愈。如迁延不愈，日久可演变为慢性支气管炎。当炎症累及气管、支气管黏膜，则出现咳嗽、咳痰，先为干咳或咳少量黏液性痰，开始不重，1～2天后咳嗽加剧，痰由黏液转为黏液脓性，痰量增多，咳嗽加剧，偶可痰中带血。非典型表现如支气管发生痉挛，可出现程度不等的气促。体征不多，但可以在两肺听到散在的干啰音和湿啰音，咳嗽后可减少或消失。

中医学认为急性气管-支气管炎是邪犯于肺，肺失宣肃，肺气上逆。病位主要在肺。外感者为实证；内伤者虽有虚实，但多为虚实夹杂。咳嗽是急性气管-支气管炎的主要症状，轻者咳嗽轻微偶发，数日可愈；重者咳嗽频繁剧烈，如不及时治疗，还将导致其他变证。

1.4.2 诊病看点

·了解既往疾病史，以排除流行性感冒、其他急性上呼吸道感染、支气管肺炎、肺结核、肺癌、百日咳等疾病。

·注意呼吸音和肺部情况，可以借助听诊器，检查两肺是否听到干湿啰音，咳痰后声音是否变小或消失，以判断咳嗽的严重程度。

·注意咳嗽是否有痰，痰中是否带血，是否出现胸闷气短，以排除并发肺部疾病。如有必要，进行血常规和胸部X线检查，以便诊断。

- 急性支气管炎如伴有支气管痉挛时，可出现吼喘，需要就医诊断是否为支气管哮喘，哮喘会有发作性呼吸困难、呼吸费力、喘鸣及满肺哮鸣音及端坐呼吸等症状和体征。
- 当出现细菌感染时，其血常规检查结果可提示白细胞计数和中性粒细胞增多，痰培养可发现致病菌。

1.4.3 西药治疗

西医治疗一般是对症治疗，对于干咳较剧烈的患者，可给予镇咳药，如果咳嗽还有痰可选用祛痰药。对于咳嗽有痰而不易咳出，可选用氨溴索、溴己新等药物。如果患者出现支气管痉挛应及时就诊，进行解痉平喘治疗。患者如有发热症状可以服用解热镇痛药物，进行退热治疗。

（1）干咳

人群特征：患者表现为剧烈干咳且无痰。

治疗原则：对症治疗，缓解干咳。

◇ 对症镇咳药

- 氢溴酸右美沙芬分散片
- 磷酸苯丙哌林片
- 枸橼酸喷托维林片

（2）有痰咳嗽

人群特征：患者咳嗽有痰，但咳嗽不严重。

治疗原则：对症治疗，缓解痰咳。

◇ 对症祛痰药

- 盐酸溴己新片（必嗽平）
- 羧甲司坦片/口服溶液
- 盐酸氨溴索片/口服溶液（沐舒坦）
- 标准桃金娘油肠溶胶囊（吉诺通）
- 乙酰半胱氨酸片（富露施）
- 桉柠蒎肠溶软胶囊（切诺）

（3）有痰咳嗽较重

人群特征：患者表现为咳嗽厉害、有痰不易咳出。

治疗原则：对症治疗，祛痰镇咳。

◇ 祛痰镇咳药

- 复方氢溴酸右美沙芬糖浆（右美坦舒）
- 可愈糖浆（可待因+愈创甘油醚）
- 愈美片（惠菲宣）
- 盐酸氨溴特罗口服溶液（易坦净）

（4）合并症咳嗽

人群特征：患者表现为咳嗽、发热，或支气管痉挛、咳嗽气短或痰黄，具有感染指征。

治疗原则：对症止咳祛痰，退热舒缓症状或缓解呼吸困难，抗感染治疗。

◇ 祛痰镇咳药

见上页"（3）有痰咳嗽较重"同类药项下。

◇ 对症退热药

- 布洛芬胶囊/分散片/颗粒
- 对乙酰氨基酚片
- 阿司匹林维生素C泡腾片（拜阿司匹灵）
- 阿司匹林泡腾片（巴米尔）

◇ 缓解呼吸困难药

- 硫酸特布他林片（博利康尼）

◇ 抗感染药物

■ β-内酰胺类

- 阿莫西林颗粒（阿莫仙、再林）
- 头孢羟氨苄片/胶囊（欧意）
- 头孢拉定片（泛捷复）
- 头孢克洛胶囊（希刻劳）

■ 大环内酯类

- 琥乙红霉素片（利君沙）
- 克拉霉素片（克拉仙）/胶囊
- 罗红霉素片（欧意）
- 阿奇霉素片（希舒美）

■ 喹诺酮类

- 氧氟沙星胶囊（泰利必妥）
- 左氧氟沙星片（可乐必妥）

1.4.4 中医分证治疗

本病为外邪侵袭于肺，肺失宣萧，肺气上逆所致。病位在肺与气道，以实证居多。根据病情轻重、辨证类型，分证选用中成药治疗。

（1）**风寒袭肺证**（实证）

人群特征：患者表现为咳嗽声重，气急咽痒、咳痰稀白、鼻塞流涕、恶寒发热、无汗、头痛、肢体酸楚，舌苔薄白，脉浮或浮紧。

治疗方法：疏风散寒，宣肺止咳。

- 通宣理肺丸/颗粒/胶囊/片
- 桂龙咳喘宁胶囊/片/颗粒
- 三拗片
- 苏黄止咳胶囊

（2）**风热犯肺证**（实证）

人群特征：患者表现为咳嗽频剧，咳时出汗，咳痰不爽，痰稠且黄，呼吸气粗或咳声嘶哑，喉燥咽痛，常伴鼻流清涕，口渴引饮，头痛肢楚，舌质红、苔薄黄，脉浮数或浮滑。

治疗方法：疏风清热，宣肺化痰。

- 急支糖浆
- 肺力咳合剂/胶囊
- 强力枇杷露/胶囊
- 疏风解毒胶囊

（3）**燥邪伤肺证**（实证）

人群特征：患者表现为咳嗽少痰，不易咳出，或痰中带丝血，咽干、咽痛、唇鼻干燥，咳甚则胸痛，或有发热恶风，舌尖红，苔白或苔黄，脉数。

治疗方法：清肺润燥，疏风清热。

- 养阴清肺丸
- 川贝雪梨膏
- 二母宁嗽丸/颗粒/片
- 蜜炼川贝枇杷膏

（4）**痰热壅肺证**（实证）

人群特征：患者表现为咳嗽、痰黄、痰多、痰黏稠，咯痰不爽，口渴、胸闷、发热、大便秘结，舌质红、舌苔黄腻、脉滑或滑数。

治疗方法：清热化痰，肃肺止咳。

- 金振口服液
- 清咳平喘颗粒
- 清气化痰丸

（5）**痰湿阻肺证**（实证）

人群特征：患者表现为咳嗽、痰多，痰白黏或泡沫，痰易咯出，口黏腻、胸闷、食少，胃脘痞满，舌苔白或白腻，舌边有齿痕，脉弦或脉濡。

治疗方法：健脾燥湿，化痰止咳。

- 二陈丸
- 痰咳净散
- 橘红痰咳液
- 满山白颗粒

（6）**肺气虚证型**（虚证）

人群特征：患者表现为咳嗽、咳痰无力、神疲乏力、自汗、动则加重、畏风寒、易感冒、舌质淡、舌苔薄或白，脉细弱或脉缓沉。

治疗方法：补肺益气，宣肺止咳。

- 玉屏风颗粒
- 生脉饮

（7）**气阴两虚证型**（虚证）

人群特征：患者表现为咳嗽、少痰、干咳、神疲乏力、动则加重、易感冒、自汗、盗汗，或见气短、畏风、手足心热、口干、口渴，舌质淡或红、舌苔薄或花剥，脉沉细或脉细弱。

治疗方法：益气养阴，润肺止咳。

　　·百合固金丸　　　　　　　　　·生脉饮/散剂

1.4.5　用药提示

　　·分清急性气管-支气管炎咳嗽时有痰与无痰的用药差异。除了刺激性干咳外，不宜单用镇咳药物，因痰不易咳出，反可加重病情，用祛痰止咳剂，促进痰液引流，有利于感染的控制。若剧烈干咳可选用喷托维林（咳必清），25mg口服，3次/天，但不宜久服。切忌不了解病情，滥用抗感染药物。

　　·咳嗽发现痰黄时，应注意检查血常规，以及时行急性抗感染治疗。乙酰半胱氨酸会降低抗感染药物活性，口服抗感染药物时，同服乙酰半胱氨酸至少应间隔2小时。

　　·卧床患者可采取雾化疗法帮助祛痰。

　　·支气管舒张剂（沙丁胺醇、特布他林）适用于喘息性患者急性发作，或合并肺气肿者。

　　·强力枇杷露与复方甘草片同服会增加成瘾性和毒性反应。

1.4.6　健康提醒

　　·增强体质，防治感冒，改善环境卫生，避免接触诱发因素和吸入过敏原。

　　·经过抗感染、镇咳、化痰和解痉抗过敏等治疗症状没有改善而且持续进行性加重的患者需要到医院就诊。

　　·初始诊断急性气管-支气管炎，然而咳嗽持续超过8周，需进一步明确病因和需要鉴别诊断的患者需要到医院就诊。

1.5　慢性支气管炎

1.5.1　疾病概述

　　慢性支气管炎是指由于感染或非感染因素引起的气管-支气管黏膜及

其周围组织的慢性非特异性炎症，尤其以老人多见，50岁以上患病率高达15%。病因比较复杂，可能与感染因素、理化因素、过敏体质、免疫功能低下有关，其中吸烟与本病的关系密切。每年发病持续3个月，连续2年或2年以上，秋冬季节高发。

> **药师说：什么是患病率？**
>
> 患病率表示某特定时间内总人口中某病新旧病例之和所占的比例。患病率是由横断面调查获得的疾病频率，常用来反映病程较长的慢性病的流行情况及其对人群健康的影响程度。

1.5.2 诊病看点

- 慢性喘息性支气管炎发病缓慢，病程较长，反复咳嗽、咳痰或喘息或气短，逐渐加重，尤以清晨或夜间为重，痰量增多。
- 疾病早期可无异常体征，急性发作期肺部常有散在的干啰音、湿啰音。慢性喘息性支气管炎发作期，肺部可听到哮鸣音并有呼气相延长，伴有感染时，啰音增多。
- 慢性支气管炎急性发作期或并发肺部感染时，血常规可见白细胞计数或中性粒细胞增多。喘息型者嗜酸性粒细胞增多。
- 当出现咳嗽、咳痰或伴喘息症状，每年发病持续3个月，持续2年或以上，排除其他心肺疾患时，就可诊断为慢性支气管炎。
- 每年发病不足3个月，需要了解客观检查情况（X线、呼吸功能检查），方可诊断。

1.5.3 西药治疗

治疗上应采取防治结合的综合措施，在急性发作期和慢性迁延期应以控制感染和祛痰镇咳为主，伴有喘息时，给予解痉平喘的治疗。慢性支气管炎急性发作的治疗可以采取雾化疗法控制感染，祛痰镇咳、解痉平喘，当白细胞计数、中性粒细胞比例持续增高时，应加强抗感染治疗。急性发作期应根据痰培养及药物敏感性试验，选择氨苄西林、阿莫西林、头孢氨苄、头孢拉定、罗红霉素等有效的药物。支气管舒张剂适用于喘息型患者急性发作。

人群特征： 患者表现急性发作，痰培养具有细菌感染指征，白细胞计数较高。

治疗原则：选择敏感菌抗生素对因治疗，依据咳嗽特征和严重程度进行止咳祛痰。

◇ 抗感染药物

■ β-内酰胺类
- 阿莫西林胶囊/颗粒（阿莫仙）
- 头孢呋辛酯片（西力欣）
- 阿莫西林克拉维酸钾分散片/干混悬剂（今利辰）

■ 大环内酯类
- 阿奇霉素片（希舒美）
- 克拉霉素胶囊（克拉仙）

■ 喹诺酮类
- 左氧氟沙星片（可乐必妥）

◇ 祛痰止咳药
- 盐酸溴己新片
- 标准桃金娘油肠溶胶囊（吉诺通）
- 盐酸氨溴索片/口服液（沐舒坦）

◇ 对症镇咳药
- 氢溴酸右美沙芬片
- 枸橼酸喷托维林片

◇ 缓解喘息药
- 硫酸沙丁胺醇片/缓释胶囊（舒喘灵）/吸入气雾剂（万托林）
- 硫酸特布他林片（博利康尼）/气雾剂（喘康速）
- 盐酸丙卡特罗片（美普清）

1.5.4 中医分证治疗

慢性支气管炎病程较长，肺、脾、肾三脏俱虚，故以健脾益肾、化痰蠲饮为原则。急性发作期当以祛邪为主，宜化痰止咳治疗；偏寒者应温化寒痰治疗，偏热者应清热化痰治疗，喘息者应降气平喘治疗。缓解期则以补益为主，肺气虚者宜补肺益气，脾虚者健脾助运，肾虚者补肾纳气。

（1）风寒袭肺证

人群特征：患者表现为喘咳气急，无汗，痰稀薄、量多色白，口不渴、胸部胀闷，兼有头痛，恶寒或伴发热，舌苔薄白而滑，脉浮紧。

治疗方法：宣肺散寒。

· 麻黄汤
· 桂龙咳喘宁胶囊/片/颗粒
· 通宣理肺丸/颗粒/胶囊/片
· 三拗片

（2）风热袭肺证

人群特征： 患者表现为喘促气急，甚则鼻翼扇动，痰黄黏稠难出，胸痛烦闷，头痛，身热汗出，口渴，便秘尿黄，舌苔薄白或黄，脉浮或滑数。

治疗方法： 清热解表，宣肺平喘。

· 麻杏石甘汤
· 肺力咳合剂
· 强力枇杷露/胶囊
· 急支糖浆

（3）痰浊阻肺证

人群特征： 患者表现为喘促，咳嗽，痰多色白而黏，胸满壅闷，纳呆，甚或呕恶，舌苔厚腻色白，脉滑。

治疗方法： 化痰降气。

· 二陈丸
· 痰咳净散
· 橘红痰咳液/颗粒
· 满山白颗粒

（4）痰热郁肺证

人群特征： 患者表现为喘咳气涌，痰多色黄黏稠，或痰中带血，面红，胸中烦热，胸部胀痛，渴喜冷饮，咽干，尿赤，便秘，苔黄腻，脉滑数。

治疗方法： 清泄肺热化痰。

· 桑白皮汤
· 银黄清肺胶囊
· 清气化痰丸
· 清肺宁嗽丸
· 清咳平喘颗粒
· 清肺消炎丸

1.5.5　用药提示

· 对症治疗祛痰止咳，不宜单用镇咳药物，因痰不易咳出，反而加重病情，用祛痰止咳剂，促进痰液引流，有利于感染控制。

· 若痰黏稠不易咳出，可以配以生理盐水，可加α-糜蛋白酶雾化吸入，以稀释气道分泌物。

· 若剧烈干咳口服喷托维林（咳必清）25mg，3次/天，但不宜久服。

· 对于年老体弱无力咳嗽或痰量较多者，应以祛痰为主，不宜选用强力镇咳药，如可待因，以免抑制呼吸中枢及加重呼吸道阻塞和炎症，导致病情恶化。

・缓解期可以考虑肌内注射卡介苗或支气管炎三联菌苗，以预防感冒和发病，减少慢性支气管炎复发。

1.5.6 健康提醒

・治以扶正固本为主，加强锻炼，增强体质，提高机体抵抗力，预防复发，冬病夏治。

・避免吸烟或接触油烟，注意休息、多饮水、清淡饮食，营养均衡。

・部分患者可发展成阻塞性肺疾病，甚至肺心病，预后不良。

・监测慢性支气管炎患者的肺功能变化，以便及时选择有效的治疗方案，控制病情发展。

1.6 社区获得性肺炎

1.6.1 疾病概述

社区获得性肺炎，也称院外肺炎，是指在社区环境中机体受微生物感染而发生的肺炎，包括在社区感染，尚在潜伏期，因其他原因住院后而发病，并排除在医院内感染而于出院后发病的肺炎。临床病情轻重不一，80%患者可以在门诊治疗，20%患者需要住院治疗，其中占总数1%～2%的患者为重症肺炎，需要入住重症监护病房治疗。

中医学认为常因体弱、年老或劳倦过度等人体正气不足之时，感受风热邪毒或风寒之邪入里化热所致。风热毒邪，侵袭肺脏，肺失宣肃；或风寒之邪入里化热，炼津为痰，痰热壅肺；或外邪袭肺，肺不布津，聚湿为痰，痰湿阻肺。

1.6.2 诊病看点

・大多急性起病，但可因病原体、宿主免疫状态和年龄、并发症等不同而有所差异。

・常见的临床症状为发热、寒战、咳嗽、咳痰、胸痛和气急，可伴有头痛、乏力、肌肉酸痛、纳差、腹胀、恶心和呕吐。

・体征常呈急性病容，胸部检查可有患侧呼吸运动减弱，触觉语颤增强，叩诊浊音或实音，听诊可闻及支气管呼吸音或支气管肺泡呼吸音。

· 其血常规结果示白细胞计数＞$10×10^9$/L 或＜$4×10^9$/L，胸部 X 线检查显示片状、斑片状浸润性阴影或间质性改变。

1.6.3　西药治疗

一旦确诊后应立即进行经验性抗感染治疗，抗感染药物应覆盖社区获得性肺炎的常见病原体。对肺炎链球菌感染，一般选择左氧氟沙星、阿莫西林克拉维酸钾、头孢呋辛酯。如果是非典型病原菌如支原体、衣原体感染，成人首选大环内酯类的阿奇霉素和罗红霉素，也可使用左氧氟沙星。

人群特征： 患者表现为发热（体温≥38℃），心率增快，伴或不伴寒战，新发的咳嗽，伴或不伴咳痰，或咳痰性状改变，在有些情况下咳铁锈色痰，胸痛气短。可能还有疲劳、头痛、肌痛、恶心呕吐或腹痛等。

治疗原则： 积极抗菌治疗和对症处理。

✧ 对症退热药
　　· 对乙酰氨基酚片　　　　　　　　· 吲哚美辛栓
　　· 布洛芬片

✧ 对症镇咳药
　　· 氢溴酸右美沙芬片/口服液

✧ 对症祛痰药
　　· 盐酸氨溴索片/口服溶液（沐舒坦）　　　　　　　　· 乙酰半胱氨酸颗粒（富露施）

✧ 抗感染药物
　■ β-内酰胺类
　　· 阿莫西林克拉维酸钾片（强力阿莫仙）　　　　　　· 头孢呋辛酯片（西力欣）/胶囊

　■ 大环内酯类
　　· 阿奇霉素片（希舒美）　　　　　· 罗红霉素分散片

　■ 喹诺酮类
　　· 左氧氟沙星片（可乐必妥）　　　· 盐酸莫西沙星片（拜复乐）

1.6.4　中医分证治疗

本病起病多急，初起实证多见，病位在肺为主，恢复期可及他脏，以虚为本，或虚实夹杂。治当病症结合、病因相参，并根据体质强弱、病情轻重和成药特点，准确选用适宜中成药。

（1）**风热袭肺证**（实证）

人群特征：患者表现为发热，干咳或痰少，痰白黏或黄、难咯，鼻塞，鼻窍干热或流浊涕，口咽干或痛。舌尖红、苔薄白或薄黄，脉浮或浮数。

治疗方法：疏风清热，清肺化痰。

- 银翘解毒丸/片/颗粒
- 双黄连口服液/颗粒
- 清热解毒口服液/颗粒

（2）**外寒内热证**（实证）

人群特征：患者表现为发热，恶寒、无汗或肢体酸痛，咳嗽，痰白黏或黄，口干渴。舌红，苔黄或黄腻，脉数或浮数。

治疗方法：疏风散寒，清肺化痰。

- 感冒清热颗粒
- 正柴胡饮颗粒
- 通宣理肺丸/胶囊

（3）**痰热壅肺证**（实证）

人群特征：患者表现为发热、咳嗽，甚至胸痛，痰黄或白黏，小便黄，大便干结，舌红，苔黄或黄腻，脉数或滑数。

治疗方法：清热解毒，宣肺化痰。

- 复方鲜竹沥液
- 清气化痰丸
- 二母宁嗽丸

（4）**痰湿阻肺证**（实证）

人群特征：患者表现为咳嗽，气短，痰多，痰白黏或呈泡沫，脘痞胀满，纳呆，舌淡，苔白腻，脉滑或弦滑。

治疗方法：燥湿化痰，宣降肺气

- 苏子降气丸
- 二陈丸
- 桂龙咳喘宁胶囊/颗粒

（5）**肺脾气虚证**（正虚邪恋）

人群特征：患者表现为咳嗽，气短，乏力，易出汗，纳呆，食少，舌体胖大，舌边有齿痕，舌质淡，苔薄白，脉沉细或细弱。

治疗方法：补肺健脾，益气固表。

- 参苓白术散/颗粒
- 人参保肺丸
- 玉屏风口服液/颗粒/胶囊

（6）气阴两虚证（正虚邪恋）

人群特征：患者表现为气短或乏力，动则加重，干咳少痰或咯痰不爽，盗汗或易出汗，舌质淡或红，苔薄少或花剥，脉细数。

治疗方法：清心凉营，豁痰开窍。

- 生脉饮/颗粒
- 养阴清肺丸/糖浆
- 百合固金丸/口服液

（7）热陷心包证

人群特征：患者表现为咳嗽，甚至喘息，气促，身热夜甚，烦躁，甚或神志异常，昏迷，谵妄，大便干结，尿黄，舌红绛，脉滑数或细。

治疗方法：清心凉营，豁痰开窍。

- 安宫牛黄丸
- 局方至宝散/丸

1.6.5 用药提示

·阿莫西林克拉维酸钾片可加强华法林的作用，因此同时使用两者前应该咨询医生。

·阿莫西林克拉维酸钾片不能与别嘌醇合用，否则皮疹发生率会显著增高。

·阿莫西林克拉维酸钾片与地高辛合用可能使地高辛血药浓度升高，应密切监测。

·阿莫西林克拉维酸钾可刺激雌激素代谢或减少其肝肠循环，因此可能会降低口服避孕药的效果。

·不建议妊娠妇女使用阿莫西林克拉维酸钾，此药可分泌入乳汁，哺乳期妇女慎用或用药期间暂停哺乳。

·左氧氟沙星合用降糖药时需监测血糖；合用华法林时需监测国际标准化比值（INR）；合用茶碱类药物时需监测茶碱血药浓度。

·左氧氟沙星与含有铝镁的抗酸药、硫糖铝、金属离子制剂、含锌的多种维生素、去羟基苷合用时，应间隔至少2小时。

·18岁以下患者、妊娠期和哺乳期妇女禁用左氧氟沙星。

·吲哚美辛可迅速大幅度短暂退热，仅用于高热，故老年患者慎用、哺乳期妇女禁用。

1.6.6 健康提醒

·对轻症肺炎可在门诊治疗，年轻而无基础疾病患者推荐使用青霉素类、大环内酯类、多西环素、一代或二代头孢菌素或喹诺酮类药物。口服治疗建议使用阿莫西林或阿莫西林克拉维酸片。

·抗感染治疗一般可于热退2～3天且主要呼吸道症状明显改善后停药，但疗程应视病情严重程度、缓解速度、并发症以及不同病原体而异，不能以肺部阴影吸收程度作为停用抗感染药物的指征。

·戒烟、避免酗酒、保证充足营养、保持口腔健康，有助于预防肺炎的发生。

·保持良好卫生习惯，有咳嗽、打喷嚏等呼吸道症状时戴口罩或用纸巾、肘部衣物遮挡口鼻有助于减少呼吸道感染病原体播散。

·接种肺炎链球菌疫苗可预防并减少特定人群罹患肺炎的风险。

1.7 哮喘

1.7.1 疾病概述

哮喘是由多种细胞以及细胞组分参与的慢性气道炎症性疾病，临床表现为反复发作的喘息、气急，伴或不伴胸闷或咳嗽等症状，同时伴有气道高反应性和可变的气流受限，随着病程延长可导致气道结构改变，即气道重塑。哮喘是一种特异质性疾病，具有不同的临床表型。

吸烟、非母乳喂养、肥胖、宠物饲养、一级亲属患有哮喘、过敏性鼻炎、花粉症以及本人患有过敏性鼻炎、湿疹均为哮喘发病的危险因素。

哮喘的治疗措施包括减轻炎症和气道阻力及保持气流畅通的预防措施，还包括急性发作时的特殊治疗。在治疗选择中测量肺功能起重要作用，同时鼓励患者用可以测量呼气峰流速（PEF）的简单流量计监测自己的病情，并作为调整治疗方案的依据。

中医学认为本病为哮病范畴，系宿痰伏肺，因外邪、饮食、情志、劳倦等因素，导致气滞痰阻、气道挛急、狭窄而发病。

1.7.2 诊病看点

·典型哮喘的临床症状表现为反复发作性喘息、呼吸困难，伴或不伴胸闷或咳嗽，夜间及晨间多发，发作时双肺可闻及散在或弥漫性的哮鸣音，呼气相延长等体征。常与接触变应原、冷空气、理化刺激物以及上呼吸道感染、运动等有关。

· 符合上述症状和体征，同时具备气流受限客观检查中的任一条，并除外其他疾病所引起的喘息、气促、胸闷及咳嗽，可以诊断为哮喘。

> **药师说：什么是气流受限客观检查？**
> 包括：①支气管舒张试验为阳性（吸入支气管舒张剂后，FEV_1增加 > 12%，且FEV_1绝对值增加 > 200mL）；
> ②抗炎治疗4周后与基线值比较FEV_1增加 > 12%，且FEV_1绝对值增加 > 200mL（除外呼吸道感染）；
> ③PEF平均每日昼夜变异率（至少连续7天的每日PEF昼夜变异率之和/总天数）> 10%，或PEF周变异率大于20%（这些指标应在医院检查）。

1.7.3 西药治疗

初始和持续哮喘治疗的决策取决于患者哮喘的严重程度。急性发作期必要时可使用缓解性药物，以快速缓解哮喘症状，并采用吸入性制剂。所有患者无论其哮喘严重程度如何，均应在维持治疗的基础上使用缓解性药物。另外，定期使用控制性药物来防止哮喘恶化和气道重塑的发展。如伴有呼吸道感染，要积极抗感染，选用抗感染药物、祛痰止咳药，以使哮喘得到控制。

（1）急性发作期哮喘

人群特征： 患者表现为突发支气管哮喘症状。

治疗原则： 对症治疗，控制哮喘突然发作。

◇ 缓解性用药

■ 短效$β_2$受体激动剂（SABA）

·硫酸沙丁胺醇片/缓释胶囊（舒喘灵）/吸入气雾剂（万托林）
·硫酸特布他林片（博利康尼）/气雾剂（喘康速）
·盐酸丙卡特罗片（美普清）
·盐酸异丙肾上腺素气雾剂

■ 短效胆碱能受体拮抗剂（SAMA）

·异丙托溴铵气雾剂（爱全乐）

（2）非急性发作期哮喘

人群特征： 患者支气管喘息症状较为稳定，部分未控制的慢性持续性哮喘，双肺可闻及散在或弥漫性的哮鸣音，呼气相延长等体征，需进行控制性治疗。

治疗原则：以控制哮喘水平为基础，维持治疗，依据哮喘病情，合理选择治疗方案，包括初始治疗、升级治疗和降级治疗，但必要时可以使用缓解性药物。

◇ 控制性用药

■ 吸入性糖皮质激素类（ICS）
- 丙酸倍氯米松气雾剂（必可酮）
- 糠酸氟替卡松干粉吸入剂（DPI）
- 布地奈德粉吸入剂（普米克都保）/气雾剂（普米克）

■ 长效 β_2 受体激动剂（LABA）
- 茚达特罗格隆溴铵吸入粉雾剂（杰润）
- 噻托溴铵奥达特罗吸入喷雾剂（思合华 能倍乐）
- 乌美溴铵维兰特罗吸入粉雾剂（欧乐欣）

■ 白三烯受体拮抗剂（LTRA）
- 孟鲁司特钠咀嚼片（顺尔宁）
- 扎鲁司特片（安可来）

■ 长效胆碱能受体拮抗剂（LAMA）
- 噻托溴铵粉吸入剂（思力华）

■ 吸入性 β 受体激动剂/糖皮质激素类（LABA/ICS）复方制剂
- 沙美特罗替卡松吸入粉雾剂（舒利迭）
- 糠酸氟替卡松维兰特罗吸入粉雾剂（Ⅱ）（万瑞舒）
- 布地奈德福莫特罗粉吸入剂（Ⅱ）（信必可都保）
- 倍氯米松福莫特罗吸入气雾剂（启尔畅）

■ 胆碱能受体拮抗剂
- 茶碱缓释片（舒弗美）
- 复方茶碱片
- 二羟丙茶碱片（喘定片）

1.7.4 中医分证治疗

中医治疗原则是发时治标、平时治本。发作时攻邪，治标需分寒热。寒痰宜温化宣肺，热痰当清化肃肺；风邪当疏风宣肺，降气平喘；表证明显者兼以解表。平时治本当分阴阳，阳气虚者应予温补，阴虚者则以滋养，分别采用补肺、健脾、益肾等法，以减轻、减少或控制其发作。至于正虚邪实、寒热虚实者，又当兼以治之。根据急性期、缓解期辨证分型情况，辨证使用中成药。

1.7.4.1 发作期治疗

（1）寒痰伏肺证（冷哮证）

人群特征：患者表现为喉中哮鸣如水鸡声、呼吸急促、胸膈满闷、咳不甚，痰稀色白，面色晦滞，畏寒肢冷、口不渴或渴喜热饮，或有恶寒、发热、身痛，舌质淡、苔白滑、脉浮紧。

治疗方法：温肺散寒，化痰利气。

- 小青龙胶囊
- 桂龙咳喘宁胶囊
- 寒喘祖帕颗粒
- 复方川贝精片

（2）热痰壅肺证（热哮证）

人群特征：患者表现为喉中哮鸣如吼，气粗息涌，胸膈烦闷，呛咳阵作，痰黄黏稠，面红，伴发热、心烦、口渴，苔黄腻，舌质红，脉滑数。

治疗方法：清热宣肺、化痰降逆。

- 喘咳宁片/口服液
- 咳喘顺丸
- 清肺消炎丸

（3）风痰阻肺证（风哮证）

人群特征：患者表现为时发时止，发作时喉中哮鸣有声，或鸣声如吹哨笛、喘急胸满，或胸部憋塞，但坐不得卧、反复发作，止时如常人，面色青暗，发病前多有鼻痒、咽痒、喷嚏、干咳痰少或无痰，舌淡苔白，脉浮紧。

治疗方法：疏风宣肺，缓急解痉，降气平喘。

- 海珠喘息定片
- 止喘灵口服液
- 苏黄止咳胶囊
- 百花定喘丸

（4）肺虚哮喘证（虚哮证）

人群特征：患者表现为喉中哮鸣如鼾，喘促短气，轻度哮鸣，咳声低弱，发作频繁，口唇爪甲青紫，咯痰无力、痰涎清稀或质黏起沫，面色苍白、口不渴或咽干口渴、形寒肢冷或烦热，舌质淡或偏红、紫暗，脉沉细或细数。

治疗方法：温阳补虚，降气化痰。

- 苏子降气丸
- 参贝北瓜膏
- 蛤蚧定喘胶囊

1.7.4.2 缓解期治疗

（1）**肺脾两虚证**

人群特征：患者表现为平素自汗、怕风、常易感冒、因气候变化而诱发，气短声低、咯痰色白清稀，或腹胀、食少便溏、因饮食不当而诱发，平素痰多，发病前喷嚏频作，鼻塞流涕，舌苔薄白、脉濡或细弱。

治疗方法：益气固卫，健脾补肾。

- 玉屏风颗粒
- 固本咳喘胶囊
- 六君子丸

（2）**肺肾气虚证**

人群特征：患者表现为哮病反复发作日久，气息短促、动则喘甚，呼多吸少，心慌耳鸣，腰酸背痛、畏寒肢冷，面色晦暗，不耐劳累、下肢欠温，舌淡苔白、脉沉细。

治疗方法：补肺益肾，止咳定喘。

- 固肾定喘丸
- 息喘丸
- 百令胶囊/片

1.7.5 用药提示

- 哮喘应按需使用SABA类药物，以缓解症状。对于很少出现症状的患者，偶尔出现且持续时间很短的患者，使用SABA类药物是目前唯一推荐的治疗方案。
- 在单独使用低剂量ICS却达不到预期效果时，可以使用LABA作为常规ICS治疗的联合用药，要注意LABA仅应与ICS一起使用。不能长期单独使用LABA。
- 经常全身性使用糖皮质激素类、使用强效和/或高剂量的ICS以及不正确使用吸入器技术是产生药物不良反应的风险因素。
- 如果超剂量使用短效支气管舒张剂，可能是患者哮喘未得到有效控制或加重的一种征兆，需要选择更高级别的治疗（如吸氧、无创通气）。
- 过度使用缓解性药物如短效β_2受体激动剂也可能是一个危险信号。
- 鹅口疮是ICS的潜在不良反应。特别是在用药后，如果不冲洗口腔、漱口的话，可能会发生鹅口疮。ICS也会引起声音嘶哑。如果漱口没有帮助，应更换带储药罐的定量吸入器，可大大减少这种不良反应。
- 如使用干粉吸入剂时出现咳嗽或喉咙不适的症状，可调整吸入力以减少这个问题。

・某些患者可能正在进行长期口服糖皮质激素类治疗，也可能会使其不能接种疫苗。通常，服用20mg泼尼松不足1个月的患者可以接种灭活疫苗。

・胆碱能受体拮抗剂尽量不要与大环内酯类抗生素合用，以免血药浓度过高引起中毒。

1.7.6 健康提醒

・应强调患者随身携带缓解性药物吸入器的必要性。

・如果肥胖，建议参与减肥；如果吸烟，鼓励戒烟；对于儿童，强调防止接触二手烟。

・通过个性化管理，可以帮助应对可变的风险，避免诱发因素，确保患者依从药物治疗并正确使用吸入器用药。

・有哮喘并使用峰值流量计的患者可以在完成监护计划时记录其正常值，以监控疾病的进展状况。呼气峰流速大于或等于90%的个人最佳值是哮喘控制的指标之一。PEF90%～60%的读数值（结合症状评估）可能提示需要强化治疗。

・在家中增添加湿器、放弃养宠物、戒烟以及避免二手烟，对于控制哮喘非常有用。

・建议哮喘患者每年接种流感疫苗，但少数重度哮喘或者当前喘息的患者除外。

1.8 慢性阻塞性肺疾病

1.8.1 疾病概念

慢性阻塞性肺疾病（COPD）简称慢阻肺，是一种可预防可治疗的常见慢性气道疾病，其特征是持续存在的气流受限和相应的呼吸系统症状；其病理学改变主要是气道和/或肺泡异常，通常与显著暴露于有害颗粒或气体相关，遗传易感性、异常的炎症反应以及与肺异常发育等因素参与发病过程；严重的合并症可能影响疾病的表现和病死率。慢阻肺是我国2016年第五大死亡原因，2017年第三大伤残调整寿命年的主要原因。

慢阻肺在中医学中属于"喘病""肺胀"范畴。急性加重期以痰（痰热、痰浊）、瘀及痰瘀互阻的实证为主，并兼有正虚（气虚或气阴两虚），虚实互相影响，以痰瘀互阻为关键。稳定期以气（阳）虚、气阴两虚为主，常见肺气虚、肺脾气虚、肺肾气虚、肺肾气阴两虚，兼见血瘀、痰浊。

1.8.2 诊病看点

· 慢阻肺的早期体征可能不明显，随着疾病进展，可出现呼吸浅快、缩唇呼吸、桶状胸、球结膜水肿、口唇发绀、双下肢水肿等体征。

· 经常出现不间断的咳嗽或咳痰。

· 做简单家务或日常活动会出现气短或胸闷，早期仅于剧烈活动时出现，后逐渐加重。晚期常有体重下降、食欲减退、精神抑郁和/或焦虑等，合并感染时可咳脓痰。

· 患有本病可能出现入睡困难或在睡眠时因呼吸出现暂停而引起觉醒。

· 患病年龄一般都超过40岁，常与吸烟、接触过粉尘或化学品有关。

· 可能合并多种慢性疾病，后期出现低氧血症和/或高碳酸血症，可并发慢性肺源性心脏病和右心衰竭。

1.8.3 西药治疗

急性加重期的治疗目标是尽量降低本次急性加重的不良影响，预防未来急性加重的发生。轻度采用短效支气管舒张剂治疗，中度使用短效支气管舒张剂并加用抗生素和/或口服糖皮质激素类治疗，重度则需要住院或急诊、ICU治疗。稳定期的治疗目标为减轻症状和降低未来风险，药物治疗用于预防和控制症状，降低急性加重的频率和严重程度，提高运动耐力和生命质量。

（1）急性加重期慢阻肺

人群特征： 患者表现为以晨起和夜间阵咳为主，急性加重期时痰液可变为黏液脓性而不易咳出，日常活动甚至休息时也感到呼吸困难，部分患者有明显的胸闷和喘息。

治疗原则： 尽量降低本次急性加重的不良影响，预防未来急性加重的发生。

◇ 缓解性用药
- 吸入性β受体激动剂
  · 硫酸沙丁胺醇片/缓释胶囊（舒喘灵）/吸入气雾剂（万托林）（SABA）
- 吸入性抗胆碱能药物
  · 异丙托溴铵气雾剂（爱全乐）（SAMA）
- 吸入性β受体激动剂/抗胆碱能药物复方制剂
  · 沙丁胺醇/异丙托溴铵（雾化剂）（SABA/SAMA）

◇ 控制性用药
- 吸入性β受体激动剂
  · 硫酸特布他林气雾剂（喘康速）（LABA）
- 吸入性糖皮质激素类（ICS）
  · 丙酸倍氯米松气雾剂（必可酮）　　· 丙酸氟替卡松吸入气雾剂（辅舒酮）
- 祛痰药
  · 盐酸溴己新片　　· 乙酰半胱氨酸片（富露施）
  · 盐酸氨溴索片/口服溶液（沐舒坦）　　· 羧甲司坦片
  · 桉柠蒎肠溶软胶囊（切诺）
- 抗感染药物
  · 阿莫西林克拉维酸钾片（强力阿莫仙）　　· 头孢呋辛酯片（西力欣）
  · 　　· 阿奇霉素片（希舒美）
  · 头孢克洛胶囊（希刻劳）　　· 左氧氟沙星片（可乐必妥）

（2）稳定期慢阻肺

人群特征：患者表现为病情相对稳定，咳嗽症状处于缓慢阶段，痰液常为白色黏液浆液性，咳出较多黏液浆液样痰后症状缓解，胸闷和喘息减少。

治疗原则：减轻症状和降低未来风险。

◇ 控制性用药
- 吸入性抗胆碱能药物
  · 噻托溴铵粉吸入剂（思力华）（LAMA）
- 吸入性β受体激动剂/抗胆碱能药物复方制剂
  · 乌美溴铵维兰特罗吸入粉雾剂（欧乐欣）（LABA/LAMA）　　· 茚达特罗格隆溴铵吸入粉雾剂（杰润）（LABA/LAMA）

· 噻托溴铵奥达特罗吸入喷雾剂
（思合华 能倍乐）

■ 吸入性β受体激动剂/糖皮质激素类复方制剂

· 布地奈德福莫特罗粉吸入剂（信必可都保）（LABA/ICS）
· 倍氯米松福莫特罗吸入气雾剂（启尔畅）
· 糠酸氟替卡松维兰特罗吸入粉雾剂（Ⅱ）（万瑞舒）（LABA/ICS）
· 沙美特罗替卡松吸入粉雾剂（舒利迭）

1.8.4 中医分证治疗

中医治疗应遵"急则治其标"和"缓则治其本"原则。急性加重期以清热、涤痰、活血、宣肺降气、开窍而立法，兼顾气阴。稳定期以益气（阳）、养阴为主，兼祛痰、活血。急性加重期多虚实夹杂并重，治当以补虚扶正、化痰活血。

（1）急性加重期

人群特征：患者表现为呼吸症状急性恶化，出现咳嗽、咳痰、气短和/或喘息加重，痰量增多，呈脓性或黏液脓性，可伴发热等炎症反应明显加重的表现。

治疗方法：以清热、涤痰、活血、宣肺降气、开窍而立法，兼顾气阴。

· 麻黄止咳胶囊
· 通宣理肺丸
· 杏苏止咳颗粒
· 小青龙颗粒
· 葶贝胶囊
· 蛇胆川贝液
· 桂龙咳喘宁胶囊
· 苓桂咳喘宁
· 苏合香丸

（2）稳定期

人群特征：患者表现为咳嗽、咳痰、气短等症状稳定或症状轻微，6周内没有出现急性加重。

治疗方法：以益气（阳）、养阴为主，兼祛痰、活血。

· 玉屏风颗粒
· 参苓白术丸
· 益肺健脾颗粒
· 蛤蚧定喘胶囊
· 固肾定喘丸
· 苏子降气丸
· 补肺活血胶囊
· 百令胶囊/片
· 百合固金丸
· 生脉饮
· 麦味地黄丸

1.8.5 用药提示

·对于COPD患者的药物治疗要从LABA和LAMA开始，应定期使用祛痰药，尽量不使用ICS。

·COPD是一种多因素疾病，影响各个器官，当治疗和管理COPD时，不仅要关注肺部，还要关注其全身系统。COPD患者往往使用很多药物治疗各种合并症，因此出现的药物相关问题（DRP）可能不仅仅与呼吸药物有关。

·在慢性阻塞性肺疾病中使用糖皮质激素类需要平衡相关风险，不推荐单独使用糖皮质激素类治疗。

·错误使用吸入器可能无法很好地控制COPD的症状。

1.8.6 健康提醒

·应强调患者随身携带缓解性药物吸入器的必要性。

·患者如果吸烟，鼓励参与戒烟计划，解决暴露于其他刺激性物质和危险因素的问题。

·建议患者采取健康的生活方式和均衡的营养摄入，接种流感疫苗和肺炎疫苗。

·患者应尽力了解自己的病情和病情进展状况，知道识别和控制诱发因素和控制症状，处理突发事件或紧急情况。

·患者应了解不同类型的药物，药物的作用机制以及对治疗的预期，识别药物可能的不良反应以及掌握吸入器的使用技术。

·建议患者在家配备制氧机，必要时吸氧，提高自我管理的能力。

第2章

胃肠疾病用药

胃肠疾病是生活中的常见病。其疾病的症状很多，包括吞咽困难、恶心、呕吐、嗳气、反酸、烧心感、食欲不振、早饱、腹胀、腹痛、腹泻、便秘、腹部包块、里急后重、黄疸、呕血、黑粪、便血等。不同胃肠疾病有不同的症状及不同的症状组合，个别症状在不同疾病中也有不同的特点。

胃肠疾病的治疗既要依靠药物干预，也要重视一般非药物治疗措施，包括适当的休息，营养丰富的均衡饮食。康复阶段，更要合理安排生活，逐步做些体育锻炼，以增强体质。治疗时，选择高效、副作用少、服用方便的药物。要认识到药物总有副作用，有些药物的不良反应表现为消化道症状，有的则更为严重，甚至涉及肝肾的代谢负荷，要熟悉其性能，避免或谨慎使用。

2.1 恶心和呕吐

2.1.1 疾病概述

恶心是指有呕吐的倾向，或在咽喉或上腹出现即将呕吐的感觉。呕吐是指胃内容物或一部分小肠内容物通过食管逆流出口腔的一种复杂的反射动作，伴有不自主的肌肉收缩。呕吐可将有害物质从胃排出而起到保护作用，但持久而剧烈的呕吐可引起水电解质紊乱。

中医定义呕吐为因胃失和降、胃气上逆而致胃内容物由口中吐出的病症。

2.1.2 诊病看点

· 恶心和呕吐是常见的病症，但其病因各异，在某种情况下，属于自限性症状。另一些情况可能与各种疾病、抗肿瘤药物治疗、妊娠或放射治疗等有关。

· 呕吐伴急性腹泻，有时还发热，多数是胃肠炎。

· 恶心不伴有呕吐，可能是药物或晕动病引起的。

· 发生喷射性呕吐可能是颅内疾病的症状。

· 呕吐物为鲜红的血液或类似咖啡状陈血，则可能与胃或十二指肠溃疡出血有关。

· 恶心但不呕吐，伴有头痛或畏光，可能有潜在偏头痛。

· 恶心呕吐伴有发热、排尿困难、阴道分泌物增多和/或耻骨上或侧腹疼痛，可能是尿路感染或盆腔炎。

· 突然发作且伴有剧烈腹痛，也许是阑尾炎、急性胆囊炎或胰腺炎、肠梗阻等疾病。

2.1.3 西药治疗

对于各种原因所致的剧烈呕吐，临床上主要使用止吐药治疗，是一种非特异性的治疗措施。使用止吐药前应明确病因，同时应纠正可能存在的水和电解质紊乱。使用精神类药物治疗止吐症状，不在此讨论范畴。总体的原则是适当治疗潜在原因，消除症状，改善或消除其他后遗症的产生。

（1）轻微恶心

人群特征：患者表现为轻微恶心症状。

治疗原则：对症对因治疗。
◇ 促胃肠动力药（多巴胺受体拮抗药）
　・甲氧氯普胺片　　　　　　　　・多潘立酮片（吗丁啉）
◇ 抗组胺药
　・茶苯拉明片
◇ 其他药物
　・维生素 B_6 片　　　　　　　　・东莨菪碱透皮贴剂

（2）严重恶心呕吐

人群特征：患者正在接受肿瘤治疗或放射治疗或因其他疾病引起的严重呕吐。

治疗原则：对症对因治疗。
◇ 抑制呕吐药
■ 5-羟色胺受体拮抗剂
　・盐酸昂丹司琼片
■ 神经激肽 1 受体拮抗剂
　・阿瑞吡坦胶囊（意美）

2.1.4 中医分证治疗

中医以治疗功能性呕吐为主，其基本原则是和胃降逆，根据虚实之分给予治疗。偏于邪实者，治宜祛邪为主，分别采用解表、清暑、利湿、消食、化痰、导滞、攻下、理气或催吐等法，邪去则呕吐自止。偏于虚者，治宜扶正为主，分别用健脾益气，温中散寒、养阴和胃等法，正复则呕吐自愈。虚实夹杂者，当标本兼顾，审其标本缓急之主次而治之。

（1）饮食停积证

人群特征：患者表现为呕吐酸腐食物，吐后反快，胃脘胀满，嗳气厌食，大便秘结，臭秽不爽，舌苔厚腻或垢，脉滑实。

治疗方法：消食化滞，和胃降逆。
　・保和丸　　　　　　　　　　　・枳实导滞丸

（2）肝气犯胃证

人群特征：患者表现为呕吐泛酸、恶心、口苦、嗳气频作，脘胁烦闷不适、嘈杂，因情志过激而证情加剧，舌边红、苔薄腻或微黄，脉弦。

治疗方法：理气疏肝，和胃降逆。

- 舒肝丸
- 越鞠丸
- 胃苏颗粒
- 胃力康颗粒
- 左金丸

（3）外邪犯胃证

人群特征：患者表现为突发呕吐、脘腹满闷、泛恶，伴有恶寒发热、头痛、周身酸楚等，舌苔薄白或白腻，脉浮紧。

治疗方法：散寒解表，和胃降逆。

- 藿香正气软胶囊/水/口服液
- 人丹
- 六合定中丸

（4）痰饮内阻证

人群特征：患者表现为呕吐清水痰涎、脘腹满闷、口干不欲饮、饮水则吐、胃中水声辘辘、头眩心悸，苔白滑或腻，脉弦滑。

治疗方法：温化痰饮，和胃降逆。

- 香砂六君丸
- 香砂平胃颗粒
- 枳术宽中胶囊
- 橘半枳术丸

（5）脾胃虚寒证

人群特征：患者表现为呕吐反复迁延不愈，劳累或饮食不慎即发，伴神疲倦怠、胃脘隐痛、喜暖喜按、畏寒肢冷、面色白，舌质淡或胖，苔薄白，脉弱。

治疗方法：温中健脾，和胃降逆。

- 附子理中丸
- 桂附理中丸
- 香砂养胃丸

2.1.5　用药提示

- 药物的使用可能是导致恶心或呕吐的一个常见原因。有些药物，如抗生素，可能会刺激胃肠道，导致腹部不适，随后出现恶心和/或呕吐。

- 服用阿片类药物后出现的常见副作用是恶心/呕吐；细胞毒性抗肿瘤药物也许是已知引起恶心和或呕吐最严重的一类药物。

- 使用5-羟色胺受体拮抗剂（如昂丹司琼）存在5-羟色胺综合征风险增加以及剂量依赖性QTc间期延长的风险，有明显心律失常病史的患者应谨慎使用，这类药物常见副作用还有头痛和便秘。

- 茶苯海明的禁忌证包括闭角型青光眼、慢性肺部疾病、前列腺肥大导致的排尿困难。由于茶苯海明具有中枢神经系统的抑制作用，可能会引起嗜睡，驾驶员、妊娠妇女禁用。
- 甲氧氯普胺会升高催乳素水平和或引起锥体外系反应，副作用包括腹泻和嗜睡，妊娠妇女不宜服用。

2.1.6　健康提醒

- 恶心和/或呕吐是妊娠的常见症状，影响到50%～80%妊娠妇女的正常生活。改变饮食和生活方式通常是妊娠期恶心呕吐（NVP）的首要治疗策略。
- 如果发现呕吐物含血，类似咖啡渣和或黑褐色粪便，或伴有黑褐色粪便和/或呕吐物含有血液或咖啡渣似的外观，可能是胃肠道出血。应及时就诊。
- 持续呕吐可导致脱水、电解质紊乱和代谢问题，需要立即就医。
- 对于糖尿病患者来说，出现的恶心和/或呕吐有可能与糖尿病酮症酸中毒等严重疾病有关。

2.2　功能性消化不良

2.2.1　疾病概述

功能性消化不良是指胃和十二指肠功能紊乱引起的症状，主要表现为上腹痛、上腹烧灼感、餐后饱胀、早饱感、嗳气、呃逆等，呈慢性反复发作，诊断前症状至少出现6个月，近3个月有明显症状，经检查排除引起这些症状的器质性改变或代谢性异常后表现的一组临床综合征。

中医认为上腹胀满的为"胃痞"，腹痛为主要表现的为"胃脘痛"。

2.2.2　诊病看点

- 功能性消化不良又称非溃疡性消化不良，是一种由胃肠动力障碍所引起的疾病，也包括胃蠕动不好的胃轻瘫和胃食管反流病。
- 引起消化不良的原因很多，包括胃和十二指肠部位的慢性炎症，使食管、胃、十二指肠的正常蠕动功能失调。

·焦虑、抑郁、长期闷闷不乐、失眠、紧张或突然受到猛烈的刺激等均可引起，易受情绪影响。

·老年人的消化功能减退，食物稍粗糙或生冷及食物过多过油腻时也会诱发。

2.2.3 西药治疗

功能性消化不良的治疗可依据患者症状的不同特征，选择使用作用方式不同的药物。

（1）消化功能不佳

人群特征：患者表现为餐后腹胀、嗳气等消化不良症状。

治疗原则：促进食物分解、增强吸收功能。

✧ 助消化药

- 胃蛋白酶散剂/合剂/糖浆剂/片剂
- 复方消化酶胶囊（达吉）
- 乳酸菌素片
- 多酶片
- 乳酶生片（表飞鸣）
- 胰酶肠溶片

（2）腹胀早饱

人群特征：患者表现为腹胀、胃胀、消化不良、爱打嗝、早饱症状及胃肠蠕动慢。

治疗原则：促进肠蠕动，减少腹胀感

✧ 促胃肠动力药

- 甲氧氯普胺片（胃复安）
- 多潘立酮片/混悬液（吗丁啉）
- 枸橼酸莫沙必利片（加斯清）/分散片/胶囊

2.2.4 中医分证治疗

中医临床辨证认为功能性消化不良患者多数脾虚气滞，且各个证型患者多数兼有脾虚气滞症状，故补益脾胃应贯穿始终，还需重视理气化瘀。因此，治疗以健脾和胃、理气消胀为主，同时如还有其他症状应兼顾祛湿化痰、疏肝解郁、清化湿热。

（1）饮食停滞证

人群特征：患者表现为胃痛、上腹胀满、嗳腐酸气、吐食或排气后胃痛减轻。

治疗方法：开胃消食，健胃消食。

- 大山楂丸
- 六味能消胶囊
- 六味安消胶囊
- 加味保和丸
- 保和丸/颗粒/片
- 消食健胃片
- 健胃消食片
- 保济丸
- 复方鸡内金片

（2）**脾虚食滞证**

人群特征：患者表现为腹部满闷、食欲不振、恶心呕吐、消瘦倦怠、大便溏薄。

治疗方法：健脾和胃，顺气化湿。

- 木香顺气丸
- 补脾消食片
- 开胃健脾丸
- 参术健脾丸
- 香砂枳术丸
- 香砂六君丸

（3）**肝郁食滞证**

人群特征：患者表现为胸胁满闷、上腹胀满、嗳气倒饱、胃中嘈杂、大便秘结，舌苔黄厚。

治疗方法：行气宽中，化滞通便。

- 木香理气片
- 舒肝调气丸
- 槟榔四消丸
- 清胃和中丸

2.2.5 用药提示

·服用消化酶制剂时，不要用过热的水送服，以免酶失活，同时应注意避免与一些金属离子的制剂同时服用。

·促胃肠动力药物不适宜用于肠梗阻及胃肠出血者。

2.2.6 健康提醒

·一般要求非溃疡性消化不良患者避免摄入乙醇、咖啡和加重症状的食物，并且应规律少量进食，以利于消化。

·在饮食中应避免油腻及刺激性食物，避免暴饮暴食及睡前过量进食。

·饭后半小时，进行适量户外行走，保持心情愉快，促进胃肠蠕动和增强消化功能。

2.3 胃食管反流病

2.3.1 疾病概述

　　胃食管反流病是指胃内容物反流入食管，引起反酸、烧心等症状，也可引起口腔、咽喉、气道等食管邻近的组织损害的一种疾病。持续反酸可引起食管炎，根据炎症情况，分为非糜烂性反流病和糜烂性食管炎。其中非糜烂性反流病最为常见。

　　据报道，人群中约有7%～15%有胃食管反流症状，40～60岁为发病高峰年龄，与国外相比，我国胃食管反流病发病率较低，病情较轻。

　　根据胃食管反流病主要症状及病位、病因病机，当属于中医学"吐酸""食管瘅"范畴。中医认为本病为情志不畅、饮食不节、劳累过度等因素导致脾胃升降失调、胃失和降、胃气上逆。病位在胃，与肝脾关系密切，病性为虚实相兼，寒热错杂。

> **药师说：什么是发病率？**
> 　　发病率表示在一定期间内，一定人群中某病新发生病例出现的频率。发病率是由发病报告或队列研究获得的疾病频率，常用来反映新发生病例的出现情况。

2.3.2 诊病看点

- 胃食管反流病的典型症状是烧心和反流，不典型症状为胸痛、上腹痛、上腹部烧灼感、嗳气等。可伴随食管外表现，包括哮喘、慢性咳嗽、特发性肺纤维化、声嘶、咽喉症状和牙蚀症等。
- 其发病与胃酸、胃蛋白酶及胆汁等反流物刺激食管有直接关系，多种因素可导致食管下括约肌功能障碍，从而导致异常反流。
- 贲门切除术后、食管裂孔疝、腹内压增高（妊娠、肥胖、腹水等）可致食管下括约肌结构受损。某些激素（如缩胆囊素、胰高血糖素、血管活性肠肽等）、食物（高脂肪食物、巧克力等）、药物（如钙通道阻滞剂、地西泮等）均可引起食管下括约肌压力下降，会引起抗反流屏障结构和功能异常。
- 食管蠕动异常或唾液分泌异常可降低食管清除反流物的功能。

- 长期吸烟、饮酒及进食刺激性食物等可使食管黏膜抵御反流物的损害能力下降，造成食管黏膜屏障减弱。

2.3.3 西药治疗

药物治疗的目的是尽快缓解症状，抑制胃酸，加强抗反流屏障功能，提高食管清除能力，改善胃排空与幽门括约肌功能，以防止胃、十二指肠内容物反流，保护食管和组织。

（1）轻度烧心

人群特征：患者表现出轻度的胃灼热或烧心症状。

治疗原则：对症治疗，减少烧心。

◇ 抗酸药

- 铝碳酸镁片/咀嚼片（达喜、胃必治）
- 碳酸氢钠片
- 磷酸铝凝胶（吉胃乐）
- 复方氢氧化铝片（胃舒平、盖胃平）
- 复方维生素U片（维仙优）

（2）中度烧心胃反流

人群特征：患者表现出中度的胃灼热或烧心症状。

治疗原则：对症治疗，减少烧心。

◇ 抑酸药

■ H_2 受体拮抗剂

- 西咪替丁片（泰胃美）
- 盐酸雷尼替丁片（善胃得）/胶囊
- 法莫替丁片（高舒达）

■ 质子泵抑制剂

- 奥美拉唑镁肠溶片（洛赛克）

（3）反流性食管炎

人群特征：患者表现出上腹痛、反酸、烧心、胃烧灼样疼痛。

治疗原则：抑制胃酸分泌，促进胃肠蠕动，以减少反流、治愈食管炎。

◇ 抑酸药

■ H_2 受体拮抗剂

- 盐酸雷尼替丁片（善胃得）
- 法莫替丁片（高舒达）

■ 质子泵抑制剂

- 奥美拉唑镁肠溶片（洛赛克）
- 奥美拉唑肠溶胶囊（奥克/洛赛克）
- 泮托拉唑钠肠溶片（潘妥洛克）
- 雷贝拉唑钠肠溶片（波利特）

- 兰索拉唑肠溶胶囊（达克普隆）　　·艾司奥美拉唑镁肠溶片
　　　　　　　　　　　　　　　　　　　（耐信）

◇ 减少胃反流药
■ 促胃肠动力药
　·多潘立酮片（吗丁啉）　　　　·盐酸伊托必利片（为力苏）
　·枸橼酸莫沙必利片（加斯清）

2.3.4 中医分证治疗

治疗以和胃降逆为主，当证候复杂，或合并有其他兼证时，可辨证采取中药内服。

（1）肝胃不和证

人群特征：患者表现为烧心、反酸、胸骨后或胃脘部疼痛，每因情志因素而发作，胃脘胀闷，连及两胁，胸闷、喜太息，嗳气频频、大便不畅，舌质淡红、苔薄白、脉弦。

治疗方法：疏肝解郁，和胃降逆。
　·胃苏颗粒　　　　　　　　　　·甘海胃康胶囊
　·气滞胃痛颗粒

（2）肝胃郁热证

人群特征：患者表现为烧心、反酸、胸骨后或胃脘部烧灼样疼痛，心烦易怒、嘈杂不适、口干口苦、大便干结，舌红苔黄、脉弦或数。

治疗方法：疏肝泄热，和胃降逆。
　·加味左金丸　　　　　　　　　·胆胃康胶囊

（3）气郁痰阻证

人群特征：患者表现为吞咽不利，咽中如有物梗阻，每因情志不畅而加重，时有烧心反酸、嘈杂不适，时有咽痒咳嗽或痰鸣气喘发作，食欲不振、大便不爽，舌淡苔薄白、脉弦或滑。

治疗方法：理气化痰，和胃降逆。
　·木香顺气丸　　　　　　　　　·沉香顺气丸

（4）胃阴亏虚证

人群特征：患者表现为胸骨后或胃脘部隐痛，嘈杂烧心、口干咽燥、五心烦热、消瘦乏力，口渴不欲饮、大便干结，舌红少津，脉细数。

治疗方法：养阴益胃，和中降逆。
　·养胃舒胶囊　　　　　　　　　·阴虚胃痛颗粒

2.3.5 用药提示

· 抗酸剂不可长期大量使用，通常作为症状发作时的按需治疗药物。

· 长期使用较高剂量质子泵抑制剂（PPI）可引起骨质疏松症，造成骨折风险升高，尤其是老年患者。

· 碳酸氢钠不宜与含有碳酸氢钠的中成药联合使用，氢氧化铝不宜与含有氢氧化铝的中成药联合使用，以免重复用药。同时，含碳酸氢钠或氢氧化铝的中成药不宜与酸性中成药联合使用。

· 关注服用一些降低食管括约肌压力的药品（如抗胆碱药、α受体激动剂、茶碱等）及直接刺激黏膜的药物［如双膦酸盐、铁剂以及阿司匹林或非甾体抗炎药（NSAID）］。

2.3.6 健康提醒

· 多参与室外运动，加强胃肠蠕动，减少胃食管反流症状。
· 晚餐少食含糖多的甜食，以免卧床胃酸过多而反流。
· 睡前3小时内避免进食，避免饭后躺下，或抬高床头10～20cm。
· 减少烟酒，避免穿紧身衣，超重者应减肥。
· 可以尝试服用双歧杆菌乳杆菌三联微生态制剂半个月，对反酸反流有一定效果。

2.4 急性胃炎

2.4.1 疾病概述

急性胃炎是由多种病因引起的急性胃黏膜炎症，有充血、水肿、糜烂、出血等改变，甚至一过性浅表溃疡。根据黏膜损害程度，急性胃炎分为急性单纯性胃炎和急性糜烂性胃炎。主要原因有急性感染、药物损害、急性应激等。多数起病急，主要表现为上腹饱胀、隐痛、食欲减退、嗳气、恶心、呕吐，严重者呕吐物略带血丝。

依据其临床表现，当属于中医学之"呕吐""胃痛"等范畴。

2.4.2 诊病看点

· 急性胃炎的常见症状是上腹部疼痛，没有明显的规律性，疼痛的性质也不一样，可能为胀痛，或刺痛，或隐痛，或灼痛，或钝痛，起病急且痛势较为剧烈。多伴见恶心、呕吐、嗳气和食欲不振等症状。

·过冷、过热或过于粗糙的食物、某些饮料（如浓茶、浓咖啡、烈酒）、刺激性调味品、特殊类型药物（如非甾体抗炎药、肾上腺皮质激素类、抗生素、抗肿瘤药物等），均可破坏黏膜屏障造成胃黏膜损伤和急性炎症。

·进食被细菌或毒素污染的不洁食物后均可引起合并肠炎的急性胃炎，此即急性胃肠炎。

·如出现呕吐咖啡色胃内容物、黑便等消化道出血症状，可能与糜烂性胃炎有关。

2.4.3 西药治疗

对于急性单纯性胃炎患者，治疗需去除病因、适当休息、清淡流质饮食，必要时禁食1～2餐。对于呕吐、腹泻剧烈者注意补充水与电解质，保持酸碱平衡；若对症处理，可给予黏膜保护剂；对于细菌感染所致者应就诊医院给予抗生素，而腹痛明显者可给阿托品或山莨菪碱（654-2）。而对于急性糜烂出血性胃炎患者则应积极治疗原发病，除去可能的致病因素。除应用黏膜保护剂外，若疼痛明显，应就诊行胃镜检查，发现糜烂、出血病灶广泛的患者可同时给予H_2受体拮抗剂，而发生消化道出血的严重患者需要应用质子泵抑制剂。

急性胃炎轻症

人群特征：患者表现为上腹疼痛较轻，有胃病史急性发作。

治疗原则：对症治疗，缓解疼痛。

✧ 抑酸药

■ H_2受体拮抗剂

　·盐酸雷尼替丁片（善胃得）　　·法莫替丁片（高舒达）

■ 质子泵抑制剂

　·奥美拉唑镁肠溶片（洛赛克）　·泮托拉唑钠肠溶片（潘妥洛克）

　·奥美拉唑肠溶胶囊（奥克、洛赛克）　·雷贝拉唑钠肠溶片（波利特）

　·兰索拉唑肠溶胶囊（达克普隆）

■ 保护胃黏膜药

　·硫糖铝片　　　　　　　　　·枸橼酸铋钾颗粒

　·胶体果胶铋胶囊　　　　　　·吉法酯片（惠加强-G）

2.4.4 中医分证治疗

中医认为本病病因多为外邪犯胃、饮食伤胃和脾胃素虚等；病机为本虚标实，本虚指脾胃虚弱，标实为湿阻、热郁、血瘀等；病位在脾胃，涉及肝胆；治疗上重在调理脾胃，审症求因，辨证施治。邪盛以祛邪为急，正虚以扶正为先，虚实夹杂者则当祛邪扶正并举。

（1）湿热中阻证

人群特征：患者表现为胃脘疼痛、痛势急迫，脘闷灼热，口干口苦，口渴不欲饮，纳呆恶心，小便色黄，大便不畅，舌红，苔黄腻，脉滑数。

治疗方法：清热化湿、理气止痛。

- 左金丸
- 三九胃泰颗粒

（2）饮食伤胃证

人群特征：患者表现为胃脘疼痛、胀满拒按、嗳腐吞酸，或呕吐不消化食物，其味臭腐，吐后痛减，不思饮食、大便不爽、得矢气及便后稍舒，舌苔厚腻，脉滑。

治疗方法：消食导滞，和中止痛。

- 保和丸/颗粒/口服液
- 槟榔四消丸
- 枳实导滞丸

（3）外邪犯胃证

人群特征：患者表现为突然呕吐、胸脘满闷、发热恶寒、头身疼痛，舌苔白腻，脉濡缓。

治疗方法：疏邪解表，化浊和中。

- 藿香正气水/口服液/软胶囊
- 五积丸
- 保济丸
- 四正丸

（4）脾胃虚弱证

人群特征：患者表现为脘腹满闷、时轻时重，喜温喜按、纳呆便溏、神疲乏力、少气懒言、语声低微，舌质淡，苔薄白，脉细弱。

治疗方法：健脾益气，和胃止痛。

- 香砂六君丸
- 参苓白术散
- 香砂养胃丸
- 补中益气口服液/丸

2.4.5 用药提示

- 急性胃痛患者严禁随意使用镇痛药、解痉药等。

・选择含有酒精成分的中成药，诸如藿香正气水，不要随意与头孢类药物合用，以避免出现<u>双硫仑样反应</u>。

・脾胃虚寒患者慎用左金丸、三九胃泰颗粒。

・饮食伤胃证患者服药期间，不宜同时服用滋补性中药。

・保和丸为饮食伤胃证轻症使用，如饮食停滞明显，伴有大便秘结等阳明腑实证可以选用枳实导滞丸通腑下气、和胃除满。

> **药师说：什么是双硫仑样反应？**
>
> 双硫仑样反应是指在服用某些含有双硫仑样结构或者作用机制相同的药物前后，食用了含有酒精的制品，体内某些代谢反应会出现障碍，进而导致体内乙醛蓄积的中毒反应。双硫仑样反应常见于在饮酒期间服用了头孢类、甲硝唑、替硝唑或者是降糖类药物，患者往往会出现头晕、头痛、恶心、面色潮红、胸闷、气促等。还有的患者可能会出现血压下降、呼吸困难，甚至休克、死亡的情况。因此在饮酒期间尽量不要服用含有双硫仑样结构的药物，如头孢菌素、硝基咪唑类的药物。而且在服用药物期间一定要禁止饮酒和食用含酒精的药物、食物等。

2.4.6 健康提醒

・本病病程较短，系自限性疾病，数天内可恢复，一般不需要做特殊检查。

・病情严重者，如合并脱水、酸中毒、休克及消化道出血，必须去医院积极处理。

・日常应注意饮食有节、起居有常；避免暴饮暴食、过度进食油腻或刺激性食物、戒烟、限酒。

・避免过度劳累与紧张也是预防本病复发的关键。

2.5 慢性胃炎

2.5.1 疾病概述

慢性胃炎在临床上常见上腹部疼痛，腹胀，早饱，嗳气，饮食减少，或伴有上腹灼热感等。其症状缺乏特异性，确诊依赖于胃镜及内镜下病理检查，可分为慢性非萎缩性胃炎和慢性萎缩性胃炎。慢性胃炎的主要病因包括生物因素如受到幽门螺杆菌（Hp）感染和自身免疫能力受到破坏导致胃体萎缩，还有像长期饮浓茶、烈酒、咖啡导致胃黏膜受伤的物理因素，以及长期服用非甾体抗炎药破坏黏膜屏障的化学因素。

属于中医学"胃脘痛""痞满"范畴。

2.5.2 诊病看点

·慢性胃炎常表现为上腹痛、餐后饱胀不适，早饱，嗳气，上腹烧灼感，食欲不振，反酸、恶心等症状，体征多不明显，有时上腹部轻压痛。

·慢性胃炎的主要病因与感染幽门螺杆菌有关，感染后破坏胃黏膜和自身免疫。

·长期饮酒、浓茶、咖啡以及过热过冷饮食可导致胃黏膜破坏，引发慢性胃炎。

·长期大量服用非甾体抗炎药、吸入烟草尼古丁以及胆汁、胰液和肠液反流均可破坏黏膜屏障，造成胃黏膜慢性炎症，也是引起慢性胃炎的主要原因。

2.5.3 西药治疗

慢性胃炎的治疗包括病因治疗、对症治疗，无症状的慢性非萎缩性胃炎可不做任何处理。对慢性胃炎伴萎缩、糜烂，慢性胃炎伴消化不良症状，计划长期使用NSAID，有胃癌家族史者应给予根除幽门螺杆菌治疗。根除幽门螺杆菌治疗能使部分患者消化不良症状消失，同时减轻炎症程度、减少肠上皮化生的发生或者进展。质子泵抑制剂（PPI）对Hp有较强的抑制作用，提高胃内pH能明显加强抗感染药物的杀菌活性。

消化不良以腹胀、早饱为主，应用促胃肠动力药物有助于改善症状。存在胆汁反流可给予中和胆汁的黏膜保护剂，如铝碳酸镁、瑞巴派特等。

人群特征：患者表现为上腹部疼痛、腹胀、早饱等症状并感染幽门螺杆菌。

治疗原则：根除幽门螺杆菌，减少癌变风险，再逐步治疗胃炎直至治愈。

◇根除幽门螺杆菌

■ 标准剂量四联或三联疗法：质子泵抑制剂+标准剂量铋剂（2次/天，餐前半小时口服）+2种抗感染药物（餐后口服）

- 质子泵抑制剂+铋剂+阿莫西林胶囊+克拉霉素片
- 质子泵抑制剂+铋剂+阿莫西林胶囊+呋喃唑酮片
- 质子泵抑制剂+阿莫西林胶囊+甲硝唑片

注：标准剂量质子泵抑制剂为艾司奥美拉唑20mg、雷贝拉唑10mg（或20mg）、奥美拉唑20mg、兰索拉唑30mg、泮托拉唑40mg、艾普拉唑5mg，以上选一；标准剂量铋剂为枸橼酸铋钾220mg（果胶铋标准剂量待确定）。

■ 高剂量二联疗法：质子泵抑制剂+抗生素
- 质子泵抑制剂（标准剂量，每日4次）+阿莫西林（750mg/次，每日4次）

注：标准剂量质子泵抑制剂为艾司奥美拉唑20mg、雷贝拉唑10mg（或20mg）。

2.5.4 中医分证治疗

中医治疗常以理气和胃止痛为基本原则，邪实者以祛邪为急，正虚者以扶正当先，虚实夹杂者又应邪正兼顾。灵活运用健脾、益气、化湿、温中、活血及养阴等治法。

中成药对于治疗慢性胃炎具有其相对优势[1]，主要体现在针对上腹痛、上腹饱胀、嗳气等消化不良症状方面；对于相关中医证候的改善方面，中成药有着独特的作用；在萎缩、肠化生、异型增生方面，中成药长期治疗对病情有益；对于幽门螺杆菌感染，中成药具有辅助治疗作用。

（1）肝胃不和证

人群特征：患者表现为胃脘胀痛，痛窜两胁，嗳气频作，气怒痛甚，喜太息，舌红苔薄白，脉弦。

治疗方法：疏肝理气，和胃止痛。

- 气滞胃痛颗粒
- 胃苏颗粒
- 逍遥丸
- 红花逍遥片
- 加味左金丸
- 甘海胃康胶囊
- 舒肝健胃丸
- 舒肝顺气丸
- 胃康胶囊

（2）肝胃郁热证

人群特征：患者表现为胃脘灼痛，嘈杂，心烦易怒、反酸，口干口

---

[1] 参见中成药治疗慢性胃炎临床应用指南（2020年）。

苦，舌红苔黄，脉弦数。

治疗方法：疏肝和胃，解郁清热。

- 加味逍遥丸
- 左金丸
- 达立通颗粒
- 胆胃康胶囊
- 清胃止痛微丸
- 胃热清胶囊

（3）**脾胃湿热证**

人群特征：患者表现为胃脘痞满或胀痛，胃脘灼热，身重纳呆，脘腹嘈杂，舌苔黄腻，脉滑数。

治疗方法：清化湿热，宽中醒脾。

- 枫蓼肠胃康颗粒/胶囊
- 三九胃泰颗粒/胶囊

（4）**胃络瘀血证**

人群特征：患者表现为胃脘刺痛，拒按，痛处不移、入夜痛甚，舌质紫暗或暗红，或有瘀斑，脉弦涩。

治疗方法：活血通络，理气化瘀。

- 荜铃胃痛颗粒
- 胃力康颗粒
- 心胃止痛颗粒

（5）**脾胃气虚证**

人群特征：患者表现为胃脘胀满或隐痛，餐后明显，纳食不振，乏力懒言、大便溏稀，舌淡或有齿印，苔薄白，脉沉弱。

治疗方法：健脾益气，和胃宽中。

- 胃复春片
- 四君子丸
- 人参健脾丸
- 香砂六君丸
- 香砂和胃丸
- 补中益气丸/口服液

（6）**胃阴不足证**

人群特征：患者表现为胃脘灼热隐痛，口干舌燥，似饥不食，舌红少津，或有裂纹无苔，脉细数。

治疗方法：养阴生津，益胃和中。

- 养胃舒胶囊/颗粒
- 阴虚胃痛颗粒
- 二冬膏
- 摩罗丹浓缩丸

（7）**脾胃虚寒证**

人群特征：患者表现为胃凉隐痛，喜温喜按，遇冷痛重，得食痛减，纳少便溏，舌淡有齿痕，苔薄白，脉沉细迟。

治疗方法：益气健脾，温胃止痛。

- 温胃舒胶囊
- 虚寒胃痛颗粒
- 小建中颗粒
- 黄芪建中丸
- 附子理中丸
- 香砂理中丸
- 香砂养胃丸

2.5.5 用药提示

·幽门螺杆菌对克拉霉素、甲硝唑和左氧氟沙星的耐药率（包括多重耐药率）呈上升趋势，而对阿莫西林和呋喃唑酮的耐药率仍很低。

·肠溶片不能咀嚼或咬碎，应在早餐前1小时配水整片吞服。

·如果不能吞咽时，可将片剂溶于不含碳酸盐的水中，并通过胃管给药。应仔细检查选择的注射器和胃管的合适程度。

2.5.6 健康提醒

·幽门螺杆菌感染所致胃炎作为一种感染性疾病，几乎所有幽门螺杆菌阳性者均有必要治疗。

·根除幽门螺杆菌可促进消化性溃疡愈合、降低溃疡并发症发生率、预防溃疡复发，根除幽门螺杆菌可使约80%早期胃黏膜相关淋巴组织（MALT）淋巴瘤获得缓解。

·幽门螺杆菌感染主要在家庭内传播，提倡分餐制减少感染幽门螺杆菌的机会，餐具定期消毒。

·调整饮食习惯：避免喝生水、吃生的食物，同时食物应多样化，避免偏食，注意补充多种营养物质；不吃霉变食物；少吃熏制、腌制、富含硝酸盐和亚硝酸盐的食物，多吃新鲜食品；避免过于粗糙、浓烈、辛辣食物及大量长期饮酒。

·保持口腔健康，戒烟，保持良好心理状态及充足睡眠。

2.6 消化性溃疡

2.6.1 疾病概述

消化性溃疡指胃肠道黏膜被胃酸和胃蛋白酶等自身消化而发生的溃疡，其深度达到或穿透黏膜肌层，溃疡好发于胃和十二指肠。当胃和十二指肠防卫机制遭受胃酸破坏，如黏液产生量改变时，就会形成溃疡。

由于幽门螺杆菌耐药逐渐增加，非甾体抗炎药的广泛使用，以及老龄化人口常见的抗血栓治疗，使消化性溃疡的诊治更具挑战。

本病中医归属于"胃脘痛""嘈杂"范畴。中医认为本病起病多为调摄不当，六淫伤中；饮食不节、食滞伤胃；忧思恼怒、肝气犯胃；脾胃虚弱，饥饱失常等。以上因素使脾失健运，胃受纳腐熟水谷功能失常，胃失和降，不通而痛。

2.6.2 诊病看点

· 消化性溃疡的临床表现具有慢性、周期性、节律性上腹痛的特点，疼痛部位为胃溃疡在上腹偏左，十二指肠溃疡在上腹偏右。常伴反酸、烧心、嗳气等消化不良症状，可伴有精神神经功能失调症候群。

· 胃溃疡疼痛症状一般发生于饭后30分钟后，至下次餐前缓解，与饭后溃疡面拉大和胃肠动力障碍有关。

· 十二指肠溃疡表现为空腹痛、半夜痛、进食可以缓解。饥饿时更容易发生腹痛，疼痛为持续性，轻度至中度疼痛、位置固定，几乎总在胸骨之下。疼痛症状多发于饭前以及半夜，与胃酸过多有关。疼痛一天可作1次或多次，持续1周至数周，不治可自行消失。

· 消化性溃疡的病因主要与幽门螺杆菌感染，以及阿司匹林和其他NSAID的应用有很大关系。

2.6.3 西药治疗

本病一般采取综合性治疗措施，目的在于消除病因、缓解临床症状，促进溃疡愈合，防止溃疡复发，减少并发症。根除幽门螺杆菌有可能彻底治愈溃疡病。十二指肠溃疡的治疗是以抑酸药为主，而胃溃疡的治疗则以黏膜保护剂和促胃肠动力药或PPI相结合为主。

人群特征：患者表现为上腹痛、反酸、烧心、胃烧灼样疼痛、饥饿样胃痛、消化性溃疡等。

治疗原则：抑制胃酸，保护胃黏膜以及根除幽门螺杆菌。

◇ 抑酸药

■ H_2受体拮抗剂

· 盐酸雷尼替丁片（善胃得）　　· 法莫替丁片（高舒达、信法丁）

◇ 质子泵抑制剂
  · 奥美拉唑镁肠溶片（洛赛克）   · 泮托拉唑肠溶片（泰美尼克）
  · 奥美拉唑肠溶胶囊（奥克）   · 雷贝拉唑钠肠溶片（波利特）
  · 兰索拉唑肠溶胶囊（达克普隆）   · 艾司美拉唑镁肠溶片（耐信）
◇ 保护胃黏膜药
■ 铋剂
  · 枸橼酸铋钾胶囊（丽珠得乐）   · 复方碱式硝酸铋片（胃得乐）
  · 胶体果胶铋胶囊   · 胶体次枸橼酸铋片
  · 枸橼酸铋钾雷尼替丁片
■ 黏膜保护剂
  · 米索前列醇片   · 硫糖铝分散片/混悬液
  · 瑞巴派特片（膜固思达）   · 吉法酯片（惠加强-G）
  · 替普瑞酮胶囊（施维舒）   · 铝碳酸镁片
◇ 根除幽门螺杆菌
■ 标准剂量四联或三联疗法：质子泵抑制剂+标准剂量铋剂（2次/天，餐前半小时口服）+2种抗感染药物（餐后口服）
  · 质子泵抑制剂+铋剂+阿莫西林胶囊+克拉霉素片
  · 质子泵抑制剂+铋剂+阿莫西林胶囊+呋喃唑酮片
  · 质子泵抑制剂+阿莫西林胶囊+甲硝唑片

注：标准剂量质子泵抑制剂为艾司奥美拉唑20mg、雷贝拉唑10mg（或20mg）、奥美拉唑20mg、兰索拉唑30mg、泮托拉唑40mg、艾普拉唑5mg，以上选一；标准剂量铋剂为枸橼酸铋钾220mg（果胶铋标准剂量待确定）。

■ 高剂量二联疗法：质子泵抑制剂+抗生素
  · 质子泵抑制剂（标准剂量，每日4次）+阿莫西林（750mg/次，每日4次）

注：标准剂量质子泵抑制剂为艾司奥美拉唑20mg、雷贝拉唑10mg（或20mg）。

2.6.4 中医分证治疗

本病病位在胃，主要涉及肝、脾二脏，因此治疗上重在理气和胃止痛，调治肝脾；理气、化瘀、泄热、化湿、养阴、温阳等使胃复和降，通而不痛。

（1）脾胃虚寒证

人群特征：患者表现为胃部隐痛、空腹病重、喜温乐按、稍食疼痛减轻、食欲不振，舌淡胖，边有齿痕，舌苔薄白；脉沉细或沉。

治疗方法：温中健脾，和胃止痛。

- 温胃舒胶囊
- 小建中颗粒
- 香砂养胃丸
- 附子理中丸
- 柴芍六君丸
- 丁桂温胃散
- 香砂和胃丸
- 安胃疡胶囊

（2）肝胃不和证

人群特征：患者表现为胃部胀痛、疼痛流窜到后背、气怒疼痛加重，经常嗳气，舌质淡红，苔薄白或薄黄，脉弦。

治疗方法：疏肝理气和胃止痛。

- 气滞胃痛颗粒
- 胃苏颗粒（胃痛气胀明显者）
- 健胃愈疡片
- 甘海胃康胶囊
- 东方胃药胶囊
- 复方陈香胃片

（3）瘀血阻络证

人群特征：患者表现为胃脘痛或刺痛、痛处不移；有定处而拒按，或有针刺感加重，或食后痛加重、夜间痛甚；口干不欲饮，舌质紫暗或有瘀点、瘀斑，脉涩。

治疗方法：活血化瘀，通络止痛。

- 复方田七胃痛胶囊
- 元胡止痛片
- 香药胃安胶囊
- 荜铃胃痛颗粒
- 胃气痛片

（4）胃阴亏虚证

人群特征：患者表现为胃脘隐痛或灼痛，饥不欲食、口燥咽干、大便干结，舌红少苔，脉细。

治疗方法：健脾养阴，益胃止痛。

- 养胃舒胶囊/颗粒
- 阴虚胃痛片
- 胃安胶囊
- 胃乐宁片

（5）脾胃湿热型

人群特征：患者表现为胃脘灼热疼痛、口干口苦，身重困倦、恶心呕吐，苔黄厚腻，脉滑。

治疗方法：清利湿热，和胃止痛。

- 胃热清胶囊
- 荆花胃康胶丸
- 胃力康颗粒

2.6.5　用药提示

- 胃黏膜保护药的主要副作用为便秘，不宜与西咪替丁等制酸剂合用。
- 幽门螺杆菌对克拉霉素、甲硝唑和左氧氟沙星的耐药率（包括多重耐药率）呈上升趋势，而对阿莫西林、四环素和呋喃唑酮的耐药率仍很低。
- 复方田七胃痛胶囊是中西医结合的药物，用于胃脘痛、胃酸过多，但前列腺肥大患者、青光眼患者及哺乳期妇女禁用该药。
- 对于NSAID所致的溃疡，建议停用，如因原发疾病治疗的需要而不能停药者，可换用抗炎药中的选择性环氧合酶（COX-2）抑制剂，并同时服用PPI。

2.6.6　健康提醒

- 消化性溃疡的进食原则是易消化、富营养、少刺激。应避免刺激性食物、烟酒、咖啡、浓茶和NSAID。
- 保持心情舒畅，忌情绪激动或生闷气，以免加重病情。
- 幽门螺杆菌感染会增加NSAID相关消化道并发症的风险，是一个独立的危险因素，在接受长期NSAID治疗前检查并根除幽门螺杆菌对患者有益。

2.7　急性肠炎与腹泻

2.7.1　疾病概述

急性肠炎是夏秋季节常见的肠道急性炎症反应，临床表现为急性腹泻症状，多由于细菌及病毒等微生物感染肠道所致。暴饮暴食，饮冰凉饮料过多，进食腐败、污染的食物，受凉，伤寒均可导致疾病的发生。

本病归属于中医的"腹痛""泄泻""霍乱"等范畴。中医学认为本病因为感受寒湿或湿热之邪、暴饮暴食导致气机紊乱，脾胃升降失调。

2.7.2 诊病看点

·急性肠炎多为病菌或毒素引起,其中以沙门菌属、嗜盐菌感染最为常见。

·急性肠炎的主要临床表现为腹痛、腹泻,其次为全身性不适、食欲减退、恶心、呕吐,甚至发热等。

·急性腹泻,一般每日大便数次,为水样或黄色稀状便,含不消化食物,可带少量黏液,不含脓血,无里急后重。腹痛轻重不一,多为上腹部胀痛,脐周隐痛或阵发性疼痛。常伴有恶心、呕吐,可有头痛。一般不发热或轻度发热,严重者可致脱水、电解质紊乱、酸碱失衡、休克等。

·患者可能进食含有致病菌及毒素的不卫生食物,而引起急性肠炎。长时间使用抗生素可能造成菌群失调,而其他用药可能刺激胃肠黏膜,引发急性胃肠炎。

2.7.3 西药治疗

急性腹泻可以通过使用微生态制剂调节肠道菌群,进行止泻。对于腹泻严重者应及时给予口服补液盐,以纠正水电解质平衡紊乱,适当根据病情补充多维元素,以纠正体内营养失衡。对感染性或非感染性急性腹泻都可以使用黏膜保护剂,防止黏膜发炎。细菌感染者应使用抗生素治疗。

(1) 急性腹泻

人群特征: 患者出现腹痛、腹泻等临时性症状。
治疗原则: 止泻解痉止痛,纠正水电解质平衡。

◇ 保护肠道黏膜药

· 蒙脱石散(思密达、必奇)

◇ 补充电解质药

| · 口服补液盐散(Ⅱ) | · 口服补液盐散(Ⅲ)(补液盐Ⅲ配方更全面) |

◇ 改善肠道微生态药

· 双歧杆菌乳杆菌三联活菌片(金双歧)	· 枯草杆菌二联活菌肠溶胶囊(美常安)
· 双歧杆菌三联活菌胶囊(培菲康)	· 地衣芽孢杆菌活菌胶囊(整肠生)
· 双歧杆菌四联活菌片(思连康)	· 蜡样芽孢杆菌活菌胶囊

・双歧杆菌活菌胶囊（丽珠肠乐）
◇ 肠道收敛药
・鞣酸蛋白散（大度来林）
◇ 缓解痉挛药
・匹维溴铵片

（2）细菌性感染急性肠炎

人群特征：患者出现呕吐、腹泻、发热等较重症状。

治疗原则：抗菌消炎，止泻止痛。

◇ 抗感染药物

・黄连素片　　　　　　　　　・左氧氟沙星片

・复方黄连素片　　　　　　　・呋喃唑酮片（痢特灵）

・诺氟沙星胶囊

2.7.4　中医分证治疗

治疗上以散寒除湿、清热燥湿、消食导滞、健脾和胃为原则。以消食、清热、祛湿为主，食滞伤胃者当消食和胃，湿热中阻者当清热利湿。一般疗程为3～7天。

（1）食滞胃肠证

人群特征：患者表现为恶心呕吐，腹痛，泻下秽臭，泻后痛减，舌质淡红，苔厚腻，脉滑实。

治疗方法：消食导滞，和胃降逆。

・保和丸　　　　　　　　　　・枳实导滞丸

・加味保和丸

（2）寒湿阻滞证

人群特征：患者表现为呕吐清水，恶心，腹泻如水样，腹痛，肠鸣，畏寒，胸闷，纳差，舌质淡，苔白腻，脉濡缓。

治疗方法：散寒除湿，和中止泻。

・藿香正气水/丸/软胶囊

（3）肠胃湿热证

人群特征：患者表现为起病急骤，恶心呕吐，腹痛阵作、泻下急迫，泻下不爽，粪色黄褐而臭，口渴欲饮，苔黄腻，脉濡数。

治疗方法：清热化湿、理气止泻。

·香连片（湿热明显）　　　·枫蓼肠胃康颗粒
·葛根芩连片　　　　　　·胃肠安丸

（4）寒热错杂证

人群特征：患者表现为湿热泄泻、日久不愈、口苦干呕，腹部冷痛，饮冷则泄泻更甚，舌质红，苔薄黄腻，脉缓。

治疗方法：寒热并调，理气止泻。

·克痢痧胶囊

2.7.5 用药提示

·在未明确病因之前，要慎重使用止泻药和解痉止痛药，以免造成误诊。

·对于抗生素治疗过度造成的急性肠炎腹泻，适当使用微生态制剂治疗。

2.7.6 健康提醒

·急性肠炎腹泻的患者应注意饮食，治疗期间禁油腻，最好选择白稀粥饮食，适当加点食盐和白糖，不仅固摄止泻，还补充电解质。

·腹泻次数较多的患者应及时选择口服补液盐散（Ⅲ），纠正水电解质失衡，也可以增加一点多维元素，补充丢失的基础营养素。

2.8 便秘

2.8.1 疾病概述

便秘主要是指粪便干结、排便次数减少、排便困难或不尽感以及在不用通便药时完全排空粪便的次数明显减少等。上述症状若同时存在2种以上时，可诊断为症状性便秘。

便秘的病因包括功能性和器质性两种。如能排除便秘的器质性病因，如由胃肠道疾病、累及消化道的系统性疾病（如糖尿病、神经系统疾病等）引起，即可诊断为功能性便秘。

本病属于中医学"便秘""后不利""大便难""脾约""秘结"等范畴。

2.8.2 诊病看点

·慢性便秘可由多种疾病引起，不少药物亦可引起便秘。急性起病的便秘更常因器质性疾病和药物诱发，而慢性便秘大部分是因为结肠或肛门直肠部的功能性疾病引起的。

2.8.3 西药治疗

便秘的治疗目标是缓解症状，恢复正常肠道动力和排便生理功能。便秘的治疗应遵循个体化原则，调整生活方式是基础，根据患者个体因素和病情选择适宜的通便药，避免长期滥用泻药。

（1）功能性便秘

人群特征：患者年龄小于60岁，表现为生活饮食不规律，工作紧张而引起便秘。

治疗原则：增加纤维素摄入，调节肠道菌群，促进肠蠕动。

◇增加纤维容积药
- 聚卡波非钙片（佐力）
- 小麦纤维素颗粒（非比麸）

◇改善肠道微生态药
- 双歧杆菌四联活菌片（思连康）
- 双歧杆菌三联活菌胶囊（培菲康）
- 双歧杆菌乳杆菌三联活菌片（金双歧）
- 枯草杆菌二联活菌肠溶胶囊（美常安）

◇改善粪便质量药
- 聚乙二醇4000散（福松）
- 乳果糖口服溶液（杜密克）

（2）老年顽固性便秘

人群特征：患者为老年人，其肠蠕动减弱，多病多重用药多因素造成的便秘。

治疗原则：调节肠道菌群、刺激肠蠕动，减少便秘次数。

◇改善肠道微生态药
- 双歧杆菌乳杆菌三联活菌片（金双歧）
- 枯草杆菌二联活菌肠溶胶囊（美常安）
- 双歧杆菌三联活菌胶囊（培菲康）
- 双歧杆菌四联活菌片（思连康）

◇改善粪便质量药

见上"（1）功能性便秘"同类药项下。

◇ 刺激肠蠕动药
- 比沙可啶肠溶片（便塞停）

◇ 增加肠道动力药
- 琥珀酸普芦卡必利片

◇ 刺激肠壁软化粪便药
- 开塞露

2.8.4 中医分证治疗

中医将便秘分为实证和虚证，实证便秘以实热和气滞为主，虚证便秘以阳虚、气虚和阴虚为主。实热便秘当清热泻火通便，用苦寒泻下药为主；气滞便秘当行气导滞通便，用辛味行气药为主；气虚便秘当补气健脾通便，用甘味补气药为主；阴虚便秘当滋阴润肠通便，用苦酸滋阴药为主。

2.8.4.1 实证便秘

（1）肠胃积热证（多为年轻人便秘）

人群特征：患者表现为大便燥结，排便时间延长，经常3～5日一次，口臭口苦，腹胀纳呆，排便不畅，小便短赤，舌质红，舌苔黄，脉滑数。

治疗方法：泄热通腑。

- 清宁丸
- 四季三黄片
- 牛黄解毒片
- 黄连上清丸
- 三黄片
- 排毒养颜胶囊

（2）肠腑实热证（多为老年人慢性便秘）

人群特征：患者表现为大便干结、腹部胀满、口干口臭、小便短赤，面红身热，舌质红、苔黄或黄燥，脉滑数。

治疗方法：泻热导滞，润肠通便。

- 麻仁润肠丸
- 当归龙荟胶囊
- 麻仁丸
- 通便灵胶囊
- 复方芦荟胶囊

（3）肠道气滞证

人群特征：患者表现为大便不畅，欲解不得，甚则浮肿作胀，嗳气频作，舌淡红，苔薄腻，脉弦。

治疗方法：顺气导滞，攻下通便。

- 木香理气片
- 厚朴排气合剂

- 木香槟榔丸
- 越鞠保和丸

2.8.4.2 虚证便秘

（1）肾虚精亏证

人群特征：患者表现为排便困难，便质干结如羊屎状，便后疲乏，口干尿黄、腰膝酸软、面色无华、头晕心悸、神疲气短，舌淡、脉细或虚。

治疗方法：补肾益精，补益气血，润肠通便。

- 轻舒颗粒
- 苁蓉润肠口服液（妊娠妇女慎用，实热病禁用）

（2）脾虚气弱证

人群特征：患者表现为大便干或不干，虽有便意，但排出困难，用力努挣则汗出短气，便后乏力，面白神疲，肢倦懒言，舌淡苔白、脉虚。

治疗方法：健脾益气，润肠通便。

- 补中益气口服液/丸
- 便秘通
- 四君子丸
- 便通胶囊

（3）脾肾阳虚证

人群特征：患者表现为大便艰涩、排除困难，小便清长，面色㿠白、四肢不温、喜热怕冷、腹中冷痛或腰膝酸冷、舌淡苔白、脉沉迟。

治疗方法：滋阴补肾 润肠通便。

- 半硫丸（老年气虚者、妊娠妇女禁用）
- 润肠通秘茶
- 益气润肠膏
- 苁蓉通便口服液

（4）阴虚肠燥证

人群特征：患者表现为大便干结状如羊屎、口干少津、心烦少眠，潮热盗汗、舌质红、少苔、脉细数。

治疗方法：健脾益肾，润肠通便。

- 五仁润肠丸（多用于老人）
- 滋阴润肠口服液（妊娠妇女禁用）
- 通乐颗粒

2.8.5 用药提示

- 中成药中含有大黄、番泻叶、芦荟等蒽醌类药物，久服可致结肠黑变病，应尽量避免长期使用。
- 出现便秘不可滥用泻药，避免使用不当反使症状加重。

- 如果在推荐剂量下尝试服用泻药2～4周后没反应，则认为泻药无效。

2.8.6 健康提醒

- 注意饮食的调理、合理膳食、以清淡为主，多吃粗纤维的食物及增加液体、西梅干、水果和蔬菜的摄入量，避免过度饮酒、过食辛辣厚味及寒凉生冷的食物。
- 应养成定时排便的习惯，避免过度精神刺激，保持心情舒畅。
- 热病之后，由于进食甚少而不大便者，不必急于通便，只需养胃气，待饮食渐增，大便自能正常。
- 确认患者的便秘是否为潜在的疾病原因造成的，如果出现以下任何一个危险信号，则应立即就诊。
    - 便血或直肠出血。
    - 持续腹痛。
    - 近期手术（尤其腹部手术）。
    - 贫血。
    - 不明原因的体重减轻。

2.9 肠易激综合征

2.9.1 疾病概念

肠易激综合征（IBS）是一种常见的功能性肠病，以腹痛或腹部不适为主要症状，排便后可改善，常伴排便习惯改变。通常包括肠易激综合征腹泻型、便秘型、混合型及不定型。

属于中医的"泄泻""便秘""腹痛"范畴。中医学认为本病的发生多由素体脾虚或久病伤脾、饮食不节、情志不遂、痰湿内阻，脾肾受损等所致。主要病机为脾胃虚弱、肝失疏泄、肝郁脾虚。

2.9.2 诊病看点

- 肠易激综合征发病率很高，患者中青年居多，研究显示女性发病率高于男性。起病通常缓慢、隐匿，间歇性发作，有缓解期；病程可长达数年至数十年，但全身健康状况却不受影响。

- 最常见的胃肠道症状是腹痛、腹泻和便秘。患者几乎有不同程度的腹痛，部位不定，多见于下腹和左下腹。每日腹泻3～5次，大便多呈稀糊状，也有成形软便或稀水样。但排便不干扰睡眠，不少人有排便习惯的改变，部分人腹泻与便秘交替发生，其他消化道症状是多伴腹胀感，有便不净感。相当一部分人出现全身性症状，如失眠、焦虑、抑郁、头昏、头痛等精神症状。
- 肠道感染（细菌感染、病毒感染、寄生虫感染、HIV-相关性、肠结核）、炎症性肠病（溃疡性结肠炎和克罗恩病）、结肠癌、神经内分泌肿瘤、饮食（麦麸、酒精）、药物（化疗药、非甾体抗炎药、精神类药物、抗生素）、吸收不良（胰功能障碍、小肠疾患）等也会产生腹泻，应加以区别。
- 由于妊娠、饮食习惯改变或外出旅游等引起的偶发便秘，需与结肠癌、内分泌病（如甲状腺功能减退症、甲状旁腺功能亢进症）、神经系统疾病（如帕金森病、多发性硬化症），以及药物（化疗药物、钙通道阻滞剂等）引起的相鉴别。

2.9.3 西药治疗

肠易激综合征的治疗目标是消除患者顾虑，缓解症状和提高生活质量。其药物治疗主要以对症治疗为主。

（1）腹痛痉挛型

人群特征：患者常在紧张时出现上腹疼痛、着急排便的症状。

治疗原则：缓解痉挛，减少腹痛。

◇ 缓解痉挛药

- 马来酸曲美西汀片（舒丽启能）　　· 匹维溴铵片

（2）腹泻便秘交替型

人群特征：患者表现为精神紧张，往往出现腹部不适或腹痛，排便后缓解。

治疗原则：对症药物治疗，缓解肠道症状。

◇ 肠道解痉药

- 马来酸曲美布汀片（舒丽启能）

◇ 抑制肠蠕动药

- 盐酸洛哌丁胺胶囊（易蒙停）　　· 复方地芬诺酯片

◇ 保护肠黏膜药

- 蒙脱石散（思密达）

◇ 缓解便秘症状药
- 利那洛肽胶囊（令泽舒）

◇ 改善粪便质量药
- 聚乙二醇4000散（福松）
- 乳果糖口服溶液（杜密克）

◇ 增加纤维容积药
- 小麦纤维素颗粒（非比麸）
- 聚卡波非钙片（佐力、利波非）

◇ 改善肠道微生态药
- 双歧杆菌四联活菌片（思连康）
- 枯草杆菌二联活菌肠溶胶囊（美常安）
- 双歧杆菌乳杆菌三联活菌片（金双歧）
- 地衣芽孢杆菌活菌胶囊（整肠生）
- 双歧杆菌三联活菌胶囊（培菲康）

2.9.4 中医分证治疗

中医治疗腹泻型肠易激综合征以健脾益气、疏肝理气为治疗原则，随病情进展给予祛湿、温阳等不同治法；便秘型肠易激综合征则应首先分清虚实，再进行治疗。

2.9.4.1 腹泻型

（1）脾虚湿阻证（虚证）

人群特征：患者表现为大便时溏时泻，腹痛隐隐，神疲纳呆，舌淡、边有齿痕，苔白腻，脉虚弱。

治疗方法：健脾益气，化湿消滞。

- 参苓白术丸/颗粒
- 人参健脾丸
- 补脾益肠丸
- 补中益气丸/口服液

（2）脾肾阳虚证（虚证）

人群特征：患者表现为晨起腹痛即泻；腹部冷痛，得温痛减，形寒肢冷、腰膝酸冷，不思饮食；舌淡胖，苔白滑，脉沉细。

治疗方法：温补脾肾。

- 固本益肠片
- 附子理中丸
- 四神丸
- 肠胃宁片

（3）脾胃湿热证（实证）

人群特征：患者表现为腹痛泄泻，泻下急迫或不爽，肛门灼热；胸闷不舒，烦渴引饮；口干口苦；舌红、苔黄腻，脉滑数。

治疗方法：清热利湿。

- 葛根芩连丸/片
- 香连化滞丸
- 香连丸
- 枫蓼肠胃康颗粒
- 肠康胶囊
- 胃肠宁片

（4）**肝郁脾虚证**（虚实夹杂）

人群特征：患者表现为腹痛即泻，泻后痛减，发作常和情绪有关；急躁易怒，善叹息；两胁胀满，纳少泛恶；舌淡胖，边有齿痕；脉弦细。

治疗方法：抑肝扶脾。

- 痛泻宁颗粒
- 固肠止泻丸

2.9.4.2 便秘型

（1）**肠道燥热证**（实证）

人群特征：患者表现为大便硬结难下；少腹疼痛，按之胀痛；口干口臭；舌红，苔黄燥少津；脉数。

治疗方法：泻热通便，润肠通便。

- 麻仁丸
- 一清胶囊
- 麻仁润肠丸
- 通便灵胶囊
- 三黄片

（2）**肝郁气滞证**（实证）

人群特征：患者表现为便秘、欲便不畅、便下艰难，胸胁或少腹胀满窜痛，烦躁易怒，脉弦。

治疗方法：疏肝理气，行气导滞。

- 四磨汤口服液
- 六味安消胶囊
- 厚朴排气合剂

（3）**气阴两虚证**（虚证）

人群特征：患者表现为便秘，大便干结如羊屎状，或大便并不干硬，排便乏力，舌淡或红，少苔、脉细弱。

治疗方法：益气养阴，润肠通便。

- 芪蓉润肠口服液
- 益气通便颗粒
- 益气润肠胶囊
- 润肠宁神膏

2.9.5 用药提示

- 洛哌丁胺胶囊或地芬诺酯适用于非感染性腹泻症状较重者，但不宜长期使用。

·治疗脾胃湿热证的中成药含苦寒清热药物较多，易损伤脾胃正气，影响消化功能，不宜久服。

·治疗肠道燥热证的中成药多含大黄、芦荟、番泻叶等刺激性泻药，适宜短期缓解症状，不宜久服，以免造成结肠黑变病。

·针对肠易激综合征便秘型肝郁气滞证的中成药少，临床可根据症状表现，使用疏肝理气中成药加清热通便药或养阴益气通便药。

2.9.6 健康提醒

·患者应建立良好的生活习惯，放平心态，遇事不慌。

·宜避免产气的食物（如乳制品、大豆）。高纤维食物有助于改善便秘。

·对失眠、焦虑者可适当给予镇静药。

2.10 溃疡性结肠炎

2.10.1 疾病概述

溃疡性结肠炎（UC）是一种慢性非特异性肠道炎症性疾病，病变多位于乙状结肠和直肠，也可延伸至降结肠，甚至整个结肠，多呈反复发作。本病见于任何年龄，但20～30岁最多见。

本病归属于中医学"久痢"范畴，常因素体脾胃虚弱，感受外邪、饮食不节或忧思恼怒致使脾胃损伤，湿热内生，病邪滞留于肠腑，导致大肠气血壅滞、传导失司、通降不利而发病。由于本病病程长，缠绵难愈，多属本虚标实，并有寒热错杂之证。

2.10.2 诊病看点

·溃疡性结肠炎的症状以腹泻为主，排出含有血、脓和黏液的粪便，常伴有阵发性结肠痉挛性疼痛，并里急后重，排便后可获缓解，血性腹泻是最常见的早期症状。轻型患者症状较轻微，每日腹泻不足5次。

·每日腹泻在5次以上为重症，为水泻或血便，腹痛较重，有发热症状，体温可超过38.5℃，脉搏大于90次/分。广泛性结肠炎者可因贫血而乏力，或因低白蛋白血症出现外周水肿，可有体重下降和发热，甚至恶心和呕吐。

·可能会有一些肠外临床表现包括皮肤黏膜病变（如口腔溃疡、结节性红斑）和并发症、关节损害、眼部病变等。

2.10.3 西药治疗

综合性个体化治疗、采用升阶梯或降阶梯治疗方案，根据病情轻重、病变部位，选择药物治疗，诱导缓解。轻度、中度患者使用5-氨基水杨酸药物诱导缓解。重度患者使用激素类、免疫抑制剂或生物制剂诱导缓解；激素依赖型患者使用免疫抑制剂或生物制剂诱导缓解，重度激素抵抗患者可以使用生物制剂或手术治疗方案。

（1）轻度溃疡性结肠炎

人群特征：患者每天排便少于4次，少量便血，无发热和心动过速，轻度贫血、血红蛋白值正常红细胞沉降率（血沉）小于30mm/h，内镜表现为红斑，血管网减少，细颗粒样不平。

治疗原则：诱导并维持临床缓解及黏膜愈合，防治并发症，改善患者生活质量。

◇ 治疗肠道炎症药
■ 氨基水杨酸类药物
　·柳氮磺吡啶片
　·巴柳氮钠片/胶囊
　·奥沙拉秦钠胶囊/肠溶片（畅美）
　·美沙拉秦缓释颗粒（艾迪莎）/栓/灌肠剂（莎尔福）
■ 糖皮质激素类
　·布地奈德灌肠剂
　·琥珀酸氢化可地松灌肠剂
◇ 补充肠道营养药
■ 营养素补充剂
　·叶酸片
　·多维元素片（善存）

（2）中度溃疡性结肠炎

人群特征：患者每天排便4～6次，便血中等，低热（37.5℃），心率小于90次/分，血红蛋白大于75%正常值，内镜表现为明显的红斑，粗颗粒样不平，血管网消失，接触性出血，无溃疡。

治疗原则：诱导并维持临床缓解及黏膜愈合，防治并发症，改善患者生活质量。

- ✧ 治疗肠道炎症药
  - ■ 氨基水杨酸类药物
    - ・柳氮磺吡啶片/栓/结肠溶胶囊（长建宁）
    - ・巴柳氮钠片/胶囊
    - ・奥沙拉秦肠溶片（畅美）
    - ・美沙拉秦栓/灌肠剂/肠溶片（莎尔福）/缓释颗粒（艾迪莎）/片
  - ■ 糖皮质激素类
    - ・醋酸泼尼松片
    - ・醋酸泼尼松龙片
    - ・甲泼尼龙片（美卓乐）
    - ・倍氯米松灌肠剂
  - ■ 其他药物
    - ・硫唑嘌呤片
    - ・环孢素软胶囊
    - ・他克莫司胶囊（福美欣）
    - ・巯嘌呤片
- ✧ 免疫治疗药
  - ・英夫利西单抗注射液
  - ・阿达木单抗注射液
- ✧ 补充肠道营养药
  - ■ 营养素补充剂
    - ・叶酸片
    - ・多维元素片

（3）重度溃疡性结肠炎

人群特征：患者每天排便大于6次，便血严重，发热高于37.5℃，心率大于90次/分，血红蛋白小于75%正常值，血沉大于30mm/h，内镜表现为自发性出血，溃疡形成。

治疗原则：处于这一阶段的患者因病情重、发展快，处理不当会危及生命，应入院积极治疗。

- ✧ 治疗肠道炎症药
  - ■ 糖皮质激素类
    - ・甲泼尼龙片
    - ・醋酸氢化可的松片
  - ■ 其他治疗药物
    - ・环孢素软胶囊
    - ・他克莫司胶囊（福美欣）

2.10.4 中医分证治疗

中医治疗的原则是结合病情分期分型进行辨证施治，急性发作期以清热化湿、调气和血为主，缓解期以健脾益气为本，兼以温中补虚，佐以涩肠止泻。

（1）大肠湿热证

人群特征：患者表现为腹痛、腹泻、黏液脓血便，舌质红、苔黄腻，脉滑数或濡数。

治疗方法：清热化湿，调气行血。

- 香连丸
- 香连止泻片
- 虎地肠溶胶囊
- 枫蓼肠胃康颗粒
- 克痢痧胶囊
- 锡类散（灌肠用）
- 结肠宁（灌肠用）

（2）脾胃气虚证

人群特征：患者表现为腹泻便溏、有黏液或少量脓血，食少纳差、食后腹胀、腹部隐痛喜按，肢倦乏力，面色微黄，舌质淡或体胖有齿痕，苔薄白，脉细弱或濡缓。

治疗方法：健脾益气，除湿升阳。

- 补脾益肠丸
- 参苓白术散
- 谷参肠安胶囊

（3）脾肾阳虚证

人群特征：患者表现为久泻不愈，大便清稀或伴有完谷不化，或黎明前泻，脐中腹痛，喜温喜按，腰膝酸软，形寒肢冷，食少神疲、面色㿠白，舌质淡，舌体胖有齿痕，苔白润，脉沉细或尺脉弱。

治疗方法：健脾补肾，温阳化湿。

- 四神丸
- 固本益肠片
- 肠胃宁片
- 附子理中丸

（4）肝郁脾虚证

人群特征：患者表现为腹痛则泻，泻后痛减，腹泻发作常与情志因素有关，黏液便，胸胁胀闷，喜叹息，纳差，腹胀，舌质淡红、苔薄白，脉弦或弦细。

治疗方法：疏肝理气，健脾和中。

- 固肠止泻丸（结肠炎丸）
- 逍遥丸
- 痛泻宁颗粒

（5）阴虚肠燥证

人群特征：患者表现为大便秘结或带少量脓血，虚坐努责，腹痛绵绵，心烦易怒，午后低热、形瘦乏力，口燥咽干，舌质红，苔燥少津，脉细数。

治疗方法： 滋阴养血，益气健中。

- 麻仁润肠丸
- 驻车丸

（6）血瘀肠络证

人群特征： 患者表现为泻下不爽，下痢脓血或黑便，腹痛拒按，痛有定处，腹部或有痞块，面色晦暗，舌质紫暗或有瘀点、瘀斑、脉沉涩。

治疗方法：

- 云南白药
- 康复新液
- 龙血竭片
- 致康胶囊

2.10.5 用药提示

- 忌用止泻剂、抗胆碱能药物、阿片类制剂、非甾体抗炎药等，以避免诱发结肠扩张。
- 有磺胺类抗生素过敏史的患者禁忌应用柳氮磺吡啶。
- 硫嘌呤类药物对于诱导缓解和维持治疗都有效，但是有明显不良反应，而且需要3～6个月才能获得最大疗效，因此仅用于激素依赖者、氨基水杨酸制剂无效或不耐受者。
- 治疗时常会将氨基水杨酸制剂与硫嘌呤类药物合用，但氨基水杨酸制剂会增加硫嘌呤类药物的骨髓抑制毒性，应特别注意。
- 糖皮质激素类可以诱导缓解但不能作为维持用药，并且有长期不良反应。

2.10.6 健康提醒

- 重视休息、饮食和营养，重症患者和急性发作期患者应卧床休息，密切观察病情变化。应给予易消化、少纤维、高营养饮食，补充多种维生素。
- 推荐使用由普通食物和液体组成的含足够能量、蛋白质和微量元素的饮食，必要时使用混合的口服营养素补充剂。
- 通常情况下，膳食纤维不用限制摄入量，但病情恶化时，一些患者可以通过减少纤维摄入而使腹泻症状得以缓解。使症状加重的任何食物都应避免。
- 对于重症者来说，可通过给予肠内营养支持来预防营养不良。
- 肠道微生态制剂通过复制正常微生物菌群，调节肠道菌群平衡，发挥生物拮抗作用，抵抗致病菌和条件菌的侵袭。

第3章

肝胆疾病用药

　　肝胆疾病,是常见多发慢性疾病,包括病毒性肝炎、脂肪肝、胆囊炎、胆石症等。患者一般可以出现右上腹疼痛、恶心、呕吐、腹泻、发热等不适症状。

　　临床上,肝胆系统的疾病大多属于慢性病,包括慢性肝病和慢性胆囊疾病。慢性肝病一般是指诊断超过六个月的肝病。慢性肝病以慢性乙型肝炎最为常见,肝硬化、丙型肝炎、自身免疫性肝病,甚至非酒精性脂肪性肝病、酒精性肝病等也不少见,特别是近年来发病率逐年升高的药物性肝损伤亦困扰着很多人。

　　除了药物治疗外,调整饮食,科学配餐,对此类疾病的治疗和恢复有非常重要的作用。一般情况下患者需要到医院消化内科或者肝胆外科就诊,针对病因采取有针对性的治疗。

3.1　非酒精性脂肪性肝病

3.1.1　疾病概述

非酒精性脂肪性肝病（NAFLD）是一种与胰岛素抵抗（IR）和遗传易感密切相关的代谢应激性肝损伤。其病理学改变与酒精性肝病相似，但患者无过量饮酒史，疾病谱包括非酒精性单纯性脂肪肝、非酒精性脂肪性肝炎及非酒精性脂肪性肝硬化，常无症状。NAFLD多与肥胖、糖尿病、药物、遗传性疾病（如家族脂肪肝变性、遗传性果糖不耐受症等）有关。

本病属于中医学"胁痛""积聚""肝胀""肝癖""肝著""肥气"的范围。其病因多为饮食不节、劳逸失度、情志失调、久病体虚、禀赋不足。其病理基础与痰、湿、浊、瘀、热等有关。病在肝，涉及脾、胃、肾等脏腑。

3.1.2　诊病看点

· 多数人具有肥胖、长期服药、糖尿病、高脂血症等相关情况。

· 起病隐匿，发病缓慢，常无症状。部分人有乏力、肝区胀痛、右上腹部不适、肝区隐痛或上腹部胀等非特异性症状；严重者可有恶心、呕吐、食欲减退，消瘦等症状。

· 首选B超检查用于确诊。患者丙氨酸转氨酶（ALT）、天冬氨酸转氨酶（AST）、γ谷氨酰转肽酶（γ-GT）轻度升高。

3.1.3　西药治疗

脂肪肝的治疗原则是去除病因和诱发因素，调整饮食方案，纠正营养失衡，坚持必要的锻炼以达到理想的体重，达到相对正常的血脂、血糖水平，纠正不良的生活行为。必要时，根据临床症状和表现，适当服用降脂、保肝类药物。脂肪肝伴有肝功能异常者，可酌情使用保肝降酶药。

（1）轻中度脂肪肝

人群特征：患者表现为轻中度脂肪肝，饮食控制、运动减重、适度用药可以逆转。

治疗原则：饮食控制，锻炼减重，血脂调节。

◇ 降血脂药
- 普伐他汀钠片（普拉固）
- 考来烯胺散（消胆胺）

（2）**重度脂肪肝**

人群特征：患者经B超检查确诊以及实验室检查指标发生轻度异常，可出现黄疸、食欲不振、恶心、呕吐等症状。

治疗原则：去除病因，保肝降酶。

◇ 治疗肝损伤药
- 硫普罗宁肠溶片（凯西莱）
- 益肝灵片
- 多烯磷脂酰胆碱胶囊（易善复）
- 水飞蓟素胶囊（利加隆）

◇ 治疗胆汁淤积药
- 丁二磺酸腺苷蛋氨酸肠溶片（思美泰）
- 熊去氧胆酸胶囊（优思弗）

3.1.4 中医分证治疗

该病证属本虚标实，脾肾亏虚为本，痰浊瘀血为标。治疗上应标本兼顾，调治肝脾肾，兼以清利湿热、活血化瘀、祛痰散结。

（1）**肝郁气滞证**

人群特征：患者表现为肝区不适，两胁胀痛，抑郁烦闷、胸闷、喜叹息、时有嗳气，纳食减少，大便不调，月经不调，乳房胀痛，舌质红、苔白而薄，脉弦滑或弦细。

治疗方法：疏肝解郁，理气止痛。
- 柴胡舒肝丸
- 护肝片
- 胆宁片

（2）**肝郁脾虚证**

人群特征：患者表现为胁肋胀闷、抑郁不舒、倦怠乏力，腹痛欲泻、食欲不振、恶心欲吐，时欲太息，舌质淡红，苔薄白，边有齿痕，脉弦细。

治疗方法：疏肝解郁，健脾理气。
- 逍遥丸
- 加味逍遥丸
- 安络化纤丸

（3）**痰湿内阻证**

人群特征：患者表现为体态肥胖，右胁不适或胀闷，周身困重，大便黏滞不爽，脘腹胀满，倦怠无力，食欲不振，头晕恶心，舌质淡，舌苔白腻，脉沉滑。

治疗方法：健脾益气，化痰祛湿。

- 桑葛降脂丸

（4）湿热蕴结证

人群特征：患者表现为右胁肋部胀痛、周身困重、脘腹胀满或疼痛、大便黏腻不爽、身目发黄、小便色黄，口干口苦，舌质红，舌苔黄腻，脉弦滑或濡数。

治疗方法：清热解毒，利湿化浊。

- 双虎清肝颗粒
- 护肝宁胶囊
- 茵栀黄口服液
- 强肝片/胶囊
- 化滞柔肝颗粒
- 壳脂胶囊
- 复方益肝灵胶囊
- 益肝乐颗粒

（5）痰瘀互结证患者

人群特征：患者表现为胁肋刺痛或钝痛，胁下痞块，面色晦暗，形体肥胖，胸脘痞满、咯吐痰涎、纳呆厌油，四肢沉重，舌质暗红、有瘀斑、舌体胖大、边有齿痕、苔腻，脉弦滑或涩。

治疗方法：活血化瘀，祛痰散结。

- 大黄䗪虫丸
- 绞股蓝总苷片
- 血脂康胶囊
- 脂必妥片
- 护肝宁胶囊

3.1.5 用药提示

- 妊娠妇女、哺乳期妇女、儿童禁用硫普罗宁。
- 不推荐妊娠哺乳期妇女服用多烯磷脂酰胆碱。
- 不宜同时应用多种抗炎保肝药物，以免加重肝脏负担，或因药物相互作用而导致药源性损害。

3.1.6 健康提醒

- 患者膳食定量，宜低糖低脂的平衡膳食，不喝或少喝含糖饮料，减少饱和脂肪（动物脂肪和棕榈油等）和反式脂肪（油炸食品）的摄入，增加鱼类、膳食纤维（豆类、全谷物类、蔬菜和水果等）的摄入。
- 患者应戒酒戒烟，多饮茶水和咖啡可能有助于代谢紊乱及脂肪性肝病的防治。
- 每天坚持有氧运动，且不少于30分钟。

- 肥胖症、高甘油三酯血症、2型糖尿病等代谢综合征患者应定期进行肝功能检查和B超检查，对血清ALT和GGT增高者应筛查非酒精性脂肪性肝病。

> **药师说：什么是代谢综合征？**
>
> 代谢综合征是指心血管危险因素的聚集体，表现为存在3项及以上代谢性危险因素［腹型肥胖、高血压、高甘油三酯血症、低高密度脂蛋白胆固醇血症、高血糖］。

3.2 病毒性肝炎

3.2.1 疾病概述

病毒性肝炎是法定乙类传染病，具有传染性较强、传播途径复杂、流行面广泛、发病率高等特点；病毒性肝炎的病原学分型，目前已被公认的有甲型、乙型、丙型、丁型、戊型五种肝炎病毒，分别写作HAV、HBV、HCV、HDV、HEV，除乙型肝炎病毒为DNA病毒外，其余均为RNA病毒。部分乙型、丙型和丁型肝炎可演变成慢性，并可发展为肝硬化和原发性肝细胞癌，对健康危害甚大。

病毒性肝炎临床上以食欲减退、恶心、上腹部不适、肝区痛、乏力为主要表现。部分患者可有黄疸、发热和肝大，伴有肝功能损害。对甲型和戊型肝炎以切断粪口传播途径为主，通常只引起急性肝炎；乙型、丙型和丁型肝炎均为血液传播，可发展为慢性肝炎、肝硬化甚至肝细胞癌。

从传统中医学来看，病毒性肝炎归属"黄疸""胁痛""虚劳""积聚"等范畴，与感受湿热疫毒、正气虚弱有关。湿热疫毒之邪内侵，当人体正气不足无力抗邪时发病，常因外感、情志、饮食、劳倦而诱发，以慢性病毒性肝炎较为常见。

3.2.2 诊病看点

- 大多数患者没有任何症状，但有症状的患者可能表现为类似流感症状、发热、疲劳、食欲缺乏、恶心、呕吐、腹泻、尿色深、浅色大便、皮肤瘙痒及腹痛。

·患者的肝功能五项指标异常，乙型肝炎表面抗原（HBsAg）阳性，巩膜或皮肤出现黄染。

·少数情况表现为肝外症状，如关节炎、颈部淋巴结肿大、手掌红斑等。

3.2.3 西药治疗

病毒性肝炎的治疗目标是：①防止疾病的传播；②预防和治疗症状；③抑制病毒的复制；④使肝功能恢复正常；⑤肝脏活检的组织学改善；⑥降低发病率和死亡率，防止肝硬化、肝癌和终末期肝病的发生。对于乙型肝炎的其他治疗目标包括HBsAg转阴或消失；乙型肝炎e抗原（HBeAg）转阴或消失；检测不到乙肝病毒DNA。慢性丙型肝炎的治疗目标是检测不到丙型肝炎病毒RNA，6个月的后期治疗获得持续病毒学应答。慢性病毒性肝炎需要抗病毒治疗。

（1）急性期病毒性肝炎

人群特征：患者出现不同程度发热、乏力、纳差或食欲下降、恶心、厌油、腹胀等，血清转氨酶活性增强，肝功能一项或多项检验值异常，病原学检测阳性。

治疗原则：卧床休息、消除黄疸、保肝治疗。

◇治疗肝损伤药

- 复方甘草酸苷片（美能）
- 水飞蓟素胶囊（利加隆）
- 甘草酸二铵肠溶胶囊（天晴甘平）
- 双环醇片（百赛诺）
- 多烯磷脂酰胆碱胶囊（易善复）

（2）慢性期病毒性肝炎

人群特征：患者有乙型、丙型、丁型、庚型肝炎等既往史，为HBsAg携带者，急性肝炎病程超过半年。

治疗原则：抗病毒治疗、改善症状、促进肝功恢复、减少复发。

◇抗HBV病毒药

- 恩替卡韦片（博路定）
- 替比夫定片（素比伏）
- 富马酸替诺福韦二吡呋酯片（韦瑞德）
- 拉米夫定片（贺普丁）
- 阿德福韦酯片（代丁）
- 富马酸丙酚替诺福韦片（韦立得）
- 利巴韦林片

◇治疗肝损伤药

- 复方甘草酸苷片（美能）
- 多烯磷脂酰胆碱胶囊（易善复）
- 甘草酸二铵肠溶胶囊（天晴甘平）
- 双环醇片（百赛诺）

- 水飞蓟素胶囊（利加隆）
◇ 改善免疫药及其他
- 重组人干扰素 α_2b 喷雾剂
- 胸腺肽肠溶片

3.2.4 中医分证治疗

急性肝炎以湿热熏蒸、气机阻滞等实邪为主，慢性肝炎以湿邪缠绵、脉络瘀阻、肝肾不足等虚实夹杂为主。以下针对慢性乙型肝炎常见的5个证型进行中成药治疗。

（1）肝胆湿热证

人群特征：患者表现为胁肋胀痛，纳呆呕恶，厌油腻，口黏口苦，尿黄，大便溏、黏滞秽臭，身目发黄，舌红，苔黄腻，脉弦数或弦滑数。

治疗方法：清热解毒，利湿退黄。

- 苦参素胶囊
- 鸡骨草胶囊
- 垂盆草冲剂
- 八宝丹
- 叶下珠胶囊
- 熊胆胶囊
- 当飞利肝宁胶囊
- 护肝宁片
- 双虎清肝颗粒

（2）肝郁脾虚证

人群特征：患者表现为胁肋胀痛，情志抑郁，纳呆食少，身倦乏力，脘痞腹胀，面色萎黄，便溏，舌质淡有齿痕，苔白，脉沉弦。

治疗方法：疏肝健脾。

- 肝苏颗粒
- 肝康颗粒
- 九味肝泰胶囊
- 逍遥丸
- 强肝胶囊
- 化滞柔肝颗粒

（3）瘀血阻络证

人群特征：患者表现为胁肋刺痛，面色晦暗，口干但欲漱水不欲咽，或胁下痞块，赤缕红丝；舌质紫暗或有瘀斑、瘀点，脉沉涩。

治疗方法：活血通络。

- 复方鳖甲软肝片
- 安络化纤丸
- 鳖甲煎丸
- 大黄䗪虫丸

（4）肝肾阴虚证

人群特征：患者表现为胁肋隐痛，遇劳加重，腰膝酸软，两目干涩，口燥咽干，失眠多梦，或五心烦热，舌红或有裂纹，少苔或无苔，脉细数。

治疗方法： 滋阴柔肝，补肾养血。

・扶正化瘀胶囊　　　　　　・六味地黄丸
・化滞柔肝颗粒　　　　　　・杞菊地黄丸

（5）脾肾阳虚证

人群特征： 患者表现为胁肋隐痛，畏寒肢冷，面色无华，腰膝酸软，食少脘痞，腹胀便溏，或伴下肢浮肿；舌质暗淡，有齿痕，苔白滑，脉沉细无力。

治疗方法： 益气健脾，温阳补肾。

・金匮肾气丸　　　　　　　・复方木鸡颗粒

3.2.5 用药提示

・恩替卡韦与环孢素、他克莫司、氨基糖苷类药物、万古霉素、非甾体抗炎药等经肾清除或对肾功能有影响的药物合用时，可能会产生或增加肾毒性。

・替诺福韦主要通过肾脏清除，与氨基糖苷类和大剂量NSAID合用会导致肾功能减低或竞争肾小管主动清除，使替诺福韦和上述药物血清浓度升高。

・正在服用阿德福韦酯的慢性乙肝患者不应服用富马酸替诺福韦二吡呋酯。

・保护肝细胞药物需要联合用药时，通常不超过2～3种。避免联用药物种类过多，加重肝脏负担。

・拉米夫定具有较强的抑制HBV复制的作用，可使HBV水平下降、ALT复常和改善肝组织病变，但需治疗至出现HBeAg血清转阴，才能考虑停药。在长期治疗中，应注意发生病毒变异和产生耐药。

・单磷酸阿糖腺苷也有抑制HBV复制及改善肝功能的作用，在治疗过程中，应注意发生神经肌肉疼痛。

・治疗慢性丙型肝炎可联合应用干扰素和三氮唑核苷（利巴韦林）。但三氮唑核苷会引起溶血性贫血，当血红蛋白≤100g/L时应减量，Hb≤80g/L时应停药。妊娠妇女禁用。

・服用三氮唑核苷（利巴韦林）的患者在治疗结束后，应继续有效地避孕至少6个月。

3.2.6 健康提醒

·急性肝炎及慢性肝炎活动期，需住院治疗、卧床休息、合理营养，保证热量、蛋白质、维生素摄入，严禁饮酒，恢复期应逐渐增加活动。慢性肝炎静止期，可做力所能及的工作。

·病毒性肝炎患者宜进食高蛋白质、低脂肪、高纤维素食物，碳水化合物摄取要适量，不可过多，以避免发生脂肪肝。恢复期要避免过食。绝对禁酒，不饮含有酒精的饮料、营养品及药物。

·病毒性肝炎康复者日常生活的注意事项：①定期监测相关指标；②坚持健康饮食，忌酒，积极锻炼；③避免发生高危行为以降低再次感染的风险。

·接种乙型肝炎疫苗是预防HBV感染最有效的方法。

·建议≥18岁人群进行HBV感染筛查的检测。

3.3 急性胆囊炎

3.3.1 疾病概述

急性胆囊炎是由于胆囊管阻塞和细菌侵袭而引起的胆囊炎症，80%伴有胆囊结石，是临床常见的急腹症之一。临床表现为突发性右上腹持续性绞痛，向右肩胛下区放射，伴有恶心、呕吐、发冷、发热、纳差、腹胀。30%～50%患者可触及肿大胆囊并有压痛。

急性胆囊炎可归于中医学的"胁痛"范畴，中医认为本病常因情志不遂、饮食失节、感受外邪、虫石阻滞及劳伤过度等因素诱发，情志不遂、饮食失节、感受外邪、虫石阻滞，均致胆腑不通，发病多为实证。病机是胆失通降，不通则痛。

3.3.2 诊病看点

·多数情况发生于胆囊结石，开始时仅有右上腹胀痛，逐渐发展至阵发性绞痛，夜间发作常见，常突发于饱餐或高脂饮食后。疼痛可放射至右侧肩部，可伴恶心、呕吐、厌食、便秘等消化道症状。

·如病情发展，疼痛可为持续性、阵发加剧。常伴轻度至中度发热，通常无寒战，可有畏寒。10%～20%患者可出现轻度黄疸。

· 中度急性胆囊炎表现出白细胞计数升高，血清胆红素、碱性磷酸酶浓度升高等指标变化。重度患者表现出低血压、意识障碍、嗜睡、少尿等症状。

· 短期服用纤维素类、噻嗪类、第三代头孢菌素类、红霉素等药物，长期应用奥曲肽、激素类替代治疗均可能诱发急性胆囊炎。

3.3.3 西药治疗

常规应进行禁食、胃肠减压，解痉镇痛，注意纠正水、电解质异常。症状轻者口服50%硫酸镁口服液、颠茄片并联合使用抗生素治疗。症状严重者，需要去医院就诊，进行解痉止痛以及抗感染治疗。

急性胆囊炎发作

人群特征：患者表现为上腹疼痛，初期症状较轻。

治疗原则：胃肠禁食减压、临时解痉止痛、抗菌治疗，及时就诊治疗。

◇ 缓解痉挛药

· 颠茄片　　　　　　　　　　· 山莨菪碱片（654-2）

· 硫酸阿托品片

◇ 对症利胆药

· 50%硫酸镁溶液（利胆作用）

◇ 抗感染药物

· 阿莫西林胶囊　　　　　　　· 左氧氟沙星片（可乐必妥）

· 盐酸克林霉素胶囊

3.3.4 中医分证治疗

急性胆囊炎的治疗原则是清热解毒、利胆消炎，协同控制感染的发生率，降低后期病死率。

（1）胆腑郁热证

人群特征：患者表现出持续右胁部剧烈灼痛或绞痛，胁痛阵发性加剧，甚则痛引肩背，口苦口黏、恶心呕吐，身目明显黄染，小便短赤，大便秘结，发热恶寒，舌质红、苔黄或厚腻，脉滑数。

治疗方法：清热利湿，行气利胆。

· 消炎利胆片　　　　　　　　· 金胆片

· 胆康胶囊　　　　　　　　　· 胆宁片

（2）热毒炽盛证

人群特征： 患者表现出持续高热，右胁疼痛剧烈、胁痛拒按，身目发黄、黄色鲜明，大便秘结，小便短赤，烦躁不安，舌质红绛，舌苔黄燥，脉弦数。

治疗方法： 清热解毒，通腑泻火。

- 茵栀黄口服液
- 藏茵陈颗粒
- 胰胆舒颗粒
- 胆康胶囊

3.3.5　用药提示

- 在尚未诊断急性胆囊炎发作时，严禁随意使用解痉药或止痛药。
- 出现高热、呕吐时，应紧急就医，及时补充水、电解质和营养。
- 依据细菌培养和药物敏感性试验结果，选择合适的抗生素治疗。
- 非甾体抗炎药可预防胆囊炎发展为急性胆囊炎，减轻疼痛，但在使用前，应注意是否有潜在的相关心血管、哮喘和消化道出血风险。

3.3.6　健康提醒

- 发病期卧床休息、禁食。
- 注意饮食，食物以清淡为宜，少食油腻和炸烤食物。
- 改变静坐生活方式，多走动，多运动，保持大便畅通。
- 长期心情不舒畅的人易引发或加重此病。

3.4　慢性胆囊炎

3.4.1　疾病概述

慢性胆囊炎是因长期存在的胆囊结石、高脂饮食等诱发，呈慢性起病，也可由急性或亚急性胆囊炎反复发作、失治所致。约25%的患者存在细菌感染，其发病基础是胆囊管或胆总管梗阻。

根据胆囊内是否存在结石，分为结石性胆囊炎与非结石性胆囊炎。非结石性胆囊炎是由细菌、病毒感染或胆盐与胰酶引起的慢性胆囊炎。我国慢性胆囊炎、胆囊结石患病率约为16%，占所有胆囊疾病的74.68%。随着生活水平逐渐提高，慢性胆囊炎和胆囊结石发病率呈上升趋势。

慢性胆囊炎归属于中医学的"胆胀"范畴，慢性胆囊炎即胆胀的病机为日久不愈，反复发作，邪伤正气，正气日虚，加之邪恋不去，痰浊湿热，损伤脾胃，脾胃生化不足，正气愈虚，后可致肝肾阴虚或脾肾阳虚的正虚邪实之候。

3.4.2 诊病看点

· 慢性胆囊炎者有胆囊结石病史或胆囊炎病史，急性发作时与急性胆囊炎一致，腹痛症状常见，且与高脂高蛋白饮食有关。

· 可见发作性胆绞痛症状，多位于右上腹，或出现钝痛，可放射至背部，持续数小时后缓解。

· 有些患者会出现嗳气、饱胀、腹胀、恶心等消化不良症状。

3.4.3 西药治疗

治疗目标为去除病因，缓解症状，预防复发，防治并发症。以保守治疗为主，长期口服利胆药物。对于症状轻、不影响正常生活的患者，可选用非手术治疗，低脂饮食。腹痛时可用颠茄类解痉药物对症治疗，必要时抗感染治疗。

人群特征： 患者表现为反复右上腹疼痛或不适、腹胀、嗳气、厌油腻、右上腹部有轻度压痛及叩击痛等体征。

治疗原则： 缓解症状，预防复发，防止并发症发生。

◇ 降低胆汁内胆固醇药

· 熊去氧胆酸胶囊（优思弗）/片

◇ 缓解胆源性消化不良药

· 复方阿嗪米特肠溶片（泌特）　　· 米曲菌胰酶片（慷彼申）

◇ 缓解胆绞痛症状药

· 双氯芬酸钠肠溶片　　· 阿托品片
· 吲哚美辛栓　　· 山莨菪碱片（654-2）

3.4.4 中医分证治疗

慢性胆囊炎实证以祛邪为主，如清热利湿、疏肝利胆、行气活血等，虚证以扶正为主，如健脾益气、养阴柔肝等。

（1）肝胆气滞证

人群特征： 患者表现为右胁胀痛或隐痛，疼痛因情志变化而加重或减轻，厌油腻，恶心呕吐，脘腹满闷，嗳气频作，舌质淡红，舌苔薄白或腻，脉弦。

治疗方法：疏肝利胆，理气解郁。

- 胆宁片
- 胆石利通片
- 胆舒胶囊

（2）**肝胆湿热证**

人群特征：患者表现为胁肋疼痛，或胀痛或钝痛；口苦咽干；身目发黄；身重困倦，脘腹胀满，小便短黄，大便不爽或秘结；舌质红，苔黄或厚腻，脉弦滑数。

治疗方法：清热利湿，利胆通腑。

- 龙胆泻肝丸
- 胆康胶囊
- 胆石通胶囊
- 胆胃康胶囊
- 清肝利胆口服液
- 消炎利胆片
- 金胆片

（3）**气滞血瘀证**

人群特征：患者表现为右胁疼痛，胀痛或刺痛，口苦咽干，胸闷，善太息，右胁疼痛夜间加重，大便不爽或秘结，舌质紫暗，苔厚腻，脉弦或弦涩。

治疗方法：理气活血，利胆止痛。

- 血府逐瘀胶囊
- 失笑散

（4）**肝郁脾虚证**

人群特征：患者表现为右胁胀痛，情志不舒，腹胀便溏，倦怠乏力，腹痛欲泻，善太息，纳食减少，舌质淡胖，苔白，脉弦或弦细。

治疗方法：疏肝健脾，柔肝利胆。

- 逍遥丸

3.4.5 用药提示

- 某些药物可导致胆囊结石的形成，如头孢曲松、避孕药。

3.4.6 健康提醒

- 慢性结石性胆囊炎的发病与饮食及肥胖有关，规律、低脂、低热量膳食，及定量定时的规律饮食方式至关重要。
- 低纤维、高能量饮食会增加胆汁胆固醇饱和度，导致结石形成。

・体脂快速减少，如不合理的减肥方法，可能导致胆囊结石的形成。

3.5 胆石症

3.5.1 疾病概述

胆石症是最常见的胆道疾病，是指由于胆石在胆囊内移动或嵌顿在胆管、胆总管或肝管时，刺激胆囊壁而引起剧烈绞痛等症状的胆道疾病。胆囊结石在早期通常没有明显症状，大多数是在常规体检中发现。有时可能伴有轻微不适被误认为是胃病而没有及时就诊。

如果胆囊结石嵌顿持续不缓解，胆囊会继续增大，甚至会合并感染，从而进展为急性胆囊炎，如果治疗不及时，少部分患者可以进展为急性化脓性胆囊炎，严重时可以发生胆囊穿孔，临床后果严重。

胆石症归属于中医学"胁痛""黄疸"等范畴，是感受外邪、情志不畅、过食肥甘厚腻导致胆失疏泄，胆汁中清不降，湿郁化热，湿热久蕴，致使胆汁久淤不畅，胆气郁结久熬成石。

3.5.2 诊病看点

・出现上腹部疼痛或腹部闷胀症状，饮食过后，尤其油腻饮食后，出现明显呕吐，感病情加重，胸部出现发散性疼痛感。

・胆石的形成与胆道系统环境、代谢因素、饮食结构及卫生条件等有密切关系。

3.5.3 西药治疗

胆石症的治疗目的在于缓解症状，减少复发，消除结石，避免并发症的发生。口服50%硫酸镁10～15mL/次，3次/天，于餐后口服（有严重腹泻者不宜采用）；胆盐能刺激肝脏分泌大量稀薄的胆汁，有利于冲洗胆道，用于症状缓解期并持续数周，可减少症状复发。抗生素的选择应考虑其抗菌谱、药物在胆汁中的浓度及其不良反应，常选用广谱抗生素，尤对革兰阴性杆菌敏感的抗生素和抗厌氧菌的药物。

胆石症发作

人群特征：患者表现为上腹部出现痉挛性疼痛发作症状，尤其发病早期，特别是进食油腻食物后，病情加重，上腹部疼痛或腹部闷胀，饮食过后出现明显的呕吐感。

治疗原则：缓解症状、消除炎性反应，减少复发。

◇ 溶石药
- 鹅去氧胆酸片/胶囊
- 熊去氧胆酸胶囊（优思弗）
- 爱活胆通软胶囊

◇ 利胆药
- 50%硫酸镁溶液
- 去氢胆酸片
- 羟甲基烟酰胺片（利胆素）
- 腺苷蛋氨酸肠溶片（思美泰）
- 曲匹布通片（舒胆通）
- 茴三硫片/胶囊

◇ 抗感染药物
- 甲硝唑片

3.5.4 中医分证治疗

中成药治疗即以疏肝理气合并清热祛湿，以达利胆排石之效。

（1）肝郁气滞证

人群特征：患者表现为易怒，胸闷，善太息，右胁或剑突下疼痛不适，可牵扯至肩背部；伴食欲不振，遇怒加重，大便不畅，舌红，苔薄白，脉弦。

治疗方法：疏肝利胆，理气导滞。
- 胆乐胶囊/片
- 胆康胶囊
- 胆舒胶囊
- 胆宁片
- 消石利胆胶囊
- 胆石利通片
- 利胆舒胶囊
- 舒胆片/胶囊
- 排石利胆颗粒

（2）肝胆湿热证

人群特征：患者表现为以右胁或上腹部疼痛拒按为主症，多向右肩部放射；心烦口苦，小便黄赤，大便不爽；身热恶寒，身目发黄；舌红，苔黄腻，脉弦滑数。

治疗方法：清热利湿，疏肝利胆。
- 利胆片
- 胆石通胶囊
- 利胆排石片/颗粒
- 益胆片
- 胆益宁片
- 胆石清片

·金胆片　　　　　　　　　·消炎利胆片/胶囊

3.5.5　用药提示

·腺苷蛋氨酸为肠溶片，应整片吞服，不得嚼碎。

·服用熊去氧胆酸或鹅去氧胆酸可导致腹泻，偶尔便秘或过敏、瘙痒等不良反应。

·如果胆囊不能在X线下被看到、胆结石钙化、胆囊不能正常收缩以及经常性的胆绞痛等不能使用熊去氧胆酸胶囊。

3.5.6　健康提醒

·常用的非手术疗法主要包括卧床休息、禁饮食或低脂饮食、输液、纠正水电解质和酸碱平衡紊乱、抗感染解痉止痛和支持对症处理。

·避免油腻和辛辣刺激性的食物，适当增加绿叶菜、瓜果、豆类、菌藻类和茶等饮食，荤素搭配，多吃粗粮、红薯等富含膳食纤维的食物，保持正常肠道生态菌群，利胆消炎，保持大便畅通。

·预防和控制高血压、血脂异常和胆汁淤积对于胆石症治疗具有积极意义。

第4章

心血管疾病用药

心血管疾病包括高血压、冠状动脉粥样硬化性心脏病等疾病。在世界范围内，突发心脏病和高血压是死亡和不健康的首要原因。发生心血管事件的大部分患者都具有可辨别且可改变的心血管危险因素，如吸烟、高血压、血脂异常、糖尿病、肥胖、营养不良、长时间静坐以及过量摄入酒精。通过对这些危险因素（如吸烟、高血压和血脂异常等）的管理，已明显降低过去20年心血管疾病患者的总体死亡率。

4.1 高血压

4.1.1 疾病概述

高血压是指在未使用降压药的情况下，诊室血压≥140/90mmHg；或家庭血压≥135/85mmHg；或24小时动态血压≥130/80mmHg，白天血压≥135/85mmHg，夜间血压≥120/70mmHg。根据诊室血压升高水平，将高血压分为1级、2级和3级。根据血压水平、心血管危险因素、靶器官损害、临床并发症以及糖尿病和CKD等合并症进行心血管危险分层，分为低危、中危、高危和很高危4个层次。

> **药师说**：区分诊室血压、家庭血压和动态血压及其测量方法
>
> | 血压类型 | 测量方式 |
> |---|---|
> | 诊室血压 | 非同日3次规范化测量诊室血压，3次测量的全部血压值 |
> | 家庭血压 | 连续5~7d规范化测量家庭血压，所有测量血压读数的平均值 |
> | 动态血压 | 24h平均值
白天(或清醒状态)的平均值
夜晚(或睡眠状态)的平均值 |

高血压病是以体循环动脉血压增高为主要表现的一种临床综合征，是我国最常见的心血管疾病。高血压的病因除了遗传因素外，其诱发因素还包括超重、高盐饮食以及中度以上饮酒，精神和工作压力过大等。

高血压病归属于中医学"眩晕""头痛""中风"等范畴。中医认为，高血压病由情志失调、饮食失节和内伤虚损等因素引起。病机主要为肝阳上亢、风扰轻窍、肾精亏耗、水不涵木、脾虚失健、痰浊阻滞、脏腑失调、血脉瘀阻等。本虚标实是病机的关键，本虚为脏腑功能失调或虚损，以肝、脾、肾为主；标实为因脏腑功能失调或虚损而导致的风、火、痰、瘀等。

4.1.2 诊病看点

- 多数情况无症状或感觉不明显，仅在测量血压时或已造成器官损伤时才被发现。
- 常见有头痛、头晕、头胀、耳鸣、记忆力减退、肢体麻木、夜尿增多、心悸、胸闷、乏力、失眠等。
- 其并发症包括心力衰竭、冠心病、高血压脑病、脑出血、脑梗死、

还可能引起肾功能损害，或眼底出血、渗出和视盘水肿，或血管动脉粥样硬化，或主动脉夹层和夹层破裂。

- 启动降压药物治疗的时机主要取决于血压水平和心血管危险分层。因此，启动用药时，需要考虑上述两个因素。
  - 当≥160/100mmHg时，立即用药
  - 当140～159/90～99mmHg时
    ◆ 心血管危险中高危：立即用药
    ◆ 心血管危险低危：先用生活方式干预4～12周，如血压仍不达标，应尽早启动降压药物治疗
  - 处于正常高值（130～139/85～89mmHg）时
    ◆ 心血管危险高危/很高危：立即用药
    ◆ 心血管危险中低危：持续生活方式干预

> **药师说：基于诊室血压的血压分类和高血压分级**
>
> | 分类 | 收缩压/mmHg | | 舒张压/mmHg |
> |---|---|---|---|
> | 正常血压 | <120 | 和 | <80 |
> | 正常高值 | 120～139 | 和/或 | 80～89 |
> | 高血压 | ≥140 | 和/或 | ≥90 |
> | 1级高血压（轻度） | 140～159 | 和/或 | 90～99 |
> | 2级高血压（中度） | 160～179 | 和/或 | 100～109 |
> | 3级高血压（重度） | ≥180 | 和/或 | ≥110 |
> | 单纯收缩期高血压 | ≥140 | 和 | <90 |
> | 单纯舒张期高血压 | <140 | 和 | ≥90 |
>
> 注：当收缩压和舒张压属于不同级别时，以较高的分级为准。
> 摘自《中国高血压防治指南（2024年修订版）》。

> **药师说：血压升高患者心血管风险水平分层**
>
> | 其他心血管危险因素和疾病史 | 血压/mmHg | | | |
> |---|---|---|---|---|
> | | SBP130～139 和/或 DBP85～89 | SBP140～159 和/或 DBP90～99 | SBP160～179 和/或 DBP100～109 | SBP≥180 和/或 DBP≥110 |
> | 无 | 低危 | 低危 | 中危 | 高危 |
> | 1～2个其他危险因素 | 低危 | 中危 | 中高危 | 很高危 |

续表

≥3个其他危险因素，靶器官损害，或CKD3期，无并发症的糖尿病	中高危	高危	高危	很高危
临床并发症，或CKD≥4期，有并发症的糖尿病	高/很高危	很高危	很高危	很高危

CKD—慢性肾脏病。

注：摘自《中国高血压防治指南（2024年修订版）》。

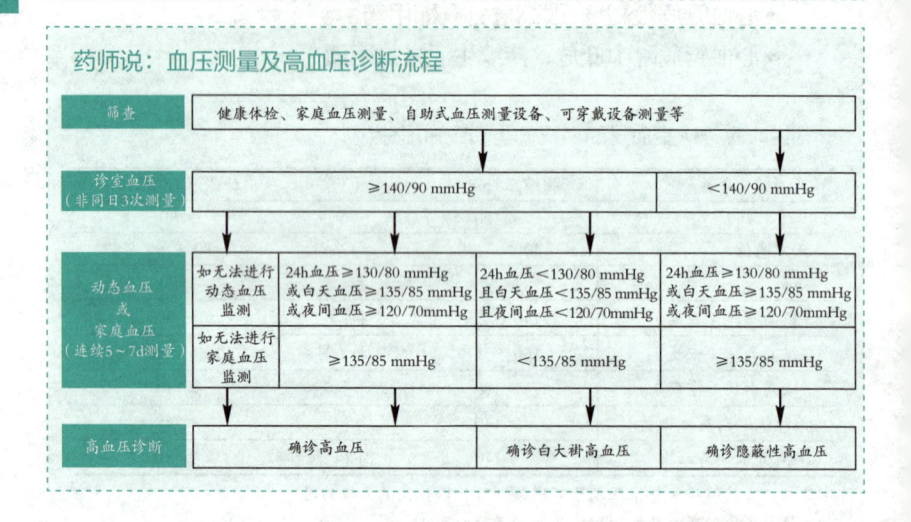

药师说：血压测量及高血压诊断流程

筛查	健康体检、家庭血压测量、自助式血压测量设备、可穿戴设备测量等		
诊室血压（非同日3次测量）	≥140/90 mmHg		<140/90 mmHg
动态血压或家庭血压（连续5～7d测量）	如无法进行动态血压监测	24h血压≥130/80 mmHg 或白天血压≥135/85 mmHg 或夜间血压≥120/70 mmHg	24h血压<130/80 mmHg 且白天血压<135/85 mmHg 且夜间血压<120/70 mmHg	24h血压≥130/80 mmHg 或白天血压≥135/85 mmHg 或夜间血压≥120/70 mmHg
	如无法进行家庭血压监测	≥135/85 mmHg	<135/85 mmHg	≥135/85 mmHg
高血压诊断	确诊高血压	确诊白大褂高血压	确诊隐蔽性高血压

4.1.3 西药治疗

高血压治疗的根本目标是降低心、脑、肾与血管并发症和死亡的总危险。持续的生活方式干预应贯穿全程，合并症及靶器官损害需同步管理，强调血压达标与长期稳定控制。

降压目标分层

- 高危/很高危及合并症患者：<130/80mmHg（优先达标）
- 普通患者：<140/90mmHg（可耐受者建议<130/80mmHg）
- 老年人（65～79岁）：<140/90mmHg（可耐受者<130/80mmHg）
- 80岁以上老人：<150/90mmHg（可耐受者<140/90mmHg）

患者用药起始从低剂量开始，逐步递增剂量。优先使用每日给药一次且能持续24小时降压作用的长效制剂。若单药效果不好，先调整剂量，再联合使用不同机制的药物治疗。建议高危和很高危患者采取强化干预措施。对无严重合并症但已有亚临床靶器官损害的患者采取积极干预措施逆转靶器官损害。

（1）中低危高血压

人群特征：患者的血压＜160/100mmHg，或高于目标血压＜20/10mmHg，或低/中危风险。

治疗原则：尽量选择长效制剂，小剂量起步稳定降压，逐步增量，减少心脑血管疾病的发生。从单一药物选择开始，如血压控制不佳，再考虑联合第二种药物。

◇ 单一降压药

■ 钙通道阻滞药（CCB，地平类降压药）
- 苯磺酸氨氯地平片（络活喜）
- 苯磺酸左旋氨氯地平片（施慧达、玄宁）
- 非洛地平缓释片（波依定）
- 拉西地平片（乐息平）
- 硝苯地平缓释片（伲福达）
- 硝苯地平控释片（拜新同、欣然）
- 尼群地平片

■ 血管紧张素转换酶抑制剂（ACEI，普利类降压药）
- 马来酸依那普利片（依苏）
- 盐酸贝那普利片（洛汀新）
- 福辛普利钠片（蒙诺）
- 西拉普利片（一平苏）
- 培哚普利叔丁胺片（雅施达）
- 赖诺普利片/胶囊
- 盐酸咪达普利片（达爽）

■ 血管紧张素Ⅱ受体拮抗剂（ARB，沙坦类降压药）
- 氯沙坦钾片（科素亚）
- 缬沙坦胶囊（代文）/片
- 厄贝沙坦片（安博维）
- 替米沙坦片（美卡素、洛格乐、赛卡）
- 坎地沙坦酯片（必洛斯）
- 奥美沙坦酯片（傲坦）
- 阿利沙坦酯片（信立坦）

■ β受体阻滞剂（洛尔类降压药）
- 酒石酸美托洛尔片（倍他乐克）
- 琥珀酸美托洛尔缓释片（倍他乐克）
- 阿替洛尔片
- 阿罗洛尔片

- ·富马酸比索洛尔片（康忻） ·拉贝洛尔片
- ■噻嗪类利尿剂
  - ·氢氯噻嗪片
  - ·吲达帕胺片（寿比山）/缓释片（纳催离）
- ■中西医结合复方制剂
  - ·复方利血平氨苯蝶啶片（北京降压0号）
  - ·复方罗布麻片Ⅰ/Ⅱ
  - ·珍菊降压片
  - ·复方利血平片（复方降压片）

（2）高危或很高危高血压

人群特征： 患者收缩压≥160mmHg，和/或舒张压≥100mmHg；或收缩压高于目标血压20mmHg和/或舒张压高于目标血压10mmHg；或高危/很高危患者。

治疗原则： 控制血压，保护靶器官，减少心血管疾病风险，可以选择CCB+ACEI或ARB，ACEI或ARB+利尿剂，CCB+利尿剂，CCB+β受体阻滞剂形式的联合用药，可以单药联合或直接选择复方制剂形式给药。顽固性高血压可能需要三种药物联合使用。

◇联合降压药

- ■钙通道阻滞药（CCB，地平类降压药）
  - ·氨氯地平片（络活喜、安内真、兰迪、压氏达）
  - ·左旋氨氯地平片（施慧达、玄宁）
  - ·非洛地平缓释片（波依定）
- ■血管紧张素转换酶抑制剂（ACEI，普利类降压药）

  见上页"（1）中低危高血压"同类药项下。
- ■血管紧张素Ⅱ受体拮抗剂（ARB，沙坦类降压药）

  见上页"（1）中低危高血压"同类药项下。
- ■噻嗪类利尿剂

  见上页"（1）中低危高血压"同类药项下。
- ■新型ACEI或ARB+利尿剂的复方制剂
  - ·赖诺普利氢氯噻嗪片（帝益）
  - ·替米沙坦氢氯噻嗪片（美嘉素）
  - ·依那普利氢氯噻嗪片（Ⅱ）（久保克）
  - ·缬沙坦氢氯噻嗪片（复代文）
  - ·奥美沙坦酯氢氯噻嗪片（复傲坦）
  - ·厄贝沙坦氢氯噻嗪片（安博诺）

- ·氯沙坦钾氢氯噻嗪片（海捷亚）
- ·培哚普利吲达帕胺片（百普乐）

■ 新型ARB+CCB的复方制剂
- ·缬沙坦氨氯地平片（倍博特）
- ·替米沙坦氨氯地平片
- ·氨氯地平氯沙坦钾片（美压平）
- ·阿利沙坦酯氨氯地平片（复立坦）
- ·培哚普利氨氯地平片（络瑞坦）
- ·奥美沙坦酯氨氯地平片（思卫平）

■ 新型CCB+β受体阻滞剂复方制剂
- ·氨氯地平比索洛尔片
- ·尼群地平阿替洛尔片

4.1.4 中医分证治疗

中医治疗首先应当辨清虚实，以补虚泻实、调整阴阳为治疗原则。虚则滋补肾阴，兼养血安神为主；实则平肝潜阳，兼以化痰通络。治疗目的在于调整机体阴阳，恢复气血阴阳的平衡。根据辨证类型，辨证使用中成药。

（1）肝火上炎证

人群特征：患者表现为头晕胀痛，胸胁胀痛，面红目赤，烦躁易怒，耳鸣，口干，口苦，失眠多梦，舌红，苔黄，脉弦数。

治疗方法：清肝泻火。

- ·牛黄降压丸/片
- ·降压平片
- ·泻青丸
- ·清肝降压胶囊
- ·当归龙荟丸
- ·牛黄上清胶囊/片/丸
- ·复方羚角降压片
- ·安宫降压丸
- ·复方罗布麻颗粒

（2）痰湿内阻证

人群特征：患者表现为头重如裹，头重昏蒙，或视物旋转，胸闷恶心，呕吐痰涎，食少，身重困倦，舌淡，苔腻，脉滑。

治疗方法：化痰祛湿，和胃降浊。

- ·眩晕宁颗粒/片
- ·二陈丸
- ·半夏天麻丸
- ·香砂六君丸

（3）瘀血内阻证

人群特征：患者表现为眩晕，头痛如刺，痛有定处，夜间尤甚，胸闷心悸，失眠，耳鸣耳聋，面唇紫暗，手足麻木，舌暗，脉弦涩。

治疗方法：活血化瘀。

- ·血塞通片
- ·天舒胶囊

- 绞股蓝总苷片/胶囊
- 心脉通片
- 心安宁片
- 正天丸
- 养血清脑颗粒
- 太极通天液
- 天麻头痛片
- 心可舒胶囊/片

（4）阴虚阳亢证

人群特征：患者表现为眩晕，耳鸣，头目胀痛，遇烦劳郁怒则加重，甚则扑倒，腰膝酸软，五心烦热，头重脚轻，舌红，少苔，脉细数。

治疗方法：平肝潜阳，清火息风。

- 杞菊地黄丸
- 清脑降压片
- 脑立清丸
- 天麻钩藤颗粒
- 复方羚角降压片
- 复方罗布麻颗粒
- 山绿茶降压片
- 松龄血脉康胶囊
- 镇脑宁胶囊
- 养阴降压胶囊

（5）肾精不足证

人群特征：患者表现为头晕头痛，眩晕日久不愈，精神萎靡，心烦不寐，两目干涩，或遗精滑泄，耳鸣齿摇，或颧红咽干，耳鸣腰酸，心悸健忘，舌淡，脉弱。

治疗方法：滋养肝肾，益精填髓。

- 健脑补肾丸
- 益龄精
- 还精煎口服液
- 滋肾宁神丸
- 六味地黄丸
- 归芍地黄丸
- 首乌丸
- 天麻首乌片

（6）气血两虚证

人群特征：患者表现出头痛头晕，时作时止，劳累则发，短气乏力，唇甲不华，发色不泽，口干心烦，心悸失眠，舌淡，脉细。

治疗方法：补益气血，调养心脾。

- 归脾丸
- 山海丹胶囊
- 十全大补丸
- 天麻头痛片

（7）冲任失调证

人群特征：月经来潮或更年期前后出现头痛，头晕，心烦，失眠，胁痛，烦躁易怒，五心烦热，小腹胀痛，舌淡、脉弦细。

治疗方法：调摄冲任。

- 龟鹿补肾口服液/水蜜丸

4.1.5 用药提示

- 高血压病是终身病，需长期坚持合理地服药，不可因血压一时正常就停止服药，当出现血压下降过猛时应按医生指导调整用量或更换制剂，并了解药物的副作用。
- 利尿剂长期服用可引起电解质紊乱，应定期复查电解质并注意补钾。
- 钙通道阻滞剂易致便秘，应配合使用通便剂。
- 血管紧张素转换酶抑制剂（如卡托普利、贝那普利）易致咳嗽，一旦出现症状应停药；此类药物饭后服用影响吸收，故应在餐前1小时服用。
- 许多降压药物均可引起体位性低血压，故在服药后卧床2～3小时，变换体位时动作应慢，站立时间不宜过久，如出现症状者应立即平卧，以免发生意外。
- ARB可引起血管性水肿，既往有血管性水肿的患者，如再有进行性充血性心力衰竭、蛋白尿性肾病时，应慎用ARB类药物。

4.1.6 健康提醒

- 《中国高血压临床防治指南（2024年修订版）》将高血压的测量定义分为诊室血压、家庭血压等，需要注意。
- 高血压患者一旦发生靶器官损害，其总体心血管风险将明显增加，故应全面评估高血压患者的靶器官损害状况。
- 对于高危/很高危患者，新发现的靶器官损害不太可能改变其心血管危险分层；低危或中危患者应根据新发现的靶器官损害重新评估心血管风险，以决定管理策略。
- 所有高血压患者均应进行生活方式干预。血压正常高值的人群，也应改善生活方式，预防高血压的发生。
- 所有高血压患者均应采取各种措施，限制钠盐摄入量。建议钠的摄入量＜2g/d（氯化钠5g/d）；肾功能良好者推荐选择低钠富钾替代盐。
- 正常高值血压者以及高血压患者的膳食管理应减少摄入盐和饱和脂肪，增加摄入蛋白质、优质碳水化合物、钾及膳食纤维。
- 对于超重或肥胖的高血压患者，建议通过综合生活方式干预控制体重，以降低血压和心血管事件风险。
- 建议所有吸烟者戒烟，尽量避免使用电子烟，以减少隐蔽性高血压，降低心血管疾病和全因死亡风险。

- 正常高值血压以及高血压患者均应限制长期饮酒。
- 对于血压控制良好的高血压患者,推荐以有氧运动为主、抗阻运动为辅的混合训练,也建议同时结合呼吸训练与柔韧性和拉伸训练。
- 建议通过认知行为治疗、正念和冥想、瑜伽、深呼吸练习等多种方法来减轻精神压力。
- 高血压患者应保持健康睡眠,改善睡眠障碍。
- 高血压患者应定期进行家庭血压测量,以了解自己日常生活状态下的血压水平;还可以鉴别"白大褂高血压"和发现"隐蔽性高血压"。

> **药师说:什么是白大褂高血压?**
>
> "白大褂高血压",也称为"诊所高血压",是指患者仅在医疗机构环境中,如医院或诊所,由医护人员测量血压时血压升高,而在其他环境下,如在家中,血压测量值正常的现象。这是一种特殊类型的血压升高情况,它不是真正意义上的持续性高血压。

4.2 血脂异常

4.2.1 疾病概述

血脂是指血清中的胆固醇(TC)、甘油三酯(TG)和类脂(如磷脂)等的总称。血脂异常通常指血浆中胆固醇和/或甘油三酯升高,俗称血脂异常。实际上血脂异常也泛指包括低/高密度脂蛋白胆固醇血症在内的各种血脂异常。

由于其他疾病所引起的血脂异常,称为继发性高脂血症。这些疾病主要包括肥胖、糖尿病、肾病综合征、甲状腺功能减退症、肾功能衰竭、肝脏疾病、系统性红斑狼疮、骨髓瘤、多囊卵巢综合征等。此外,某些药物如利尿剂、非心脏选择性β受体阻滞剂、糖皮质激素类等也可能引起继发性血脂异常。

高脂血症归属于中医学"膏浊""血浊""痰浊"等范畴。中医认为,血浊病是因血液受体内外各种致病因素的影响,失去其清纯状态或丧失其循行规律,从而影响其生理功能,扰乱脏腑气机的一种病理状态。病因与饮食不当、情志失调、年迈体虚等有关,从而出现痰浊、血瘀等。其本在于肝、脾、肾功能失调，输化不及，导致痰湿内聚，阻遏气机，气滞血瘀，最终形成痰瘀互结症状；其标则为痰浊瘀血，留于脉中，阻于脉道而造成脉痹、眩晕、胸痹、中风之变症。

4.2.2 诊病看点

· 多数血脂异常表现出无任何症状和异常体征，但常规血液生化检查时指标异常。

· 血脂异常严重时，可表现出眩晕、胸闷、头目昏蒙。

· 体格检查可能发现黄色瘤、早发性角膜环和脂血症眼底改变、动脉粥样硬化等。

> **药师说：我国 ASCVD 一级预防血脂合适水平和异常分层标准**
>
> 单位：mmol/L（mg/dL）
>
> | 分层 | 总胆固醇（TC） | 低密度脂蛋白胆固醇（LDL-C） | 高密度脂蛋白胆固醇（HDL-C） | 甘油三酯（TG） |
> | --- | --- | --- | --- | --- |
> | 理想水平 | — | <2.6（100） | — | — |
> | 合适水平 | <5.2（200） | <3.4（130） | — | <1.70（150） |
> | 边缘水平 | ≥5.2（200）且<6.2（240） | ≥3.4（130）且<4.1（160） | — | ≥1.70（150）且<2.3（200） |
> | 升高 | ≥6.22（240l） | ≥4.1（160） | — | ≥2.3（200） |
> | 降低 | — | — | <1.0（40） | — |
>
> 注：摘自《血脂异常基层诊疗指南（2019年）》。

> **药师说：血脂异常危险分层以及目标值**
>
> | 危险分层 | 疾病或危险因素 | LDL-C 目标值 |
> | --- | --- | --- |
> | 极高危 | ASCVD 患者 | <1.8mmol/L |
> | 高危 | LDL-C≥4.9mmol/L 或 TC≥7.2mmol/L | <2.6mmol/L |
> | | 糖尿病患者1.8mmol/L≤LDL-C<4.9mmol/L 或 3.1mmol/L≤LDL-C<7.2mmol/L 且年龄≥40 岁 | |
> | | 高血压+2项及以上危险因素 | |
> | 中危 | 无高血压，2项及以上危险因素 | <3.4mmol/L |
> | | 高血压+1项危险因素 | |
> | 低危 | 无高血压，0～1项危险因素 | <3.4mmol/L |
> | | 高血压，无危险因素 | |
>
> 注：摘自《血脂异常基层诊疗指南（2019年）》。

4.2.3 西药治疗

调脂治疗的目标：极高危者LDL-C＜1.8mmol/L；高危者LDL-C＜2.6mmol/L；中危和低危者LDL-C＜3.4mmol/L。LDL-C基线值较高不能达目标值者，LDL-C至少降低50%。极高危患者LDL-C基线在目标值以内者，LDL-C仍应降低30%左右。

临床调脂达标，首选他汀类调脂药物。起始宜应用中等强度他汀类药物，根据个体调脂疗效和耐受情况，适当调整剂量，若胆固醇水平不能达标，与其他调脂药物联合使用。在进行调脂治疗时，应将降低LDL-C作为首要目标。

降脂药物治疗需要个体化，治疗期间必须监测安全性。依据患者的心血管病状况和血脂水平选择药物和起始剂量。在药物治疗时，必须监测不良反应，主要是定期检测肝功能和血清肌酸磷酸激酶。

（1）伴有心血管疾病的血脂异常

人群特征：患者发生过心血管事件或被诊断为心血管疾病。

治疗原则：临床上决定开始药物调脂治疗以及拟定达到的目标值时，需要考虑是否同时并存其他冠心病的主要危险因素（即除LDL-C以外的危险因素），及时开始他汀类药物治疗。

◇ 他汀类降脂药

- 阿托伐他汀钙片（立普妥、阿乐）
- 瑞舒伐他汀钙片（可定）
- 辛伐他汀片（舒降之、塞瓦停）
- 洛伐他汀片（美降脂、脉温宁）
- 普伐他汀钠片（普拉固）
- 匹伐他汀钙片
- 氟伐他汀钠缓释片（来适可）

（2）LDL-C升高为主的血脂异常

人群特征：患者血脂异常以LDL-C升高为主。

治疗原则：他汀类药物为一线治疗药物，给药剂量逐渐增加，3～8周达目标血脂水平。

◇ 他汀类降脂药

见上"（1）伴有心血管疾病的血脂异常"同类药项下。

◇ 联合其他降脂药

■ 选择性胆固醇吸收抑制剂

- 依折麦布片（益适纯）
- 海博麦布片（赛斯美）

■ 胆酸螯合剂

- 考来烯胺散（消胆胺）

- 贝特类降脂药
  - ·非诺贝特胶囊（力平之）
  - ·吉非罗齐胶囊（诺衡）
  - ·苯扎贝特片（必降脂）
- 其他药物
  - ·普罗布考片
  - ·高浓度深海鱼油软胶囊
  - ·多烯酸乙酯软胶囊
  - ·ω-3脂肪酸乙酯90软胶囊

（3）甘油三酯升高为主的血脂异常

人群特征：患者血脂异常以甘油三酯升高为主。

治疗原则：降低甘油三酯，以贝特类药物+高纯度深海鱼油结合治疗。

◇ 贝特类降脂药

见上页"（2）LDL-C升高为主的血脂异常"同类药项下。

◇ 其他药物

见上页"（2）LDL-C升高为主的血脂异常"同类药项下。

（4）混合型血脂异常

人群特征：患者心血管疾病的绝对风险高，LDL-C升高，甘油三酯升高超过4mmol/L。

治疗原则：综合考量LDL-C升高和甘油三酯升高情况，选择单用或联合用药治疗。

◇ 他汀类降脂药

见上页"（1）伴有心血管疾病的血脂异常"同类药项下。

◇ 选择性抑制胆固醇吸收药

·依折麦布片（益适纯）   ·海博麦布片（赛斯美）

◇ 贝特类降脂药

见上页"（2）LDL-C升高为主的血脂异常"同类药项下。

4.2.4 中医分证治疗

本病中医治疗以补虚泻实为原则。补虚常用健脾益气。泻实常用祛湿化痰，结合行气、利水、消导、通腑、化瘀等法，以祛除体内病理性痰浊、水湿、瘀血、膏脂等。根据其辨证分型，合理使用中成药。

（1）痰浊内阻证

人群特征：患者表现出头晕，头重如裹，形体肥胖，咳嗽气喘，咯痰量多，呕恶眩晕，或局部有圆滑肿块，胸闷，肢重，舌胖，苔滑腻，脉滑。

治疗方法：化痰降浊。

- 血脂康胶囊
- 脂必妥片/胶囊
- 血脂宁丸
- 脂必泰胶囊
- 山楂精降脂片
- 血脂灵片
- 葶苈降血脂片
- 通脉降脂片
- 脂可清胶囊
- 绞股蓝总苷片/胶囊
- 消瘀降脂胶囊

（2）气滞血瘀证

人群特征：患者表现出胸胁胀闷，走窜疼痛，时欲叹息，遇情志不遂容易诱发或加重，心悸，舌质暗有瘀点或瘀斑，舌下络脉曲张，脉弦或涩。

治疗方法：行气活血，化瘀降浊。

- 葛兰心宁软胶囊
- 脂降宁片
- 舒心降脂片
- 丹香清脂颗粒
- 心可舒胶囊
- 通心络胶囊
- 益心酮片
- 蒲参胶囊
- 脂必泰胶囊
- 丹田降脂丸
- 脂脉康胶囊
- 消栓通络片
- 降脂通络软胶囊
- 心脉通片

（3）脾虚湿困证

人群特征：患者表现出头晕、胸闷、食少、腹胀、便溏、身体困重，或有微肿、乏力、纳呆、恶心，舌淡，体胖大有齿痕，苔白腻，脉细弱或濡缓。

治疗方法：益气健脾，化湿和胃。

- 健脾降脂颗粒
- 脂必妥片/胶囊
- 脂必泰胶囊
- 桑葛降脂丸

（4）肝肾阴虚证

人群特征：患者表现出眩晕，耳鸣，五心烦热，低热颧红，胁痛，腰膝酸软，健忘，口干，舌质红，少苔，脉细数。

治疗方法：滋补肝肾，养血益阴。

- 降脂灵颗粒/片
- 蒲参胶囊
- 首乌丸
- 健延龄胶囊
- 荷丹片
- 化浊轻身颗粒
- 杜仲双降袋泡剂
- 山菊降压片
- 心安宁片
- 心脉通片

- 丹田降脂丸

4.2.5 用药提示

- 他汀类药物相关肌肉不良反应包括肌痛、肌炎和横纹肌溶解。患者有肌肉不适和/或无力，伴有或不伴有肌酸激酶升高。肌炎及严重的横纹肌溶解罕见，往往发生于合并多种疾病和/或联合使用多种药物的患者。
- 药物相互作用相对较小的他汀类药物可能降低肌病风险。出现他汀类药物相关的肌肉不耐受者可减少他汀类药物剂量，或换用其他种类他汀类药物，或停药单用依折麦布。
- 在用药过程中应询问患者是否有肌痛、肌压痛、肌无力、乏力和发热等症状，血清肌酸磷酸激酶明显升高应停药。
- 长期服用他汀类药物有增加新发糖尿病的危险，发生率约9%～12%，属他汀类药物效应。他汀类药物对心血管疾病的总体益处远大于新增糖尿病危险，无论是糖尿病高危人群还是糖尿病患者，有他汀类药物治疗适应证者都应坚持服用此类药物，特别是合并ASCVD患者更要坚持用药。
- 慢性肾脏病患者是他汀类药物引起肌病的高危人群，尤其是在肾功能进行性减退或肾小球滤过率（GFR）＜30mL/（min·1.73m^2）时，并且发病风险与他汀类药物剂量密切相关，故应避免大剂量应用。中等强度他汀类药物治疗LDL-C不能达标时，推荐联合应用依折麦布。贝特类药可升高肌酐水平，与他汀类药物联用时，中重度CKD患者可能增加肌病风险。

4.2.6 健康提醒

- 生活方式干预是首要的基本治疗措施，无论是否进行药物调脂治疗都必须坚持控制饮食和改善生活方式。临床上应根据个体ASCVD危险程度，决定是否启动药物调脂治疗。将降低LDL-C水平作为防控ASCVD危险的首要干预靶点，非-HDL-C可作为次要干预靶点。
- 健康的生活方式包括抗动脉粥样硬化饮食、控制体重、规律锻炼、戒烟。
- 各年龄段人群都应坚持规律的中等强度代谢运动，建议每周运动5～7天、每次30分钟（ASCVD患者应先进行运动负荷试验，充分评估安全性）。主动运动最好每天步行6000步。减少久坐时间，每小时起来动一动。维持健康体重（BMI：20.0～23.9kg/m^2）。

- 年龄≥80岁的高龄老年人常常患有多种慢性疾病，需服用多种药物，且大多有不同程度的肝、肾功能减退，高龄的临床ASCVD患者，在评估过ASCVD风险、不良反应、药物相互作用、患者身体虚弱情况及偏好之后，再开始他汀类药物治疗是合理的。

- 药物治疗开始后4～8周复查血脂、肝功能、肌酸激酶，若无特殊情况且血脂达标可改为每6～12个月复查1次；长期达标者可每年复查1次。如血脂未达标则需调整降脂药剂量或种类，或联合应用不同作用机制的降脂药进行治疗。每当调整降脂药种类或剂量时，都应在治疗6周内复查。

- 对于非心源性缺血性卒中或短暂性脑缺血发作（TIA）患者，无论是否伴有其他动脉粥样硬化证据，均推荐给予他汀类药物长期治疗，以减少卒中和心血管事件危险。

4.3 动脉粥样硬化

4.3.1 疾病概述

动脉粥样硬化是一种全身性疾病，可能涉及多条血管，主要累及大中型动脉，各种动脉硬化的共同特点是动脉管壁增厚变硬、失去弹性和管腔缩小。其临床表现主要以受累器官的病象为主，早期可无临床表现，当血管狭窄时，可产生器官缺血的症状，根据涉及的血管范围，临床表现差异很大。其特点是病变从动脉内膜开始，先后有脂质和复合糖类积聚、出血和血栓形成，纤维组织增生和钙质沉着，并有动脉中层的逐渐退变和钙化，由于在动脉内膜上积聚的脂质外观呈黄色粥样，因此称为动脉粥样硬化。

目前认为动脉粥样硬化的危险因素包括高血压、脂质代谢异常、吸烟、致继发性高脂血症的疾病（糖尿病、高胰岛素血症、甲状腺功能减退症和肾病综合征等）、遗传因素、性别与年龄、代谢综合征等，其中血脂异常被认为是动脉粥样硬化及致动脉粥样硬化性血管疾病的最重要且独立的危险因素。

中医学认为，动脉粥样硬化的形成，一方面与饮食不节、多逸过劳有关；另一方面与肝、脾、肾脏腑功能失调有关。大多认为本病以"痰浊"

"瘀血"为发病之关键，多因嗜食膏粱厚味，脏腑功能失调，及先天禀赋等因素致使痰浊内生，壅塞脉道，血运不畅而致。或兼气滞，或兼热郁，或有正虚。本病属中医"脉痹"范畴，病机为痰瘀互结、脏腑失调。病属本虚标实，痰阻血瘀为标实，虚以心、脾、肝、肾为主。

4.3.2 诊病看点

·年龄、性别、遗传因素，还有早发冠心病家族史（男性＜55岁，女性＜65岁）以及近亲患动脉粥样硬化都是本病的危险因素。

·不合理的高脂高胆固醇饮食结构，吸烟和饮酒，久坐及缺乏运动等不良生活方式，均会影响颈动脉内膜中层厚度和颈动脉斑块。

·脑动脉粥样硬化脑缺血可引起眩晕、晕厥等症状，脑动脉血栓形成或破裂时会引起脑血管意外。

·颈动脉粥样硬化可能出现一侧肢体感觉运动异常、一过性黑矇以及短暂性脑缺血发作等症状。

·主动脉粥样硬化狭窄明显时，可能会出现胸痛、腹痛、下肢动脉闭塞的症状。

·冠状动脉粥样硬化患者可因急性心肌缺血表现出心绞痛，甚至心肌梗死，可出现胸闷和胸痛等症状。

·肾动脉粥样硬化可引起肾萎缩或顽固性高血压，可出现肾动脉血栓形成。

·外周动脉粥样硬化大多数患者无症状，但四肢动脉粥样硬化常见下肢动脉狭窄，可出现下肢发凉、麻木和间歇性跛行，即行走时小腿麻木、疼痛以至痉挛，休息后消失。

·肠系膜动脉粥样硬化表现为进食后腹痛，腹痛多发生在进食后10分钟左右，逐渐加重，约1小时后缓解，可伴恶心、嗳气、腹胀、腹泻。

4.3.3 西药治疗

血脂异常者经饮食调节和进行体育锻炼3个月后，未达到目标水平者，应选用以他汀类降低TC和LDL-C为主的调脂药，其他药物有贝特类、胆固醇吸收抑制剂、胆酸螯合剂、烟酸类、不饱和脂肪酸等。可选用抗血小板黏附和聚集的药物防止血栓形成，最常用者为阿司匹林。针对缺血症状进行相应的治疗，如心绞痛时应用血管扩张剂及β受体阻滞剂等。

人群特征：患者出现动脉粥样硬化相关疾病的临床表现。
治疗原则：科学降脂，控制斑块形成，减少疾病进展。

◇ 他汀类降脂药

- 阿托伐他汀钙片（立普妥）
- 瑞舒伐他汀钙片（可定）
- 辛伐他汀片（舒降之）
- 普伐他汀钠片（普拉固）
- 氟伐他汀钠缓释片（来适可）
- 洛伐他汀片（美降脂、脉温宁）

◇ 贝特类降脂药

见102页"（2）LDL-C升高为主的血脂异常"同类药项下。

◇ 选择性抑制胆固醇吸收药

见102页"（2）LDL-C升高为主的血脂异常"同类药项下。

◇ 抗血小板凝聚药

- 阿司匹林肠溶片（拜阿司匹灵）
- 硫酸氢氯吡格雷片（波立维）
- 替格瑞洛片（倍林达）

4.3.4 中医分证治疗

在动脉粥样硬化的发病过程中大多先实后虚，亦有先虚后实者，临床多见虚实夹杂，或以实象为主。治疗方法以补益肝肾、活血化瘀、化痰泄浊为主。

（1）痰瘀痹阻证

人群特征：患者表现为身重，头重如裹，形态肥胖，倦怠，脘痞，四肢麻木，口淡，纳差，舌淡胖、暗红，边有齿痕，苔白腻，脉细弱或濡缓。
治疗方法：化痰祛瘀。

- 脂必泰胶囊
- 降浊祛瘀颗粒
- 丹蒌片
- 荷丹片
- 鳖甲煎丸
- 大黄䗪虫丸

（2）气虚血瘀证

人群特征：患者表现出面色淡白而晦暗，少气懒言，心悸气短，动则加重，胸闷不适，或胸中隐痛，局部疼痛如刺，痛处不移，舌淡紫或有瘀斑，脉沉涩。
治疗方法：益气活血。

- 脑心通胶囊
- 参芍胶囊
- 芪参胶囊
- 通心络胶囊

- 灯盏生脉胶囊
- 复方血栓通胶囊
- 诺迪康胶囊
- 蒲参胶囊
- 宁心痛颗粒
- 稳心颗粒
- 益心通脉颗粒

（3）**气滞血瘀证**

人群特征：患者表现为头晕，头痛，胸闷，胸痛，肢体麻木，口唇青紫，舌质紫暗，见瘀斑，舌底下脉络瘀曲，脉弦涩或结代。

治疗方法：行气活血。

- 冠心舒通胶囊
- 通脉胶囊
- 心可舒胶囊
- 葛酮通络胶囊
- 银丹心脑通软胶囊
- 冠心康颗粒
- 通脉颗粒
- 脉管复康片
- 保心宁片
- 丹七片
- 复方丹参片/滴丸
- 银杏叶片
- 麝香保心丸
- 速效救心丸

（4）**肝肾亏虚证**

人群特征：患者表现为头晕目眩，耳鸣，健忘，视物昏花，气短，神疲乏力，舌淡，苔薄白，脉沉细或迟弱。

治疗方法：补益肝肾。

- 降脂灵分散片

4.3.5 用药提示

- 他汀类药物的不良反应临床表现为肌肉症状（疼痛、酸痛、压痛、僵硬、痉挛、乏力等），可出现横纹肌溶解的肌肉疼痛症状，其特点是剂量依赖和类效应。
- 胆固醇吸收抑制剂可引发糖尿病前期、代谢综合征等高危因素，临床表现轻微且多为一过性，包括头痛、疲倦、消化道症状、肌痛和转氨酶升高等。转氨酶升高的发生率为1%～2%，减量或停药后多可自行下降。
- 胆固醇吸收抑制剂相互作用较少，需避免与吉非罗齐合用，两者合用可能增加肌肉损伤和胆石症的发生风险。

4.3.6 健康提示

- 合理膳食应遵循食物多样，谷类为主，粗细搭配的原则。控制膳食总热量，以维持正常体重为度，40岁以上者尤应预防发胖。

·已确诊有冠状动脉粥样硬化者，尽量控油限盐，以免诱发心绞痛或心肌梗死。尤其是合并有高血压或心力衰竭者。

·合理运动，如八段锦、太极拳、五禽戏等，规律的运动锻炼对改善血压、降低血脂、降低血糖、减少肥胖、缓解机体炎症反应有积极作用；积极控制与本病有关的一些危险因素，包括高血压、糖尿病、高脂血症、肥胖症等。

·健康成年人每周进行至少150分钟中等强度身体活动能够降低冠心病、脑卒中、高血压病、糖尿病等发生风险。普通锻炼者的适宜的运动心率范围是最高心率的60%～85%（最高心率=220－年龄）。

·糖尿病患者应及时控制血糖，包括饮食控制；高血压病患者应给予降压药，使血压降至适当水平；血胆固醇增高者应控制胆固醇，适当给予降脂药物。

4.4 冠心病

4.4.1 疾病概述

冠心病是指冠状动脉粥样硬化使管腔狭窄或闭塞导致心肌缺血、缺氧或坏死而引发的心脏病，统称为冠状动脉粥样硬化性心脏病或者冠状动脉疾病。

临床上分类为两种综合征，即慢性心肌缺血综合征和急性冠脉综合征。慢性心肌缺血综合征又被称为稳定性冠心病，其最具代表性的病种是稳定型心绞痛。心绞痛是由冠状动脉供血不足，心肌暂时性缺血、缺氧引起的临床综合征，其临床表现在1～3个月内相对稳定。冠心病多发生于中老年人群，男性多于女性，以脑力劳动者居多。冠心病临床可见心绞痛、心肌梗死、心律失常、心力衰竭等表现。

冠心病的主要危险因素包括高血压、血脂异常、糖尿病、超重肥胖以及个人应对环境的不良心理、行为等。

稳定型心绞痛属于中医学"胸痹""心痛"范畴，本病的发生与寒邪内侵、饮食不节、情志失调、劳倦内伤、年迈体虚等因素有关。稳定型心绞痛的主要证候要素包括血瘀、气虚、阴虚、痰浊、气滞、阳虚、寒凝等，主要证候要素组合包括气虚血瘀、气滞血瘀、气阴两虚、痰瘀互结等。

4.4.2 诊病看点

· 稳定型心绞痛的症状表现为心肌缺血引起的胸部不适通常位于胸骨后，也可在心前区、咽部、下颌等部位，发作时常见心率增快、血压升高、表情焦虑、皮肤冷或出汗。

· 患者胸痛常表现出压迫、发闷、紧缩或胸口沉重感，有时被描述为颈部扼制或胸骨后灼烧感，但不是针刺或刀扎样锐利性痛。可伴有呼吸困难，也可伴有非特异性症状，如乏力或虚弱感等，有时与肺部疾病引起的气短难以鉴别。

· 患者胸痛通常持续数分钟至10余分钟，大多数情况下3～5分钟，很少超过15分钟，若症状仅持续数秒或以小时计算，则很可能不是心绞痛。

· 稳定型心绞痛还有两种特殊表现。①晨间第一次稳定型心绞痛：患者可在晨起从事较轻的体力活动，如洗漱时出现心绞痛，而此后从事更大强度体力活动无心绞痛发生。②患者在开始走路时发生典型心绞痛症状，在继续行走时心绞痛症状可消失。

4.4.3 中西药治疗

药物治疗目标是缓解心绞痛症状和预防心血管事件。缓解缺血、减轻症状的药物应与预防心肌梗死和死亡的药物联合使用，其中一些药物，如β受体阻滞剂，同时兼具两方面的作用。如无禁忌证，β受体阻滞剂应作为稳定型心绞痛的初始治疗药物。β受体阻滞剂能够降低心肌梗死后稳定型心绞痛患者死亡和再梗死的风险。舌下含服或喷雾用硝酸甘油可作为心绞痛发作时缓解症状用药，也可于运动前数分钟使用，以减少或避免心绞痛发作。长效硝酸酯类药物不适宜治疗心绞痛急性发作，而适宜慢性长期治疗。每天用药时应注意给予足够的无药间期，以减少耐药性的发生。

（1）冠心病心绞痛

人群特征： 患者表现为心绞痛症状在1～3个月内相对稳定，即每日和每周疼痛发作次数大致相同，诱发疼痛的劳力和情绪激动程度相同，每次发作疼痛的性质和疼痛部位无改变，疼痛时限相仿，服用硝酸甘油后也在相近时间内产生疗效。

治疗原则：缓解心绞痛症状、心肌缺血，预防心血管事件发生。

◇ 缓解心绞痛硝酸酯类药
- 硝酸甘油片
- 硝酸异山梨酯片（消心痛）
- 单硝酸异山梨酯片/缓释片（依姆多）

◇ 改善急性发作的中成药
- 速效救心丸
- 复方丹参滴丸
- 麝香保心丸
- 宽胸气雾剂

◇ 减缓心率降低血压药（β受体阻滞剂）
- 酒石酸美托洛尔片（倍他乐克）/缓释片
- 卡维地洛片（金络）
- 琥珀酸美托洛尔缓释片（倍他乐克）
- 富马酸比索洛尔片（康忻）

◇ 改善冠脉血流心肌耗氧药（二氢砒啶类，CCB）
- 苯磺酸氨氯地平片（络活喜）
- 苯磺酸左旋氨氯地平片（施慧达）
- 非洛地平缓释片（波依定）
- 硝苯地平控释片（拜新同）/缓释片（伲福达）

◇ 改善冠脉血流心肌耗氧药（非二氢砒啶类）
- 盐酸维拉帕米缓释片（异搏定）
- 盐酸地尔硫䓬片（合心爽）

◇ 其他缓解心绞痛用药
- 盐酸曲美他嗪片（万爽力）
- 尼可地尔片（喜格迈）

（2）稳定型冠心病合并高血压和血脂异常

人群特征：患者既有稳定型冠心病还合并血脂异常和高血压。

治疗原则：改善预后，预防心肌梗死或死亡等不良心血管事件的发生。

◇ 抗血小板药
- 阿司匹林肠溶片（拜阿司匹灵）
- 替格瑞洛片（倍林达）（P2Y12受体拮抗剂）
- 硫酸氢氯吡格雷片（波立维）（P2Y12受体拮抗剂）

◇ 降胆固醇药
- 他汀类药物
- 依折麦布片（益适纯）

◇ ACEI和ARB类降压药
- 马来酸依那普利片（依苏）
- 马来酸依那普利叶酸片（依叶）
- 福辛普利钠片（蒙诺）
- 缬沙坦胶囊/片（代文）

- 培哚普利叔丁胺片（雅施达）
- 赖诺普利片/胶囊
- 厄贝沙坦片（安博维）
- 替米沙坦片（美卡素）

4.4.4 中医分证治疗

中医治疗根据急则治其标，缓则治其本的原则，疼痛期以通为主，活血化瘀、理气通阳；缓解期以调整脏腑气血，培补正气为主。

（1）心血瘀阻证

人群特征：患者表现出胸痛以固定性疼痛为特点，症见面色紫暗，肢体麻木，口唇紫暗或暗红。舌质暗红或紫暗，舌体有瘀点或瘀斑，舌下静脉紫暗，脉涩或结代。

治疗方法：活血化瘀，通络止痛。

- 血塞通软胶囊/滴丸
- 血栓通胶囊
- 冠心舒通胶囊
- 地奥心血康胶囊

（2）气滞血瘀证

人群特征：患者表现出胸痛以胸闷胀痛、多因情志不遂诱发为特点，症见善太息，脘腹两胁胀闷，得嗳气或矢气则舒。舌紫或暗红，脉弦。

治疗方法：行气活血，通络止痛。

- 血府逐瘀胶囊
- 银丹心脑通软胶囊
- 心可舒片
- 麝香保心丸
- 复方丹参片/胶囊/滴丸
- 养心达瓦依米西克蜜膏

> **药师说**：矢气就是平常说的屁，矢气也作失气。

（3）痰浊闭阻证

人群特征：患者表现出胸痛以胸闷痛为特点，症见痰多体胖，头晕多寐，身体困重，倦怠乏力，大便黏腻不爽。舌苔厚腻，脉滑。

治疗方法：通阳泄浊，豁痰开结。

- 丹蒌片
- 心通口服液
- 二陈丸

（4）寒凝心脉证

人群特征：患者表现为胸痛以猝然心痛如绞、感寒痛甚为特点，症见形寒肢冷，冷汗自出，面色苍白，心悸气短。苔薄白，脉沉紧。

治疗方法：温经散寒，活血通痹。

113

- 宽胸丸
- 冠心苏合丸
- 苏合香丸

（5）气虚血瘀证

人群特征：患者表现为胸痛以胸痛胸闷、劳则诱发为特点，症见气短乏力，身倦懒言，心悸自汗，面色淡白或晦暗。舌胖淡暗，脉沉涩。

治疗方法：益气活血，补虚止痛。

- 通心络胶囊
- 脑心通胶囊
- 麝香通心滴丸
- 参桂胶囊
- 通心舒胶囊
- 血栓心脉宁片
- 愈心痛胶囊
- 养心氏片
- 芪参益气滴丸

（6）气阴两虚证

人群特征：患者表现出胸痛以胸闷隐痛、遇劳则甚为特点，症见气短口干，心悸倦怠，眩晕失眠，自汗盗汗。舌胖嫩红少津，脉细弱无力。

治疗方法：益气养阴，活血通络。

- 灯盏生脉胶囊
- 参松养心胶囊
- 通脉养心丸
- 养心生脉颗粒
- 稳心颗粒

（7）心肾阴虚证

人群特征：患者表现出胸痛以疼痛时作时止为特点，症见腰膝酸软，心悸失眠，五心烦热，口燥咽干，潮热盗汗。舌红少苔，脉细数。

治疗方法：滋阴清热，养心安神。

- 心元胶囊
- 天王补心丹

（8）心肾阳虚证

人群特征：患者临床表现出胸痛以胸闷痛、遇寒加重为特点，症见畏寒肢冷，心悸怔忡，自汗神倦，面色㿠白，便溏，肢体浮肿。舌淡胖、苔白，脉沉迟。

治疗方法：补益阳气，温振心阳。

- 金匮肾气丸
- 心宝丸
- 桂附理中丸
- 左归丸
- 心荣口服液

4.4.5 用药提示

・伴严重心动过缓和高度房室传导阻滞、窦房结功能紊乱、明显支气管痉挛或支气管哮喘患者禁用β受体阻滞剂。无固定狭窄的冠状动脉痉挛造成的缺血，如变异型心绞痛，不宜使用β受体阻滞剂，此时CCB是首选药物。

・硝酸酯类药物连续应用24小时后可发生耐药、疗效减弱，因此长期使用硝酸酯类药物必须采用**偏心给药**方法，保证每天8～12小时的无硝酸酯或低硝酸酯浓度。

> **药师说：什么是偏心给药？**
>
> 偏心给药是指给药（服药）的时间间隔有所偏重、有所集中，在每天最后一次给药到次日第一次给药的时间间隔要相对比较长，留出充分的空白时间。如果是单硝酸异山梨酯片，作用大约8小时，所以一般每天服用2次，日间间隔的时间短一些，夜间的时间留长一些。如果是单硝酸异山梨酯缓释片，那就是每天1次。缓释片里，速释的药物成分占30%，缓释的占70%。服药后，速释的那部分很快释放起作用，缓释的部分再慢慢释放维持作用。这样到最后药物浓度降低到不起作用，身体就慢慢恢复敏感性，第二天再吃药效果就好了。

・硝酸酯类药物的不良反应包括头痛、面部潮红、心率反射性加快及低血压，上述不良反应以短效硝酸甘油更明显。第1次舌下含服硝酸甘油时，应注意可能发生体位性低血压。严重主动脉瓣狭窄或肥厚型梗阻性心肌病引起的心绞痛患者，不宜使用硝酸酯类药物。

・使用治疗勃起功能障碍的西地那非药物者24小时内不可应用硝酸甘油等硝酸酯类药物，以避免引起低血压，甚至危及生命。

・地尔硫䓬和维拉帕米能够减慢房室传导，常用于伴有心房颤动或心房扑动的心绞痛患者。这两种药物不宜用于已有严重心动过缓、高度房室传导阻滞及病态窦房结综合征的患者。

・心力衰竭患者应避免使用非二氢吡啶类以及短效二氢吡啶类药物，因其可使心功能恶化，增加死亡风险。当心力衰竭患者伴有严重心绞痛，其他药物不能控制而需应用CCB时，可选择安全性较好的氨氯地平或非洛地平。

4.4.6 健康提醒

・对于稳定型心绞痛患者，应避免各种诱发因素，如避免进食过饱

（尤其是饱餐后运动）、戒烟限酒、避免过度劳累、避免情绪波动、避免受寒。

· 避免输液量过多或输液速度过快；积极控制冠心病危险因素；建议进行心脏康复评估，制订心脏康复方案。

4.5 慢性心力衰竭

4.5.1 疾病概述

心力衰竭简称心衰，是多种原因导致心脏结构和/或功能的异常改变，使心室收缩和/或舒张功能发生障碍，从而引起的一组复杂临床综合征。主要临床表现为呼吸困难、疲乏和液体潴留（肺循环、体循环淤血及外周水肿）。心衰为各种心脏病的严重和终末阶段。

常见病因为冠心病、高血压、心脏瓣膜病、心肌病、心脏毒性药物、放射性心肌损伤、免疫及炎症介导的心肌损伤等。心衰的患病率与年龄相关，<60岁人群患病率<2%，而≥75岁人群可>10%。

根据心衰发生的时间、速度、严重程度可分为慢性心衰和急性心衰，在原有慢性心脏疾病基础上逐渐出现心衰症状和体征的为慢性心衰。慢性心衰症状、体征稳定1个月以上称为稳定性心衰。慢性稳定性心衰恶化称为失代偿性心衰，如失代偿突然发生则称为急性心衰。根据心衰的发生、发展过程，分为4个阶段（表4-1）。

表4-1 心力衰竭发生、发展的4个阶段表

心力衰竭阶段	定义	患病人群
A（前心力衰竭阶段）	患者为心力衰竭的高危人群，尚无心脏结构或功能异常，无心力衰竭症状和/或体征	高血压、冠状动脉粥样硬化性心脏病、糖尿病、肥胖、其他代谢综合征、心脏毒性药物使用史、酗酒史、风湿热史、心肌病家族史等
B（前临床心力衰竭阶段）	患者无心力衰竭症状和/或体征，已发展成结构性心脏病	左心室肥厚、无症状的心脏瓣膜病、以往有心肌梗死史等
C（临床心力衰竭阶段）	患者已有基础的结构性心脏病，以往或目前有心力衰竭症状和/或体征	有结构性心脏病，伴气短、乏力、运动耐量下降等
D（难治性终末期心力衰竭阶段）	患者有进行性结构性心脏病，虽经积极的内科治疗，休息时仍有症状，且需要特殊干预	因心力衰竭反复住院，且不能安全出院者；需要长期静脉用药者；等待心脏移植者；使用心脏机械辅助装置者

慢性心力衰竭衰归属于中医学"心悸""喘证""怔忡""心痹""水肿"等范畴。中医认为，慢性心力衰竭的发生与脏腑功能失司、情志失调、劳累过度及外邪有关。基本病理改变为心、肺、肾阳气亏虚，血脉运行无力，水湿不化，聚而生痰饮，卫外不固，淫邪内侵。早期慢性心力衰竭以心气虚为主，进一步发展为气阴两虚，或气损及阳，最终导致阴阳两虚，其中以阳虚为主。

4.5.2 诊病看点

·左心衰竭的症状表现为呼吸困难，主要为劳力性呼吸困难、夜间阵发性呼吸困难，严重者出现急性肺水肿，表现为端坐呼吸、咳嗽、咯粉红色泡沫样痰、乏力、运动耐量降低、头晕、面色苍白或晦暗等。

·左心衰竭患者肺部可听到湿啰音（左心衰竭的主要特征），心脏有杂音（奔马律）、心尖搏动点在下移位（提示左心室扩大）等。

·右心衰竭主要表现为体循环淤血，症状表现为腹胀、食欲不振、恶心呕吐、劳力性呼吸困难。体征可见双侧踝关节发生水肿、颈静脉扩张、搏动增强、怒张等，肝颈静脉回流征阳性等体征（右心衰竭的主要特征）。

·早期识别心衰的指征：原心功能正常或慢性心衰稳定期患者出现原因不明的疲乏或运动耐力明显减低，以及心率增加15～20次/分，可能是左心功能减退或心衰加重的最早期征兆。

·心衰患者体重增加可能早于显性水肿出现，短期内观察到体重明显增加、尿量减少、入量大于出量提示液体潴留。

·血浆利钠肽［B型利钠肽（BNP）/N末端B型利钠肽原（NT-proBNP）］测定可用于因呼吸困难而疑为心衰的诊断和鉴别诊断，在慢性心衰的临床应用中，BNP/NT-proBNP用于排除心衰诊断价值更高。排除慢性心衰诊断的界值：BNP＜35ng/L，NT-proBNP＜125ng/L，在此范围内，心衰诊断的可能性非常小（图4-1）。

·心肌肌钙蛋白（cTn）可用于诊断原发病如急性心肌梗死（AMI），也可以对心衰作进一步的危险分层。诊断慢性心衰时应考虑年龄和肾功能对NT-proBNP水平的影响。

·6分钟步行试验用于评估患者的运动耐力。6分钟步行距离＜150m为重度心衰，150～450m为中度心衰，＞450m为轻度心衰。也可依据纽约心脏病协会（NYHA）按诱发心衰症状的活动程度，判断心衰的程度（表4-2）。

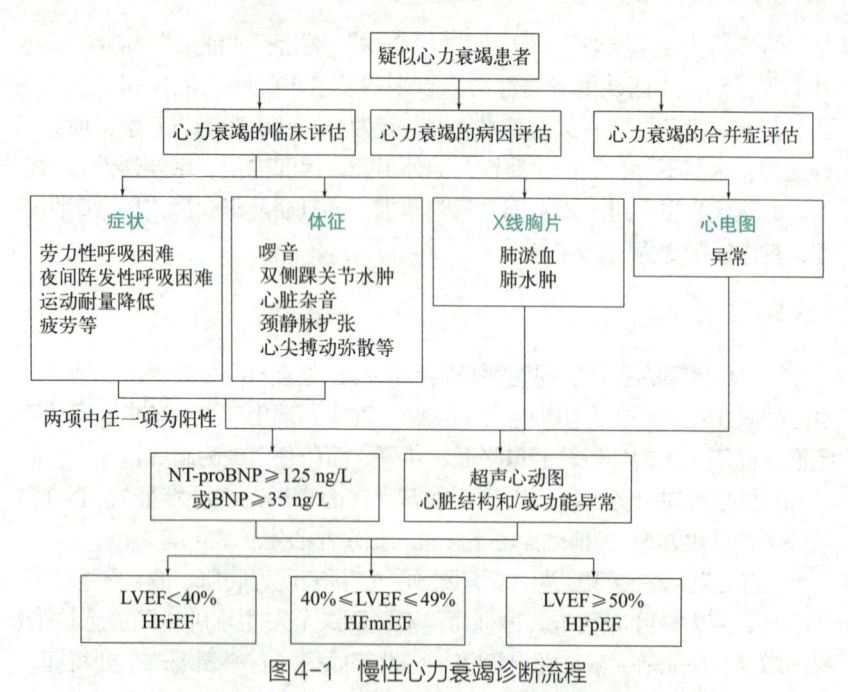

```
                    疑似心力衰竭患者
                          │
        ┌─────────────────┼─────────────────┐
   心力衰竭的临床评估    心力衰竭的病因评估   心力衰竭的合并症评估
```

```
    症状              体征           X线胸片        心电图
 劳力性呼吸困难      啰音           肺淤血         异常
 夜间阵发性呼吸困难  双侧踝关节水肿  肺水肿
 运动耐量降低       心脏杂音
 疲劳等            颈静脉扩张
                   心尖搏动弥散等
```

两项中任一项为阳性

```
  NT-proBNP≥125 ng/L         超声心动图
  或BNP≥35 ng/L              心脏结构和/或功能异常
```

```
 LVEF<40%     40%≤LVEF≤49%     LVEF≥50%
  HFrEF         HFmrEF          HFpEF
```

图 4-1　慢性心力衰竭诊断流程

NT-proBNP—*N*末端B型利钠肽原；BNP—B型利钠肽；LVEF—左心室射血分数；HFrEF—射血分数降低的心力衰竭；HFmrEF—射血分数中间值的心力衰竭；HFpEF—射血分数保留的心力衰竭

表 4-2　纽约心脏病协会（NYHA）心功能分级

分级	症状
Ⅰ级	活动不受限。日常体力活动不引起明显的气促、疲乏或心悸
Ⅱ级	活动轻度受限。休息时无症状，日常活动可引起明显的气促、疲乏或心悸
Ⅲ级	活动明显受限。休息时可无症状，轻于日常活动即引起显著的气促、疲乏、心悸
Ⅳ级	休息时也有症状，任何体力活动均会引起不适。如无须静脉给药，可在室内或床边活动者为Ⅳa级；不能下床并需静脉给药支持者为Ⅳb级

4.5.3　西药治疗

慢性心衰患者治疗的目的是减轻症状和减少致残，提高存活率，改善功能，延缓疾病进展。利尿剂用于减轻症状和改善功能。神经激素抑制剂用于提高存活率和延缓疾病进展。慢性心衰患者多口服最小有效剂量利尿剂长期维持。根据患者淤血症状和体征、血压及肾功能选择起始剂量，根据患者对利尿剂的反应调整剂量,体重每天减轻0.5～1.0kg为宜。一旦症状缓解、病情控制,即以最小有效剂量长期维持,并根据液体潴留的情况随时调整剂量。药物治疗包括利尿剂、ACEI、ARB类、醛固酮受体拮抗剂、β受体阻滞剂、正性肌力药、血管扩张药。

人群特征:慢性心衰患者的临床指征。

治疗原则:慢性HFrEF治疗目标是改善临床症状和生命质量,预防或逆转心脏重构,减少再住院,降低死亡率。

◇ 利尿药
■ 袢利尿剂
  · 呋塞米片
  · 布美他尼片(利了)
  · 托拉塞米片
■ 噻嗪类利尿剂
  · 氢氯噻嗪片
  · 吲达帕胺片(寿比山)/缓释片(纳催离)
■ 保钾利尿剂
  · 氨苯蝶啶片
■ 醛固酮受体拮抗剂
  · 螺内酯片
◇ 纠正低钠血症药
■ 血管升压素V_2受体拮抗剂
  · 托伐普坦片(苏麦卡、欣速安)
◇ 降压药
■ 血管紧张素转化酶抑制(ACEI)
  · 马来酸依那普利片(依苏)
  · 盐酸贝那普利片(洛汀新)
  · 福辛普利钠片(蒙诺)
  · 西拉普利片(一平苏)
  · 培哚普利叔丁胺片(雅施达)
  · 赖诺普利片/胶囊
  · 盐酸咪达普利片(达爽)
  · 雷米普利片(瑞泰)
■ 血管紧张素Ⅱ受体拮抗剂(ARB)
  · 氯沙坦钾片(科素亚)
  · 缬沙坦胶囊(代文)/片
  · 厄贝沙坦片(安博维)
  · 坎地沙坦酯片(必洛斯)
  · 替米沙坦片(美卡素、洛格乐、赛卡)
  · 奥美沙坦酯片(傲坦)
  · 阿利沙坦酯片(信立坦)

- β受体阻滞剂
  - ·酒石酸美托洛尔片（倍他乐克）
  - ·琥珀酸美托洛尔缓释片（倍他乐克）
  - ·富马酸比索洛尔片（康忻、博苏）
  - ·卡维地洛片（金络、枢衡）
- 血管紧张素受体脑啡肽酶抑制剂（ARNI）
  - ·沙库巴曲缬沙坦钠片（诺欣妥）

◇ 控制合并糖尿病药
- 钠-葡萄糖协同转运蛋白2（SGLT2）抑制剂
  - ·达格列净片（安达唐）

◇ 提高正性肌力药
- 强心苷类药物
  - ·地高辛片

◇ 纠正心律失常药
- 选择性特异性If电流抑制剂
  - ·盐酸伊伐布雷定片（可兰特）

4.5.4 中医分证治疗

中医认为本病病性为本虚标实，本虚为气虚、阳虚、阴虚，标实为血瘀、水饮、痰湿，治疗根据不同证型，给予相应中成药。

（1）心肺气虚证

人群特征：患者表现出气短喘促、心悸咳嗽、胸闷、自汗、咳痰清稀、神疲乏力、懒言声怯，动则加剧，舌淡、苔薄白，脉沉弱。

治疗方法：补益心肺。
- ·补心气口服液
- ·舒心口服液
- ·人参保肺丸

（2）气阴两虚证

人群特征：患者表现出心悸气短，动则加重，五心烦热，失眠多梦，目眩，倦怠乏力，声息低微，口干舌燥，舌红、苔少或无苔，脉细数。

治疗方法：益气养阴。
- ·生脉饮/颗粒/胶囊
- ·益心口服液
- ·滋心阴口服液
- ·补益强心片

（3）气虚血瘀证

人群特征：患者表现出心悸怔忡，气短乏力，头晕目眩，胸胁作痛，痛如针刺，浮肿尿少，面色萎黄，舌质紫暗或有瘀斑，脉涩或结代。

治疗方法：益气活血利水。

- 麝香保心丸
- 心通口服液
- 益心丸/胶囊
- 通心络胶囊

（4）阳虚水停证

人群特征：患者表现出心悸怔忡，喘促，尿少浮肿，腰以下甚，腰酸冷痛，面色㿠白，恶寒肢冷，腹胀濡泄，舌淡，苔薄白滑，脉沉细。

治疗方法：温阳利水。

- 芪苈强心胶囊
- 心宝丸
- 参附强心丸
- 济生肾气丸

> **药师说**：怔忡为病名，是心悸的一种，是指多因久病体虚、心脏受损导致气血、阴阳亏虚，或邪毒、痰饮、瘀血阻滞心脉，日久导致心失濡养，心脉不畅，从而引起的心中忐忑不安，不能自控的一种病证，常和惊悸合并称为心悸。
>
> 㿠白，是指气血亏虚而发白的面色。

（5）热痰壅肺证

人群特征：患者表现出心悸咳喘，发热口渴，咯痰黏稠，色黄，咯吐不爽，胸胁胀满，口干欲饮水，舌红，苔黄，脉滑数。

治疗方法：宣肺化痰，蠲（juān）饮平喘。

- 复方鲜竹沥液
- 清肺消炎丸
- 清气化痰丸
- 牛黄蛇胆川贝液
- 川贝枇杷糖浆
- 清肺化痰丸
- 清肺抑火丸

（6）寒痰阻肺证

人群特征：患者表现出心悸咳喘，尿少浮肿，痰多质稀或泡沫样痰，口不渴或渴喜热饮，形寒肢冷，舌淡暗，苔白滑，脉弦滑。

治疗方法：温肺化痰。

- 小青龙合剂/颗粒
- 复方蛤青片

（7）阴竭阳脱证

人群特征：患者表现出心悸，呼吸喘促，呼多吸少，烦躁不安，张口抬肩，汗出如油，神志昏迷，舌质紫暗，苔少或无苔，脉微细欲绝。

治疗方法： 固阴回阳救逆。

・固肾定喘丸

4.5.5　用药提示

・使用利尿剂会丢失电解质，可导致低钾、低镁血症，并可能引起心衰患者发生严重心律失常。血钾3.0～3.5mmol/L，可口服补钾治疗，血钾＜3.0mmol/L应口服和静脉结合补钾。低钠血症（血钠＜135mmol/L）时应注意区别缺钠性低钠血症和稀释性低钠血症。若低钠血症合并容量不足时，可考虑停用利尿剂。

・某些肾毒性的药物，如非甾体抗炎药，会影响利尿剂的药效并且导致肾功能损害和肾灌注下降，增加血管紧张素转化酶抑制剂（ACEI）或血管紧张素Ⅱ受体拮抗剂（ARB）或醛固酮受体拮抗剂引起肾功能恶化的风险。

・心源性休克、病态窦房结综合征、二度及以上房室传导阻滞（无心脏起搏器）、心率＜50次/分、低血压（收缩压＜90mmHg）、支气管哮喘急性发作期患者禁用β受体阻滞剂。

・达格列净应用过程中需注意监测低血压、酮症酸中毒、急性肾损伤和肾功能损害、尿脓毒症和肾盂肾炎、低血糖、生殖器真菌感染等不良反应。

・螺内酯可延长地高辛半衰期，需调整剂量或给药间期；ACEI及ARB可使地高辛血药浓度增高；吲哚美辛可使地高辛半衰期延长，有中毒危险，需监测血药浓度及心电图；红霉素可增加地高辛在胃肠道的吸收。

・所有无症状的LVEF降低者，推荐使用ACEI或ARB和β受体阻滞剂预防或延缓心衰发生。使用ACEI曾发生血管神经性水肿（导致喉头水肿）者、妊娠妇女和双侧肾动脉狭窄者禁用ACEI。

4.5.6　健康提醒

・一般治疗，监测体重，限钠、限水、低脂饮食；急性期或病情不稳定者限制体力活动，卧床；稳定的心衰患者应每天保持适度的运动。

・对存在多种心血管疾病危险因素、靶器官损伤或心血管疾病的高血压患者，血压应控制在130/80mmHg以下。

・糖尿病是心衰发生的独立危险因素，近来研究显示SGLT2抑制剂能降低具有心血管高危风险的2型糖尿病患者的死亡率和心衰住院率。对冠心病患者或冠心病高危人群，推荐使用他汀类药物预防心衰。

·控制肥胖、糖代谢异常，戒烟和限酒有助于预防或延缓心衰的发生。

·建议检测BNP水平以筛查心衰高危人群（心衰A期），控制危险因素和干预生活方式有助于预防左心室功能障碍或新发心衰。

·血压不达标患者应优化血压控制，预防发展为有症状的心衰。

·冠心病伴持续缺血表现的患者应尽早行血运重建治疗。

·建议患者保持积极乐观的心态，给予心理支持，必要时使用抗焦虑或抗抑郁药物。

·心力衰竭急性发作伴容量负荷过重时，限制钠摄入＜2g/d；轻度或稳定期时不主张严格限制钠摄入。

·轻中度心力衰竭患者常规限制液体并无获益。慢性D期心力衰竭患者可将液体摄入量控制在1.5～2L/d，也可根据体重设定液体摄入量，体重＜85kg患者每日摄入液体量为30mL/kg，体重＞85kg患者每日摄入液体量为35mL/kg。

·低脂饮食，戒烟限酒，肥胖者需减肥，营养不良者需给予营养支持，将血脂、血糖、肾功能、电解质控制在合适范围。

第5章

内分泌及代谢性疾病用药

　　内分泌及代谢性疾病很多，但在此只谈及糖尿病及其相关并发症、肥胖症、甲状腺功能亢进症、甲状腺功能减退症、高尿酸血症、痛风及骨质疏松症等。这些疾病在药物治疗上，不仅需要监测临床指标及合理用药，还需要依据病情和用药情况进行剂量调整，做好疾病管理，这也是学习本章需要注意的地方。

5.1 糖尿病

5.1.1 疾病概述

糖尿病是一组由胰岛素分泌缺陷或其生物学作用障碍引起的，以高血糖为特征的代谢性疾病。慢性高血糖导致多种脏器多系统损害，尤其是眼、肾、神经及心血管的长期损害、功能不全和衰竭。空腹血糖、口服葡萄糖耐量试验（OGTT）负荷后2小时血糖和糖化血红蛋白（HbA1c）是筛查和诊断糖尿病的主要依据。按病因将糖尿病分为1型糖尿病（T1DM）、2型糖尿病（T2DM）、特殊类型糖尿病和妊娠糖尿病4种类型。

中医学将糖尿病归为"消渴病"或"糖络病"等。糖尿病病位在五脏，以脾（胃）、肝、肾为主，涉及心肺；阴虚或气虚为本，痰浊、血瘀为标，多虚实夹杂。初期情志失调，痰浊化热伤阴，以标实为主；继之为气阴两虚，最后阴阳两虚，兼夹痰浊、瘀血，以本虚为主。

5.1.2 诊病看点

· 2型糖尿病多见于成人，常在40岁以后起病；多数起病隐匿，症状相对较轻，半数以上无任何症状，不少患者因慢性并发症、伴发病就诊或健康体检时发现。

· 典型症状为"三多一少"，即多尿、多饮、多食和不明原因的体重下降，伴乏力。

· 有些患者可表现为视物模糊、外阴瘙痒、皮肤瘙痒和易感染。

· 空腹血糖、OGTT 2h血糖和HbA1c均可用于筛查和诊断糖尿病。

· 如果有典型的糖尿病症状（如烦渴多饮、多尿、多食、不明原因体重下降），满足空腹静脉血浆葡萄糖≥7.0mmol/L，或OGTT 2h静脉血浆葡萄糖≥11.1mmol/L，或HbA1c≥6.5%，或随机静脉血浆葡萄糖≥11.1mmol/L，可诊断为糖尿病。

· 如果缺乏典型的糖尿病症状，则需要同一时间点的两个血糖指标或两个不同时间点的血糖指标达到或超过诊断切点（不包括随机血糖）方可诊断为糖尿病。

5.1.3 西药治疗

糖尿病治疗的近期目标是通过控制高血糖和代谢紊乱来消除糖尿病症状和防止出现急性并发症，糖尿病治疗的远期目标是通过良好的代谢控制以预防慢性并发症、提高患者生活质量和延长寿命。疾病初期可单独使用二甲双胍治疗，若血糖未达标，则应进行二联治疗。二联治疗的药物可根据患者病情特点选择。

五大类口服降糖药虽然作用机制、特点各不相同，但完全可以联合使用。原则上，任何一种口服降糖药中的一种均可与另一类口服降糖药中的一种合用。在选择口服降糖药时，还应根据患者的具体情况，进行综合考虑。任何一类口服降糖药也均可与胰岛素合用。但是，同类降糖药不宜合用，否则增加的不是降糖效果，而是副作用。二联治疗3个月血糖不达标的患者，应启动三联治疗，即在二联治疗的基础上加用一种不同机制的降糖药物。如三联治疗血糖仍不达标，则应将治疗方案调整为多次胰岛素治疗（基础胰岛素加餐时胰岛素或每日多次预混胰岛素）。

（1）早期糖尿病

人群特征：患者血糖偏高，HbA1c ≥ 7%。

治疗原则：生活方式干预和二甲双胍治疗。

- 二甲双胍片/缓释片

（2）糖尿病发展期

人群特征：患者血糖偏高，HbA1c ≥ 7%，进行生活方式干预和二甲双胍治疗仍未达标，并未合并其他高危因素或疾病。

治疗原则：可以采取二联药物治疗。

◇ 降低餐后血糖药

■ 格列奈类胰岛素促泌剂
- 瑞格列奈片（诺和龙）
- 米格列奈片（快如妥）
- 那格列奈片（唐力）

■ α-葡萄糖苷酶抑制剂
- 阿卡波糖片（拜糖苹）
- 米格列醇片（来平、奥恬苹）
- 伏格列波糖片（倍欣）

■ 速效胰岛素类似物
- 门冬胰岛素注射液
- 赖脯胰岛素注射液

- 短效人胰岛素
  - 生物合成人胰岛素注射液（诺和灵R）
  - 重组人胰岛素注射液（优泌林）
- ✧降低餐前餐后血糖药
- 双胍类降糖药
  - 盐酸二甲双胍片/缓释片（格华止）
- 磺脲类胰岛素促泌剂
  - 格列齐特缓释片（达美康）
  - 格列喹酮片（糖适平）
  - 格列吡嗪控释片（瑞易宁）/缓释片
  - 格列美脲片（亚莫利）
- 噻唑烷二酮胰岛素增敏剂（TZD）
  - 盐酸吡格列酮片（艾可拓）
- DPP4抑制剂（二肽基肽酶Ⅳ抑制剂）
  - 磷酸西格列汀片（捷诺维）
  - 沙格列汀片（安立泽）
  - 维格列汀片（佳维乐）
  - 利格列汀片（欧唐宁）
  - 苯甲酸阿格列汀片（尼欣那）
- SGLT2抑制剂（钠-葡萄糖共转运蛋白2抑制剂）
  - 达格列净片（安达唐）
  - 恩格列净片（欧唐静）
  - 卡格列净片（怡可安）
  - 艾托格列净片（捷诺妥）
- 新型降糖复方制剂
  - 西格列汀二甲双胍片（Ⅱ）（捷诺达）
  - 沙格列汀二甲双胍缓释片（Ⅰ）（安立格）
  - 二甲双胍维格列汀片（Ⅱ）（宜合瑞）
  - 利格列汀二甲双胍片（Ⅱ）（欧双宁）
  - 二甲双胍恩格列净片（Ⅰ）（恩双平）
- 胰高糖素样-1受体激动剂（GLP1受体激动剂）
  - 利拉鲁肽注射液（诺和力）
  - 度拉糖肽注射液（度易达）
  - 司美格鲁肽注射液（诺和泰）
- 中效人胰岛素
  - 精蛋白生物合成人胰岛素注射液（诺和灵N）

- 长效胰岛素类似物
  - 甘精胰岛素注射液（来得时）
  - 地特胰岛素注射液（诺和平）
  - 德谷胰岛素注射液（诺和达）
- 预混胰岛素和胰岛素类似物
  - 门冬胰岛素30注射液（诺和锐30）
  - 门冬胰岛素50注射液（诺和锐50）
  - 德谷门冬双胰岛素注射液（诺和佳）
  - 精蛋白锌重组人胰岛素混合注射液（30R）（优泌林70/30）
  - 精蛋白锌重组赖脯胰岛素混合注射液（50R）（优泌乐50）
  - 30/70混合重组人胰岛素注射液（甘舒霖30R）
  - 50/50混合重组人胰岛素注射液（甘舒霖50R）
  - 精蛋白混合重组人胰岛素注射液（30/70）（优思灵30R）
  - 精蛋白混合重组人胰岛素注射液（50/50）（优思灵50R）

（3）糖尿病合并ASCVD或高危疾病

人群特征：患者血糖偏高，HbA1c≥7%，进行生活方式干预和二甲双胍治疗未达标，并合并其他高危因素或心力衰竭或慢性肾功能受损。

治疗原则：直接采取GLP1受体激动剂或SGLT2抑制剂治疗，HbA1c仍不达标再加其他类别药物。

◇ 降低血糖预防心血管疾病药

- SGLT2抑制剂（钠-葡萄糖共转运蛋白2抑制剂）

  见上页"（2）糖尿病发展期"同类药项下。

- 胰高糖素样-1受体激动剂（GLP1受体激动剂）

  见上页"（2）糖尿病发展期"同类药项下。

5.1.4 中医分证治疗

（1）气阴两虚证

人群特征：患者表现出消瘦，体重减轻，疲乏无力，易出汗，口干口渴，心慌心悸，失眠，小便无力，大便干结，舌红，苔薄白，脉虚细。

治疗方法：益气养阴。

- 降糖甲片
- 津力达颗粒
- 渴乐宁胶囊
- 天芪降糖胶囊
- 消渴丸
- 消渴降糖胶囊
- 益津降糖胶囊
- 麦芪降糖丸

- 参芪消渴胶囊
- 玉泉胶囊

（2）**阴虚热盛证**

人群特征：患者表现出消瘦，体重减轻，口干口渴，口苦少津，五心烦热，心烦心悸，失眠健忘，舌红少津，苔薄白干或少苔，脉虚细数。

治疗方法：益气养阴，清热泻火。

- 消渴灵片
- 十味玉泉胶囊
- 消渴平片
- 消渴康颗粒
- 金芪降糖片
- 生津消渴胶囊
- 参精止渴丸
- 珍芪降糖胶囊
- 玉兰降糖胶囊
- 养阴降糖片

（3）**血瘀络阻证**

人群特征：患者表现为多见四肢末端麻木、疼痛、蚁行感、冰冷等异常感觉，伴有乏力、口干口渴，舌暗，舌底脉络瘀曲，脉弦细。

治疗方法：养阴清热，活血通络。

- 芪蛭降糖胶囊
- 地骨降糖胶囊
- 糖脉康胶囊
- 通脉降糖胶囊
- 桑枝颗粒
- 降糖通脉胶囊
- 消渴通脉口服液
- 愈三消胶囊

（4）**湿热困脾证**

人群特征：患者表现出口干口渴，口甜多饮，全身乏力，头目不清，体胖身重，纳差或纳多，痰涎壅盛，小便色黄或有淋漓不尽，大便溏稀或便黏，舌体胖大，苔白腻，脉滑。

治疗原则：燥湿化痰，益气养阴。

- 五黄养阴颗粒

（5）**肾阴亏虚证**

人群特征：患者表现出腰膝酸软，五心烦热，眩晕耳鸣，口干口渴，小便频数，大便或有干结，舌红少苔，脉细数。

治疗方法：滋阴补肾。

- 六味地黄丸/胶囊/颗粒
- 甘露消渴胶囊
- 麦味地黄丸/片/口服液
- 糖尿灵片
- 降糖舒片/胶囊
- 糖乐胶囊

（6）阴阳两虚证

人群特征：患者表现出口燥口干，多饮多尿，五心烦热，畏寒肢冷，神疲乏力，面色暗黑无华，腰膝酸软，或下肢浮肿，甚至全身皆肿，舌质淡，苔白而干，脉沉细无力。

治疗方法：滋阴补阳，利水消肿。

- 桂附地黄胶囊/丸
- 七味消渴胶囊
- 龟鹿二胶丸
- 八味肾气丸

5.1.5 用药提示

· 长期服用二甲双胍需警惕维生素B_{12}缺乏的可能。可每年测定1次血清维生素B_{12}水平，如缺乏应适当补充维生素B_{12}。

· 应警惕酒精可能诱发的低血糖，尤其是服用磺脲类药物或注射胰岛素及胰岛素类似物的患者应避免空腹饮酒并严格监测血糖。

· 格列奈类药物的常见不良反应是低血糖和体重增加，但低血糖的风险和程度较磺脲类药物轻。格列奈类药物可用于肾功能不全的患者。

· α-葡萄糖苷酶抑制剂的常见不良反应为胃肠道反应（如腹胀、排气等）。从小剂量开始，逐渐加量是减少不良反应的有效方法。单独服用本类药物通常不会发生低血糖。

· 肾功能不全的患者使用西格列汀、沙格列汀、阿格列汀和维格列汀时，应注意按照药物说明书来减少药物剂量。肝肾功能不全的患者使用利格列汀不需要调整剂量。

· 开始使用胰岛素治疗的患者均应接受自我管理技能的教育训练，了解低血糖发生的危险因素、症状以及掌握自救措施。

· 开始胰岛素治疗后，应坚持饮食控制和运动，患者应进行自我血糖监测，掌握按血糖监测结果调节胰岛素剂量的技能，以控制高血糖并预防低血糖的发生。

5.1.6 健康提醒

· 一般人群而言，T2DM的一级预防是提高这一群体对糖尿病防治的知晓度和参与度，倡导合理膳食、适量运动、控制体重、限盐、戒烟、限酒、平衡心态的健康生活方式，提高人群整体的糖尿病防治意识。

· 建议糖尿病前期个体通过饮食和运动干预降低糖尿病的发生风险，并定期随访及给予社会心理支持，以确保其能长期坚持正确的生活方式；

定期检查血糖；同时密切关注心血管风险因素（如吸烟、高血压、血脂异常等），并给予适当的干预措施。

·对于所有超重或肥胖的糖尿病患者，应调整生活方式，控制总能量摄入，至少减轻体重的5%。

·建议大多数糖尿病患者膳食中碳水化合物所提供的能量占总能量的50%～65%。餐后血糖控制不佳的糖尿病患者，可适当降低碳水化合物的供能比。不建议长期采用极低碳水化合物膳食。在控制碳水化合物总量的同时应选择低血糖生成指数的碳水化合物，可适当增加非淀粉类蔬菜、水果、全谷类食物摄入，减少精加工谷类摄入。

·糖尿病患者容易缺乏B族维生素、维生素C、维生素D以及铬、锌、硒、镁、铁、锰等多种营养素，可根据营养评估结果适量补充。

·补充维生素D，其剂量从2000IU/周至2000IU/天，很可能有助于1型糖尿病（T1DM）患者控制血糖和改善胰岛素功能。

·老年人群是糖尿病的易患人群。因此老年人合理膳食、做强度适宜的运动，可降低罹患糖尿病的风险。必要时，进行血糖与HbA1c的筛查，加强对心血管疾病风险因素的管理（如戒烟、限酒、控制血压和血脂等）。

·老年糖尿病的基础治疗是生活方式的干预，对于部分健康状态良好、血糖水平升高不明显的老年糖尿病患者，单纯的生活方式干预即可达到预期血糖控制。

5.2 糖尿病周围神经病变

5.2.1 疾病概述

糖尿病周围神经病变是糖尿病最常见的慢性并发症，是因不同病理生理机制所致的，具有多样化表现的一组临床综合征。糖尿病神经病变是1型糖尿病（T1DM）和2型糖尿病（T2DM）最为常见的慢性并发症，约50%的患者最终会发生远端对称性多发性神经病变（DSPN）。常见的糖尿病神经病变的类型为远端DSPN和自主神经病变，其中DSPN是最常见的类型，约占糖尿病神经病变的75%，通常也被称为糖尿病周围神经病变。

糖尿病周围神经病变属于中医"血痹""麻木""痿证"范畴。中医学认为其多由于糖尿病日久，耗伤气阴，阴阳气血亏虚，血行瘀滞，脉络痹阻所致，属本虚标实证。病位在肌肤、筋肉、脉络，内及肝、肾、脾等脏腑，以气血阴阳亏虚为本，痰瘀阻络为标。

5.2.2 诊病看点

·主要表现为麻木、疼痛、感觉异常等症状。有感觉神经和运动神经障碍的临床表现，通常为对称性，下肢较上肢严重。

·早期会出现感觉神经障碍的临床表现，先出现肢端感觉异常，分布如袜子或手套状，伴麻木、针刺感、灼热、蚁走感、发凉或如踏棉垫感，有时伴有痛觉过敏。随后有肢痛，呈隐痛、刺痛或烧灼样痛，夜间及寒冷季节加重。

·晚期会出现运动神经障碍的临床表现：肌张力减弱，肌力减弱以致肌萎缩、瘫痪。肌萎缩多见于手、足小肌肉和大腿肌肉。

·患者体征表现为腱反射减弱或消失，尤其是跟腱反射。震动感减弱或消失，触觉、温度觉、针刺痛觉、压力觉有不同程度减退。可有足部或手部小肌肉的无力和萎缩，但通常出现较晚。

·糖尿病神经病变5项检查：踝反射、针刺痛觉、震动觉、压力觉、温度觉。

5.2.3 西药治疗

糖尿病神经病变的发病率和严重程度与高血糖的持续时间和血糖水平呈正相关，高血糖所诱导的微血管病变及表观修饰改变在后期血糖控制良好的情况下依然存在，并且该损害不可逆。因此，早期控制血糖具有重要意义。

人群特征：患者表现出远端对称性多发性神经病变的症状，有1项体征检查为阳性，或无症状但有2项以上体征为阳性。

治疗原则：控制血糖、营养神经、改善微循环、改善代谢、对症治疗。

◇营养神经药
  ·维生素B_1片
  ·维生素B_2片
  ·维生素B_{12}片
  ·甲钴胺片（弥可保）
  ·腺苷钴胺片
  ·重组表皮生长因子喷雾剂

◇抗氧化应激药
  ·α-硫辛酸片/胶囊

◇ 改善微循环药
- 贝前列素钠片
- 胰激肽原酶肠溶片（怡开）
- 己酮可可碱缓释片

◇ 治疗代谢紊乱药（抑制醛糖还原酶活性药物）
- 依帕司他片（唐林）

◇ 缓解神经病变疼痛药
- 普瑞巴林胶囊（乐瑞卡）
- 盐酸度洛西汀肠溶胶囊（欣百达）
- 加巴喷丁胶囊（派汀）

◇ 改善细胞能量代谢药（促脂肪酸代谢药）
- 盐酸乙酰左卡尼汀片（斯考特）

◇ 缓解局部疼痛及改善微循环药
- 复方辣椒贴片

5.2.4 中医分证治疗

本病治疗应注重辨证，首先应辨虚实主次。本病属本虚标实之证，本虚以气虚、阴虚为主，渐至阴阳两虚，标实则责之瘀血、痰浊等，总以脉络不通为主。治疗当辨证施治。

（1）气虚血瘀证（麻木为主）

人群特征： 患者表现出肢体无力麻木，如有蚁行，肢末时痛，多呈刺痛，下肢为主，入夜痛甚，神疲倦怠，气短懒言，动则汗出，腹泻或便秘，舌质淡暗，或有瘀点，苔薄白，脉细涩。

治疗方法： 补气活血，化瘀通痹。
- 木丹颗粒
- 脑心通胶囊
- 通心络胶囊
- 参芪降糖颗粒
- 糖脉康胶囊

（2）阴虚血瘀证（麻木为主）

人群特征： 患者表现出肢体麻木，腿足挛急，酸胀疼痛，或肢体灼热疼痛，夜间为甚，五心烦热，失眠多梦，皮肤干燥，口干咽燥，腰膝酸软，头晕耳鸣，便秘，舌质嫩红或暗红，苔花剥少津，脉细数或细涩。

治疗方法： 滋阴活血，柔筋缓急。
- 津力达颗粒
- 蒲参胶囊

（3）痰瘀阻络证（麻木疼痛为主）

人群特征： 患者表现出肢体麻木刺痛，常有定处，或肌肤紫暗、肿胀，肢体困倦，头重如裹，昏蒙不清，体多肥胖，口黏乏味，胸闷纳呆，腹胀不适，大便黏滞，舌质紫暗，舌体胖大有齿痕，苔白厚腻，脉沉滑或沉涩。

治疗方法：化痰活血，宣痹通络。

- 血塞通软胶囊
- 血府逐瘀胶囊
- 葛酮通络胶囊
- 天丹通络胶囊

（4）**肝肾亏虚证**（肌肉萎缩为主）

人群特征：患者表现为肢体关节屈伸不利，痿软无力，甚者肌肉萎缩，腰膝酸软，骨松齿摇，头晕耳鸣，舌质淡，少苔或无苔，脉沉细无力。

治疗方法：滋补肝肾，益精填髓。

- 六味地黄丸
- 虎潜丸

（5）**阳虚寒凝证**（疼痛为主）

人群特征：患者表现出肢体麻木不仁，肢末冷痛，得温痛减，遇寒痛增，下肢为著，入夜更甚，神疲懒言，腰膝乏力，畏寒怕冷，舌质暗淡或有瘀点，苔白滑，脉沉紧。

治疗方法：温经散寒，通络止痛。

- 当归四逆汤
- 刺五加片
- 阳和汤

（6）**湿热阻络证**（疼痛麻木为主）

人群特征：肢体灼热疼痛，或重着乏力，麻木不仁，脘腹痞满，口腻不渴，心烦口苦，面色晦垢，大便黏滞，小便黄赤，舌红苔黄腻，脉滑数。

治疗方法：清热利湿，活血通络。

- 四妙丸
- 当归拈痛丸

5.2.5 用药提示

· 治疗糖尿病神经病理性疼痛，推荐首选普瑞巴林。但考虑到患者的社会经济情况、共患病和潜在的药物相互作用，加巴喷丁也可以作为一种有效的初始治疗药物。

· 三环类抗抑郁药也可有效减轻糖尿病患者的神经病理性疼痛，但其具有较高的发生严重不良反应的风险，故应谨慎使用。

· 目前还没有强有力的证据支持血糖控制和生活方式干预能够减轻糖尿病和糖尿病前期患者的神经痛，因此，建议这部分患者进行药物疼痛管理。

· 鉴于成瘾和其他并发症的高风险，阿片类药物，包括他喷他多和曲马多，不推荐作为治疗DSPN相关疼痛的一线或二线药物。

5.2.6 健康提醒

·做好四季养生，饮食有节，运动有常，内养正气，外慎邪气。辨证施膳，平衡膳食，戒烟限酒。

·强化血糖控制对降低T1DM患者发生神经病变的作用是肯定的，血糖控制越严格，患者受益越多。T1DM患者早期血糖控制接近正常，可以有效地预防DSPN和心脏自主神经病变（CAN）的发展。

5.3 糖尿病视网膜病变

5.3.1 疾病概述

糖尿病视网膜病变（DR）是指因长期高血糖及其他糖尿病相关血压和血脂异常所致，以视网膜微血管损害为特征的慢性进行性视力损害的眼病。糖尿病视网膜病变可导致黄斑部水肿，严重者可致视网膜前出血和玻璃体积血，甚至视网膜脱落，是糖尿病常见和严重的微血管并发症之一，也是导致成人失明的主要原因之一。

糖尿病视网膜病变的主要危险因素包括高血糖或明显血糖波动、高血压、高血脂、糖尿病病程长、糖尿病肾病、妊娠、肥胖、易感基因等。

糖尿病视网膜病变属于中医学"视瞻昏渺""云雾移睛""暴盲""血灌瞳神"等范畴。中医学认为其病因是先天不足，五脏虚弱，脏腑亏虚则精亏液少血虚，不能上承目络；后天脾胃运化失司，功能失调，目失所养，或痰湿内生，上蒙清窍；劳倦过度，外损筋骨，内伤脏腑，综上则发为消渴目病，其病机为气血阴阳失调，以气阴两虚、肝肾不足、阴阳两虚为本，脉络瘀阻、痰浊凝滞为标。

患者早期表现为视力正常或减退，目睛干涩，或眼前少许黑花飘舞；中期症状为视物模糊或变形，目睛干涩，可伴头晕耳鸣；晚期症状为视物模糊或不见，或者暴盲。

5.3.2 诊病看点

·患者视网膜出现黄斑区域弥漫性或局灶性的血管渗漏，其常由渗出性改变导致，包括脂蛋白渗出及点状出血等。

- 进展性的血管病变表现为微血管瘤、视网膜内出血、血管迂曲和血管畸形,最终导致异常毛细血管生成;视网膜毛细血管闭塞。

5.3.3 中西药治疗

纠正代谢紊乱可改善糖尿病视网膜病变状态,降低血糖、降低血压及调节血脂是防治本病的基本措施。

人群特征:表现为糖尿病视网膜病变指征。

治疗原则:控制代谢紊乱,抗血小板治疗,改善微循环,结合中医中药治疗。

◇ 降压药
- 依那普利
- 坎地沙坦酯片
- 氯沙坦钾片

◇ 营养神经药
- 维生素B_1片
- 甲钴胺片(弥可保)
- 维生素B_2片
- 胞磷胆碱钠片
- 维生素B_{12}片
- 注射用鼠神经生长因子

◇ 血脂调节药
- 辛伐他汀片(用于高胆固醇血症)
- 非诺贝特胶囊(用于高甘油三酯血症)

◇ 抗血小板药
- 阿司匹林肠溶片

◇ 改善微循环药
- 羟苯磺酸钙胶囊

◇ 辅助治疗中成药
- 芪明颗粒
- 银杏叶片
- 复方丹参滴丸
- 复方血栓通胶囊

5.3.4 中医分证治疗

中医治疗应注重整体辨证与眼局部辨证相结合,合理选用中成药治疗。有出血倾向的患者应谨慎选择活血化瘀的中成药,合并扩血管、抗凝、抗血小板聚集药物使用前须咨询相关医师或药师。

(1)气滞血瘀证

人群特征:患者表现为视物模糊,目睛干涩,面色晦暗,胸闷胸痛,肌肤甲错，肢体麻木，舌质暗红，舌底瘀滞，脉涩或细涩。

治疗方法：活血化瘀，行气通络。

- ·丹红化瘀口服液
- ·三七通舒胶囊
- ·复方丹参滴丸
- ·脉平片
- ·大黄䗪虫丸

（2）气阴两虚兼血瘀证

人群特征：患者表现为视物模糊，视力下降，目睛干涩，或视物变形，或眼前黑花飘舞，神疲乏力，气短懒言，口干咽燥，自汗，便干或稀溏，舌胖嫩，紫暗或有瘀斑，脉沉细无力。

治疗方法：益气养阴，活血化瘀。

- ·复方血栓通胶囊/滴丸

（3）阴虚热盛兼血瘀证

人群特征：患者表现为视物模糊，眼底出血，口渴多饮，口干咽燥，消谷善饥，大便干结，小便黄赤，舌质红，苔薄白或少苔，脉细数。

治疗方法：养阴，清热，化瘀。

- ·和血明目片

（4）肝肾阴虚证

人群特征：患者视物模糊，目睛干涩，畏光，迎风流泪，头晕耳鸣，腰膝酸软，肢体麻木，大便干结，舌暗红少苔，脉细数。

治疗方法：滋阴，养阴，明目。

- ·明目地黄丸
- ·杞菊地黄丸

5.3.5 用药提示

·普利类和沙坦类降压药除降压外，对预防及治疗DR的作用并不十分确定。

·对于糖尿病合并高血压者，推荐普利类和沙坦类降压药为首选药物，但不推荐用作血压正常的糖尿病患者预防视网膜病变的药物。

·阿司匹林治疗对糖尿病视网膜病变的发病及进展无明显影响，因此，该病对阿司匹林的使用不是禁忌证，该治疗不会增加糖尿病视网膜出血风险。

5.3.6 健康提醒

·积极控制血糖、血脂、血压是防治糖尿病视网膜病变及其进展的关键。

- 青春期前或青春期确诊的1型糖尿病患者在青春期后（12岁后）开始检查眼底；青春期后确诊的1型糖尿病患者建议在病程5年内，必须进行第一次糖尿病视网膜病变筛查。
- 2型糖尿病患者建议在确诊后尽快进行首次全面的眼科检查。

1型糖尿病患者开始筛查视网膜病变后建议至少每年复查一次，2型糖尿病无视网膜病变者推荐每1～2年检查一次。

- 已确诊糖尿病的患者，妊娠期间有发生视网膜病变的可能，应于计划妊娠和妊娠早期进行全面眼科检查。
- 糖尿病患者在妊娠后建议在妊娠各期和产后1年内监测视网膜病变程度的变化。

5.4 糖尿病足

5.4.1 疾病概述

糖尿病足是糖尿病患者下肢神经病变及不同程度血管病变而导致的下肢感染、溃疡形成或深部组织损伤。约有15%的糖尿病患者为糖尿病足高危人群，5%正在经历着痛苦，而糖尿病足溃疡和截肢更是导致患者生活质量显著降低，甚至过早死亡的主要原因之一。糖尿病足常分为3种类型，即神经型、缺血型和神经缺血型（也称混合型）。

中医学认为糖尿病足多由年老体弱，禀赋不足所致。与情志失调、营卫失和相关，或饮食不节，嗜食肥甘厚腻，损伤脾胃，脾虚则肌肉失养所致，或足部感受寒热之邪，寒则凝滞血脉，热则腐蚀血肉而为脱疽。糖尿病足为本虚标实之证，以气血阴阳亏虚为本，以湿热、邪毒、络阻、血瘀为标，病位在血、脉、筋。

5.4.2 诊病看点

- 患者呈现出下肢远端的周围神经病变及不同程度的下肢血管病变。严重患者出现足部溃疡或深层组织破坏，合并或不合并感染。
- 患者临床表现为伴肢端感觉异常，双足袜套样麻木，以及感觉迟钝或丧失。多数患者可出现痛觉减退或消失，少数患者出现患处针刺样、刀割样、烧灼样疼痛，夜间或遇热时加重。

- 患者常有步履不便（间歇性跛行）、疼痛（静息痛）、皮肤瘙痒、肢端凉感等。
- 患者若为足部感染可出现红肿、疼痛和触痛，脓性分泌物渗出。

5.4.3 西药治疗

糖尿病足的一级预防是防止或延缓神经病变、周围血管病变的发生；二级预防是缓解症状，延缓神经病变、周围血管病变的进展；三级预防是血运重建，溃疡综合治疗，降低截肢率和心血管事件发生率。

人群特征：患者下肢出现溃疡，疼痛且有感染。

治疗原则：控制感染，对症治疗。

◇ 外用抗感染药物
- 新霉素软膏
- 莫匹罗星软膏

◇ 临时性镇痛药
- 布洛芬缓释胶囊
- 双氯芬酸钠肠溶片

◇ 间歇性跛行治疗药
- 西洛他唑片/胶囊
- 盐酸沙格雷酯片

5.4.4 中医分证治疗

中医治疗临证辨治，分清标本，强调整体辨证与局部辨证相结合，以扶正祛邪为基本治则，具体应用时要根据正邪轻重和主次，或以祛邪为主，或以扶正为主，内外结合治疗。

（1）脉络瘀阻证

人群特征：患者下肢麻木、疼痛，痛如针刺，夜间尤甚，痛有定处，足部皮肤暗红或见紫斑，或间歇性跛行；或患足肉芽生长缓慢，四周组织红肿已消；舌质紫暗或有瘀斑，苔薄白，脉细涩。

治疗方法：活血祛瘀，通脉活络。
- 血塞通片
- 脉络舒通丸
- 龙血竭胶囊

（2）气阴两虚证

人群特征：患者表现为消瘦，疲乏无力，易汗出，口干，心悸失眠，患肢麻木，疼痛，夜间尤甚，足部皮肤感觉迟钝或消失，局部红肿，间歇性跛行，或见疮口脓汁清稀较多或足创面肉芽生长缓慢，缠绵难愈。舌红，苔薄白，脉虚细。

治疗方法： 益气养阴。

- 参麦注射液
- 黄芪注射液

（3）气虚血瘀证

人群特征： 患者表现为神疲乏力，面色晦暗，气短懒言，口渴欲饮，舌暗苔薄白，舌底瘀滞，四肢末梢及躯干部麻木、疼痛及感觉异常，或见肌肤甲错，足部皮肤感觉迟钝或消失，局部红肿，间歇性跛行；或见疮口脓汁清稀较多或足创面腐肉已清，肉芽生长缓慢，经久不愈，趺阳脉搏动减弱或消失。

治疗方法： 益气活血。

- 木丹颗粒
- 生肌玉红膏（外用）
- 脑脉泰胶囊
- 五妙水仙膏（外用）

5.4.5 用药提示

- 非甾体抗炎药止痛效果好，但因有引起消化性溃疡的风险，不能长期使用。
- 由于糖尿病足患者常常年龄较大，合并症及并发症较多，因此不能一味地强调将患者的HbA1c控制在7%以下。
- 对于糖尿病足患者，应积极进行血糖控制，首选胰岛素控制血糖，同时对患者进行充分的血糖控制（HbA1c＜7%），同时尽可能减少低血糖的发生以降低足溃疡和感染的发生率，继而降低患者的截肢风险。
- 对于糖尿病足合并高血压者，应将血压控制在140/85mmHg以下；糖尿病足合并脂代谢异常患者，应给予他汀类药物治疗，将低密度脂蛋白胆固醇水平控制在2.1mmol/L以下，若患者同时合并下肢动脉病变，则应将低密度脂蛋白胆固醇水平控制在1.7mmol/L以下；若无临床禁忌，应该给予小剂量阿司匹林（75～150mg/d）。

5.4.6 健康提醒

- 对于神经性溃疡，注意减压，选择合适鞋袜，对缺血性溃疡则需要解决下肢缺血，轻中度缺血患者可进行内科治疗。合并感染需进行抗感染治疗。
- 对于足部皮肤完整的缺血型或神经缺血型患者，运动锻炼能提高间歇性跛行患者的步行距离及行走时间。

5.5 糖尿病胃肠病

5.5.1 疾病概述

糖尿病胃肠病是糖尿病常见的慢性消化系统并发症。在1型糖尿病患者早期即有合并胃肠道功能紊乱的趋势，而2型糖尿病患者则随着病程的延长，胃肠道症状的发生亦会增加。

糖尿病胃肠病常累及消化系统的多个脏器。大约有76%的患者有胃运动功能障碍，即"糖尿病性胃轻瘫"，其病理生理特点是胃肠张力和收缩力下降，蠕动减慢，排空延迟，患者主要表现为腹胀、上腹部不适感、早饱、恶心和呕吐等症状。糖尿病伴发小肠、结肠和肛门运动功能障碍的患者也十分常见，患者常常表现为慢性便秘、腹泻或大便失禁。

糖尿病胃肠病属于中医学"痞满""呕吐""便秘""泄泻"等范畴。中医学认为机体脾胃素虚、饮食不节、情志不遂，或感受外邪气均可导致糖尿病胃肠病的发生。

5.5.2 诊病看点

· 表现出胃轻瘫相关症状，如伴有恶心、呕吐、嗳气、早饱、上腹部不适或疼痛、食欲不振等。

· 还可出现糖尿病性泄泻症状，大便次数增多，每日三次以上，便质稀溏或水样便，大便量增多，症状持续一天以上。

· 可出现糖尿病便秘症状，大便粪质干结，排出艰难，或欲大便而艰涩不畅。排便间隔时间超过自己的习惯1天，或两次排便时间间隔3天以上。常伴有腹胀、腹痛、口臭、纳差、神疲乏力、头晕心悸等症。

5.5.3 西药治疗

积极严格控制高血糖并保持血糖稳定是预防和治疗糖尿病胃肠病变的最重要措施，开始越早，治疗效果越明显。糖尿病胃肠病变也是一种内脏神经病变，因此，需要营养神经，促进神经修复。同时，应对症进行治疗，以缓解胃肠相关症状。

人群特征：患者表现出一些胃肠疾病相关症状，见上述诊病看点。
治疗原则：对症治疗，缓解胃肠症状。

- ✧ 治疗胃轻瘫药
  - ·枸橼酸莫沙必利片/分散片
- ✧ 治疗腹泻药
  - ·复方地芬诺酯片
  - ·盐酸洛哌丁胺胶囊
- ✧ 治疗便秘药
- ■ 容积性泻药
  - ·欧车前亲水胶散
  - ·小麦纤维素颗粒（非比麸）
  - ·聚卡波非钙片（佐力、利波非）
- ■ 渗透性泻药
  - ·聚乙二醇4000散（福松）
  - ·乳果糖口服溶液（杜密克）
- ■ 刺激性泻药
  - ·比沙可啶肠溶片（便塞停）
- ■ 微生态药物
  - ·双歧杆菌乳杆菌三联活菌片（金双歧）
  - ·双歧杆菌四联活菌片（思连康）

5.5.4 中医分证治疗

本病中医治疗应当根据病因、病位、寒热、虚实不同进行辨证论治，切忌盲目用药，建议选择无糖颗粒剂、胶囊剂、浓缩丸或片剂。

5.5.4.1 糖尿病胃轻瘫

（1）脾胃虚寒证

人群特征：患者表现出脘腹满闷，时轻时重，喜温喜按，恶心欲吐，身倦乏力，少气懒言，语声低微，纳呆，大便稀溏，舌质淡，苔薄白，脉沉细。

治疗方法：温中和胃。

- ·香砂六君丸
- ·健胃消食片
- ·香砂养胃丸

（2）肝胃不和证

人群特征：患者表现为脘腹痞闷，胸胁胀满，心烦易怒，善太息，恶心呕吐，得嗳气、矢气则舒，或吐苦水，大便不爽，舌质淡红，苔薄白，脉弦。

治疗方法：舒肝理气和胃。

- ·气滞胃痛颗粒
- ·枳术宽中胶囊
- ·四磨汤口服液

（3）食积停滞证

人群特征：患者表现为脘腹痞闷而胀，早饱或进食后胀满甚，拒按，嗳腐、吞酸、烧心，恶食呕吐，或大便不调，矢气频作，味臭如败卵，舌质淡红，舌苔白腻或厚腻，脉滑。

治疗方法：消积导滞。

- 六味安消胶囊
- 枳实导滞丸

5.5.4.2　糖尿病性泄泻

（1）肝胃不和证

人群特征：患者表现为泄泻肠鸣，腹痛攻窜，伴有胸胁胀闷，每因抑郁恼怒或情绪紧张而发或加重，泻后痛缓，嗳气，食欲不振，矢气频作，舌淡红，苔薄白，脉弦。

治疗方法：柔肝缓急、理脾运湿。

- 痛泻宁颗粒

（2）脾胃虚弱证

人群特征：患者表现为大便时溏时泻，迁延反复，饮食稍有不慎即发或加重，食后腹胀，痞闷不舒，纳呆食少，稍进油腻食物则大便次数增加，身倦乏力，四肢不温，少气懒言，面色萎黄，舌质淡，苔白，脉细弱。

治疗方法：健脾益气，升清降浊。

- 参苓白术散

（3）脾肾阳虚证

人群特征：患者表现为病程较长，黎明之前脐腹作痛，或无痛性腹泻，肠鸣即泻，泻下完谷，可有大便失禁，腹部喜暖，泻后则安，伴乏力倦怠，身体消瘦，形寒肢冷，腰膝酸软，舌淡苔白，脉沉细无力。

治疗方法：健脾温肾止泻。

- 附子理中丸

5.5.4.3　糖尿病性便秘

（1）胃肠积热证

人群特征：患者表现为大便干结，排便费力，伴肛周灼热疼痛，腹胀，面红身热，口干口臭，心烦不安，喜凉饮，小便短赤，舌红，苔黄燥，脉滑数。

治疗方法：泻热导滞，润肠通便。

· 麻仁软胶囊

（2）阴虚肠燥证

人群特征：患者表现为大便干结如羊屎状，形体消瘦，头晕耳鸣，两颧红赤，潮热盗汗，腰膝酸软，失眠多梦，舌红少苔，脉细数。

治疗方法：益气养阴，润肠通便。

· 芪蓉润肠口服液

5.5.5 用药提示

· 虽然二甲双胍、α-糖苷酶抑制剂都是一线用药，但有些患者耐受性差或不耐受，会引起胃肠反应如胃胀或食欲不振等，可通过调整治疗方案或采用缓释制剂措施，来缓解胃肠道症状。

· 便秘者可以选择通便药，必要时可以进行灌肠。通便药有多种，可以在医师或药师指导下合理选择刺激性泻药、高渗性泻药、容积性泻药以及润滑性泻药。微生态制剂益生菌是很好的选择，具有双向调节作用，既可治疗腹泻也可治疗便秘。

5.5.6 健康提醒

· 糖尿病胃肠病变患者会因胃肠功能紊乱而导致血糖控制不佳。

· 应注意区别于胃下垂患者，这些患者常伴有腹胀及上腹部不适，腹痛多为持续性隐痛，常于餐后发生，与食量有关，恶心呕吐常于饭后活动时发作，尤以进食过多时更易出现。

5.6 肥胖症

5.6.1 疾病概述

肥胖症是指机体脂肪总量过多和/或局部量增多及分布异常，是由遗传和环境等多种因素共同作用而导致的慢性代谢性疾病。肥胖症主要包括3个特征：脂肪细胞的数量增多、体脂分布的失调及局部脂肪沉积。

身体质量指数（BMI），即体重/身高的平方（kg/m^2），是目前最广泛应用的判定肥胖的指标。在BMI水平相当时，女性的体脂多于男性。大规模流行病学研究提示当BMI≥25kg/m²时，全因患病率及代谢性疾病、癌症、心血管疾病患病率均开始缓慢升高。目前权威研究将BMI介于25～30kg/m²的定义为超重而不是肥胖。研究者认为BMI在25～30kg/m²即具有医学意义和治疗价值，尤其在伴有高血压、糖耐量异常等受肥胖影响的危险因素时。

中医学认为肥胖症多为本虚标实。本虚以气虚多见，常为脾虚、肾虚，临床常见神疲乏力、少气懒言、动则气喘等症；标实以气滞、膏脂、痰浊、水、瘀为主，患者表现为头重胸闷，胁腹胀满，舌暗红，苔滑腻或厚腻，脉濡数。

5.6.2 诊病看点

- 轻度肥胖症多无症状，仅表现为体重增加、腰围增加、体脂百分比增加超过诊断标准。
- 较为严重的肥胖可以表现出胸闷、气急、胃纳亢进、便秘、腹胀、关节痛、肌肉酸痛、易疲劳、倦怠以及焦虑、抑郁等。
- 肥胖症患者常合并血脂异常、脂肪肝、糖耐量异常及糖尿病等疾病。
- 肥胖症还可伴随或并发阻塞性睡眠呼吸暂停、胆囊疾病、胃食管反流病、高尿酸血症和痛风、骨关节病、静脉血栓、生育功能受损等。
- 肥胖程度可以通过测量患者体重、身高和腰围进行评估。BMI常用于确定体重状态和疾病风险（表5-1）。
- 通过测量腰围或腰臀比可评估腹部脂肪是否过量，腰围是与糖尿病和心血管疾病风险相关的独立因素。

表5-1 体重分级与疾病风险的关系表

	BMI/（kg/m²）	肥胖分级	疾病风险
过轻	<18.5		
正常	18.5～24.9		
超重	25.0～29.9		增加
肥胖	30.0～34.9	Ⅰ	高
肥胖	35.0～39.9	Ⅱ	非常高
过度肥胖	≥40	Ⅲ	极高

5.6.3 西药治疗

治疗的主要目标是减少肥胖共病情况和降低以后发展成合并疾病的风险。当患者的BMI＞30kg/m², 或BMI＞27kg/m²且伴有肥胖相关疾病或饮食、运动治疗无效时，应加用药物治疗。使用减肥药物时，患者仍应积极改变生活方式，这些都有助于体重的减轻。

人群特征：患者表现为肥胖特征，BMI＞27kg/m²且伴相关疾病或BMI＞30kg/m²，饮食、运动治疗无效。

治疗原则：药物治疗与生活方式管理相结合。

- 奥利司他胶囊（赛尼可）
- 维生素D软胶囊

5.6.4 中医分证治疗

中医治疗以扶正祛邪为基本原则。扶正以培其本，常用益气健脾、温补脾肾等方法；祛邪以治其标，常用行气、化湿、豁痰、疏痰、利水、通腑诸法。总之应权衡标本，随证治之。

（1）胃热湿阻证

人群特征：患者表现为形体肥胖，头胀头晕，消谷善饥，困楚怠惰，口渴喜饮，舌质红，舌苔腻微黄，脉滑小数。

治疗方法：清胃理气化湿。

- 牛黄清胃丸

（2）脾虚痰湿证

人群特征：患者表现出肥胖臃肿，疲乏无力，肢体困重，尿少，纳差，腹满，舌质淡红，舌苔薄腻，脉沉细。

治疗方法：健脾化湿。

- 香砂平胃丸/颗粒
- 香砂养胃丸

（3）肝郁气滞证

人群特征：患者表现为形态体胖，胸胁苦满，胃脘痞满，月经不调，闭经，失眠多梦，舌质暗红，脉弦细。

治疗方法：疏肝理气。

- 逍遥丸/颗粒
- 越鞠丸/颗粒

（4）脾肾两虚证

人群特征：患者表现为形体肥胖，疲乏无力，腰酸腿软，阳痿、阴寒，舌质淡红，舌苔薄，脉沉细无力。

治疗方法：补益脾肾。

- 健脾益肾颗粒

（5）阴虚内热证

人群特征：患者表现为形态体胖，头昏眼花，头胀头痛，腰膝酸软，五心烦热，低热，舌尖红，苔薄，脉数而弦。

治疗方法：滋阴清热。

- 杞菊地黄丸/口服液/胶囊

5.6.5 用药提示

- 循证研究表明奥利司他几乎不被胃肠道吸收（<1%），故无全身不良反应。药物的耐受性与膳食脂肪吸收不良和粪便中脂肪量相关。至少10%的奥利司他治疗患者有胃肠道不良反应，包括胃肠排气增多、排便紧急感、脂肪（油性）排便和排便次数增多。

- 奥利司他与**欧车前亲水胶**同时服用能有效控制胃肠道不良反应。但患者脂溶性维生素D、维生素E和β-胡萝卜素的血清浓度会降低，所以建议补充维生素，以防可能的营养缺乏。

> **药师说**：欧车前亲水胶是功能性便秘、肠易激综合征、疼痛性憩室病、高胆固醇血症、非特异性腹泻、糖尿病及肛肠手术后的辅助治疗药物。

5.6.6 健康提醒

- 根据BMI的风险分层，治疗肥胖先从生活方式的管理开始，再考虑药物或手术。改变肥胖者生活方式的三要素：饮食习惯、体力活动和行为矫正。

- 膳食指南适用于超重或肥胖患者的治疗，以促进健康和减少风险。建议包括一餐中多吃谷物、水果、蔬菜和膳食纤维；每周吃2次富含ω-3脂肪酸的鱼类；钠摄入<2300mg/d；每天3杯牛奶（或等量低脂或脱脂乳制品）；胆固醇<300mg/d，总脂肪热量占每日摄入热量的20%～35%，其中饱和脂肪热量<每日摄入热量的10%。

- 根据医学研究公布的膳食建议：每日摄入热量应45%～65%的来自糖类，20%～35%的来自脂肪，10%～35%的来自蛋白质。指南还推荐每天膳食纤维量50岁以上者为38g（男）和25g（女），50岁以下者为

30g（男）和21g（女）。

· 通过添加水或纤维，降低食物的能量密度。低能量密度食物包括水果、蔬菜、燕麦和瘦肉。

· 研究表明日常生活活动和运动锻炼同样都能有效改善心肺功能和减重。减肥和维持体重减轻常需要大量的体力活动（一周超过300分钟的中等强度活动）。

5.7 甲状腺功能亢进症

5.7.1 疾病概述

甲状腺功能亢进症指甲状腺腺体不适当地持续合成和分泌过多甲状腺激素而引起的内分泌疾病，简称甲亢。甲状腺毒症是指血液循环中甲状腺激素过多，引起以神经、循环、消化等系统兴奋性增高和代谢亢进为主要表现的一组临床综合征，甲亢是其病因之一。临床上，摄入过量外源性甲状腺激素或甲状腺炎症破坏甲状腺滤泡，会导致甲状腺激素释放至血液增多而引起一过性甲亢。

在甲亢分类中，以毒性弥漫性甲状腺肿（Graves病）为最多见，约占所有甲亢的80%，多见于中青年女性，突眼是本病的表现之一。毒性弥漫性甲状腺肿为自身免疫性疾病，在具有遗传易感的人群（特别是女性）中，环境因素如吸烟、高碘饮食、应激、感染、妊娠等可促进发病，细胞免疫及体液免疫均参与了发病过程。长期、大量摄碘或使用含碘药物（如胺碘酮）可使具有潜在性甲亢高危的患者发生碘甲亢。

本病属于中医学"中消""瘿病"的范围，甲亢以阴虚为本，相火旺盛为标，气滞、痰凝、血瘀是本病的基本病理因素。甲亢早期，为初诊初治期，血清TSH降低，FT_3、FT_4及TRAb升高；中医证属肝失疏泄，肝郁气滞证或气滞化火伤阴而见阴虚阳亢证。甲亢中期，为抗甲状腺药物（ATD）减量期，血清FT_3、FT_4正常，TSH及TRAb尚未恢复正常；中医证属阴虚阳亢，耗气伤阴之气阴两虚证。甲亢后期，为ATD维持量期，血清FT_3、FT_4、TSH正常；TRAb升高或正常；中医证属痰气交阻，血行不畅之痰凝血瘀证。

> **药师说**：TRAb 是促甲状腺激素受体抗体的英文缩写，又称膜受体抗体，是直接作用于甲状腺细胞膜上的 TSH 受体的抗体，属免疫球蛋白 IgG。根据其作用可分为以下 3 类：①促甲状腺激素受体刺激性抗体 (TSAb)，又称促甲状腺免疫球蛋白 (TSI)，与甲状腺滤泡膜上的 TSH 受体结合，刺激甲状腺肿大，增强其功能活性，是导致 Graves 病的主要病因。②甲状腺功能抑制性抗体 (TFIAb)，又称甲状腺功能抑制性免疫球蛋白 (TFII)，与 TSH 受体结合后，可抑制甲状腺功能，引起甲状腺功能减退症。③甲状腺生长免疫球蛋白 (TGI)，可刺激甲状腺肿大，但不影响其功能。

5.7.2 诊病看点

· 临床表现出易激动、烦躁失眠、心悸、乏力、怕热、多汗、消瘦、食欲亢进、大便次数增多或腹泻，女性月经减少或周期延长等代谢亢进和神经、循环等系统兴奋性增高症状。

· 甲亢临床表现为血清垂体促甲状腺激素（TSH）降低，总甲状腺素（TT_4）、游离甲状腺素（FT_4）、总三碘甲状腺原氨酸（TT_3）、游离三碘甲状腺原氨酸（FT_3）升高；甲亢亚临床表现仅有血清 TSH 降低，甲状腺激素水平正常。

· 大多数患者表现出不同程度的甲状腺弥漫性肿大、质地中等、无压痛，部分患者甲状腺内可发现结节以及出现突眼症。

少数老年患者高代谢症状不典型，而只表现为乏力、心悸、厌食、抑郁、嗜睡、体重明显减轻，称为"淡漠型甲状腺功能亢进症"。

5.7.3 西药治疗

抗甲状腺药物治疗分为初始阶段、减量阶段、维持阶段 3 个阶段，总疗程 12～18 个月。初始期剂量较大，至症状控制或血甲状腺激素水平降至正常或接近正常时即可减量，一般每 2～4 周减量一次，直至最小维持量。甲巯咪唑、丙硫氧嘧啶及卡比马唑均为抗甲状腺药物。丙硫氧嘧啶具有减少 T_4 向 T_3 转化的作用，在甲亢危象时作为首选。但非甲亢危象患者，倾向于选择甲巯咪唑。早孕期使用抗甲状腺药物，一般选用甲巯咪唑。

人群特征：患者表现出易激动、烦躁失眠、心悸、乏力、怕热、多汗、消瘦等症状。

治疗原则：控制病情，降低甲状腺激素水平。

◇ 抗甲状腺药

· 甲巯咪唑片（赛治） · 卡比马唑片

・丙硫氧嘧啶片（光辉）

◇ 改善烦燥、心悸药（β受体阻滞剂）

・盐酸普萘洛尔片 ・酒石酸美托洛尔片（倍他乐克）

・阿替洛尔片

5.7.4 中医分证治疗

中医治疗以理气化痰、消瘿散结为基本原则。瘿肿质地较硬及有结节者，应配合活血化瘀；阴虚火旺者，则当以滋阴降火为主。临床宜辨证使用中成药。

（1）肝郁气滞证（早期）

人群特征：患者表现为颈前喉结两旁结块肿大，质地柔软，目胀，喜太息，胸胁胀痛，舌淡红，苔白，脉弦，多见于淡漠型甲亢。

治疗方法：理气舒郁，化痰消瘿。

・消瘿丸 ・夏枯草颗粒

・四海舒郁丸

（2）阴虚阳亢证（早期）

人群特征：患者表现颈前喉结两旁结块肿大，一般柔软光滑，怕热多汗，急躁易怒，眼球突出，手颤，心悸失眠，食纳亢进，形体消瘦，口干咽燥，月经不调，舌质红，苔薄黄或少苔，脉弦细数。

治疗方法：滋阴潜阳，软坚散结。

・甲亢宁胶囊 ・抑亢丸

・甲亢灵胶囊

（3）气阴两虚证（中期）

人群特征：患者表现出喉结两旁结块无明显肿大，神疲乏力，气促多汗，口咽干燥，五心烦热，心悸失眠，健忘，形体消瘦，大便溏薄，舌红少苔，脉细或虚数。

治疗方法：益气养阴，宁心安神。

・大补阴丸 ・六味地黄丸

・天王补心丹 ・二至丸

（4）痰结血瘀证（后期）

人群特征：患者表现为颈前瘿肿，按之较硬或有结节，肿块经久未消，胸闷刺痛，纳差，舌质暗，苔薄白或白腻，脉弦或涩。

治疗方法：理气活血，化痰消瘿。

- 小金丸/胶囊
- 内消瘰疬丸/片
- 五海瘿瘤丸

5.7.5 用药提示

- 由于丙硫氧嘧啶（PTU）肝毒性大于甲巯咪唑（MMI），故除严重病例、甲状腺危象、妊娠早期或对MMI过敏者首选PTU治疗外，其他情况MMI应列为首选药物。
- ATD的优点是简便、安全、有效，但在治疗过程中需警惕不良反应发生。所有患者在治疗前后均应监测血常规、肝功能等指标，并告知其ATD的不良反应。
- 甲亢本身可引起轻度肝功能异常，转氨酶升高通常＜2倍ULN，且随着甲亢治疗好转而恢复正常，故应在用药前检查基础肝功能，以区别是否为药物的不良反应。
- 基线合并肝功能异常者建议慎用PTU。起始ATD治疗后每2～4周检查肝功能，如果患者在服用ATD后发生肝功能异常或肝功能异常加重，应考虑为ATD的不良反应。
- PTU的不良反应主要为肝细胞损伤，约8.3%的患者转氨酶高于3倍ULN，偶见致命的暴发性肝细胞损伤和肝衰竭；MMI肝细胞损伤极为罕见，主要为胆汁淤积症。

> **药师说**：ULN是指游离甲状腺素(FT_4)的正常值上限。

5.7.6 健康提醒

- 一般治疗采用低碘饮食，戒烟，注意补充足够的热量和营养，包括蛋白质、B族维生素等。
- 平时不宜喝浓茶、咖啡等刺激性饮料，如出汗多，应保证水分摄入。
- 适当休息，避免情绪激动、感染、过度劳累等，如烦躁不安或失眠较重者可给予地西泮类镇静剂。
- 提高人们对甲亢的预防意识，保持合理生活方式和戒烟，控制食物中的碘摄入量在合理水平，避免碘过量。

·具有下列任何1项及以上甲亢危险因素者，可视为甲亢高危人群。①既往曾患过甲亢或有甲亢家族史。②甲状腺结节或甲状腺肿。③有自身免疫性甲状腺疾病。④长期服用含碘药物。⑤长期失眠、焦虑。⑥不明原因的消瘦、乏力、心动过速、心房颤动、易激惹等症状。⑦反复发作四肢无力。

·减少诱发甲状腺危象的危险因素，预防甲状腺危象发生。患有甲亢性心脏病、Graves眼病的患者，应动态评估病情变化，预防心力衰竭、心律失常、视力急剧减退等严重并发症发生。

5.8 甲状腺功能减退症

5.8.1 疾病概述

甲状腺功能减退症（简称甲减）是甲状腺素合成和分泌减少或组织利用不足导致的全身代谢减低综合征，主要分为临床甲减和亚临床甲减。根据促甲状腺激素（TSH）水平，将亚临床甲减分为两类：轻度亚临床甲减（TSH＜10mU/L），重度亚临床甲减（TSH≥10mU/L）。甲减的患病率与TSH诊断切点值、年龄、性别、种族等因素有关。

甲减中以原发性甲减最多见，此类甲减占全部甲减的约99%，原发性甲减病因中自身免疫、甲状腺手术和甲亢^{131}I治疗三大原因占90%以上。中枢性甲减或继发性甲减少见，是由于下丘脑和垂体病变引起的促甲状腺激素释放激素（TRH）或者TSH产生和分泌减少所致的甲减。垂体外照射、垂体大腺瘤、颅咽管瘤及垂体缺血性坏死是中枢性甲减的较常见原因。消耗性甲减是因为表达Ⅲ型脱碘酶（D_3）而致甲状腺激素灭活或丢失过多引起的甲减。甲状腺激素抵抗综合征（RTH）是由于甲状腺激素在外周组织出现生物效应障碍引起的甲减。

本病属于中医"虚劳""虚损""肤胀"的范畴，为寒证、虚证，甲减又称"瘿劳"，其病因病机主要是脏腑不足，气血亏虚，元气匮乏。

5.8.2 诊病看点

·甲状腺功能减退症以机体的代谢和身体的各个系统功能减退为主要特征，发病隐匿，病程较长，临床表现以代谢率减低和交感神经兴奋性下降为主。

·早期病情轻，可能没有特异症状，但典型表现为畏寒、乏力、手足肿胀感、嗜睡、记忆力减退、少汗、关节疼痛、体重增加、便秘、月经紊乱或者月经过多等。

·典型体征为表情呆滞、反应迟钝、声音嘶哑、听力障碍、面色苍白、颜面和/或眼睑水肿，唇厚舌大、常有齿痕，皮肤干燥、粗糙、脱皮屑，皮肤温度低，手脚掌皮肤可呈姜黄色，毛发稀疏干燥，跟腱反射时间延长，脉率缓慢。

·原发性甲减，其临床指标表现为 TT_4、FT_4、TT_3、FT_3 降低而TSH升高。

·亚临床甲减通常缺乏明显的临床症状和体征，诊断依赖实验室指标检查。需2～3个月重复测定血清TSH及 FT_4 或 TT_4 水平，TSH升高且 FT_4、TT_4 正常，方可诊断为亚临床甲减。

·血清TSH和 FT_4、TT_4 是诊断原发性甲减的第一线指标。

5.8.3 西药治疗

原发性临床甲减的治疗目标是甲减的症状和体征消失，TSH、TT_4、FT_4 值维持在正常范围内。左甲状腺素（L-T_4）是本病的主要替代治疗药物。一般需要终身替代。甲减替代治疗药物的剂量要个体化，取决于患者的病情、年龄、体重。甲减替代治疗药物的起始剂量和达到完全替代剂量所需的时间，也要根据病情、年龄、体重及心脏功能状态确定，应个体化。继发于下丘脑和垂体病变的甲减，不能把TSH作为治疗指标，而是把血清 TT_4、FT_4 达到正常范围作为治疗的目标。

L-T_4 是治疗妊娠期甲减和亚临床甲减的首选替代药物。妊娠期诊断的临床甲减应立即L-T_4 足量治疗，使TSH尽快达标。干甲状腺片和L-T_4/L-T_3 混合制剂会引起血清 T_4 降低，因此不适用于妊娠妇女。服用上述药物的患者，在计划妊娠或发现妊娠时尽快改为L-T_4 治疗。妊娠期甲减和亚临床甲减治疗的血清TSH目标：T_1 期0.1～2.5mIU/L，T_2 期0.2～3.0mIU/L，T_3 期0.3～3.0mIU/L。妊娠期亚临床甲减妇女，TSH＞正常参考范围上限，不考虑TPOAb是否阳性，应开始使用L-T_4 治疗。

人群特征：患者表现为甲状腺功能减退。

治疗原则：对症治疗。

·左甲状腺素钠片（优甲乐）

5.8.4 中医分证治疗

本病以气虚及阳虚为本,气滞、痰浊、水湿、瘀血为标,脾肾虚损贯穿疾病始终。故本病多属虚证或虚实夹杂之证,临床应根据病情轻重、辨证类型,辨证使用中成药。

(1) 中气不足气血两虚证

人群特征: 患者表现出神疲乏力、少气懒言,反应迟钝,健忘,面色萎黄,纳呆,便溏或便秘,手足不温,月经减少或经闭,或月经过多,舌淡,舌体大,舌质嫩,舌边有齿痕,苔薄白,脉细弱。

治疗方法: 补中益气,健脾养血。

- 补中益气口服液/丸
- 人参归脾丸
- 人参首乌胶囊/精/合剂

(2) 脾肾阳虚证

人群特征: 患者表现出形寒肢冷,腰膝酸软,面色无华、纳呆,腹胀,便秘,健忘,脱发,颜面及下肢水肿,皮肤粗糙,男子阳痿,女子月经不调,舌质淡,舌体大,苔薄白或薄腻,脉沉迟无力。

治疗方法: 补中益气,温阳补肾。

- 桂附理中丸
- 附子理中丸
- 健脾益肾颗粒

(3) 肾阳虚衰证

人群特征: 患者表现出形寒肢冷,浮肿,腰膝酸软,精神萎靡、动作缓慢、表情淡漠、面色苍白、毛发稀疏、性欲减退,月经不调,体温偏低,舌淡体胖,脉沉缓无力。

治疗方法: 填精补肾,温肾助阳。

- 补肾康乐胶囊
- 肾宝合剂
- 济生肾气丸
- 龟龄集

(4) 心肾阳虚证

人群特征: 患者表现形寒肢冷,心悸,面色苍白,动作迟缓,胸闷胸痛,舌淡暗、苔少,脉沉迟微弱或结代。

治疗方法: 温补心肾,益心复脉。

- 桂附地黄丸
- 杜仲补天素片

(5) 阳气衰微痰浊闭窍证

人群特征: 患者表现出嗜睡,神昏,四肢厥冷、呼吸微弱、肢体水

肿，舌淡，舌体胖、苔白腻，脉微欲绝。（常见于黏液性水肿昏迷者）
治疗方法： 回阳救逆，益气固脱。

· 苏合香丸　　　　　　　　　　· 参附注射液

5.8.5 用药提示

· L-T$_3$不推荐作为甲减的首选药物或单独使用，也不推荐常规使用L-T$_4$/L-T$_3$联合用药治疗甲减。干甲状腺片是动物甲状腺的干制剂，因其甲状腺激素含量不稳定且含T$_3$量较大，目前不推荐作为甲减的首选替代治疗药物。

· L-T$_4$与其他药物的服用间隔应当在4小时以上，因为肠道吸收不良及服用氢氧化铝、碳酸钙、消胆胺、硫糖铝、硫酸亚铁、食物纤维添加剂等会影响小肠对L-T$_4$的吸收。苯巴比妥、苯妥英钠、卡马西平、利福平、异烟肼、洛伐他汀、胺碘酮、舍曲林、氯喹等会加速L-T$_4$的清除，甲减患者同时服用这些药物时，需要增加L-T$_4$用量。

· 单独L-T$_3$治疗的缺陷在于缺少了底物T$_4$，循环和组织中T$_3$的水平完全依赖于外源激素的替代治疗。目前并没有足够的证据证明L-T$_3$治疗优于L-T$_4$治疗，由于L-T$_3$用药剂量和用药时间需要有严格依从性，若用药过量或药量不足，会增加心脏和骨骼副反应风险。此外，与L-T$_4$治疗相比，L-T$_3$治疗的剂量较难掌握，因此L-T$_3$治疗时需要更频繁地监测。所以不推荐L-T$_3$单药治疗甲减。

5.8.6 健康提醒

· 我国随访调查发现，TSH＞6mIU/L（OR=3.4），甲状腺素抗体阳性（OR=5.3），原碘缺乏补碘至碘超足量（OR=8.0）是亚临床甲减患者甲状腺功能不易恢复正常的影响因素。

· 甲减患者应做好治疗监测，一般补充甲状腺激素，重新建立下丘脑-垂体-甲状腺轴的平衡一般需要4～6周的时间，在治疗初期，每间隔4～6周测定血清TSH及FT$_4$，根据TSH及FT$_4$水平调整L-T$_4$剂量，直至达到治疗目标。治疗达标后，至少需要每6～12个月复查1次上述指标。

· 妊娠期未治疗的临床甲减对母体和胎儿均有不良影响，包括自然流产、早产、先兆子痫、妊娠高血压、产后出血、低体重儿、死胎、胎儿智力和运动发育受损。妊娠期亚临床甲减也增加不良妊娠结局发生的危险。

- 既往患有甲减或亚临床甲减的育龄妇女计划妊娠，调整L-T$_4$剂量，使TSH在正常范围，最好TSH＜2.5mIU/L再妊娠。
- 血清TSH和FT$_4$/TT$_4$应在妊娠前半期每4周监测一次，TSH平稳者可以延长至每6周一次。
- 临床甲减患者产后L-T$_4$剂量恢复到妊娠前水平，妊娠期诊断的亚临床甲减患者产后可以停用L-T$_4$，均需在产后6周复查甲状腺功能及抗体各项指标。
- 亚临床甲减是缺血性心脏病发生的危险因素，可以引起脂类代谢紊乱和心脏功能异常。亚临床甲减总胆固醇水平高于甲状腺功能正常者，且高总胆固醇血症发生率高于正常人，与TSH水平呈正相关。

5.9 高尿酸血症及痛风

5.9.1 疾病概述

高尿酸血症是指机体嘌呤代谢紊乱，尿酸分泌过多或肾脏排泄功能障碍，使尿酸在血液中积聚的状态。痛风是指因血尿酸过高而沉积在关节、组织中造成多种损害的一组疾病，异质性较强，严重者可并发心脑血管疾病、肾功能衰竭，最终可能危及生命。其特征是尿酸盐结晶在关节或其他结缔组织中沉淀，临床表现包括急性或慢性痛风性关节炎、痛风性肾病、尿酸性肾结石、痛风石和高尿酸血症。

痛风依病因不同可分为原发性和继发性两大类。原发性痛风指在排除其他疾病的基础上，由于先天性嘌呤代谢紊乱和/或尿酸排泄障碍所引起；继发性痛风指继发于肾脏疾病或某些药物所致尿酸排泄减少、骨髓增生性疾病及肿瘤化疗所致尿酸生成增多等。

高尿酸血症在痛风发作前临床症状多不明显，属中医学"未病"或"伏邪"。从中医学角度来讲，血尿酸升高是由膏人中满，气血运行不畅，积聚成浊，或进一步流注经络而成，属"尿酸浊"范畴。血尿酸异常由多食肥甘，湿热下注所致，若进一步流注于关节则发痛风，故以湿热内蕴为本，伤于内却无外感侵袭。根据痛风的病因病机，属于"浊瘀痹"范畴，浊瘀痹病因主要有先天不足，正气亏虚，经脉失养；或感受外邪，邪痹经脉，气血运行不畅，致关节、筋骨、肌肉疼痛、肿胀。

5.9.2 诊病看点

·在正常嘌呤饮食状态下，非同日2次空腹血尿酸（SUA）浓度＞420μmol/L，无论男女，均可诊断为高尿酸血症。

·痛风急性期表现出发作前可无先兆，常于深夜被关节痛惊醒，疼痛进行性加剧，在12小时达到高峰，呈撕裂样、刀割样或咬噬样，难以忍受。受累关节红肿灼热，皮肤紧绷，触痛明显，功能受限。多于数天或2周内自行缓解，恢复正常。

·急性期首次发作多侵犯单关节，50%以上发生在第一跖趾关节，在以后的病程中，90%患者累及该部位。也可受累足背、足跟、踝、膝等多个关节，表现为多关节炎。

·部分患者急性期有发热、寒战、头痛、心悸、恶心等全身性症状，可伴有白细胞升高、红细胞沉降率增快和C反应蛋白增高等。

·在急性关节炎缓解后间歇发作期一般无明显后遗症状，有时仅有患部皮肤色素沉着、脱屑、刺痒等。多数患者在初次发作后1～2年内复发，随着病情的进展，发作次数逐渐增多，症状持续时间延长，无症状间歇期缩短，甚至症状不能完全缓解，且受累关节逐渐增多。

5.9.3 西药治疗

按照临床分期进行，并遵循个体化原则治疗，纠正高尿酸血症，预防尿酸盐沉积造成的关节破坏及肾脏损害。急性发作期应尽早、足量使用药物，见效后逐渐减停。一开始降尿酸治疗，已服用降尿酸药物者发作时不需停用，以免引起血尿酸波动，延长发作时间或引起转移性发作。非甾体抗炎药和糖皮质激素类均可有效缓解急性痛风症状，作为急性期一线用药。别嘌醇、非布司他或苯溴马隆为痛风患者降尿酸治疗的一线用药，而无症状高尿酸血症患者则选择别嘌醇或苯溴马隆为一线用药。

降尿酸治疗原则：①所有降尿酸药物应从小剂量起始进行滴定给药，每4周左右检测血尿酸，并酌情缓慢递增剂量直到血尿酸达标。②血尿酸目标水平为血尿酸水平＜360μmol/L。对于痛风石、慢性关节病等痛风患者，血尿酸水平应＜300μmol/L。长期治疗的过程中，不建议血尿酸＜180μmol/L。③长期服药，规律随访及3～6个月定期检查血尿酸水平，血尿酸稳定在正常水平时可逐渐减量。④急性发作期不调整已用降尿酸药物剂量。

特殊情况降尿酸治疗：

· 痛风性关节炎发作1次合并以下任何一项：①年龄＜40岁。②血尿酸＞480μmol/L。③合并高血压、糖耐量异常或糖尿病、血脂紊乱、肥胖、冠心病、脑卒中、心功能不全患者。

· 对于无症状高尿酸血症患者（无关节炎发作、无引起高尿酸血症的明确病因），建议进行非药物治疗观察随诊，6～12个月效果不佳，可考虑就诊。

（1）急性期痛风

人群特征：患者表现为急性发作为首发症状，反复发作的急性关节炎，无症状的间歇期，高尿酸血症等。

治疗原则：尽早及时足量使用药物，见效后逐渐减停。

◇ 急性抗炎药

■ 非甾体抗炎药

· 双氯芬酸钠缓释胶囊/缓释片
· 依托考昔片
· 布洛芬缓释胶囊
· 美洛昔康片（莫可比）
· 萘普生片/胶囊/肠溶微丸胶囊
· 塞来昔布胶囊（西乐葆）

■ 抗炎止痛药物

· 秋水仙碱片

■ 糖皮质激素类

· 醋酸泼尼松片

（2）高尿酸血症及间歇期和慢性期痛风

人群特征：患者表现为无症状的高尿酸血症；或反复急性发作之间的缓解状态，无明显关节症状，高尿酸血症。慢性期痛风为皮下痛风石多次发作，出现10年以上为慢性期标志。反复急性发作多年，受累关节肿痛等症状持续不能缓解。

治疗原则：长期有效地控制血尿酸水平，依据个体尿酸水平，调整给药剂量。

◇ 抑制尿酸生成药

· 别嘌醇片/缓释片

◇ 促尿酸排泄药

· 苯溴马隆片
· 非布司他片（优立通）

◇ 碱化尿液药

· 碳酸氢钠片
· 枸橼酸氢钾钠颗粒/合剂

5.9.4 中医分证治疗

痛风的辨证要点是辨兼夹、辨虚实，实证主因湿热兼夹之邪或为外邪，或为痰浊、瘀血；虚证以气血亏虚证多见，重者则见肝肾亏虚证。本病早期以实证为主，中晚期则多虚实兼见，甚至以虚证为主。应根据病情轻重、辨证类型，辨证使用中成药。

（1）湿热蕴结证

人群特征：患者表现为局部关节红肿热痛，发病急骤，病及一个或多个关节，多兼有发热、恶风、口渴、烦闷不安或头痛汗出，小便短黄，舌红苔黄或黄腻，脉弦滑数。

治疗方法：清热利湿，通络止痛。

◇ 口服药
- 新癀片
- 湿热痹颗粒/片/胶囊
- 风痛安胶囊
- 四妙丸
- 痛风定胶囊
- 滑膜炎胶囊/颗粒
- 当归拈痛丸

◇ 外用药
- 雪山金罗汉止痛涂膜剂

（2）脾虚湿阻证

人群特征：患者表现为无症状，或仅有轻微的关节症状，或高尿酸血症，或见身困倦怠，头昏头晕，腰膝酸痛，纳食减少，脘腹胀闷，舌质淡胖或舌尖红，苔白或黄厚腻，脉细或弦滑。

治疗方法：健脾利湿，益气通络。

- 健脾丸
- 参苓白术丸
- 木香顺气丸
- 益肾蠲痹丸

（3）寒湿痹阻证

人群特征：患者表现出关节疼痛，肿胀不甚，痛有定处，屈伸不利，或见皮下结节或痛风石，肌肤麻木不仁，舌苔薄白或白腻，脉弦或濡缓。

治疗方法：温经散寒，除湿通络。

◇ 口服药
- 寒湿痹颗粒
- 益肾蠲痹丸
- 风湿骨痛胶囊
- 通痹胶囊
- 正清风痛宁片
- 祛风止痛片
- 小活络丸

◇ 外用药
- 狗皮膏药（改进型）
- 祖师麻膏药
- 复方南星止痛膏
- 云南白药膏

(4) 痰瘀痹阻证

人群特征：患者表现出关节疼痛反复发作，日久不愈，时轻时重，或呈刺痛，固定不移，关节肿大，甚至强直畸形，屈伸不利，皮下结节，或皮色紫暗，脉弦或沉涩。

治疗方法：活血化瘀，化痰散结。

◇ 口服药
- 瘀血痹颗粒
- 新癀片
- 风湿马钱片
- 益肾蠲痹丸
- 正清风痛宁片
- 复方夏天无片

◇ 外用药
- 复方南星止痛膏
- 雪山金罗汉止痛涂膜剂

(5) 脾肾两虚证

人群特征：患者表现出日久不愈，反复发作，波及关节逐渐增多，可有痛风石发生，少数患者可有肾功能损害，舌淡胖苔白腻，脉细涩或沉细。

治疗方法：健脾补肾，祛瘀通络。

◇ 口服药
- 蚁参蠲痹丸
- 益肾蠲痹丸（肾阳不足）
- 金乌骨通胶囊

◇ 外用药
- 狗皮膏药（改进型）
- 雪山金罗汉止痛涂膜剂

5.9.5 用药提示

- 秋水仙碱可采用小剂量多次的给药方法，以减少不良反应，但随剂量的增加不良反应也会增加，常见的有恶心、呕吐、腹泻、腹痛等胃肠道反应，症状出现时应立即停药；少数患者可出现白细胞计数减少、肝功能异常、肾脏损害。秋水仙碱可引起骨髓抑制，使用时注意监测血常规。

- 正在使用酮康唑、红霉素、克拉霉素、环孢素、奈非那韦、利托那韦、地尔硫䓬、硝苯地平、维拉帕米及他汀类降脂药的患者慎用秋水仙碱或减量使用。

· 有活动性消化性溃疡/出血，或既往有复发性消化性溃疡/出血病史为NSAID绝对使用禁忌。部分NSAID［选择性环氧化酶（COX-2）抑制剂］可能引起心血管事件的危险性增加，合并心肌梗死、心功能不全者避免使用。NSAID使用过程中需监测肾功能，慢性肾脏病患者不建议使用。

· 对于糖尿病、高血压控制不佳者，合并存在感染者，有活动性消化性溃疡/出血或既往有复发性消化性溃疡/出血病史者慎用糖皮质激素类。使用后注意预防和治疗高血压、糖尿病、水钠潴留、感染等不良反应。

· 慎用影响尿酸排泄的药物，如某些利尿剂和小剂量阿司匹林等。防治伴发病如高血压、糖尿病和冠心病等。

· 苯溴马隆的主要不良反应为胀气、胃肠道不适，长期服用需警惕钠负荷过重及高血压。

· 苯溴马隆对于泌尿系结石患者和肾功能不全的患者属于相对禁忌。

5.9.6 健康提醒

· 急性发作期可卧床休息，抬高患肢，患肢制动，局部冷敷，并尽早给予药物控制炎症（越早使用，镇痛效果越好）。疼痛缓解72小时后方可恢复活动。

· 低嘌呤低能量饮食，保持合理体重，戒酒，多饮水，每日饮水2000mL以上。

· 对于痛风性关节炎来说，尽管疼痛和功能限制会让运动更困难，但是规律的锻炼对于患者仍是非常必要的。运动可以减轻疼痛、维持关节周围的肌肉力量和耐力，有利于减轻疼痛、减轻关节的僵硬，预防功能下降，降低心脑血管事件发生率，并改善精神状态和生命质量。

· 患病关节应避免负重活动，适当等长肌肉收缩训练，维持肌肉状态。以膝关节为例，急性期宜休息，尽量避免长时间站立、步行等膝关节负重活动。行直腿勾脚训练等，维持膝关节周围肌肉状态。

· 所有痛风及高尿酸血症患者应进行ASCVD危险因素筛查，危险因素包括年龄和性别（男性年龄>45岁，绝经后女性）、家族史、吸烟、超重或肥胖、高血压、血脂异常、糖尿病或糖耐量异常，并对其进行干预。

5.10 骨质疏松症

5.10.1 疾病概述

骨质疏松症是一种以骨量低、骨组织微结构损坏导致骨脆性增加、易发生骨折为特征的全身性代谢性骨病。发病多缓慢，以骨骼疼痛、易于骨折为特征，生化检查基本正常。骨质疏松症可发生于任何年龄，但多见于绝经后女性和老年男性。90%老年骨折患者与骨质疏松症有关。

骨质疏松症分为原发性和继发性两大类。原发性骨质疏松症又分为绝经后骨质疏松症（Ⅰ型）、老年性骨质疏松症（Ⅱ型）和特发性骨质疏松（包括青少年型）三种。绝经后骨质疏松症一般发生在妇女绝经后5～10年内；老年性骨质疏松症一般指老人70岁后发生的骨质疏松；而特发性骨质疏松主要发生在青少年，病因尚不明。骨质疏松症可表现为腰背疼痛或全身骨痛、肌无力、身长缩短及易骨折。

本病属中医学"痹病""虚劳""骨痿"范畴，临床上多以肾虚表现为主，常累及肝脾两脏，夹杂气血虚实。

5.10.2 诊病看点

·绝大多数早期骨质疏松症患者无明显的临床表现。

·最常见的症状是疼痛，表现出无固定部位的弥漫性疼痛，可伴有疼痛关节的肿胀、劳累或疼痛部位受压时症状加重。

·骨折是本病最严重的并发症，多发生于四肢长骨，老年人可见轻度外力下的胸椎、腰椎骨折，骨折发生后再次骨折概率明显增加。

·病程较长的患者可见脊柱变形，表现出驼背、胸廓畸形、身长缩短，部分腰椎变形的患者出现便秘、腹痛等腹腔症状。

5.10.3 西药治疗

抗骨质疏松症的治疗以强调补充充足的钙与维生素D营养为基础，并贯穿于整个骨质疏松症治疗过程，与抑制骨吸收药和促进骨形成药合用可提高骨密度，预防骨折风险。

药物疗程应个体化，所有治疗应至少持续1年，建议静脉双膦酸盐治疗3年，口服双膦酸盐治疗5年，疗程结束后对骨折风险进行评估，如为低风险，可考虑实施**药物假期**；如骨折风险仍高，可以继续使用双膦酸盐或换用其他抗骨质疏松症药物。特立帕肽疗程为18～24个月，降钙素连续使用时间一般不超过3个月。雌激素替代疗法可用于有绝经期症状的患者，但不能作为一线用药，只能短期使用选择型雌激素受体调节剂。

> **药师说：什么是药物假期？**
> 　　药物假期是指在长期药物治疗过程中，有计划地、暂时地中断药物使用的一段时间。常见于某些慢性疾病的药物治疗方案中。药物假期的时长受药物种类、疾病类型和患者个体差异等因素影响。如治疗骨质疏松症的双膦酸盐类药物，药物假期可能会持续数月甚至数年；而针对快速控制症状的疾病药物，如哮喘缓解药物，药物假期可能只有几天甚至更短。具体时长需医师根据实际情况科学判断。

（1）成人及老年性骨质疏松症

人群特征：患者具有骨质疏松症的诱因，脆性骨折史，身材变矮或脊椎畸形，X线显示骨质疏松，骨密度降低大于同性同种健康成人骨峰值2.5个标准差。

治疗原则：抗骨质疏松症的治疗应强调补充充足的钙和维生素D营养为基础，并贯穿于整个骨质疏松治疗过程，与抑制骨吸收药和促进骨形成药合用可提高骨密度，预防骨折风险。

◇ 骨营养补充药
　■ 钙剂
　　· 碳酸钙片
　　· 柠檬酸钙片
　　· 枸橼酸钙片
　　· 醋酸钙片/颗粒
　　· 乳酸钙片
　　· 碳酸钙维生素D_3片（钙尔奇D）
　　· 复方氨基酸螯合钙胶囊
　■ 活性维生素D及其衍生物
　　· 维生素D_3软胶囊
　　· 骨化三醇胶丸（罗盖全）/软胶囊
　　· 阿法骨化醇片（萌格旺）/软胶囊
◇ 抑制骨吸收药
　■ 双膦酸盐药物
　　· 阿仑膦酸钠片（福善美）
　　· 阿仑膦酸钠维D_3片（福美加）
　　· 利塞膦酸钠片/胶囊
　　· 依替膦酸二钠片
　　· 唑来膦酸注射剂

- 降钙素药物
  - ·鲑鱼降钙素鼻喷剂（密盖息）　　·鳗鱼降钙素注射剂（依降钙素）
◇ 促进骨形成药
  - ·特立帕肽注射剂
◇ 抑制骨吸收及促进骨形成药
  - ·依普黄酮片/胶囊
◇ 全人源化单克隆抗体
  - ·地舒单抗注射液

（2）绝经期骨质疏松

人群特征：患者表现出绝经前期或后骨质疏松相关症状。

治疗原则：对低中度骨折风险者，如相对年轻的绝经后妇女，骨密度水平低但无骨折史的患者，首选口服药物如阿仑膦酸钠治疗。不推荐60岁以上女性仅为防止骨质疏松骨折进行激素类疗法。

◇ 骨营养补充药
- 钙剂

  见上页"（1）成人及老年性骨质疏松症"同类药项下。

- 活性维生素D及其衍生物

  见上页"（1）成人及老年性骨质疏松症"同类药项下。

◇ 抑制骨吸收药
- 双膦酸盐药物

  见上页"（1）成人及老年性骨质疏松症"同类药项下。

◇ 促进骨形成药
- 甲状旁腺激素类似物
  - ·特立帕肽注射剂

◇ 抑制骨吸收及促进骨形成药
  - ·雷奈酸锶干混悬剂（欧思美）

◇ 性激素补充与调节药
- 雌激素类
  - ·替勃龙片　　　　　　　　　·雌二醇片
  - ·尼尔雌醇片

◇ 选择性雌激素调节剂
  - ·枸橼酸他莫昔芬片　　　　　·盐酸雷洛昔芬片（易维特）

◇ 全人源化单克隆抗体
- 地舒单抗注射液

5.10.4 中医分证治疗

（1）脾肾阳虚证

人群特征：患者表现出腰膝冷痛，弯腰驼背，周身乏力，畏寒喜暖，纳少腹胀，舌淡苔白滑，脉沉弱。

治疗方法：补脾益肾，温阳壮骨。

- 右归丸
- 苁蓉益肾颗粒
- 淫羊藿总黄酮胶囊
- 尪痹片
- 密骨胶囊
- 强骨胶囊
- 骨疏康胶囊
- 护骨胶囊
- 加味青娥丸
- 金匮肾气丸
- 龙牡壮骨颗粒

（2）肝肾阴虚证

人群特征：患者表现出腰膝酸痛，膝软无力，下肢抽筋，弯腰驼背，眩晕耳鸣，形体消瘦，或五心烦热，失眠多梦，舌红少苔，脉细或略数。

治疗方法：滋补肝肾，填精壮骨。

- 金天格胶囊
- 仙灵骨葆胶囊
- 六味地黄丸
- 复方补骨脂颗粒
- 肾骨胶囊
- 骨力胶囊
- 健步虎潜丸
- 补肾健骨胶囊
- 芪骨胶囊
- 壮骨止痛胶囊
- 金乌骨通胶囊

（3）瘀血阻络证

人群特征：患者表现出关节疼痛，痛有定处，痛不可触，多有骨折病史，舌质紫暗，有瘀点或瘀斑，脉弦涩。

治疗方法：理气活血，化瘀止痛。

■ 口服药

- 瘀血痹胶囊
- 通痹胶囊
- 骨松宝胶囊
- 盘龙七片
- 活血止痛胶囊
- 接骨七厘胶囊

■ 外用药
- 雪山金罗汉止痛涂膜剂
- 祖师麻膏药

5.10.5 用药提示

·糖皮质激素类可导致骨质疏松，其机制包括减弱成骨细胞功能，减少肠道钙吸收，减轻高尿钙及性腺抑制。因此，接受糖皮质激素类治疗的患者均应将骨质疏松的其他危险因素降至最低，适当补充维生素D，饮食摄入钙不足时可以补充钙剂。长期应用糖皮质激素类影响钙吸收。

·成人期补充钙剂是预防骨质疏松的基本措施，不能单独作为骨质疏松症治疗药物，仅作为基本的辅助药物。

·每日钙补充剂量最好限制于500～600mg，研究显示，每日使用更大剂量的钙剂会轻度增加心肌梗死的风险。

·钙剂能减少一些其他药物的吸收，如甲状腺素、四环素、喹诺酮、双膦酸盐类，需与这些药物同服时，至少间隔2小时。

·老年人及服用质子泵抑制剂的患者服用柠檬酸钙比碳酸钙吸收好。钙剂常见副作用是腹胀和便秘。

·阿法骨化醇与钙剂合用，可能会引起血钙升高；与大剂量磷剂合用会诱发高磷血症；与噻嗪类利尿剂合用，有发生高钙血症的危险；与洋地黄毒苷类药物合用，若出现高钙血症易诱发心律失常；与巴比妥类药物合用会加速活性维生素D代谢物在肝内的代谢，进而降低药效；与考来烯胺或含铝抗酸药合用，会减少药物吸收。

·骨化三醇与大剂量磷剂合用可诱发高磷血症；与噻嗪类利尿剂合用会增加高钙血症的危险；与洋地黄毒苷类药物合用可能出现高钙血症，易诱发心律失常；与含镁药物（如抗酸药）合用可能导致高镁血症。激素可能拮抗骨化三醇对钙的促吸收作用；胆汁酸螯合剂（包括消胆胺和司维拉姆）可能减少骨化三醇在肠道的吸收。

·高钙血症和高钙尿症时应避免使用钙剂防治骨质疏松症。补充钙剂需适量，超大剂量补充钙剂可能增加肾结石和心血管疾病的风险。

·青少年也应避免长期使用影响骨代谢的药物等，以尽量获得理想的峰值骨量，减少今后发生骨质疏松症的风险。

·首次口服或静脉输注双膦酸盐药物可出现一过性"流感样"不良反应，如3天内不能缓解，可用非甾体抗炎药或其他解热镇痛药对症治疗。

5.10.6 健康提醒

·预防骨质疏松症时尽可能改变临床危险因素，包括戒烟、减少酒精摄入，保持理想体重，增加适度的负重活动，摄入足够的钙和维生素D，确认患者是否在进行雌孕激素治疗，注意使用糖皮质激素类时增加的风险。

·钙补充剂一般为化合物如碳酸钙和柠檬酸钙。碳酸钙通常较便宜，与食物一起服用时吸收效果最好；柠檬酸钙可以随时服用。由于五十岁后胃酸水平较低，柠檬酸钙更容易被吸收。咀嚼片和液体钙补充剂在进入胃之前会溶解，也有助于吸收。

·大多数钙补充剂与食物一起服用。进食时产生的胃酸有助于钙的吸收。柠檬酸钙是一个例外，无论是否与食物一起服用，吸收都很好。牛奶中的乳糖和维生素D可以增强钙的吸收。

·绝经后妇女应及早补充雌激素类或雌孕激素类结合制剂，以延缓骨量丢失的速率和程度。绝经期后女性运动能减少骨质流失或维持腰椎及髋部骨密度（BMD），但非负重运动（如游泳和骑自行车）在增加骨密度方面效果不明显。

·骨质疏松症患者避免骨折的危险因素可明显降低骨折发生率。合理的饮食钙摄入或钙剂补充能降低骨质流失速度，也可减少骨折风险。

·保证每日膳食丰富、营养均衡是防治骨质疏松症的基础生活方式。饮食上应多吃钙和维生素D含量较高的食物。还应坚持低盐饮食，多饮水，保持大便通畅，以增进食欲，促进钙的吸收。注意戒烟、限酒，避免过量饮用咖啡和碳酸饮料。

·维生素D除了来源于食物，还依靠阳光中的紫外线照射皮肤而合成。一般每天将面部及双臂皮肤暴露日光照射15～30分钟即能满足合成的需要。建议选择阳光较为柔和的时间段（根据季节、地区、纬度等有所调整），避免强烈阳光照射，以防灼伤皮肤。

第6章

神经和精神疾病用药

本章包含了神经系统疾病和精神疾病，神经系统疾病主要是指神经系统出现病变，比如头痛或脑出血、脑栓塞、脑肿瘤等。而精神疾病一般指的是心理方面出现异常，两者有根本性的区别。神经系统疾病是器质性疾病，而精神疾病更多是由心理因素造成的。

由于诊疗比较复杂，多数疾病都需要在医院专科检查和诊断才能确定，如癫痫、精神分裂症、双相情感障碍等疾病，且大多数疾病的药物选择和治疗方案较为复杂，需有专业人员指导，不在本书讨论范围。本章仅选择了生活中更为常见且应该掌握和需要了解的一些疾病，如头痛及偏头痛、失眠、焦虑症、抑郁症、眩晕、脑卒中、阿尔茨海默病以及血管性帕金森综合征，旨在帮助读者更好掌握疾病和用药常识，避免出现不必要的不良反应。

6.1 头痛及偏头痛

6.1.1 疾病概述

头痛是指头部的疼痛，是最常见的症状之一。头痛程度有轻有重，疼痛时间有长有短。疼痛形式多种多样，常见胀痛、闷痛、撕裂样痛、电击样疼痛、针刺样痛，部分伴有血管搏动感及头部紧箍感，以及恶心、呕吐、头晕等症状。

引发头痛的原因很多，如脑膜炎、鼻窦炎、感冒，同时头痛也是某些特殊情况的信号，如高血压、基底动脉供血不足、动脉粥样硬化、脑外伤、脑卒中；此外，屈光不正、青光眼或眼压升高也常会导致头痛。

偏头痛是一种常见的慢性发作性脑功能障碍性疾病，也是临床常见的原发性头痛。偏头痛发病率高，病程长，在神经系统疾病负担中位居第二位。

中医认为，头痛是因风寒湿热之邪外袭，或痰浊瘀血阻滞，致使经气上逆，或肝阳郁火上扰清空，或气虚清阳不升，或血虚脑髓失荣等所致的慢性反复发作且经久不愈的头部疼痛。偏头痛属于中医学"头痛"范畴，另有"脑风""首风""头风""厥头痛"之名。

6.1.2 诊病看点

· 头痛呈紧缩式轻中度双侧疼痛，一般持续30分钟到一周可能为原发性紧张性头痛。

· 头痛呈跳动式中重度单侧疼痛，一般持续4～72小时，还出现恶心、呕吐、畏光畏声或有这些先兆症状，可能为偏头痛。

· 头痛呈穿透式严重的单侧或眼眶上疼痛，持续15分钟到3小时，至少在头痛同侧出现流泪、鼻塞、流鼻涕、面部出汗等一种症状，可能为丛集性头痛。

· 头痛也可能继发于其他疾病如创伤、脑出血、卒中、感冒、脑瘤、高血压等。

· 头痛还可能继发于药物产生的不良反应或由过度用药引起。

6.1.3 西药治疗

一般性头痛可对症处理治疗，缓解头痛症状，如还伴随其他症状如眩晕、呕吐等，应寻找病因，以对因治疗。头痛非药物物理治疗包括物理磁疗法、局部冷（热）敷、吸氧等。

（1）普通头痛

人群特征：患者自觉表现出普通的急性头痛。

治疗原则：对症治疗，缓解症状。

✧ 缓解头痛药

■ 解热镇痛药

- 阿司匹林泡腾片（巴米尔）
- 对乙酰氨基酚片（必理通）/缓释片（泰诺林）
- 复方对乙酰氨基酚片（Ⅱ）（散利痛、散列通）
- 布洛芬缓释胶囊/缓释片（芬必得）

（2）偏头痛

人群特征：患者表现出头痛跳动感，单侧头痛，疼痛程度中到重度，伴有恶心、呕吐、畏光感，持续时间长。

治疗原则：对症治疗，缓解症状。

✧ 一般缓解头痛药

- 对乙酰氨基酚缓释片
- 布洛芬缓释胶囊
- 双氯芬酸钠缓释胶囊
- 阿司匹林泡腾颗粒
- 萘普生片

✧ 强效缓解头痛药

■ 选择性5-羟色胺受体激动剂（曲坦类）

- 麦角胺咖啡因片
- 舒马普坦片（丹同静）
- 佐米曲普坦片（卡曲）
- 甲磺酸二氢麦角碱缓释片
- 苯甲酸利扎曲普坦片（欧立停）

■ 外用鼻腔喷剂

- 佐米曲普坦鼻喷剂（司立平）
- 舒马曲坦鼻喷剂

6.1.4 中医分证治疗

对于外感头痛以邪实为主，治疗首当祛邪，据邪气性质，分别以疏风、散寒、化湿、清热等法，诸邪多以风邪为首，故强调使用风药。内伤头痛初期多为虚实夹杂，治疗应祛邪扶正兼顾，采用平肝、化痰、活血、益气、养血、滋阴等法，后期病久及肾，肾精亏耗，则当益肾填精补髓。

（1）风寒头痛

人群特征：患者头痛连及颈部、痛势较剧烈，常有拘急收紧感，或伴恶风畏寒，遇风头痛加重，口不渴，苔薄白，脉浮紧。

治疗方法：疏风散寒止痛。

- 川芎茶调颗粒
- 荆防颗粒
- 都梁丸
- 感冒软胶囊
- 风寒感冒颗粒

（2）风热头痛

人群特征：患者表现出头痛而胀、严重时头痛如裂，发热或恶风，面红目赤，口渴喜饮，大便不畅，舌尖红，苔薄黄，脉浮数。

治疗方法：疏风清热和络。

- 芎菊上清丸/片
- 风热感冒颗粒
- 清眩片
- 桑菊感冒片

（3）瘀血头痛

人群特征：患者表现出头痛经久不愈、痛处固定不移、严重时痛如锥刺，日轻夜重，或有头部外伤史，舌质暗，或有瘀斑、瘀点，苔薄白，脉细或细涩。

治疗方法：活血化瘀、通窍止痛。

- 血府逐瘀口服液/丸/胶囊
- 乐脉颗粒
- 通天口服液
- 心可舒片
- 正天胶囊/丸
- 元胡止痛片
- 丹七片

（4）肝阳头痛

人群特征：患者头昏胀痛，两侧为重，头晕目眩、心烦易怒、夜寐不宁，口苦胁痛、面红耳赤，舌红，苔黄，脉弦数。

治疗方法：平肝潜阳、息风止痛。

- 天麻钩藤颗粒
- 镇脑宁胶囊
- 降压丸
- 全天麻胶囊
- 脑立清胶囊
- 养血清脑颗粒

（5）痰浊头痛

人群特征：患者表现为头痛昏蒙，胸脘满闷，纳呆呕恶，舌淡，苔白腻，脉滑或弦滑。

治疗方法：健脾燥湿，化痰降逆。

- 半夏天麻丸
- 头痛宁胶囊
- 眩晕宁颗粒

（6）**血虚头痛**

人群特征：患者表现为头痛而晕、心悸不宁、过劳加重、气短、神疲乏力、面色发白，舌淡苔薄白，脉细弱。

治疗方法：宁心安神，补血止痛。

- 蓝芷安脑胶囊
- 柏子养心丸
- 养血安神片
- 益气维血颗粒
- 复方阿胶补血膏

（7）**气虚头痛**

人群特征：患者表现出头痛隐隐，时发时止，遇劳加重，头晕，神疲乏力，气短懒言，自汗，面色㿠白，舌淡红或淡胖，舌边有齿印，苔薄白，脉细弱或脉大无力。

治疗方法：益气升清，祛风清热。

- 心脑欣丸
- 正心降脂片
- 诺迪康胶囊
- 参芍片
- 血络通胶囊
- 益脑片

（8）**肾虚头痛**

人群特征：多见于体虚久病或性生活过度的患者，常表现为头脑空痛，还伴有眩晕耳鸣，腰膝酸软，神疲乏力，少寐健忘，遗精带下，舌红少苔，脉细无力。

治疗方法：补肾益精。

- 天麻醒脑胶囊
- 天麻头风灵胶囊
- 天麻首乌片

6.1.5 用药提示

- 对乙酰氨基酚制剂禁用于严重活动性肝病患者。非甾体抗炎药如布洛芬、双氯芬酸钠等禁用于胃肠道出血或消化性溃疡患者。
- 选择性5-羟色胺受体激动剂对有心血管和脑血管疾病史的患者是禁忌的。
- 口服多巴胺受体拮抗剂如甲氧氯普胺或吗丁啉仅仅是作为偏头痛的

辅助治疗药物，也许可以增加胃肠吸收率，降低恶心、呕吐并恢复胃的正常运动。

・治疗急性发作的药物，尤其是阿片类药物或含有巴比妥类药物的复方镇痛药，会增加头痛频率并导致难治性的头痛。

・偏头痛患者一周头痛两天或更多时间，要警惕镇痛药的过频使用。渐进式头痛可能是过度用药性头痛。

6.1.6 健康提醒

・50岁以上患者新发头痛应该到医院就诊，存在器质性疾病或占位性病变的可能。

・免疫受损患者的新发头痛可能与中枢神经系统感染有关，如脑膜炎或脑脓肿。

・妇女妊娠期间发生严重头痛需要到医院就诊，以排除子痫和脑静脉窦血栓形成的风险。

・突然新发严重的"雷击式"头痛有可能与蛛网膜下腔出血、脑出血、脑膜炎或存在大量占位性病变有关，因此，强烈建议患者立即就医。

・头痛的频率增加或严重程度加重，表现出渐进式头痛，应该考虑是否存在占位性病变，如脑瘤、脑脓肿和慢性硬膜下血肿（常见于抗凝治疗和近期头部受伤患者）。

・头痛方式持续发生改变或呈现其他症状，例如颈部僵硬、意识改变、发热、活动无力和呈现其他局灶性神经系统症状，表明患者头痛情况加重，应及时就医。

6.2 失眠症

6.2.1 疾病概述

失眠症是指尽管有合适的睡眠机会和睡眠环境，但依然对睡眠时间和/或质量感到不满足，并且影响日间社会功能的一种疾病。不应单纯依靠睡眠时间来判断是否存在失眠。部分人群虽然睡眠时间较短，但没有感到睡眠质量下降，也不存在日间功能损害，因此不能视为失眠。

失眠症可以是原发性的，也可以继发于某些疾病。在失眠者中，难以入睡是最常见的主诉，其次是维持睡眠困难和早醒。一个人如果长期失眠，就会对失眠越来越恐惧，感到紧张、焦虑、担心或抑郁，形成了一个恶性循环。失眠症除了药物治疗外，还应包括心理治疗、良好睡眠生理习惯的培养。

中医称失眠为"不寐"或"不得眠"，认为失眠多因思虑、劳倦太多，伤及心脾，阴阳失调，心肾不交或心神不宁，或阴虚火旺、胃不安宁等引起。

6.2.2 诊病看点

- 失眠主要表现之一为入睡困难，入睡时间超过30分钟。
- 睡眠质量下降，睡眠维持障碍，整夜觉醒次数≥2次。
- 早醒、睡眠质量下降、总睡眠时间减少（通常少于6小时）。同时伴有日间功能障碍，主要包括疲劳、情绪低落或控制力弱、躯体不适、认知障碍等。
- 认知功能（记忆功能、注意功能、计划功能）下降从而导致白天困倦，工作能力下降，在停止工作时容易出现日间嗜睡现象。

6.2.3 西药治疗

药物治疗应个体化，尽量使用最小有效剂量。从安全性角度考虑，提倡短期、间断用药。患者应根据睡眠需求"按需用药"原则选择服用药物，即根据患者白天工作情况和夜间睡眠需求，考虑使用半衰期短的催眠药物，可在症状出现的晚上使用，症状稳定后不推荐每天使用，而是间断性或非连续用药。

人群特征：患者表现出入睡困难、睡眠质量下降和睡眠时间减少。
治疗原则：对症治疗，强化锻炼，减少过度药物依赖。

✧ 催眠药
■ 非苯二氮䓬类药物
- 酒石酸唑吡坦片（思诺思）
- 艾司佐匹克隆（鲁尼斯塔）
- 佐匹克隆胶囊（青尔齐）
- 扎拉普隆胶囊（曲宁）
- 右佐匹克隆片（文飞）

■ 苯二氮䓬类药物
- 艾司唑仑片（舒乐安定）
- 氯硝西泮片
- 盐酸氟西泮胶囊
- 劳拉西泮片（罗拉）

◇缓解抑郁改善睡眠药
- 褪黑素受体激动剂
  - 雷美替胺片
  - 阿戈美拉汀片
- 食欲素受体拮抗剂
  - 苏沃雷生片
- 三环类抗抑郁药物
  - 盐酸多塞平片
  - 盐酸阿米替林片
- 5-羟色胺和去甲上腺素再摄取抑制剂
  - 盐酸文拉法辛胶囊
  - 盐酸度洛西汀肠溶胶囊（欣百达）/肠溶片
- 其他抑郁药
  - 盐酸曲唑酮片（美时玉、安适）
  - 米氮平片（山德士）

6.2.4 中医分证治疗

不寐病症有虚实之分及有邪无邪之别，治疗上总以祛邪扶正，补虚泻实，调其阴阳以安心神为大法。虚者宜补其不足，益气养血，滋补肝肾；实者宜泻其有余，疏肝泄热，导消和中，清火化痰。实证日久，气血耗伤，亦可转为虚证。虚实夹杂者，应补泻兼顾为治。

（1）心血亏虚证（虚证）

人群特征：患者表现为失眠多梦、头晕眼花、心悸健忘、面色淡白或萎黄、唇舌色淡、脉细无力。

治疗方法：滋阴养血，宁心安神。

- 养血安神丸/颗粒
- 安神养心丸
- 安神补脑液
- 安神健脑液
- 安神养血口服液
- 柏子滋心丸
- 安神补心片

（2）心胆气虚证（虚证）

人群特征：患者表现为不寐多梦、易于惊醒，遇事善惊，神疲体倦，自汗少气，舌质淡，脉弦细或细弱。

治疗方法：益气镇惊，安神定志。

- 安神定志丸
- 琥珀安神丸
- 人参琥珀丸
- 七叶神安片

（3）**心脾两虚证**（虚证）

人群特征：患者表现为夜寐不实，多梦易醒，心悸健忘，神疲肢倦，饮食无味，面色无华，舌质淡，苔薄白，脉细弱。

治疗方法：补益心脾，养血安神。

- 人参归脾丸
- 柏子养心丸
- 九味镇心颗粒
- 心神宁片
- 枣仁安神颗粒
- 灵芝胶囊/口服液

（4）**阴虚火旺证**（虚证）

人群特征：患者表现为心烦不寐，入睡困难，头晕耳鸣，腰酸膝软，五心烦热，健忘梦遗，口干唇燥，舌质红，脉细数。

治疗方法：滋阴降火，养心安神。

- 天王补心丸
- 养血安神丸
- 乌灵胶囊
- 安神补心颗粒
- 神经衰弱丸
- 安神胶囊

（5）**痰热内扰证**（实证）

人群特征：患者表现为心烦不寐、多梦易醒，痰多胸闷，头重目眩，嗳气吞酸，口苦恶食，舌质偏红，舌苔黄腻，脉滑数。

治疗方法：清热化痰，宁心安神。

- 安神胶囊
- 灵芝红花安神口服液
- 清心沉香八味散

（6）**肝郁化火证**（实证）

人群特征：患者表现为急躁易怒、不寐多梦，伴有头晕头胀、目赤耳鸣、口干口苦、不思饮食、小便赤黄、大便秘结，舌红苔黄，脉弦数。

治疗方法：疏肝泻热，佐以安神。

- 泻肝安神丸
- 解郁安神胶囊
- 百乐眠胶囊
- 舒肝解郁胶囊

6.2.5 用药提示

- 目前临床治疗失眠的药物主要包括苯二氮䓬类受体激动剂、褪黑素受体激动剂和具有催眠效果的抗抑郁药物。抗组胺药物（如苯海拉明）、褪黑素以及缬草提取物虽然具有催眠作用，但是现有的临床研究证据有限，不宜作为失眠常规用药。

- 目前巴比妥类已不作为首选药物，且不建议长期使用。

·苯二氮䓬类药物具有一定的依赖性，尤其是作用快速的药物如三唑仑、咪达唑仑、硝西泮等，依赖性更为明显。

·老年患者对苯二氮䓬类药物较为敏感，服用后可产生过度镇静、肌肉松弛作用，觉醒后可发生震颤、颤抖、思维迟缓、运动障碍、认知功能障碍、步履蹒跚、肌无力等"宿醉"现象，极易跌倒和受伤（骨折）。

·老年患者的药物治疗剂量应从最小有效剂量开始，短期应用或采用间歇疗法，不主张大剂量给药，用药过程中需密切观察药物不良反应。

·哺乳期应用镇静催眠药物以及抗抑郁药需谨慎，避免药物通过乳汁影响婴儿，推荐采用非药物干预手段治疗失眠（Ⅰ级推荐）。

6.2.6 健康提醒

·老年失眠者应首选非药物治疗，如睡眠卫生教育，尤其强调进行认知和行为治疗的组合。认知和行为治疗可以缓解老年患者的失眠程度，提升睡眠质量，缩短睡眠潜伏期，减少睡后觉醒。

·大多数失眠与心理因素有密切联系，所以采用心理行为治疗，有助于提高睡眠质量。

·早睡早起，按时作息，睡前宽衣解带，不吸烟，不饮浓茶、咖啡及酒等，不吃零食，养成良好的睡眠习惯。

6.3 焦虑症

6.3.1 疾病概述

焦虑是一种内心紧张不安，担心或者预感到将要发生某种不利情况同时又感到难以应对的不愉快情绪体验。并非所有焦虑都是病理的，在日常生活中，焦虑是人的防御性情绪。而病理性焦虑又称焦虑症，指持续的紧张不安、无充分现实依据地感到将要大难临头。随着社会竞争日趋激烈，生活中应激因素增加，心理不适应等焦虑反应势必增多，应引起大家的重视。

适应障碍伴焦虑情绪是焦虑症状中最常见的表现。这是一种有时限的综合征，发病和缓解与是否接触压力源有关。与此相反，大多数焦虑症是慢性疾病，如广泛性焦虑症，病情易波动，不同严重程度焦虑症的症状会随时间变化而有所不同。

焦虑症当属中医学"郁证"范畴，是因素体正气虚弱，又为七情所伤，脏腑气血阴阳不和，心神失养，脑神不利所致。本病病位在脑，又兼心、肝、脾、肾，本病初期多以实证或是虚证多见，而发病日久则为虚实夹杂。本病属本虚标实，虚实夹杂之证。

6.3.2 诊病看点

·适应障碍伴焦虑情绪表现为在3个月内应对确定的心理与社会压力时，会出现焦虑症状，比如对压力的反应超出正常预期。

·广泛性焦虑症表现为过度焦虑及对多种事件及活动的担忧超过6个月，可能还包括总感不安或感觉到"激动"或"急躁"，易疲劳，睡眠不安，无法集中注意力或大脑一片空白，易怒以及肌肉紧张等。

6.3.3 西药治疗

急性发作或严重的病例应予以药物治疗。苯二氮䓬类药物短期使用可缓解严重的焦虑，但应避免长期使用以免产生依赖性。持续性焦虑和躯体症状，以使用血浆半衰期较长的药物为宜，如地西泮、阿普唑仑等。如患者焦虑呈波动形式，应选择半衰期短的药物，如奥沙西泮、劳拉西泮。

（1）适应障碍伴焦虑情绪

人群特征： 患者表现出有时限的焦虑症状，即使压力及其后果结束后，症状仍持续少于6个月。

治疗原则： 劝解、放松和解压，症状严重时，短期药物治疗。

■ 选择性5-羟色胺再摄取抑制剂
　·盐酸舍曲林片（左洛复）　　·氢溴酸西酞普兰片（喜普妙）
　·盐酸氟西汀胶囊（百优解）　·盐酸帕罗西汀片（赛乐特）

■ 复方制剂
　·氟哌噻吨美利曲辛片（黛力新）

■ 非苯二氮䓬类药物
　·酒石酸唑吡坦片（思诺思）　·艾司佐匹克隆（鲁尼斯塔）
　·佐匹克隆胶囊（青尔齐）　　·扎拉普隆胶囊（曲宁）
　·右佐匹克隆片（文飞）

- 苯二氮䓬类药物
  - ·地西泮片
  - ·劳拉西泮片（罗拉）
  - ·阿普唑仑片

（2）广泛性焦虑症

人群特征：患者表现出过度焦虑，遇事易激动，易急躁，入睡困难或睡眠质量不佳。

治疗原则：心理干预及药物治疗相结合。

◇治疗焦虑症一线药
- 5-羟色胺和去甲肾上腺素再摄取抑制剂（SNRI）
  - ·盐酸文拉法辛缓释胶囊（怡诺思）
  - ·盐酸度洛西汀肠溶胶囊（欣百达）/肠溶片
- 选择性5-羟色胺再摄取抑制剂（SSRI）
  - ·盐酸舍曲林片（左洛复）
  - ·氢溴酸西酞普兰片（喜普妙）
  - ·盐酸氟西汀胶囊（百优解）
  - ·盐酸帕罗西汀片（赛乐特）
  - ·草酸艾司西酞普兰片（来士普）
- 缓解焦虑改善睡眠药
  - ·氟派噻吨美利曲辛片（黛力新）

◇治疗焦虑二线药
- 5-羟色胺1A受体部分激动剂
  - ·盐酸丁螺环酮片
  - ·枸橼酸坦度螺酮片（希德）
- 其他抗抑郁药
  - ·盐酸曲唑酮片（美时玉、安适）
  - ·米氮平片（山德士）

6.3.4 中医分证治疗

本虚以肝肾阴亏、肾精亏虚、心脾两虚为主，标实以肝郁气滞、痰浊、血瘀为主。治疗当注意辨别阴阳虚实，注重虚实兼顾之大法，实证予以理气开郁或兼活血、清热、化痰、祛湿，虚证则予以养心、健脾、滋肝、补肾。

（1）肝郁化火证

人群特征：患者表现出情绪不宁，郁闷烦躁，胁肋胀痛，痛无定处，脘闷嗳气，腹胀纳呆，大便不调；或急躁易怒，口苦口干；或头痛，目赤，耳鸣；或嘈杂吞酸，大便秘结；舌质红，苔黄，脉弦或弦数。

治疗方法：疏肝健脾，清肝泻火，理气和中。

- 解郁安神颗粒/片
- 丹栀逍遥丸
- 脑乐静糖浆
- 加味逍遥丸
- 柴胡舒肝丸
- 越鞠丸
- 舒肝丸

（2）**瘀血内阻证**

人群特征：患者表现出心悸怔忡，夜寐不安，或夜不能寐，多疑烦躁，胸闷不舒，时有头痛，胸痛如刺；舌暗红边有瘀斑，或舌面有瘀点，唇紫暗或两目暗黑，脉涩或弦紧。

治疗方法：活血化瘀，理气通络。

- 血府逐瘀丸/口服液/颗粒
- 参松养心胶囊

（3）**肝胆湿热证**

人群特征：患者表现出惊恐不安，心烦意乱，性急多言，夜寐易惊，头昏头痛，口苦口干，舌红，苔黄腻，脉滑数。

治疗方法：清泻肝火，宁心安神。

- 牛黄清心丸
- 龙胆泻肝丸/颗粒/口服液
- 泻肝安神丸
- 礞石滚痰丸

（4）**肾虚肝旺证**

人群特征：患者表现出情绪不宁，郁闷烦躁，胸胁胀痛，心悸善恐，少寐，健忘易惊，精神萎靡，头晕耳鸣，腰膝酸软，遗精阳痿，闭经；舌质淡，苔薄白或略黄，脉沉弱。

治疗方法：益肾平肝，解郁安魂。

- 百乐眠胶囊
- 六味地黄丸/颗粒/胶囊
- 知柏地黄丸/水丸/颗粒
- 清脑复神液

（5）**心胆气虚证**

人群特征：患者表现为心悸胆怯，善恐易惊，精神恍惚，情绪不宁，坐卧不安，少寐多梦；苔薄白或正常，脉沉或虚弦。

治疗方法：镇惊定志，宁心安神。

- 安神温胆丸
- 朱砂安神丸
- 琥珀安神丸

（6）**心脾两虚证**

人群特征：患者表现出心悸头晕，善恐多惧，失眠多梦，面色无华，神倦乏力，食欲不振，舌质淡，苔薄白，脉细弱。

治疗方法：益血健脾，宁心解虑。

- 归脾丸/颗粒
- 人参归脾丸
- 脑力静糖浆

（7）心肾不交证

人群特征：患者表现为情绪低落，多愁善感，虚烦少寐，心悸不安，头晕耳鸣，健忘，腰膝酸软，手足心热，口干津少，或见盗汗，舌红，苔薄，脉细或细数。

治疗方法：滋阴清心，养脑安神。

- 养心安神丸
- 天王补心丸
- 磁朱丸
- 乌灵胶囊
- 刺五加脑灵胶囊

6.3.5 用药提示

· 苯二氮䓬类抗焦虑药起效快，疗效确切，最大缺点是存在耐药性，长期使用有成瘾风险。因此应使用最小有效剂量，持续最短时间（通常不超过4周）。但应避免长期使用以免产生依赖性。

· 氟哌噻吨美利曲辛是第一代抗抑郁药和抗精神病药的复方制剂，适用于轻中度焦虑抑郁，有起效快的优点，但该药撤药反应大，长期使用可能发生锥体外系不良反应，不推荐作为治疗广泛性焦虑障碍症的常规药物。

· 米氮平（去甲肾上腺素与特异性5-羟色胺能抗抑郁药，NaSSA）常见不良反应包括口干、困倦、头晕头疼、食欲增加、体重增加、水肿、白细胞减少等。使用时需注意避免过度镇静、防止跌倒，关注体重变化，定期监测血糖和白细胞。

· 常见药物不良反应往往在服药的最初几天到2周内明显，随着服药时间延长会逐渐减轻。按照推荐滴定加量，可减少早期不良反应。

6.3.6 健康提醒

· 避免忧思郁怒，防止情志内伤，是防治焦虑症的重要措施。

· 心理治疗是对适应障碍伴焦虑情绪的主要治疗手段，包括劝解、放松、处理问题、排解压力及认知行为疗法。

· 压力管理措施包括制定日常活动时间表、改善生活方式、寻求专业指导。

6.4 抑郁症

6.4.1 疾病概述

抑郁症是指各种原因引起的以心境低落为主要症状的一种疾病。表现为兴趣丧失、自罪感、注意困难、食欲下降和自杀观念,并有其他认知、行为和社会功能异常,患病率高,复发率高,致残率高。

抑郁症诊断须符合精神科疾病诊断标准,一般不主张非精神科医生做出抑郁症诊断。凡具有抑郁症状,但达不到抑郁症诊断标准,则可诊断为抑郁状态(即以情绪低落、思维迟缓和运动性抑制为特征的一类综合征)。

抑郁症是抑郁障碍最常见的类型,抑郁障碍在躯体疾病患者中很常见,大约22%～33%的躯体疾病住院患者、15%～30%的急性冠心病患者、20%的冠心病和充血性心力衰竭患者以及9%～27%的糖尿病患者患有抑郁障碍。而积极治疗抑郁症状对改善躯体状态有效。

中医学认为抑郁症属于"郁证"范畴,是以心情抑郁、情绪不宁、胸部满闷、胁肋胀痛或易怒易哭,或咽中如有异物梗塞等症为主要临床表现的一类病证。中医学认为,抑郁症初期多以气滞为主,气机不畅则肝气郁结而成气郁,气郁可以导致痰湿内阻,血行不畅,又可进而化为火热证候,但以肝气郁结为病变基础;疾病经久不愈,由实转虚,可见心、脾、肝、肾各脏腑气血阴阳亏虚。早期证候多为肝郁气滞,肝郁化火,肝郁脾虚或肝胆湿热,日久则致心脾两虚,肾虚肝郁等证。

6.4.2 诊病看点

· 抑郁症诊断标准包括症状标准、严重程度标准、病程标准和排除标准,须符合此项诊断标准才能确诊抑郁症。

· 症状标准以心境低落为主(感到悲伤、空虚、无望,流泪),并至少有下列4项:①兴趣丧失、无愉快感;②精力减退或疲乏感;③精神运动性迟滞或激越(由他人看出来而不仅是主观体验到的迟钝或坐立不安);④自我评价过低、自责,或有内疚感;⑤联想困难或自觉思考能力下降;⑥反复出现想死的念头或有自杀行为;⑦睡眠障碍;⑧食欲降低或体重明显减轻;⑨性欲减退。

· 严重程度标准判定应根据抑郁症评定量表评定。

- 自评量表：患者健康9条目问卷（PHQ9）评分，用于抑郁症状的快速筛查和评估。5～9分为轻度抑郁；10～14分为中度抑郁；15～19分为中重度抑郁；20～27分为重度抑郁。
- 汉密尔顿抑郁量表（HAMD-17）是临床应用最普遍的抑郁症状评估表。7～17分为可能有抑郁症；18～24分肯定有抑郁症；＞24分严重抑郁症。
· 抑郁症病程标准为符合症状标准，且至少持续2周。
· 同时应排除器质性精神障碍、精神分裂症和双相障碍、精神活性物质和非成瘾物质所致抑郁障碍。

6.4.3 西药治疗

抑郁症的治疗目标在于尽早诊断，及时规范治疗，控制症状，提高临床治愈率，最大限度降低病残率和自杀率，防止复燃及复发。抗抑郁药是当前治疗各种抑郁障碍的主要药物，能有效解除抑郁心境及伴随的焦虑、紧张和躯体症状，有效率约60%～80%。使用抗抑郁药时，应该从小剂量开始，逐步递增剂量，尽可能采用最小有效剂量，尽量减少不良反应，提高服药依从性。当小剂量疗效不佳时，可根据药物不良反应和患者对药物的耐受情况，逐渐增至足量（有效剂量上限）。因人而异使用抗抑郁药，需考虑患者症状特点、年龄、躯体状况、药物的耐受性、有无并发症，予以个体化合理用药。

人群特征： 患者抑郁症状表现为以情绪低落、思维迟缓和运动性抑制等。

治疗原则： 急性期治疗控制症状，巩固期治疗预防复燃，维持期治疗预防复发。

◇ 治疗抑郁一线药
■ 选择性5-羟色胺再摄取抑制剂（SSRI）
· 盐酸舍曲林片（左洛复）
· 草酸艾司西酞普兰片（来士普、百适可）
· 盐酸帕罗西汀片（赛乐特）
· 盐酸氟西汀胶囊（百优解）
· 马来酸氟伏沙明片（兰释）
· 氢溴酸西酞普兰片（喜普妙）
■ 5-羟色胺和去甲肾上腺素再摄取抑制剂（SNRI）
· 盐酸度洛西汀肠溶胶囊（欣百达）/肠溶片
· 盐酸文拉法辛缓释胶囊（怡诺思）/胶囊/片

- 5-羟色胺受体拮抗剂/再摄取抑制剂（SARI）
  - 盐酸曲唑酮片（美时玉、安适）
- 去甲肾上腺素与特异性5-羟色胺能抗抑郁药（NaSSA）
  - 米氮平片（山德士、瑞美隆）
- 去甲肾上腺素能-多巴胺再摄取抑制剂（NDRI）
  - 盐酸安非他酮片/缓释片
- 四环类抗抑郁药
  - 盐酸马普替林片（路滴美）
  - 盐酸米安色林片（米塞林）

◇ 治疗抑郁二线药
- 三环类抗抑郁药（TCA）
  - 盐酸阿米替林片
  - 盐酸普罗替林片
  - 盐酸氯米帕明片（安拿芬尼）
  - 盐酸多塞平片（多虑平）
  - 盐酸氯丙米嗪片

◇ 治疗轻中度抑郁植物提取物制剂
  - 圣约翰草提取物片

6.4.4 中医分证治疗

中医治疗原则为理气开郁，调畅气机。实证根据相应证型分别采用理气、化痰、清火法；虚证重在养心安神，并根据损及脏腑及气血阴精的不同而补之；虚实夹杂者视虚实偏重而兼顾。

（1）肝气郁结证

人群特征：患者主症表现为心情抑郁，胸闷，喜太息，胁肋胀满；次症表现为脘闷，嗳气纳差，女性经前乳胀，症状随情绪波动，舌苔薄，脉弦。伴腹痛肠鸣，稍遇情志怫郁或饮食不慎即便溏腹泻者属肝郁脾虚证；伴急躁易怒、烦热、面红目赤、头目胀痛、口苦、便干，属肝郁化火证。

治疗方法：疏肝解郁，理气畅中。
- 逍遥丸
- 舒肝颗粒
- 解郁丸
- 舒肝解郁胶囊
- 越鞠丸/胶囊

（2）痰热扰神证

人群特征：患者主症表现为心烦不宁，胸闷脘痞，口黏口臭；次症表现为噩梦，困倦嗜睡，肢体困重酸胀，恶心，便秘，面红油腻，舌质红，舌苔黄腻，脉弦滑或滑数。

治疗方法：清热化痰，宁心安神。

- 黄连温胆汤加减
- 半夏厚朴汤加减

（3）**心脾两虚证**

人群特征：患者主症表现为多思善虑，心悸，气短，面色无华；次症表现为头昏，疲劳乏力，自汗，纳差，便溏，舌质淡嫩，舌边有齿痕，舌苔白，脉细弱。

治疗方法：养心健脾，补益气血。

- 归脾丸
- 九味镇心颗粒
- 人参归脾丸

（4）**心胆气虚证**

人群特征：患者主症表现为多思善虑，易惊善恐，悲伤善忧，心悸不安；次症表现为气短，自汗，失眠，多梦，面白无华，舌质淡，舌苔白，脉细弱。

治疗方法：益气镇惊，安神定志。

- 安神定志丸
- 振源胶囊

（5）**心肾阴虚证**

人群特征：患者主症表现为心慌，五心烦热，健忘，腰膝酸软；次症表现为咽干口燥，目花干涩，耳鸣耳聋，盗汗，遗精早泄，月经不调，舌质红，舌体瘦小，舌苔少，脉细数。

治疗方法：补益心肾，养阴安神。

- 巴戟天寡糖胶囊
- 天王补心丹
- 乌灵胶囊

6.4.5 用药提示

- SNRI可用于老年抑郁障碍治疗，但高剂量可引起血压升高，起始剂量一般低于年轻成人患者，注意药物蓄积作用。
- 症状持续加重或有严重自杀倾向患者可考虑抗抑郁治疗，一般选用SSRI，但应权衡使用或不使用抗抑郁药对母亲和胎儿的风险，向患者（家属）详述风险和获益。产后抑郁障碍的治疗要考虑产后代谢改变、乳汁对胎儿的影响。
- 治疗抑郁症的疗程结束或更换药物时，必须警惕停药（戒断）综合征出现的可能。停药综合征症状也可出现在患者突然停药时。一些患者漏服一次或两次药物，尤其是半衰期短的药物时也会出现停药症状。

· 大约20%的抗抑郁药治疗患者会出现撤药综合征。几乎所有种类的抗抑郁药都有可能发生撤药综合征，其发生与使用药物时间较长，药物半衰期较短有关。通常表现为流感样症状、精神症状及神经系统症状（如焦虑、激越、失眠、恶心、呕吐）等。撤药综合征的症状可能被误诊为病情复发。

6.4.6 健康提醒

· 避免忧思郁怒，防止情志内伤，是防治郁证的重要措施。

· 对于郁证患者，应正确认识和对待疾病，增强治愈疾病的信心，并解除情志致病的原因。

· 心理治疗和社会支持系统对预防本病复发也有非常重要的作用，应尽可能解除或减轻患者过重的心理负担和压力，帮助患者解决生活和工作中的实际困难及问题，提高患者应对能力，并积极为其创造良好的环境。

6.5 眩晕

6.5.1 疾病概述

眩晕是以头晕眼花为主要临床表现的一类病症。眩是指眼花或两眼发黑、视物乱动；晕是指头目眩晕，或感觉自身或外界景物旋转。二者常同时并见，故统称为"眩晕"。轻者闭目即止，重者如坐车船，旋转不定，不能站立，或伴有恶心、呕吐、汗出，甚至昏倒等症状。

引起眩晕的疾病很多，除耳鼻喉科疾病外，还涉及内科、神经内科及骨科的疾病，如梅尼埃病、高血压、低血压、脑动脉硬化、椎基底动脉供血不足、贫血、神经衰弱等。

中医认为本病虚证居多，也有风热、痰热上扰所致的。眩晕应与中风前兆相鉴别，中药非处方药所适用的眩晕是指一般性虚证所引起的眩晕，或少数外感风热之际伴有的头晕，或感冒已愈而仍有头晕，若持续性头晕眼花，应当到医院检查，以排除中风可能。

6.5.2 诊病看点

·一般出现发热、耳鸣、听力减退、恶心、呕吐、出汗、口周及四肢麻木、视力改变、平衡失调等症状也可能出现眩晕。
·急性感染、中耳炎、颅脑疾病及外伤、心血管疾病、严重肝肾疾病、糖尿病等可产生眩晕。
·眩晕可能是晕车、晕船，或是因服药所致。

6.5.3 西药治疗

眩晕的治疗因病因而异，一般是采取对症治疗原则。对于梅尼埃病主要是控制眩晕，对症治疗，发作期可使用抗组胺药、苯二氮䓬类药物、抗多巴胺类药物，注意正常情况下，使用不超过72小时。

人群特征：患者表现出眩晕症状。
治疗原则：对症治疗，控制症状。

◇ 控制眩晕止吐药
·盐酸异丙嗪片　　　　　　　·盐酸苯海拉明片
·盐酸地芬尼多片

◇ 改善循环药
·甲磺酸倍他司汀片（敏使朗）　·银杏叶片

◇ 预防眩晕呕吐药
·东莨菪碱片　　　　　　　　·茶苯海明片（乘晕宁）
·苯巴比妥东莨菪碱片　　　　·盐酸苯环壬酯片（飞赛乐）

6.5.4 中医分证治疗

眩晕一证多为虚实夹杂，本虚标实之证，故治疗大法为补虚泻实，调整阴阳气血。阳亢者予镇潜息风；痰湿者予燥湿祛痰；瘀血者予活血化瘀通络；气血虚者应益气补血，健脾养胃，助生化之源；肾精不足者应补肾填精；对由失血引起的晕眩，应首先治疗失血。

（1）肝阳上亢证

人群特征：患者表现出眩晕耳鸣，头目胀痛，遇烦劳郁怒而加重，肢麻震颤，失眠多梦，急躁易怒，舌红苔黄，脉弦或数。
治疗方法：平肝潜阳，滋养肝肾。
·天麻钩藤颗粒　　　　　　　·牛黄降压丸/胶囊

- 脑立清丸/胶囊
- 安宫降压丸
- 全天麻胶囊
- 磁朱片

（2）痰浊上蒙证

人群特征：患者表现出眩晕，头重昏蒙，视物旋转，胸闷恶心，呕吐痰涎，食少多寐，舌苔白腻，脉弦滑。

治疗方法：燥湿祛痰，健脾和胃。

- 半夏天麻丸
- 眩晕宁颗粒/片

（3）瘀血阻窍证

人群特征：患者表现为眩晕，头痛，兼见健忘、失眠、心悸、精神不振、耳鸣耳聋、面唇紫暗，舌暗有瘀斑，脉弦涩或细涩。

治疗方法：祛瘀生新，活血通窍。

- 血府逐瘀口服液/丸/胶囊
- 通天口服液
- 天麻头痛片
- 脑得生丸/颗粒
- 乐脉颗粒
- 愈风宁心片/胶囊
- 心脑康胶囊
- 心脑欣胶囊

（4）气血亏虚证

人群特征：患者表现出眩晕，动则加剧，劳累即发，面色苍白，神疲乏力，倦怠懒言，爪甲不荣，心悸少寐，纳少腹胀，舌淡，苔薄白，脉细弱。

治疗方法：补益气血，调养心脾。

- 八珍颗粒/丸
- 十全大补丸
- 人参养荣丸
- 复方阿胶浆
- 阿归养血颗粒
- 温胆宁心颗粒

（5）肾精不足证

人群特征：患者表现为日久不愈，两目干涩，视力减退，少寐多梦，健忘，心烦口干，耳鸣，神疲乏力，腰酸膝软，遗精，舌红苔薄，脉弦细。

治疗方法：滋养肝肾，益精填髓。

- 六味地黄丸
- 左归丸
- 杞菊地黄丸
- 降脂灵片
- 益髓生血颗粒

6.5.5 用药提示

·链霉素、庆大霉素及其同类药物中毒性损害，可导致眩晕的感觉，多为渐进性眩晕伴耳鸣、听力减退。

·水杨酸制剂、奎宁、某些镇静催眠药（氯丙嗪、哌替啶等），也可引起眩晕。

6.5.6 健康提醒

·当患者出现不明原因的眩晕或眩晕长期反复发作，应该及早去医院就诊，查明病因。

·若患者出现眩晕伴有呼吸困难、瘫软、剧烈的头痛、胸痛、意识混乱，甚至产生晕厥时，需要立即拨打120急救。

·梅尼埃病以发作性眩晕耳鸣、听力减退及眼球震颤为主要特点，严重时可伴有恶心、呕吐、面色苍白和出汗，发作多短暂，很少超过两周。

·晕动病见于晕船、晕车，常伴有恶心呕吐、面色苍白、出汗等症状。

·心血管疾病在出现血压、心率、心律变化的同时伴有眩晕，不同疾病有其相应的临床表现。

·对于血液病来说，眩晕只是其中一个症状，还有贫血、出血等其他的一些表现。

6.6 脑卒中

6.6.1 疾病概述

脑卒中又称脑血管意外，是一种急性脑血管疾病，是脑部血管突然破裂或血管阻塞导致血液不能流入大脑而引起脑组织损伤的一组疾病，包括缺血性卒中和出血性卒中。

缺血性卒中的发病率高于出血性卒中，占脑卒中总数的60%～70%。颈内动脉和椎动脉闭塞和狭窄可引起缺血性脑卒中，年龄多在40岁以上，男性较女性多，严重者可引起死亡。出血性卒中的死亡率较高。脑卒中是全球第二大死亡原因，具有发病率高、致残率高、死亡率高和复发率高的特点，是全球重大公共卫生问题之一。

脑卒中属中医学"中风"范畴。中医认为中风是以猝然昏仆、不省人事，伴半身不遂、口眼歪斜、语言不利为主症的病症。病轻者可无昏仆而仅见半身不遂及口眼歪斜等症状。

6.6.2 诊病看点

·缺血性卒中先兆的临床综合征，可表现为眩晕、肢麻、短暂性瘫软、语涩、晕厥发作等，多见于中年以上人群。

·如果发生脑卒中，可能表现为一侧脸部、手臂或腿部突然感到无力，猝然昏仆、不省人事，或突然出现一侧脸部、手臂或腿麻木或突然发生口眼歪斜、半身不遂；神志不清、说话或理解困难；单眼或双眼视物困难；行路困难、眩晕、失去平衡或协调能力；无原因的严重头痛；昏厥等。

6.6.3 西药治疗

缺血性脑卒中患者的治疗包括急性期治疗和二级预防治疗，其治疗的主要目标是减轻或避免神经功能损伤，避免再次发生缺血性脑卒中，恢复受损的躯体功能。缺血性脑卒中急性期应该及时启动综合治疗，包括溶栓药物、抗血小板药物、降脂药物、抗凝药物、改善脑循环药物、神经保护药物等；除了急性期治疗外，还应长期坚持二级预防治疗，包括抗血小板及抗凝治疗，血压、血糖、血脂等危险因素控制等。

人群特征： 患者表现为脑卒中症状。
治疗原则： 坚持治疗，避免卒中再次发生。

◇ 抗血小板凝聚药
- 阿司匹林肠溶片（拜阿司匹灵）
- 硫酸氢氯吡格雷片（波立维）
- 双嘧达莫片/双嘧达莫阿司匹林片
- 西洛他唑片/胶囊
- 替格瑞洛片
- 吲哚布芬片

◇ 改善脑循环药
- 丁苯酞软胶囊（恩必普）

◇ 预防非瓣膜性心房颤动患者卒中及栓塞事件药

■ 抗凝药物
- 华法林钠片

■ 新型抗凝药物
- 达比加群酯胶囊（泰毕全）
- 利伐沙班片（拜瑞妥）
- 阿哌沙班片（艾乐妥）
- 甲苯磺酸艾多沙班片（里先安）

6.6.4 中医分证治疗

中医认为中风的病变部位在大脑，其根本病机为脑脉瘀血和脑脉溢血。在临床辨证论治上，认为中络以感觉障碍为特征，手足麻木为主症，血凝脉涩为病机，活血通络为治则；中经以运动障碍为特征，半身不遂为主症，血瘀脉痹为病机，活血通脉为治则；中腑以精神障碍为特征，神志谵妄为主症，血逆脉壅为病机，活血通腑为治则；中脏以意识障碍为特征，昏迷不省为主症，血溢脉破为病机，活血通神为治则。

6.6.4.1 缺血性中风先兆

（1）肝阳上亢证

人群特征：患者表现为阵发性眩晕，发作性偏身麻木，短暂性言语謇涩，一过性偏身瘫软，一过性黑朦，且面色发红，头部胀痛，目赤口苦，急躁易怒，舌质红，苔薄黄或黄干。

治疗方法：镇肝息风，滋阴潜阳。

- 松龄血脉康胶囊
- 镇肝息风汤

（2）肾虚血瘀证

人群特征：患者表现为阵发性眩晕，发作性偏身麻木，短暂性言语謇涩，一过性偏身瘫软，一过性黑朦，且腰酸腿软，耳鸣乏力，舌质暗红，舌苔少或剥脱。

治疗方法：滋阴补肾，活血化瘀。

- 六味地黄丸＋血府逐瘀丸

6.6.4.2 缺血性中风

中医中风病可分为缺血性中风和出血性中风。中风病急性期多以风、火、痰、瘀证候要素为主，恢复期和后遗症期多逐渐转为痰、瘀、气虚、阴虚证候要素为主，血瘀证候要素贯穿该病全程。证候演变具有动态时空特征，根据病程进展的不同时点，辨别出相应的证候要素及其组合特征，指导临床用药，判断预后。

按其病期分类：急性期为发病2周以内，神志不清者可延长至发病4周；恢复期为发病2周至6个月；后遗症期为发病6个月以后。按病类诊断分为中经络和中脏腑。中经络，表现为神志清楚；而中脏腑，表现为神志不清（嗜睡、昏睡、浅昏迷、深昏迷）。

中经络

（1）痰瘀阻络证

人群特征：患者临床表现多见半身不遂，口舌歪斜，言语謇涩，偏身麻木，头晕目眩，咯痰黏稠，舌质暗，舌苔白腻，脉弦滑。

治疗方法：息风化痰，活血通络。

- 脉血康胶囊
- 中风回春丸/颗粒/胶囊

（2）痰热腑实证

人群特征：患者表现为半身不遂，口舌歪斜，言语謇涩，偏身麻木，痰多，口气臭秽，腹胀，便干便秘，甚则几日不解，头痛目眩，咯痰黏稠，舌质暗红，舌苔黄腻，脉弦滑或偏瘫侧弦滑而大。

治疗方法：通腑泄热化痰。

- 星蒌承气汤
- 天丹通络片
- 牛黄清心丸
- 新清宁片/胶囊

（3）气虚血瘀证

人群特征：患者临床表现为半身不遂，口舌歪斜，言语謇涩，偏身麻木，面色㿠白，气短乏力，口角流涎，心悸自汗，手足肿胀，面色晦暗，口唇色暗，大便溏泄，舌色紫暗或有瘀点、瘀斑，边有齿痕，舌苔薄白，脉沉细。

治疗方法：益气活血。

- 脑心通胶囊/丸/片
- 银丹心脑通软胶囊
- 脑安颗粒/胶囊/滴丸
- 灯盏花素片
- 通心络胶囊
- 华佗再造丸
- 消栓通络颗粒
- 血栓心脉宁胶囊
- 银杏叶胶囊/片/滴丸

（4）阴虚风动证

人群特征：患者表现为半身不遂，口舌歪斜，言语謇涩或不语，偏身麻木，眩晕耳鸣，手足心热，咽干口燥；舌质红绛且体瘦，少苔或无苔，脉弦细数。

治疗方法：育阴息风，活血通络。

- 杞菊地黄丸/胶囊
- 六味地黄丸/胶囊/颗粒
- 大补阴丸

中脏腑

（1）痰热内闭证（阳闭）

人群特征：患者表现为神志昏蒙，半身不遂，口舌歪斜，鼻鼾痰鸣，肢体强痉拘急，项强，面红身热，气喘口臭，躁动不安，甚则手足厥冷，频繁抽搐，偶见呕血，舌质红绛，舌苔褐黄干腻，脉弦滑数。

治疗方法：清热化痰，开窍醒神。

- 安宫牛黄丸
- 安脑丸/片
- 局方至宝丸
- 礞石滚痰丸
- 牛黄清心丸

（2）痰蒙神窍证（阴闭）

人群特征：患者临床表现为神志昏蒙，半身不遂，口舌歪斜，痰鸣辘辘，面色唇暗，肢体软瘫，静卧不烦，二便自遗，周身湿冷，手足不温，舌色紫暗，苔白腻，脉沉滑缓。

治疗方法：温阳化痰，醒神开窍。

- 涤痰汤+苏合香丸
- 醒脑静注射液

中风并发症

（1）中风后痴呆

治疗方法：在缺血性中风辨证论治基础上加强补肾填精、健脑益智的作用。

- 复方苁蓉益智胶囊

（2）中风后抑郁

治疗方法：在缺血性中风辨证论治基础上加强疏肝解郁、健脾益气、养血安神的作用。

- 舒肝解郁胶囊
- 乌灵胶囊

6.6.5 用药提示

- 老年患者应用华法林的安全性应引起关注，年龄大于80岁患者较年龄小患者更有出血风险。
- 口服抗凝药属于高风险药物，因此患者应积极配合药师的指导和监测，以免出现意外。
- 单药抗血小板治疗中阿司匹林和氢氯吡格雷的疗效证据充分，目前是广泛推荐的抗血小板药物。
- 餐后服用影响丁苯酞的药物吸收，故应餐前空腹服药。

・应根据病情选择适合的中成药剂型，如针剂主要用在急性期、恢复期，吞咽困难者一般不用胶囊剂型。

・功效不同的中成药，可在辨证论治理论指导下联合配伍应用。同类中成药应避免同时应用，可分阶段交替使用。

・中成药与西药合理联合应用，可起到协同增效的作用。中西药注射剂联合应用时，应避免直接混合使用；中西药口服制剂联合应用时，应间隔半小时以上。

6.6.6 健康提醒

・高血压是卒中和TIA发生和复发最重要的危险因素之一，控制血压能够降低卒中复发。高胆固醇水平是导致缺血性卒中或TIA复发的重要危险因素，降低胆固醇水平可减少缺血性卒中或TIA复发和患者死亡。睡眠呼吸暂停会增加卒中、死亡和心血管疾病（如心脏病、高血压和心房颤动）的风险。

・脑卒中患者应积极配合药物治疗，控制其他并发症恶化，坚持日常监测血压、血糖等。

・在缺血性脑卒中患者中，60%～70%存在糖代谢异常或糖尿病。我国缺血性脑卒中住院患者糖尿病的患病率高达45.8%。

・瘀血是缺血性中风的基本证候要素，活血化瘀法是各证型的基础治疗，可贯穿于缺血性中风先兆、急性期、恢复期、后遗症期治疗始终。单纯应用中成药治疗时，须结合合理生活方式。

・缺血性卒中或TIA患者膳食种类应多样化，能量和营养的摄入应合理，增加食用全谷物、豆类、水果、蔬菜和低脂奶制品，减少饱和脂肪酸和反式脂肪酸的摄入。

・缺血性卒中或TIA患者可适度降低钠和增加钾摄入量，推荐食用含钾代盐，有益于降低血压，从而降低卒中复发风险。

6.7 阿尔茨海默病

6.7.1 疾病概念

阿尔茨海默病是一种起病隐袭、呈进行性发展的神经退行性疾病，临床特征主要为认知障碍、记忆能力损伤、精神行为异常和社会生活功能减退。一般在65岁以前发病为早发型，65岁以后发病为晚发型，有家族发病倾向被称为家族性阿尔茨海默病，无家族发病倾向被称为散发性阿尔茨海默病。

阿尔茨海默病是一个从无症状轻度认知损害到痴呆的连续谱，经历早期、中期、晚期三个阶段，反映痴呆发生、发展、恶化的临床特征。阿尔茨海默病患者大脑的病理改变呈弥漫性脑萎缩，镜下病理改变以老年斑、神经原纤维缠结和神经元减少为主要特征。阿尔茨海默病患者大脑中存在广泛的神经递质异常，包括乙酰胆碱系统、单胺系统、氨基酸类及神经肽等。

阿尔茨海默病属于中医学"呆病"范畴。中医学认为"启动于肾虚，进展于痰瘀火，恶化于虚极毒盛。"

6.7.2 诊病看点

· 表现为生活功能改变，早期近记忆力下降，一般生活功能影响不大，而从事高智力活动的患者出现工作能力和效率下降，晚期个人卫生、吃饭、穿衣、洗漱等方面需要他人照顾。

· 表现出精神和行为症状变化，早期出现主动性缺乏，活动减少，孤独、自私，对环境兴趣较少，对周围人较为冷淡，对亲人漠不关心，情绪不稳，出现睡眠节律紊乱，昼夜颠倒，过度进食等。

· 表现为认知损害，初期先为遗忘，随后累及几乎所有的认知范围，包括计算、定性力、视觉空间、执行功能、理解概括等，也会出现失语、失认、失用。

6.7.3 西药治疗

尽管现有的抗阿尔茨海默病药物不能逆转疾病，但可以延缓进展，应尽可能坚持长期治疗。针对痴呆伴发的精神行为症状，非药物干预为首选，抗痴呆治疗是基本，必要时可使用精神药物，但应定期评估疗效和副作用，避免长期使用。

人群特征：患者表现出老年痴呆相关症状，近记忆力下降，活动减少，睡眠昼夜颠倒，定向力障碍，缺失计算能力，交流困难，不认识亲人等。

治疗原则：先尽早诊断，及时治疗，终身管理，对症治疗相关症状。

抗精神病药使用应遵循"小剂量起始，根据治疗反应以及不良反应缓慢增量，症状控制后缓慢减量至停药"的原则使用。

◇ 改善认知功能药
■ 胆碱酯酶抑制剂
- 盐酸多奈哌齐片（安理申）
- 卡巴拉汀透皮贴
- 重酒石酸卡巴拉汀胶囊（艾斯能、瑞伐明）
- 氢溴酸加兰他敏片（力益临）

■ 谷氨酸受体拮抗剂
- 盐酸美金刚片（易倍申）
- 甘露特钠胶囊（九期一）

◇ 改善脑代谢药物
- 奥拉西坦胶囊/片
- 银杏叶提取物片（金纳多）
- 吡拉西坦片

◇ 治疗抑郁、轻度激越和焦虑药物
- 盐酸曲唑酮片（美时玉、安适）
- 氢溴酸西酞普兰片（喜普妙）
- 盐酸舍曲林片（左洛复）
- 米氮平片（山德士、瑞美隆）

◇ 改善精神行为症状的药物
- 利培酮片（维思通）
- 富马酸喹硫平片（思瑞康）
- 奥氮平片（再普乐）

6.7.4 中医分证治疗

中医认为本病病位在脑，涉及五脏，以心、肾、肝、脾为主。病性为本虚标实，本虚以肾精亏虚、肝肾阴亏、脾肾不足为主；标实则为痰、瘀、风、火、毒。治疗虚证则给予养心、健脾、滋肝、补肾，实证则给予化痰、逐瘀、祛风、泻火、解毒。

（1）肝肾精亏，痰瘀内阻证

人群特征：患者表现为善忘失算，反应迟钝，动作笨拙，头目眩晕，耳鸣耳聋，腰膝酸软，肢体麻木，或见夜尿频或尿有余沥、失禁，大便秘结，舌体偏瘦，舌质暗红或有瘀点、瘀斑，苔腻或薄，脉细弦或细数。

治疗方法：补益肝肾，化痰通络。
- 复方苁蓉益智胶囊
- 参乌健脑胶囊

（2）脾肾两虚，痰浊瘀阻证

人群特征：患者表现出神情呆滞，善忘迟钝，嗜卧懒动，头昏沉或头重如裹，神疲倦怠，面色㿠白，气短乏力，肢体瘫软，手足不温，夜尿频或尿失禁，尿后余沥不尽，大便黏滞不爽或便溏，舌体胖大有齿痕，舌质暗红或有瘀点，苔腻或水滑，脉沉。

治疗方法：益肾健脾，化痰通络。

- ·健脑胶囊/片
- ·复方洋参王浆胶囊

（3）肝肾阴虚，风痰瘀阻证

人群特征：患者表现为神情呆滞较重，嗜睡，烦躁，头晕头痛，目眩，口舌歪斜，吞咽困难，言语不利反复发作，舌强舌麻或颜面发麻，肢麻阵作或肢体抽搐，半身不遂，便秘，舌红，苔白或腻，脉弦或弦滑。

治疗方法：平肝息风，化痰通络。

- ·遐龄颗粒
- ·天智颗粒
- ·益脑胶囊

（4）痰热内扰证

人群特征：患者表现为神情呆滞较重，躁扰不安，头昏头胀，胸脘痞闷，口气臭秽或口苦口黏，呕恶，痰多黄黏，不寐，大便秘结，舌红，苔黄腻，脉滑数。

治疗方法：化痰通腑，清热解毒。

- ·牛黄清心丸
- ·安脑丸/片

（5）痰浊蒙窍证

人群特征：患者表现为双目无神，呆滞深重，面垢如蒙油腻污浊，头昏沉，嗜卧懒动，口多黏液，口角流涎，喉间痰鸣，痰多而黏，呃逆，恶心呕吐或干呕，呕吐痰涎，苔腻或水滑、厚腻，脉滑或濡。

治疗方法：涤痰醒神，泄浊开窍。

- ·清脑复神液

6.7.5 用药提示

·多奈哌齐通过竞争性和非竞争性抑制乙酰胆碱酯酶，从而提高神经元突触间隙的乙酰胆碱浓度。可每日单次给药。常见的副作用包括腹泻、恶心、睡眠障碍，较严重的副作用为心动过缓。

·卡巴拉汀属氨基甲酸类，能同时抑制乙酰胆碱酯酶和丁酰胆碱酯酶。日剂量大于6mg时，其临床疗效较为肯定，但高剂量治疗时，不良反应也相应增多。

·对于中度肾功能损害的患者，美金刚剂量应减至每日10mg。癫痫患者、有惊厥病史，或癫痫易感体质的患者应用美金刚时应慎重。

·抗精神病药用于控制严重的幻觉、妄想和兴奋冲动症状，但应遵循"小剂量起始，根据治疗反应以及不良反应缓慢增量，症状控制后缓慢减量至停药"的原则使用。

6.7.6 健康提醒

·认知维度的评估包括记忆力评估（霍普金斯词语学习测验修订版）、语言能力评估（波士顿命名测验）、注意力/工作记忆评估（数字广度测验）、视觉空间能力评估（画钟测验）、执行功能评估（连线测验）。

·对患者除常规生化项目（应包括同型半胱氨酸）检查外，应重点排除甲状腺功能异常、维生素 B_{12} 及叶酸缺乏、贫血、神经梅毒等可能会影响认知功能的躯体疾病。

·对中度或中重度的阿尔茨海默病患者，使用1种胆碱酯酶抑制剂和美金刚联合治疗可以获得更好的认知、日常生活能力和社会功能，改善精神行为症状。

·采用非药物干预措施可促进和改善功能，促进社会活动和体力活动，增加智能刺激，减少认知问题、处理行为问题，解决家庭冲突和提高社会支持。

·对患者可进行非药物干预方法，诸如环境治疗、感官刺激治疗、行为干预、音乐治疗、舒缓治疗、香氛治疗、认可疗法、认知刺激治疗等多种形式。

·阿尔茨海默病患者在不同病期需要解决不同的问题，如语言及运动康复、针对吞咽困难的物理治疗、营养支持、排便训练等。

·照料者应重点学习如何制定和实施非药物干预技术。

6.8 血管性帕金森综合征

6.8.1 疾病概述

血管性帕金森综合征（VaP）是继发性帕金森综合征中较为常见的一种类型，是在脑血管疾病及其相关病理因素的基础上发展而来的，具有锥体束征、共济失调和非运动症状（包括尿失禁、认知功能障碍和精神症状等）等临床表现的一组帕金森综合征。

其危险因素、发病年龄、病因、临床表现、病理特点及其治疗方案与原发性帕金森病存在明显不同。目前一般将血管性帕金森综合征分为2种类型：卒中后出现的偏侧帕金森综合征和隐匿起病的"下半身帕金森综合征"。前者卒中受累部位明确，患者主要表现为对侧肢体少动、强直。后者往往起病隐匿，患者表现为皮质下脑白质损害，早期即可出现双下肢步态障碍或认知功能障碍。

中医学将此病归为老年"颤证"的范畴。患者初起病机分虚实，虚者多起于肝肾阴虚或脾肾阳虚，进而内风动越，发为颤证；实者多见痰瘀阻滞于内，夹风上扰，阻塞清窍。而随着病程的进展，严重程度的加重，最终易于转变为阴阳两虚兼痰瘀动风之本虚标实之证。

6.8.2 诊病看点

·表现为双侧对称性的步态障碍，多出现"冻结"现象和起步困难，双上肢功能一般正常，静止性震颤较少见。

·最主要的非运动症状为认知功能障碍和尿失禁，也可出现睡眠障碍、便秘、疲劳等症状。

6.8.3 西药治疗

西药治疗可分为帕金森综合征的治疗、卒中及其危险因素的控制和认知功能障碍的治疗。帕金森综合征常用药物分为抗胆碱能药、复方左旋多巴、多巴胺受体激动剂、单胺氧化酶B型抑制剂、儿茶酚胺氧位甲基转移酶抑制剂等。

人群特征：患者表现为帕金森综合征症状。

治疗原则：既要关注帕金森综合征的治疗，也要关注脑血管病的防治。应坚持"剂量滴定"以避免产生药物的急性不良反应，力求实现"尽可能以小剂量达到满意的临床效果"，避免或降低运动并发症尤其是异动症的发生率。

◇改善认知功能药

■胆碱酯酶抑制剂

见196页6.7.3节同类药项下。

◇治疗帕金森综合征药

■复方左旋多巴

·多巴丝肼片（美多芭） ·卡左双多巴缓释片（息宁）

- 多巴胺受体激动剂
  - 盐酸普拉克索片/缓释片（森福罗）
  - 吡贝地尔缓释片（泰舒达）
  - 盐酸罗匹尼罗片（枢复来）/缓释片（力备）
- 单胺氧化酶B型抑制剂
  - 甲磺酸雷沙吉兰片（安齐来）
- 儿茶酚-O-甲基转移酶抑制剂
  - 恩他卡朋片（珂丹）

◇ 控制卒中及其危险因素药
- 改善脑代谢药（神经赋活剂）
  - 吡拉西坦片
  - 奥拉西坦片/胶囊
  - 银杏叶提取物片（金纳多）
- 线粒体保护剂
  - 辅酶Q_{10}片（能气朗）
  - 艾地苯醌片
  - ω-3鱼油软胶囊
  - 维生素E软胶囊
  - 复合维生素B片

6.8.4 中医分证治疗

本病初起病机分虚实，虚者多起于肝肾阴虚或脾肾阳虚，进而内风动越，发为颤证；实者多见痰瘀阻滞于内，夹风上扰，清窍阻塞。而随着病程的进展，严重程度的加重，最终易于转变为阴阳两虚兼痰瘀动风之本虚标实之证。

（1）肝肾阴虚证

人群特征：患者主症表现为震颤剧烈、强直、动作迟缓。次症表现为头晕目眩、腰酸耳鸣、夜尿频多、尿失禁，或急躁易怒、失眠多梦、潮热盗汗、大便秘结、舌体瘦小、舌质红、舌苔少或光剥无苔、脉弦细或沉细。

治疗方法：滋补肝肾，育阴息风。
- 天麻钩藤颗粒
- 四物合剂
- 养血清脑颗粒
- 复方苁蓉益智胶囊

（2）脾肾阳虚证

人群特征：患者主症表现为震颤、强直、动作迟缓。次症表现为面色苍白、表情呆板、头晕眼花、气短乏力、畏寒肢冷、小便清长、多梦易醒，舌质淡、舌苔薄白、脉沉细。

治疗方法：益气扶正，养血息风。

- 温阳通脉颗粒
- 归脾丸

（3）阴阳两虚证

人群特征：患者主症表现为震颤较剧、强直、动作迟缓，次症为面色无华、神疲乏力、少气懒言、心悸健忘、头晕自汗、纳呆、溲清便溏、失眠多梦，舌质淡红、苔薄白、脉沉细。

治疗方法：温阳育阴，温肾养肝。

- 复方苁蓉益智胶囊

（4）痰瘀动风证

人群特征：患者主症表现为震颤、强直明显、动作迟缓。次症为面色晦暗、表情呆板、头晕眼花，或头身困重、昏沉不寐，舌质紫暗或有瘀斑、舌苔薄白或厚腻、脉弦滑。

治疗方法：化瘀散结，祛痰息风。

- 安神温胆丸
- 血府逐瘀胶囊
- 三七通舒胶囊

6.8.5　用药提示

- 多巴胺受体激动剂均应从小剂量开始，逐渐增加剂量至满意疗效且不出现不良反应，这类药物所致体位性低血压、脚踝水肿和精神异常（幻觉、食欲亢进、性欲亢进等）的发生率高。

- 雷沙吉兰对于胃溃疡者应慎用。当与选择性5-羟色胺再摄取抑制剂、5-羟色胺和去甲肾上腺素再摄取抑制剂（SNRI）以及三环类、四环类抗抑郁药联合使用时，应谨慎或避免联用。

6.8.6　健康提醒

- 患者因为兼有脑血管病和帕金森综合征的发病机制，常常伴有头晕、头痛、乏力、睡眠障碍、情绪障碍、认知障碍、胃肠道症状和其他自主神经功能障碍等表现，通过添加包括中成药在内的中药治疗有较好效果。

- 在饮食中添加防治气血亏虚、肝肾阴虚等证作用的中药饮片，可对脑血管病起到预防作用，不良反应小，根据个体情况，在辨证后加用食疗方，可达到一定预防和治疗疾病的目的。

第 7 章

风湿免疫及关节疾病用药

　　风湿免疫及关节疾病，如类风湿关节炎、骨关节炎、强直性脊柱炎等，严重影响患者的生活质量。这些疾病多有关节疼痛、肿胀、僵硬等症状，且病情易反复。其治疗目标在于缓解症状、控制病情进展、保护关节功能。治疗用药种类多样，包括非甾体抗炎药、抗风湿药、单克隆抗体等。合理用药能有效减轻患者痛苦，提高生活自理能力，不同药物针对不同疾病和病情阶段，需在医生和药师指导下使用。

7.1 类风湿关节炎

7.1.1 疾病概述

类风湿关节炎（RA）是一种常见的全身性自身免疫性疾病。以对称性多关节炎为主要临床表现，以关节滑膜慢性炎症、关节的进行性破坏为特征。其基本病理改变为慢性滑膜炎和血管翳，可侵蚀软骨和骨，造成关节破坏。

类风湿关节炎的临床表现多样，多数为缓慢隐匿起病，少数急性起病，发作与缓解交替出现。RA主要累及关节滑膜、软骨和骨质，关节慢性炎症会导致关节破坏和畸形，甚至残疾，其也可以累及全身多个组织和器官，如皮肤、血管、眼部、呼吸系统、心血管系统、血液系统、神经系统和泌尿系统等。

类风湿关节炎在中医文献中常描述为"痹症""历节""风湿""鹤膝风"等，最后确定为"尪痹"的诊断名称。中医治疗以扶正祛邪，因时、因地、因人的三因制宜为基本原则，辨证施治是临床治疗的核心。

7.1.2 诊病看点

· 最初会表现出关节疼痛和压痛症状，最常出现的部位在手腕、掌指关节、近端指间关节，其次是趾、膝、踝、肘、肩等关节，多呈持续性和对称性。

· 受累关节均有肿胀感，但时轻时重。

· 95%患者可出现晨僵症状，晨僵可出现在关节疼痛之前。晨僵持续时间和程度与关节炎症的程度成正比，这是评价病情活动和观察病情变化的指标之一，持续时间过短则无临床意义。

· 部分患者发作期出现关节外系统受累，低热、疲乏、全身不适、体重减轻等全身性症状。

· 疾病晚期关节会出现畸形。

7.1.3 西药治疗

早期治疗、规范治疗，联合用药，定期监测与随访。治疗目标是达到疾病缓解或低疾病活动度，即达标治疗，最终目的为控制病情、降低致残率，改善患者的生活质量。治疗方案的选择应综合考虑关节疼痛、肿胀程度，红细胞沉降率（ESR）、C反应蛋白、类风湿因子（RF）及抗环瓜氨酸蛋白抗体（ACPA）等实验室指标。同时要考虑关节外受累情况；此外还应注意监测RA的常见合并症，如心血管疾病、骨质疏松、恶性肿瘤等。患者一经确诊，应尽早开始传统合成DMARD（csDMARD）治疗。推荐首选甲氨蝶呤单用。存在甲氨蝶呤禁忌时，考虑单用来氟米特或柳氮磺吡啶。DMARD的选择和用法依据患者的病程、病情活动度、影响预后的指标来决定。可以联合或单独应用，宜尽早使用，并定期根据疾病活动度的变化来调整药物。非甾体抗炎药和糖皮质激素类以控制关节肿痛症状为主，其作用是解除急性期疼痛和炎症，为对症或过渡期治疗药物。免疫抑制剂属于疾病缓解抗风湿药物，可以阻止RA的病情发展，但无根治作用。

> **药师说：** DMARD为改变病情的抗风湿病药物，是一类用于治疗风湿性关节炎的药物。这类药物可以改善症状，并减少关节损伤，预防未来功能损害。

人群特征： 患者表现为晨僵，关节疼痛和压痛，多呈持续性和对称性，受累关节均有肿胀感。

治疗原则： 患者一经确诊，应尽早开始传统合成DMARD治疗。

◇ 改变病情传统药
■ DMARD类抗风湿药物
- 柳氮磺吡啶肠溶片
- 甲氨蝶呤片
- 环磷酰胺片
- 硫酸羟氯喹片
- 来氟米特片（爱若华）
- 硫唑嘌呤片
- 金诺芬片

■ 植物提取物药
- 雷公藤多苷片
- 白芍总苷胶囊

◇ 靶向合成DMARD
■ JAK酶抑制剂
- 巴瑞替尼片（艾乐明）
- 枸橼酸托法替尼片

◇ 抗炎镇痛辅助药
■ 非甾体抗炎药（NSAID）
- 布洛芬缓释胶囊/片（芬必得）
- 氯诺昔康片（可塞风）

- 双氯芬酸钠缓释胶囊（英太青）
- 酮洛芬肠溶胶囊
- 萘普生胶囊
- 洛索洛芬钠片（乐松）
- 塞来昔布片（西乐葆）
- 依托考昔片（安康信）

■ 外用非甾体抗炎药
- 双氯芬酸钠乳膏（扶他林）/凝胶（英太青）
- 酮洛芬凝胶
- 吡罗昔康凝胶
- 美洛昔康栓（莫可比）
- 吲哚美辛栓/贴片

7.1.4 中医分证治疗

本病属中医学"痹症""尪痹"范畴，病位在筋骨、肌肉、关节，与肝肾有关。本虚以肝肾不足为主，标实以风寒湿热为主，亦可兼见痰瘀为患。治疗时应根据病情轻重、辨证类型，辨证使用中成药。

（1）风湿痹阻证

人群特征：患者表现出肢体关节疼痛而重着，或有肿胀，痛处游走不定，关节屈伸不利，舌质淡红，苔白腻，脉濡或滑。

治疗方法：祛风除湿，通络止痛。

◇ 口服药
- 正清风痛宁片
- 黑骨藤追风活络胶囊
- 木瓜丸

◇ 外用药
- 通络骨质宁膏
- 骨痛贴膏

> **药师说**：痛而重着中医通常指的是因患者体内湿邪过盛或外受湿邪导致的疼痛伴有沉重感的症状，常见于痹病中着痹这一证型。

（2）寒湿痹阻证

人群特征：患者表现出肢体关节疼痛、重着，局部肿胀，关节拘急，屈伸不利，局部畏寒，得寒痛剧，得热痛减，皮色不红，舌胖，舌质淡暗，苔白腻或白滑，脉弦缓或沉紧。

治疗方法：温经散寒，祛湿通络。

◇ 口服药
- 寒湿痹颗粒/片
- 祛风止痛片/胶囊

- 复方雪莲胶囊
- 通痹胶囊
- 风湿骨痛丸/胶囊
- 追风透骨丸
- 活血壮筋丸

◇ 外用药
- 复方南星止痛膏
- 狗皮膏药（改进型）
- 骨通贴膏
- 祖师麻膏药
- 云南白药膏/气雾剂

> **药师说：关节拘急**主要指四肢难以屈伸。关节拘急多是肝血虚，或脾肾亏虚，或慢性病耗伤肝血所导致。

（3）湿热痹阻证

人群特征：患者表现出关节肌肉肿痛、重着，触之灼热或有热感，口渴不欲饮，烦闷不安，或有发热，舌质红，苔黄腻，脉濡数或滑数。

治疗方法：清热除湿，宣痹通络。

- 四妙丸
- 湿热痹颗粒/片
- 当归拈痛丸
- 新癀片
- 滑膜炎颗粒/胶囊
- 豨桐胶囊
- 金藤清痹颗粒

（4）痰瘀痹阻证

人群特征：患者表现出关节疼痛肿大，晨僵，关节周围或皮下出现结节，舌暗紫，苔白厚或厚腻，脉沉细涩或沉滑。

治疗方法：活血行瘀，化痰通络。

◇ 口服药
- 小活络丸
- 风湿祛痛胶囊

◇ 外用药
- 雪山金罗汉止痛涂膜剂
- 云南白药气雾剂
- 消痛贴膏

（5）瘀血阻络证

人群特征：患者表现出关节疼痛，或疼痛夜甚，或刺痛，肌肤干燥无泽甚或甲错，舌质暗，舌边尖有瘀点，苔薄白，脉细涩。

治疗方法：活血行瘀，舒筋通络。

✧ 口服药

- 盘龙七片
- 瘀血痹胶囊/片
- 活血止痛胶囊
- 祖师麻片
- 痛舒胶囊
- 风湿马钱片

✧ 外用药

- 消痛贴膏
- 麝香活血化瘀膏

（6）肝肾不足偏阳虚证

人群特征：患者表现出关节肌肉疼痛，关节肿大或僵硬变形，关节屈伸不利，腰膝酸软，关节怕凉，局部发热，舌红，苔薄白，脉沉弱。

治疗方法：温补肝肾，强壮筋骨。

- 金天格胶囊
- 尪痹颗粒/胶囊
- 骨龙胶囊
- 金乌骨通胶囊
- 风湿液
- 壮骨关节胶囊
- 蚁参蠲痹胶囊
- 七味通痹口服液
- 益肾蠲痹丸（肾阳不足）

（7）气血两虚证

人群特征：患者表现出关节酸痛或隐痛，伴倦怠乏力，面色不华，心悸气短，头晕，爪甲色淡，食少纳差，舌质淡，苔薄，脉细弱或沉细无力。

治疗方法：益气养血，通经活络。

- 痹祺胶囊
- 人参再造丸

（8）气阴两虚证

人群特征：患者主症表现出关节肿大伴气短乏力，肌肉酸痛，口干眼涩。次症为自汗或盗汗；手足心热；形体瘦弱，肌肤无泽；虚烦多梦，舌质红或有裂纹，苔少或无苔，脉沉细无力或细数无力。

治疗方法：养阴益气，通络止痛。

- 生脉饮
- 益气复脉胶囊

7.1.5 用药提示

- 遵循RA达标治疗目的，尽可能控制疾病炎症以减少骨质疏松风险因素。
- RA患者常需要长期服用药物，甚至联用多种药物。药物性肝损伤是常见不良反应之一。患者应注意是否出现肝损伤的征象，如心神不安、皮疹、低热、胃口差、恶心、呕吐、右上腹疼痛、小便黄赤、皮肤瘙痒和皮肤发黄等。

- 双膦酸盐是预防、治疗RA引起的骨质疏松的药物之一，能抑制RA患者骨吸收，从而降低RA患者椎体和非椎体骨质疏松、骨折及跌倒的发生率。
- 治疗过程中应密切监测不良反应，不推荐单用或长期大剂量使用糖皮质激素类。

7.1.6 健康提醒

- 建议RA患者注意生活方式的调整，包括禁烟、控制体重、合理饮食和适当运动。
- 患者应补充钙、维生素D及双膦酸盐药物预防和/或治疗骨质疏松。适当补充钙及维生素D，尤其是使用糖皮质激素类者。碳酸钙及含钙量较高的食物如牛奶和虾皮等应适当补充。证据提示补充钙和维生素D在6个月以上，腰椎及髋部骨密度可得到提高。
- 研究显示，合理饮食有助于RA患者的病情控制。每周坚持1～2次的有氧运动（而非高强度的体育运动），不仅有助于改善患者的关节功能和提高生活质量，还有助于缓解疲劳感。

7.2 骨关节炎

7.2.1 疾病概述

骨关节炎（OA）又称为骨关节病，指多种因素引起关节软骨纤维化、皲裂、溃疡、脱失而导致的关节疾病，属于一种慢性关节疾病，其主要改变是关节软骨退行性病变及继发性骨质增生。根据发病因素分为原发性骨关节病和继发性骨关节病。

骨关节炎以中老年患者多发，女性多于男性。好发于负重大、活动多的关节，如膝、脊柱（颈椎、腰椎）、髋、踝、手等关节。

主要症状是关节疼痛，疼痛于活动时发生，休息后消失或好转。急性发作时，疼痛加剧，同时可有关节肿胀、关节僵硬、关节内摩擦音等。有的患者关节处于一定位置过久，或晨起下地，便感到关节疼痛，即所谓休息痛。此类患者逐渐活动关节一定时间后，疼痛消失，关节可感到松快。

本病属于中医痹症"骨痹"范畴，是由风寒湿邪痹阻经络；或脾虚失运，痰湿阻络；或肝肾亏虚，筋骨失养；或长期劳损，血瘀气滞诸因素所致。

7.2.2 诊病看点

·表现出关节疼痛及压痛，疼痛在各个关节均可出现，其中以髋、膝及指间关节最为常见。

·初期表现为轻度或中度间断性隐痛，休息后好转，活动后加重。疼痛常与天气变化有关，寒冷、潮湿环境均可加重疼痛。晚期表现出持续性疼痛或夜间痛。关节局部可有压痛，在伴有关节肿胀时尤其明显。

·关节活动受限常见于髋、膝关节。晨起时关节僵硬持续时间一般较短，常为几分钟至十几分钟，极少超过30分钟。在疾病中期可出现关节绞锁，晚期关节活动受限加重，最终导致残疾。

·关节炎严重时出现畸形，关节肿大以指间关节为常见和明显。

·膝关节炎常见骨摩擦音，因关节软骨破坏，关节面不平整，活动时出现摩擦音。

·膝关节炎会出现肌肉萎缩，因关节疼痛和活动能力下降可导致受累关节周围肌肉萎缩，关节无力。

7.2.3 西药治疗

治疗目的在于减轻或消除疼痛等症状，改善关节功能，延缓病情进展，提高患者生活质量，多以口服NSAID和延缓病情进展类药物为主要治疗方式。因此，根据OA患者病变部位、分期，尤其是疼痛程度，进行内外结合、个体化、阶梯化合理药物治疗十分必要。可选用1～2种非甾体抗炎药或抗风湿药物，加用活血化瘀的中药治疗，止痛效果好。关节肿胀、疼痛重者可考虑局部封闭或关节腔内注射醋酸泼尼松，但要注意不要滥用，以免引起类固醇诱发的骨关节病。

人群特征： 患者表现出关节疼痛及压痛，关节活动受限，晨起时关节僵硬。

治疗方法： 减轻或消除疼痛症状，改善关节功能，延缓病情进展，提高患者生活质量。

◇ 缓解关节疼痛药
■ 非甾体抗炎药（NSAID）
　·布洛芬缓释胶囊（芬必得）
　·双氯芬酸钠肠溶片/缓释胶囊（英太青）
　·洛索洛芬钠片（乐松）
　·萘普生片/胶囊/肠溶微丸胶囊
　·尼美舒利片（美舒宁）
　·吡罗昔康片（炎痛喜康）
　·美洛昔康片（莫比可）
　·塞来昔布胶囊（西乐葆）
　·依托考昔片

◇ 改善关节软骨功能药
　·氨基葡萄糖胶囊（维固力）
　·氨基葡糖软骨素胶囊
　·双醋瑞因胶囊
　·硫酸软骨素胶囊

7.2.4　中医分证治疗

本病多属本虚标实，以肝肾亏虚、气血不足为本，以痰、瘀、风寒湿邪为标。临床可根据病情轻重、辨证类型，辨证使用中成药。

（1）风寒湿痹证

人群特征：患者表现为四肢关节疼痛，或有肿胀，疼痛固定，痛如刀割，屈伸不利，昼轻夜重，阴雨天易加重，肢体酸胀沉重，舌质淡红，苔薄白或白腻，脉弦紧。本证性多见于骨痹初期。

治疗方法：散寒除湿，祛风通络。

◇ 口服药
　·小活络丸
　·追风透骨丸
　·木瓜丸/片
　·风湿骨痛胶囊
　·正清风痛宁片
　·祖师麻片
　·舒筋丸
　·骨刺丸
　·骨刺消痛片
　·麝香风湿胶囊
　·疏风活络丸
　·风湿定片
　·疏风定痛丸
　·祛风舒筋丸
　·寒湿痹片
　·伸筋活络丸

◇ 外用药
　·狗皮膏药（改进型）
　·辣椒碱软膏
　·云南白药膏
　·骨通贴膏
　·天和追风膏
　·通络祛痛膏
　·止痛透骨膏

（2）湿热蕴结证

人群特征：患者表现出关节红肿、灼热、焮痛，或有积液，或有水肿，肢节屈伸不利，身热不扬，汗出烦心，口苦黏腻，食欲不振，小便黄赤，舌红，苔黄腻，脉滑数。

治疗方法：清热解毒，祛风利湿。

- 湿热痹片/颗粒/胶囊
- 四妙丸
- 当归拈痛丸
- 新癀片
- 滑膜炎片/胶囊/颗粒
- 豨莶丸
- 豨桐丸/胶囊
- 痛风定胶囊

（3）肝肾亏虚证

人群特征：患者表现出肢体关节疼痛、屈伸不利，腰膝酸软，筋肉萎缩。偏阳虚则伴形寒肢冷，舌淡红，苔白或白腻，脉沉细；偏于阴虚则伴五心烦热，舌红少苔，脉细数。此证多发于年轻之体或老年患者，多见于病程较长者。

治疗方法：补益肝肾，活血通络。

◇ 口服药

- 骨仙片
- 祛风止痛片/胶囊
- 天麻丸
- 天麻祛风补片
- 壮骨关节丸/胶囊
- 抗骨增生丸/胶囊
- 妙济丸
- 尪痹片/颗粒/胶囊
- 独活寄生丸

◇ 外用药

- 骨痛贴膏

（4）痰瘀互结证

人群特征：患者曾有外伤，或痹痛日久，肢体关节刺痛，痛处固定；或疼痛较剧，入夜尤甚，肢体麻木，不可屈伸，或骨关节僵硬变形，患处可见瘀斑；舌质紫暗或有瘀点，苔白腻或黄腻，脉细涩。本证型多病程较长。

治疗方法：补益气血，化痰破瘀。

◇ 口服药

- 瘀血痹颗粒/胶囊
- 复方夏天无片
- 骨刺宁胶囊
- 风湿马钱片
- 附桂骨痛片/胶囊/颗粒
- 独一味片/胶囊
- 通痹片
- 痹祺胶囊
- 伸筋丹胶囊
- 舒筋活络酒

❖ 外用药
- 雪山金罗汉止痛涂膜剂
- 云南白药气雾剂/酊
- 肿痛气雾剂
- 骨友灵搽剂
- 消痛贴膏
- 麝香活血化瘀膏
- 麝香壮骨膏

7.2.5 用药提示

· 在用药过程中，遵循能外用不口服、能口服不注射、能注射不手术的原则，依据OA不同程度，进行个体化、阶梯化的系统合理用药治疗。

· 注意皮肤伤口、皮疹、感染等不良状况，慎用局部外用制剂；出现过敏反应，应及时停止使用。

· 口服NSAID适用于中、重度OA患者，推荐使用对胃肠道不良反应小的NSAID，但需警惕其心血管不良事件。

· 由于阿片类镇痛剂的不良反应和成瘾性发生率相对较高，不推荐其作为OA镇痛的首选药物。

· 糖皮质激素类短期缓解OA肿痛效果显著，但不宜反复多次使用。

· 对乙酰氨基酚过敏、严重肝肾功能不全者应禁用。

· 消炎镇痛药物可减轻或控制症状，但应在评估患者风险因素后慎重使用且不宜长期服用。个体化使用NSAID，使用最小有效剂量、缩短持续用药时间、尽量局部用药，必要时联合使用质子泵抑制剂。

· 活动性消化性溃疡和近期胃肠道出血、对阿司匹林或其他NSAID过敏、肝功能不全、肾功能不全、严重高血压和充血性心力衰竭、血细胞减少、妊娠期和哺乳期女性等患者，应禁用或慎用NSAID。

· 关节合并创伤、出血以及感染，禁用糖皮质激素类，激素类联用NSAID会增加消化道出血的发生风险。

· 作用机制类似的药物，不建议叠加使用，若效果不佳，则更换其他药物而非叠加，以避免增加不良反应。

7.2.6 健康提醒

· 轻度患者，适当休息，加强劳动保护，减轻关节负荷，适当体育锻炼，加强肌力锻炼，如膝部的股四头肌功能锻炼，加强髋部外展和伸肌的肌力，以防止关节挛缩和加强关节稳定性。加以物理疗法，可缓解症状及延缓病情发展。

- 退行性骨关节病主要的治疗方法是减少关节的负重和过度的大幅度活动，以延缓病变的进程。
- 肥胖患者应减轻体重，减少关节的负荷。
- 下肢关节有病变时可用拐杖或手杖，以减轻关节的负担。理疗及适当的锻炼可保持关节的活动范围，必要时可使用夹板支具及手杖等，对控制急性期症状有所帮助。
- 软骨保护剂如硫酸氨基葡萄糖具有缓解症状和改善功能的作用，同时长期服用可以延迟疾病的发展。

7.3 强直性脊柱炎

7.3.1 疾病概念

强直性脊柱炎（AS）是一种慢性炎症性自身免疫疾病，主要表现为进行性的脊柱炎症和骶髂关节炎，并可伴发关节外表现，严重者可出现脊柱畸形和关节强直。AS多见于青壮年男性，一般将AS分为活动期和稳定期，患者有AS导致的难以忍受的症状时为活动期，无症状或有能够忍受的症状时为稳定期。

强直性脊柱炎属中医学"痹症""大偻""龟背风""竹节风"等范畴。病因病机为禀赋不足，肾督亏虚，风寒湿之邪乘虚深侵肾督，筋脉失调，骨质受损，日久痰瘀阻络，病情加重。

7.3.2 诊病看点

- 下腰背痛持续至少3个月，疼痛随活动缓解，但休息不减轻。
- 腰椎在前后和侧屈方向活动受限。
- 胸廓扩展范围较同龄、同性别者的正常值减少。
- 双侧骶髂关节炎Ⅱ～Ⅳ级，或单侧骶髂关节炎Ⅲ～Ⅳ级。
- 如果符合最后1项以及前3项任何1项即可确诊。

7.3.3 西药治疗

AS的达标治疗是指以最大限度地降低疾病活动度，达到长期临床缓解为目标的个体化治疗。但因临床缓解目标难以实现，故一般将维持低疾病活动度，至少以最小疾病活动度作为替代目标。对于活动性或有关节症状的AS患者，若无禁忌证，可首选NSAID，并建议持续使用。病情稳定的患者则按需使用。经NSAID治疗后疾病仍不稳定且有外周关节炎的患者，可使用csDMARD治疗。有NSAID治疗禁忌证的AS患者，优先推荐使用生物制剂，TNF-α拮抗剂适用于活动性AS或非甾体抗炎药治疗无效的患者。

人群特征：患者的病情处于强直性脊柱炎活动期或稳定期。
治疗原则：最大限度缓解疼痛，控制病情发展。

◇ 一线治疗药
■ 非甾体抗炎药（NSAID）
 · 布洛芬缓释胶囊/片（芬必得）　　· 洛索洛芬钠片（乐松）
 · 双氯芬酸钠肠溶片/缓释胶囊　　　· 氯诺昔康片（可塞风）
 　（英太青）　　　　　　　　　　· 塞来昔布胶囊（西乐葆）
 · 酮洛芬肠溶胶囊　　　　　　　　· 依托考昔片（安康信）
■ 传统合成改变病情的抗风湿药（csDMARD）
 · 柳氮磺吡啶肠溶片　　　　　　　· 沙利度胺片
 · 甲氨蝶呤片　　　　　　　　　　· 来氟米特片
■ 植物提取药物
 · 雷公藤多苷片　　　　　　　　　· 白芍总苷胶囊

◇ 靶向治疗药
■ JAK酶抑制剂（靶向合成型DMARD）
 · 托法替尼片　　　　　　　　　　· 非戈替尼胶囊

◇ 生物免疫药
■ TNF-α抑制剂
 · 注射用戈利木单抗（欣普尼）　　· 注射用英夫利西单抗（类克）
■ 白介素-17抑制剂
 · 司库奇尤单抗注射液（可善挺）　· 依奇珠单抗注射液（拓咨）

7.3.4 中医分证治疗

本病性质为本虚标实，临床分为肾督亏虚、湿热瘀阻、风湿痹阻和瘀血痹阻等。治以补肾强督为主，佐以清热利湿、祛风散寒、活血通络。

（1）**肾督亏虚证**
人群特征：患者表现为腰骶、颈、背疼痛，或酸痛，或刺痛，腰膝酸软，转侧不利，喜按揉，劳累则加剧，夜尿频，舌淡，苔白，脉细数。

治疗方法：补肾强督，益髓止痛。

- · 益肾蠲痹丸
- · 尪痹片
- · 通痹胶囊
- · 瘀血痹片

- · 活血止痛软胶囊
- · 独活寄生丸
- · 蚂参蠲痹胶囊
- · 金乌通骨胶囊

（2）湿热瘀阻证

人群特征：患者表现为骶髂、颈、背、腰疼痛，痛处伴有热感或重坠感，疼痛夜甚，拒按，俯仰不利，四肢关节肿热疼痛，肢体沉重，口渴不欲饮，或有发热，小便黄，大便秘结等，舌暗红，苔黄或厚腻，脉滑数。

治疗方法：补肾活血，清热利湿。

◇ 口服药

- · 湿热痹片
- · 新癀片
- · 滑膜炎颗粒

- · 四妙丸
- · 瘀血痹片
- · 活血止痛软胶囊

◇ 外用药

- · 消痛贴膏

- · 雪山金罗汉止痛涂膜剂

（3）风湿痹阻证

人群特征：患者表现为周身关节不适、窜痛，腰骶脊背拘急僵硬，甚至连及颈项，转侧不利，偏于寒者遇寒湿天气加重，得温则减，口淡不渴，肢冷，小便不畅，舌淡红苔白厚，脉弦紧。偏于湿者，则表现为肢体关节沉重，肌肤麻木，四肢笨重，活动受限，痛有定处，甚则腰脊冷重，关节活动不便，苔白腻，脉缓。

治疗方法：益肾蠲痹，祛风除湿。

◇ 口服药

- · 寒湿痹片
- · 盘龙七片

- · 风湿骨痛胶囊
- · 正清风痛宁缓释片

◇ 外用药

- · 云南白药膏

（4）瘀血痹阻证

人群特征：患者表现为腰骶疼痛如针刺，痛有定处，痛处拒按，日轻夜重，轻者关节僵直，屈伸不利，活动受限，重者僵直变形，不可转侧。肌肉拘挛，筋脉板滞，脊柱弯曲困难，舌质暗有瘀点或瘀斑，苔白或微黄，脉弦涩。

治疗方法： 补肾活血，蠲痹通络。

◇ 口服药
- 瘀血痹片
- 痹祺胶囊
- 活血止痛胶囊

◇ 外用药
- 祖师麻膏药
- 狗皮膏药（改进型）
- 麝香活血化瘀膏

7.3.5 用药提示

· 当患者伴有消化性溃疡风险因素时，应优先考虑非甾体抗炎药昔布类药物诸如塞来昔布，但这类药物可能有潜在的心血管风险，包括心律不齐、血压升高等。

· 非甾体抗炎药能抑制胃肠道黏膜前列腺素的产生，减少胃肠道黏膜屏障的保护和修复能力，导致胃肠道副反应，如上腹不适、恶心、呕吐、腹痛、腹胀、腹泻和溃疡等。

· 强直性脊柱炎患者用药前应筛查HBV，因为HBV在炎症性疾病患者，如伴乙型肝炎的强直性脊柱炎患者接受非甾体抗炎药、柳氮磺吡啶、TNF-α抑制剂时易被激活。

7.3.6 健康提醒

· TNF-α抑制剂治疗12周时即可出现明显的核磁共振（MRI）检查改变，因此患者可根据自身情况及医生建议定期复查MRI，以了解炎症病变缓解程度。

· 吸烟患者强直性脊柱炎疾病活动性指数（BASDAI）明显偏高，同时还影响非甾体抗炎药和生物制剂药物的药效。

· 运动锻炼是强直性脊柱炎的治疗基础，无论是何种类型的运动，适度运动均可有效减轻疼痛，提高运动功能，增强心肺功能和改善生活质量。其中游泳在缓解疼痛、提高社会功能和改善精神健康方面的效果更优。

第8章

泌尿外科疾病用药

在泌尿外科,良性前列腺增生、慢性前列腺炎、勃起功能障碍常见于男性老年群体,尿路感染则在女性中多发,部分与口服SGLT2降糖药有关。预防时,男性要规律作息、适度锻炼;女性应注重卫生,多喝水多排尿。因药致感染风险的患者,务必严格控糖。若患病,需及时就医接受综合治疗。

8.1 良性前列腺增生

8.1.1 疾病概述

良性前列腺增生是中老年男性常见的以排尿障碍为主的慢性病，是泌尿男科临床诊疗中最为常见的疾病之一。尿频是前列腺增生的早期信号，尤其夜尿次数增多更有临床意义。原来不起夜的老人出现夜间1～2次的排尿，常常反映早期梗阻的来临，而从每夜2次发展至每夜4～5次甚至更多，说明了病变的发展和加重。

一般发生在40岁以后开始发生增生的病理改变，50岁后出现相关症状。随着年龄的增长，排尿困难等症状也随之增加。下尿路症状是影响和降低生活质量最为普遍的原因，大部分老年男性至少存在一种下尿路症状。

其病因是前列腺的逐渐增大对尿道及膀胱出口产生压迫作用，临床上表现为尿频、尿急、夜间尿次增加和排尿费力等下尿路症状，并导致泌尿系统感染、膀胱结石和血尿等并发症，对老年男性的生活质量产生严重影响，因此需要积极治疗，部分患者甚至需要手术治疗。

中医将前列腺与精囊腺概称"精室"。精室病变导致的"癃闭"，称之为"精癃"。其中，小便不畅、点滴而少、病势较缓者称为"癃"；小便闭塞、点滴不通、病势较急者称为"闭"。其基本病机是三焦失司，膀胱气化不利。本病根据病因又有虚实之分，实证为肺热壅盛、下焦血瘀、肝郁气滞、膀胱湿热，虚证为肾阳亏虚、中气下陷。精癃多见于老年人，临床上往往表现出虚实夹杂，症状具有随年龄增长而进行性加重的特点。

8.1.2 诊病看点

· 膀胱刺激症状（排尿期症状）表现为尿频、尿急、夜尿增多，随着病情进展，可能出现急迫性尿失禁。

· 梗阻性症状（储尿期症状）表现为排尿踌躇、尿线变细无力、排尿时间延长、排尿中断、尿不尽、尿滴沥。梗阻加重，出现膀胱残余尿增多，逼尿肌功能受损，最后可能出现尿潴留及充溢性尿失禁。

8.1.3 西药治疗

缓解因梗阻和不稳定引起的排尿症状,防止并发症的发生,降低手术治疗的概率。药物治疗中以α受体阻滞剂为主,如特拉唑嗪、阿呋唑嗪、多沙唑嗪等。特拉唑嗪因有体位性低血压的不良反应,服用时要注意,一般采用晚上小剂量开始服用。前列腺体积较大者可服用5α-还原酶抑制剂如非那雄胺、度他雄胺等,使前列腺体积缩小。

人群特征: 患者表现为尿频、尿急、尿失禁以及夜尿增多,或尿踌躇、排尿困难以及排尿间断以及排尿不尽感、尿后滴沥等。

治疗原则: 缓解排尿症状,防止并发症发生。

◇ 缓解尿路症状药
■ α受体阻滞剂
- 特拉唑嗪片(高特灵)
- 盐酸坦索罗辛缓释胶囊(坦洛新)
- 甲磺酸多沙唑嗪缓释片(可多华)
- 赛洛多辛胶囊(优利福)
- 盐酸阿夫唑嗪控释片(桑塔)

◇ 缓解储尿期症状药
■ M受体拮抗剂
- 盐酸奥昔布宁片(非选择性)
- 琥珀酸索利那新片(卫喜康)(选择性M_3受体)
- 酒石酸托特罗定片(舍尼亭)(非选择性)

◇ 增加储尿容积和排尿间隔药
■ $β_3$受体激动剂
- 米拉贝隆缓释片(贝坦利)

◇ 促进利尿药
■ 花粉提取物制剂
- 普适泰片(舍尼通)
- 普乐安片(前列康)

◇ 缩小前列腺体积药
■ 5α-还原酶抑制剂(抗雄性激素类药物)
- 非那雄胺片(保列治)
- 爱普列特片
- 度他雄胺软胶囊(安福达)

8.1.4 中医分证治疗

治虚应以补肾为主,使肾之阴阳平衡,开阖有度;治实根据"六腑以通为用"原则，着重通法的运用，宜清湿热，散瘀结，利气机以通水道，同时运用活血化瘀、软坚散结法，使梗阻程度减轻。需要注意的是要根据病变在肺、在脾、在肝、在肾的不同，进行辨证论治。

（1）湿热下注证

人群特征：患者表现为尿频尿急，排尿灼热，小便短赤，余沥不尽，下腹胀满，口渴不欲饮，舌红苔黄腻，脉滑。

治疗方法：清热利湿，通利膀胱。

- 龙金通淋胶囊
- 宁泌泰胶囊

（2）气滞血瘀证

人群特征：患者表现为小便不畅，尿线变细或点滴而下，尿道涩痛，闭塞不通，或小腹胀满隐痛，偶有血尿，舌质暗或有瘀点瘀斑，苔白或薄黄，脉弦或涩。

治疗方法：行气活血，通窍利尿。

- 黄莪胶囊（金前列康）
- 桂枝茯苓丸
- 泽桂癃爽胶囊
- 前列通瘀胶囊/片

（3）湿热瘀阻证

人群特征：患者表现为腰膝酸软，尿频，尿急，尿痛，尿线细，尿黄、尿道有灼热感，口苦口干，阴囊潮湿，小腹拘急疼痛，舌紫暗，苔黄腻，脉弦数或弦滑。

治疗方法：益肾活血，清热通淋。

- 前列舒通胶囊
- 灵泽片
- 前列欣胶囊
- 夏荔芪胶囊
- 前列金丹片

（4）肾阴亏虚证

人群特征：小便频数不爽，尿少热赤，闭塞不通，头晕耳鸣，腰膝酸软，五心烦热，大便秘结，舌红少津，少或黄，脉细数。

治疗方法：滋补肾阴，通窍利尿。

- 知柏地黄丸
- 左归丸

（5）肾阳亏虚证

人群特征：患者表现为排尿无力，尿后余沥，夜尿频多，头晕耳鸣，腰酸倦怠，舌淡红，苔薄白，脉细无力。

治疗方法： 补肾益气，通利膀胱。

- 金匮肾气丸
- 普乐安片（前列康）
- 右归丸
- 前列舒乐颗粒

8.1.5 用药提示

· 对于良性前列腺增生者，有些药物要慎用或禁用，以免诱发或加重尿潴留。如抗胆碱类的阿托品、山莨菪碱等，抗过敏的马来酸氯苯那敏等，抗抑郁的丙咪嗪等，以及含有麻黄的中成药或汤剂。

· α_1 受体阻滞剂的常见不良反应包括头晕、头痛、乏力、困倦、体位性低血压、异常射精等。体位性低血压更容易发生在老年、合并心血管疾病或同时服用血管活性药物的患者中。

· 服用 α_1 受体阻滞剂的患者接受白内障手术时可能出现虹膜松弛综合征。因此，建议在白内障手术前停用 α_1 受体阻滞剂，但是术前多久停药尚无明确标准。

· 多数研究显示残余尿量＞200mL时M受体拮抗剂应慎重应用，逼尿肌收缩无力时不能应用，尿潴留、胃潴留、闭角型青光眼以及对M受体拮抗剂过敏者禁用。

· β_3 受体激动剂常见不良反应包括高血压、头痛及鼻咽炎等，因此 β_3 受体激动剂禁用于未控制的严重高血压患者（收缩压＞180mmHg和/或舒张压＞110mmHg），且服药期间应监测血压。

8.1.6 健康提醒

· 良性前列腺增生术后患者胃肠恢复情况直接影响患者进食时间也是决定患者住院时间长短的主要因素之一。所以促进胃肠道功能恢复在患者术后康复过程中就显得尤为重要。

· 良性前列腺增生术后1～2个月内应避免剧烈活动，减少下蹲等运动，预防出血，3个月后可适当增加运动量。

· 适当锻炼身体，增强抵抗力，避免或减少辛辣刺激性食物摄入，戒除烟酒。

· 适当改变饮水习惯。避免憋尿，养成良好排尿习惯。

· 避免长时间压迫会阴部，如久坐、骑车等。

8.2 慢性前列腺炎

8.2.1 疾病概述

慢性前列腺炎是指患者出现骨盆区域疼痛或不适、排尿异常等临床表现为特征的一组疾病。可以分为慢性细菌性前列腺炎（Ⅱ型）、慢性非细菌性前列腺炎/慢性骨盆疼痛综合征（Ⅲ型）和无症状性前列腺炎（Ⅳ型）。Ⅱ型前列腺炎主要由病原体感染引起。Ⅲ型前列腺炎是前列腺炎中最常见的类型，约占慢性前列腺炎的90%以上。Ⅲ型前列腺炎病因复杂，具体发病机制尚不明确，可能是多种病因和发病机制综合作用的结果。Ⅳ型前列腺炎由于无临床症状，通常难以被发现，故而缺乏相关发病机制的研究。

中医将前列腺炎归为"淋证""精浊""白浊"等范畴。本病病因复杂，多由相火妄动、所愿不遂，或忍精不泄，离位之精化为"白浊"；外感湿热火毒流于下焦，或房事不洁，湿热从精道内侵，或饮酒及嗜食辛辣刺激之物，内生湿热，湿热壅滞精室而致"精浊"；情志不畅、肝郁气滞，气血运行受阻，精室瘀滞不通；久病伤肾，或先天不足，肾阴或肾阳亏虚。慢性前列腺炎辨证分型临床绝大多数为复合证型湿热瘀滞证，即湿热下注加气滞血瘀证。

8.2.2 诊病看点

- 慢性细菌性前列腺炎（Ⅱ型）表现为反复发作的下尿路感染症状，持续时间超过3个月。
- 慢性非细菌性前列腺炎/慢性骨盆疼痛综合征（Ⅲ型）又分为慢性无菌性炎症性前列腺炎（ⅢA型）和慢性无菌性非炎症性前列腺炎（ⅢB型）。
- 排尿症状表现为尿频、尿急等，部分患者排尿踌躇或无力，伴膀胱过度活动症（OAB）表现且无尿路梗阻，也有表现出前列腺按摩后尿液白细胞升高等器官特异症状。
- Ⅳ型前列腺炎无症状。

8.2.3 西药治疗

前列腺炎的治疗以药物治疗为主，生活方式调整、心理治疗、局部理疗等为辅。慢性前列腺炎的主要治疗目标是缓解疼痛、改善排尿状况和提高生活质量。应以症状为导向进行个体化、多模式治疗，以症状缓解作为疗效评价的主要指标，避免只针对单一靶点或机制用药。Ⅳ型前列腺炎因无疼痛和排尿症状，不影响患者生活质量，如果没有生育需求，且不伴有血清前列腺特异性抗原（PSA）升高，可不治疗。如果合并不育症或PSA升高，应注意鉴别诊断，可参照Ⅲ型前列腺炎治疗方法进行相应治疗。Ⅰ型前列腺炎属于急性细菌性前列腺炎，主要以选择细菌敏感的抗生素治疗为手段。

（1）Ⅱ型前列腺炎

人群特征：患者表现为反复发作的下尿路感染症状，如尿频、尿急、尿痛、排尿烧灼感、排尿困难、尿潴留等不适，持续时间超过3个月。

治疗原则：及时在医院进行静脉输注抗生素治疗后，再进行口服序贯治疗。

◇ 抗感染药物
- 左氧氟沙星片（可乐必妥）
- 阿奇霉素片（希舒美）
- 盐酸洛美沙星片/胶囊
- 盐酸多西环素肠溶胶囊

◇ 治疗排尿梗阻或疼痛症状药

■ α受体阻滞剂
- 甲磺酸多沙唑嗪缓释片（可多华）
- 盐酸坦索罗辛缓释胶囊（坦洛新）
- 盐酸阿夫唑嗪控释片（桑塔）
- 萘派洛尔片/分散片

◇ 缓解疼痛不适感药
- 塞来昔布胶囊（西乐葆）

◇ 治疗膀胱过度活动药

■ M受体阻滞剂
- 酒石酸托特罗定片（舍尼亭）（非选择性）
- 琥珀酸索利那新片（卫喜康）（选择性M₃受体）

（2）Ⅲ型前列腺炎患者

人群特征：患者排尿症状表现为尿频、尿急等，部分患者排尿踌躇或无力，伴膀胱过度活动症表现且无尿路梗阻，也有表现出前列腺按摩后尿液白细胞升高等器官特异症状。

治疗原则：缓解患者疼痛、治疗排尿障碍，以症状为导向进行个体化、多模式治疗，以症状缓解作为疗效评价的主要指标，避免只对单一靶点或机制用药。

◇抗感染药物（针对ⅢA型炎症性）
- ・盐酸环丙沙星片
- ・盐酸洛美沙星片/胶囊
- ・左氧氟沙星片（可乐必妥）

◇非炎症型镇痛药（针对ⅢB型非炎症性）
■ 非甾体抗炎药
- ・塞来昔布胶囊（西乐葆）

◇治疗排尿梗阻或疼痛症状药
■ α受体阻滞剂
见上页"（1）Ⅱ型前列腺炎"同类药项下。

◇治疗膀胱过度活动药
■ M受体阻滞剂
见上页"（1）Ⅱ型前列腺炎"同类药项下。

8.2.4　中医分证治疗

慢性前列腺炎中医治疗以清热利湿、导浊通淋、行气活血、化瘀止痛为原则。补肾、清湿热、活血为基本疗法，根据临床实际辨证使用中成药。

（1）湿热下注证（多见于ⅢA型前列腺炎）

人群特征：患者表现为尿频、尿急、尿痛，尿道灼热感，尿滴沥，阴囊潮湿，舌红，苔黄或黄腻，脉滑数或弦数。

治疗方法：清热利湿化浊。
- ・八正片/胶囊/颗粒
- ・丹益片
- ・前列平胶囊
- ・癃清片
- ・泌淋清胶囊

（2）气滞血瘀证（Ⅱ型前列腺炎）

人群特征：患者表现为小腹、腰骶部、会阴部、阴茎、睾丸、肛周疼痛或坠胀；排尿时尿道刺痛，淋漓不畅，尿后滴沥不尽；可伴有血精或血尿；舌质暗红或舌边有瘀点、瘀斑，苔白或黄，脉弦或涩。

治疗方法：活血化瘀，通络止痛。
- ・前列欣胶囊
- ・丹益片
- ・前列通瘀胶囊/片
- ・血府逐瘀胶囊
- ・前列平胶囊

（3）肾阴不足证

人群特征： 患者表现为尿后余沥，小便涩滞不畅，时有精浊，伴腰膝酸软，头晕眼花，失眠多梦，遗精早泄，五心烦热，咽干口燥。舌红、苔少或干，脉沉细或细数。

治疗方法： 滋补肾阴，清泻相火。

- 左归丸
- 知柏地黄丸
- 六味地黄丸

（4）脾肾阳虚证

人群特征： 患者表现为腰酸腿软乏力，畏寒，精神不振，手足不温，小便频数而清长、淋漓不尽，大便溏稀或五更泄泻，可伴阳痿早泄，舌淡胖，苔白或有齿痕，脉沉无力。

治疗方法： 温补脾肾。

- 复方玄驹胶囊
- 金匮肾气丸
- 右归丸/胶囊

（5）肝气郁结证

人群特征： 患者表现为会阴、下腹、耻骨上区、腰骶部或肛周坠胀不适，隐隐作痛，小便淋漓不尽，大便可不爽或不成形；常伴胸闷、善太息、烦躁、焦虑等，症状随情绪波动加重。舌淡红，苔薄白，脉弦。

治疗方法： 疏肝解郁，理气止痛。

- 逍遥丸/颗粒
- 柴胡舒肝丸
- 舒肝颗粒

8.2.5 用药提示

· 选择性 α_1 受体阻滞剂，尤其是特拉唑嗪，其常见不良反应包括头晕、头痛、乏力、困倦、体位性低血压、异常射精等。体位性低血压更容易发生在老年、合并心血管疾病或同时服用血管活性药物的患者中。

· 服用 α_1 受体阻滞剂的患者接受白内障手术时可能出现虹膜松弛综合征。因此建议在白内障手术前停用 α_1 受体阻滞剂，但是术前多久停药尚无明确标准。

· 多数研究显示残余尿量＞200mL时M受体拮抗剂应慎重应用，逼尿肌收缩无力时不能应用，尿潴留、胃潴留、闭角型青光眼以及对M受体拮抗剂过敏者禁用。

8.2.6 健康提醒

·患者应避免可能加重症状的饮食（烟酒、辛辣刺激食物等）或行为（久坐、骑车等）。

给予适宜的健康教育、心理和行为辅导，以改善患者饮食、健身和性生活习惯。这些都对减轻慢性前列腺炎的症状具有积极作用。

8.3 勃起功能障碍

8.3.1 疾病概述

勃起功能障碍（ED）是指阴茎持续不能达到或维持足够的勃起硬度以完成满意的性生活，病程在3个月以上。勃起功能障碍可分为器质性、心理性和混合性。许多患者最初可能是器质性勃起功能障碍，当他们应对不能勃起的问题时，可能会发展为心理性勃起功能障碍。

中医学描述为痿而不举，举而不坚，坚而不久，称为"阳痿""筋痿"等。中医认为本病实多虚少。按照出现频次由高到低排列依次为肝气郁结、命门火衰、肝经湿热、气滞血瘀，复合证型可见肝肾阴虚、心脾两虚、惊恐伤肾、肾虚血瘀、肝郁肾虚等。

8.3.2 诊病看点

勃起功能评分表见表8-1。

表8-1 勃起功能评分表（IIEF-5）

	0	1	2	3	4	5
1. 对阴茎勃起及维持勃起有多少信心？		很低	低	中等	高	很高
2. 受到性刺激后，有多少次阴茎能坚挺进入阴道？	无性活动	几乎没有或完全没有	只有几次	有时或大约一半时候	大多时候	几乎每次或每次

续表

	0	1	2	3	4	5
3.性交时，有多少次能进入阴道后维持阴茎勃起？	没有尝试性交	几乎没有或完全没有	只有几次	有时或大约一半时候	大多时候	几乎每次或每次
4.性交时，保持勃起至性交后有多大困难？	没有尝试性交	非常困难	很困难	有困难	有点困难	不困难
5.尝试性交时是否感到满足？	没有尝试性交	几乎没有或完全没有	只有几次	有时或大约一半时候	大多时候	几乎每次或每次

・17分≤IIEF-5≤21分，轻度ED。
・8分≤IIEF-5≤16分，中度ED。
・5分≤IEF-5≤7分，重度ED。

8.3.3 中西药治疗

西医治疗主要分为基础治疗、药物治疗、物理治疗和手术治疗，其中基础治疗包括改善生活方式、基础疾病的控制、心理治疗等。

（1）轻度ED

人群特征：患者ED症状轻度（17分≤IIEF-5≤21分）。

治疗原则：推荐单独使用中成药或者中成药配合西药治疗。

◇ 缓解症状补肾中成药

・乌灵胶囊（伴有失眠、健忘者）
・左归丸（伴盗汗、烦热者）
・复方玄驹胶囊（伴性欲低下者）
・强肾片（伴畏寒、乏力者）
・疏肝益阳胶囊（伴腰酸膝软、焦虑、抑郁者）
・百令胶囊/片（伴乏力气短者）
・甜梦口服液（伴失眠、多梦者）
・右归胶囊（伴畏寒、便溏者）
・龟龄集（伴腰酸、便溏者）
・金匮肾气丸（伴尿频、夜尿明显者）
・金水宝片/胶囊

◇ 改善勃起硬度一线药

■ 磷酸二酯酶5型抑制剂
・枸橼酸西地那非片（万艾可）
・他达拉非片（希爱力）
・盐酸伐地那非片（艾力达）

- 雄激素类
  - 十一酸睾酮胶囊
- 外用药物
  - 前列腺素E₁乳膏

（2）中度ED

人群特征：患者ED症状中度（8分≤IIEF-5≤16分）。

治疗原则：推荐西药配合中成药治疗。

✧ 改善勃起硬度一线药
- 磷酸二酯酶5抑制剂

  见上页"（1）轻度ED"同类药项下。

- 雄激素类

  见上"（1）轻度ED"同类药项下。

- 外用药物

  见上"（1）轻度ED"同类药项下。

✧ 缓解症状补肾中成药

  见上页"（1）轻度ED"同类药项下。

8.3.4 中医分证治疗

补肾、疏肝、活血是基本治法，应根据临床具体情况分型论治。

（1）心脾两虚证

人群特征：患者表现为阳痿不举，心悸、失眠多梦，神疲乏力，面色无华，食少纳呆，腹胀便溏，苔薄白，脉细弱。

治疗方法：补益心脾。
- 人参养荣丸
- 归脾丸

（2）肾阳不足证

人群特征：患者主症表现出阳事不举、举而不坚，精薄清冷；腰酸腿软乏力，畏寒、精神不振，小便频数而清长，舌淡苔白，脉沉无力。

治疗方法：补肾温阳。
- 复方玄驹胶囊
- 金匮肾气丸
- 右归丸
- 强肾片

（3）肝郁气滞证

人群特征：患者表现为阳事不举，举而不坚，胸闷，烦躁焦虑，胸胁胀满，舌淡红，苔薄白，脉弦。

治疗方法：疏肝解郁。

- 疏肝益阳胶囊
- 舒肝丸
- 逍遥丸/颗粒
- 柴胡舒肝丸

（4）**湿热下注证**

人群特征：患者表现为阴茎萎软，阴囊、腹股沟潮湿，肢体困倦，尿黄，尿道灼热，舌红，苔黄或黄腻，脉滑数或弦数。

治疗方法：清热利湿。

- 八正片/胶囊/颗粒
- 癃清片
- 龙胆泻肝丸

（5）**气血瘀阻证**

人群特征：患者表现为阳事不举，举而不坚，少腹、会阴、腰骶部坠胀疼痛，舌暗或有瘀点、瘀斑，脉多沉涩。

治疗方法：行气活血。

- 前列欣胶囊
- 前列通瘀胶囊
- 血府逐瘀胶囊
- 瘀血痹胶囊

8.3.5 用药提示

- 他达拉非半衰期约18小时，但这也增加副作用的持续时间，以及药物相互作用的可能性。目前国际上已批准以低剂量（2.5～5mg）作为日常用药。
- 磷酸二酯酶5型抑制剂最常见的副作用有头痛、面部潮红、鼻充血、消化不良、肌肉疼痛、背部疼痛等。
- 除他达拉非外，伐地那非和西地那非也可导致绿蓝色盲、蓝视和昏暗灯光下弱视。如果突然发现渐进性视力下降，应及时去医院就诊。

8.3.6 健康提醒

- 性生活需要时服用的一次性药物，服用后需要足够的性刺激才起效。
- ED的发生与生活、工作、环境、社会、心理等许多因素有关，影响躯体和心理健康，并与生活质量、性伴侣关系、家庭稳定密切相关。因此，消除担忧和顾虑后，在治疗上可收到事半功倍的效果。
- 改变不健康的饮食，习惯调整生活习惯以及舒缓精神心理压力是治疗的重要环节。

- 与医师进行有效沟通和心理咨询,以了解导致早泄的潜在诱因,提高综合治疗效果。
- 对于焦虑抑郁(内源性抑郁)伴发的早泄者,建议首先就诊精神心理科治疗。

8.4 尿路感染

8.4.1 疾病概述

尿路感染是指病原微生物在尿路中生长、繁殖而引起的炎症性疾病,多见于育龄期妇女、老年人、免疫力低下及尿路畸形者。尿路感染诊断是由尿中的细菌数量决定的。其发生率和类型一般因年龄、性别的不同而有所不同。尿路感染可发生在任何年龄,甚至可以发生在婴幼儿。

尿路感染也被分为下尿路感染和上尿路感染,表现各不相同。下尿路感染症状包括排尿困难、肉眼血尿、耻骨上胀痛、夜尿增多、尿频和尿急;上尿路感染症状包括发热、恶心、呕吐、乏力和严重的腰痛。上尿路感染是较严重的感染,有可能需要住院治疗。尿路感染分为非复杂性和复杂性两类,85%的非复杂性尿路感染是由大肠埃希菌引起的,其他的15%大多数是由克雷伯菌属、变形杆菌、粪链球菌等引起的。非复杂性尿路感染的疗程一般是1~3天,复杂性尿路感染应该治疗最少7天,有时2周或更长。

本病属于中医学"热淋"的范畴。中医认为此病多系湿热下注,侵犯肾与膀胱,下焦气化不利所致。

8.4.2 诊病看点

- 可能会出现尿频、尿急、尿痛等症状。
- 如果下尿路感染,则出现排尿痛、夜尿次数增多、肉眼血尿,偶尔下腹痛、低热等全身性症状,实验室检查尿培养结果可能是阴性,且细菌数量较少(膀胱炎)。
- 如果发生上尿路感染,可出现高热、腰痛、上腹痛等全身性症状,实验室检查结果发现血沉快、尿培养会发现大量的细菌(肾盂肾炎)。有意义菌尿的诊断标准见表8-2。

表 8-2　有意义菌尿的诊断标准

- $\geqslant 10^2\text{CFU/mL}$ 或在有症状女性患者中 $\geqslant 10^5\text{CFU/mL}$
- 有症状的男性 $\geqslant 10^3\text{CFU/mL}$
- 无症状个体，两次样本，$\geqslant 10^5$ 相同微生物/mL
- 有症状患者，耻骨上膀胱穿刺取尿液有细菌生长
- 留置导尿患者，$\geqslant 10^2\text{CFU/mL}$

注：CFU为菌落形成单位，表明尿中细菌的多少。

8.4.3　西药治疗

治疗目标是消灭病原微生物、防止或治疗感染引起的症状、体征以及避免感染复发。发病早期应积极使用抗感染药物治疗。初次感染首选药物为磺胺类药物，如复方磺胺甲噁唑、呋喃妥因。次选才是环丙沙星、氧氟沙星、左氧氟沙星。对于反复发作的慢性尿路感染，可选用阿莫西林等。

（1）**下尿路感染**（非复杂性急性膀胱炎）

人群特征：患者表现为排尿困难、肉眼血尿、耻骨上胀痛、夜尿增多，尿频和尿急，常见于育龄妇女。

治疗原则：抗感染治疗，尽可能防止感染复发。

◇ 抗感染药物

- 复方磺胺甲噁唑片
- 磷霉素氨丁三醇散
- 环丙沙星片/胶囊
- 左氧氟沙星胶囊
- 呋喃妥因片
- 阿莫西林胶囊/颗粒
- 阿莫西林克拉维酸钾片

（2）**下尿路感染**（急性肾盂肾炎）

人群特征：患者表现为高热（38.3℃以上）和严重的腰痛。如患者出现呕吐、食欲下降和脱水等严重感染，应及时就诊并住院治疗。

治疗原则：及时抗感染治疗，预防并发症发生。

◇ 抗感染药物

- 复方磺胺甲噁唑片
- 环丙沙星胶囊
- 左氧氟沙星片
- 阿莫西林克拉维酸钾片

8.4.4　中医分证治疗

中医治疗原则对实证者，以清热泻火、利湿通淋为主；虚证者，以温补脾肾、滋阴清热为主。

（1）湿热下注证（实证）

人群特征：患者表现为起病较急，小便频数短赤，尿道灼热疼痛，尿液淋漓浑浊，小腹坠胀，或有寒热，口苦，呕恶，或腰痛拒按，或有大便秘结，苔黄腻，脉滑数。

治疗方法：清热泻火，利湿通淋。

- 分清五淋丸
- 八正胶囊
- 热淋清颗粒
- 三金片
- 癃清片
- 肾舒颗粒
- 复方石韦片
- 清热通淋胶囊

（2）脾肾气虚证（虚证）

人群特征：患者病程日久，小便频数，淋漓不尽，尿液不清，神倦乏力，面色微黄，食欲不振，甚则畏寒怕冷，手足不温，大便稀薄，眼睑浮肿，舌质淡或有齿痕，苔薄腻，脉细弱。

治疗方法：温补脾肾，升提固摄。

- 参苓白术口服液/颗粒/丸
- 济生肾气丸/片
- 缩泉丸/胶囊

（3）阴虚内热证（虚证）

人群特征：患者表现为病程日久，小便频数或短赤，低热、盗汗、颧红，五心烦热，咽干口渴，唇干舌红，舌苔少，脉细数。

治疗方法：滋阴清热。

- 六味地黄丸/颗粒/胶囊
- 知柏地黄丸/口服液

8.4.5 用药提示

- 大多数情况下，磺胺类药物、阿莫西林克拉维甲酸、头孢氨苄、呋喃妥因治疗是有效的。
- 妊娠妇女应避免使用四环素类和喹诺酮类药物，因为会有致畸作用以及抑制软骨和骨骼的发育；孕晚期也不合适使用磺胺类药物，因为会造成高胆红素血症。
- 女性糖尿病患者服用SGLT2降糖药时，应注意多饮水，多排尿，以免引起尿路感染。

8.4.6 健康提醒

- 急性期要卧床休息，多饮水、勤排尿，注意外阴卫生。

·妊娠期妇女，其尿液中氨基酸和其他营养素浓度会发生改变，而膀胱张力和肾盂及输尿管扩张等生理状况也发生变化，这些改变增加了菌尿的发生率，由此可能引起尿路感染。

·对于留置导尿管者来说，因细菌可以经过尿管进入膀胱而引起尿路感染，应定期消毒。

第9章

妇科疾病用药

妇科疾病通常指与妇女生殖器官相关的一组疾病。本章仅涉及女性日常生活中经常遇到的性腺器官和生殖器官相关的疾病，包括乳腺增生症、乳腺炎、痛经、月经不调、阴道相关炎症、盆腔炎性疾病以及更年期综合征。

9.1 乳腺增生症

9.1.1 疾病概述

乳腺增生症为西医学病名，是一种既非炎症也非肿瘤的增生性乳腺疾病。本病是中青年女性的常见病、多发病，其发病率占乳腺疾病的首位，约占60%～70%。

本病主要表现为周期性乳房胀痛，并有形状大小不一的乳房结块，随月经周期或情志改变而变化。由于肿块内结隐蔽，不易被发现，故中医称为"乳癖"。以"乳中结核，形如丸卵，不疼痛，不发热恶寒，皮色不变，其核随喜怒而消长"为主要症状。

中医认为多由于忧郁忿怒，致肝气郁结，气血运行失常；或肝病犯脾，思虑伤脾，脾失健运，痰湿内蕴，以致气滞血瘀、痰凝互结于乳房形成。此外，还因久病、体虚等因素导致肝肾不足，冲任失调，以致气血瘀滞或阳虚痰湿内结，经脉阻塞，而见乳痛、结块或月经紊乱等。肝郁气滞和冲任失调二者，在乳癖的发病过程中，既可单独致病，有时又相互关联，不能截然分开。

9.1.2 诊病看点

·乳房疼痛常于月经前数天出现或加重，行经后疼痛明显减轻或消失，疼痛亦可随情绪变化、劳累、天气变化而波动。

·乳房肿块可发于单侧或双侧乳房内，表现为大小不一的片状、结节状、条索状等，其中以片状为多见，边界不明显，质地中等或稍硬，与周围组织无粘连，常有触痛。

·大部分情况乳房肿块也有随月经周期而变化的特点，月经前肿块增大变硬，月经来潮后肿块缩小变软。

9.1.3 西药治疗

目前治疗上基本为对症治疗，部分患者发病后数月至1～2年后常可自行缓解，多不需治疗。乳腺增生有很多类型，生理性的乳腺增生，如单纯性乳腺增生症，不需特殊处理，可自行消退。此外，尚有激素类疗法，有人采用雄激素类治疗本病，但这种治疗有可能加剧人体激素间失衡，不宜常规应用。

人群特征： 患者表现为乳房胀痛，乳房肿块可发于单侧或双侧乳房内。

治疗原则： 缓解疼痛、缩小肿块。

◇ 营养素补充剂
- 维生素B_6片
- 维生素E胶丸
- 维生素A胶丸

◇ 激素调节药
- 枸橼酸他莫昔芬片

9.1.4 中医分证治疗

止痛与消块是治疗本病之要点。临床上具有活血化瘀、疏肝理气、软坚散结、调补气血等作用的中成药可以使用治疗。根据具体情况进行辨证论治。

（1）肝郁痰凝证

人群特征： 患者表现为乳房肿块随喜怒消长，时有乳房胀痛，伴有心烦易怒、失眠梦多、急躁易怒，舌苔薄白，脉象弦滑。（多见于未婚妇女或病程较短者）。

治疗方法： 疏肝解郁，化痰散结。
- 红金消结胶囊
- 乳宁颗粒/丸
- 乳癖散结胶囊/颗粒
- 消乳解散胶囊
- 乳癖消片/颗粒
- 舒肝颗粒
- 乳块消片/颗粒
- 逍遥丸
- 乳康片/胶囊

（2）冲任失调证

人群特征： 患者表现为乳房肿块月经前加重，经后缓减，伴有腰酸乏力，神疲倦怠，月经失调，量少色淡或闭经，舌淡，苔白，脉沉细（多见于中年妇女）。

治疗方法： 调理冲任，温阳化痰。
- 乳核散结片/胶囊
- 红花逍遥胶囊
- 乳增宁
- 逍遥丸+右归丸
- 岩鹿乳康胶囊

9.1.5 用药提示

- 服用乳康胶囊、乳癖消片或逍遥丸等中成药治疗期间，应注意避免进食辛辣刺激性的食物及饮酒。

・糖尿病或有其他疾病的患者，应在医师指导下服用，妊娠妇女则慎服。

・服药2周症状无缓解，应及时去医院就诊。

9.1.6 健康提醒

・一般乳腺增生是由于体内内分泌紊乱引起的，与平时压力大、饮食和休息等方面有关，需要规律作息和饮食，保持平和心态，避免熬夜劳累的情况发生。

・乳腺增生者还需考虑进行双侧乳腺的彩超检查，判断乳腺部位是否增生腺叶，是否存在结节样肿块。根据结节样肿块的弹性评分以及边界是否清楚，必要时考虑予以穿刺活检病理检查。

・有乳腺癌家族史等危险因素的妇女，更应重视自我检查和定期体检。

9.2 急性乳腺炎

9.2.1 疾病概述

急性乳腺炎是乳腺组织因金黄色葡萄球菌感染引起的急性化脓性炎症。本病常发生于产后1个月以内的哺乳期妇女，尤以初产妇为多见。大多数有乳头损伤，皲裂或积乳病史。病菌一般从乳头破口或皲裂处侵入，也可直接侵入引起感染。

临床表现为患侧乳房肿胀、疼痛或畏寒发热，有局部红、肿、热、痛，触及痛性硬块，脓肿形成后可有波动感，此外，同侧腋窝淋巴结肿大、压痛。血常规检查白细胞总数和中性粒细胞明显升高。

中医则称为"乳痈"，发生于哺乳期的称"外吹乳痈"，占全部病例的90%以上；发生于怀孕期的称"内吹乳痈"，临床上少见。外吹乳痈常因内有肝郁胃热，或夹风热毒邪侵袭，引起乳汁郁积，乳络闭阻，气血瘀滞，从而腐肉酿脓而成乳痈。

9.2.2 诊病看点

・常有排乳不畅或乳头皲裂的病史，发病一般在产后1个月内。

・处于哺乳期，突然乳腺出现硬块、红肿、疼痛，淋巴结常肿大，且有压痛，可能有寒战和发热等全身性症状。

9.2.3 西药治疗

尽力排空乳汁，消除感染，以抗感染及局部物理治疗为主。

人群特征： 患者表现为在哺乳期，乳腺可能有破口，发生乳腺红肿、疼痛及淋巴结肿大等症状。

治疗原则： 控制感染，缓解疼痛。

◇ 抗感染药物

- 阿莫西林克拉维酸钾分散片
- 头孢克洛片

9.2.4 中医分证治疗

中医治疗原则就是"以通为贵，以消为药"，口服清热解毒中成药辅助治疗。

（1）气滞热壅证

人群特征： 患者表现为乳房结块，排乳不畅，皮色不变或微红，肿胀疼痛；伴恶寒发热，头痛骨楚，胸闷呕吐，食欲不振，大便秘结等；舌质正常或红，苔薄白或黄，脉浮数或弦数。多见于乳痈初期。

治疗方法： 疏肝清热，通乳消肿。

- 乳癖消片
- 乳块消片

（2）热毒炽盛证

人群特征： 患者表现为乳房肿块增大，肿痛加重，焮红灼热，继之结块中软应指；或切开排脓后引流不畅，红肿热痛不减，有"传囊"现象；壮热不退，口渴喜饮，舌质红，苔腻，脉弦数。多见于乳痈中期。

治疗方法： 清热解毒，托里透脓。

- 牛黄化毒片
- 活血消炎丸

（3）正虚毒恋证

人群特征： 患者表现为溃脓后乳房肿痛虽轻，但疮口脓水清稀，淋漓不尽，愈合缓慢或形成乳漏；伴面色少华，神疲乏力，或低热不退，饮食量少；舌质淡，苔薄，脉弱无力。多见于乳痈后期或体质虚弱患者。

治疗方法： 解毒消肿，生肌止痛。

- 生肌玉红膏（外用）
- 伤疖膏（外用）

（4）肝旺郁热证

人群特征： 患者症状发生于妊娠期，表现为乳房肿痛结块，皮色不红或微红；可伴恶寒发热，头痛骨楚，胸闷不舒，纳少呕吐，大便干结；舌边尖红，苔薄白或黄，脉弦数。

治疗方法：疏肝清胃，理气安胎。

- 加味逍遥丸/口服液
- 逍遥丸/片/胶囊

（5）气血凝滞证

人群特征：患者表现为初起使用大量抗生素或过用寒凉中药后，乳房结块，质硬不消，微痛不热，皮色不变或暗红；舌质正常或边有瘀点，苔薄白或黄，脉弦涩。

治疗方法：疏肝理气，祛瘀散结。

- 小金丸
- 活血解毒丸

9.2.5　用药提示

- 炎症明显时，应去医院就诊，进行抗生素输液治疗。
- 外敷药物引起皮肤过敏者，应用青黛散香油调敷局部。
- 治疗乳痈，强调早期，突出通乳，避免过用寒凉药物。
- 一般发病3天之内，单用中药内服外敷常能治愈。对于西医治疗感到较为棘手的传囊乳痈、乳房硬结日久不消者，中医中药治疗也有良好疗效。

9.2.6　健康提醒

- 注意休息，清洁乳头，吸出乳汁，托起乳房，严重时暂停喂奶，局部湿热敷理疗。
- 应积极重视急性乳腺炎的预防，注意乳头乳晕卫生，防止乳头皲裂。同时，正确的哺乳可防止乳汁淤积，保持排乳通畅。如乳头皲裂时，应停止哺乳，局部清洁后外敷抗生素软膏。
- 乳腺炎初期可继续哺乳，有乳汁淤积时可局部按摩或用吸奶器除去乳汁淤积；采用冷敷可减少充血和乳汁淤积，冷敷一般用于炎症早期；几日后可采取热敷或理疗，促进炎症的吸收。

9.3　产后缺乳

9.3.1　疾病概述

产后缺乳是指妇女产后哺乳期内，乳汁甚少，或逐渐减少或全无，不够喂养婴儿。一般发生于产后数天至半个月内，也发生在整个哺乳期，是产后的常见病之一。产后缺乳中医称为"乳汁不足""乳难""缺乳"或"乳汁不下"。

中医学认为产后失血，或素体脾虚，或先天禀赋不足，则气血生化之源不足，无乳可下；或产后思虑过度，情志不舒，肝气郁结，肝失调达，气机不畅以致经脉涩滞，阻碍乳汁运行，导致乳汁减少，甚至不下。

9.3.2 诊病看点

- 产后分泌乳汁过少，甚至全无，不足以喂养婴儿。
- 可能身体虚弱，气血不足，或产后忧郁，心情不畅。

9.3.3 中医分证治疗

按中医对因治疗。

（1）气血虚弱证

人群特征：患者产后乳少，甚至全无，乳汁清稀，乳房柔软，无胀感，面色无华，神疲食少，舌淡少苔，脉虚细。

治疗方法：补气养血，佐以通乳。

- 生乳丸
- 生乳灵糖浆剂
- 通乳颗粒
- 催乳颗粒
- 母乳多颗粒
- 麦当乳通颗粒

（2）肝郁气滞证

人群特征：患者产后乳汁分泌少，甚至全无，伴有胸胁胀闷，情志抑郁不乐，或有微热，食欲不振，舌质正常，苔薄黄，脉弦细或数。

治疗方法：疏肝解郁，通络下乳。

- 下乳涌泉散
- 乳泉颗粒

9.3.4 用药提示

- 乳泉颗粒、下乳涌泉散对于气血虚弱产后缺乳者慎用。
- 生乳灵糖浆剂对于肝郁气滞证患者慎用。

9.3.5 健康提醒

- 产妇应保持乐观、舒畅心情，避免心绪波动。
- 生活规律，保证充足睡眠。

- 产妇宜多吃富含维生素及蛋白质的食物，如鸡肉、鱼肉及新鲜蔬菜和水果。
- 产后喂乳宜早，喂乳要定时。

9.4 痛经

9.4.1 疾病概述

痛经是妇科最常见的症状之一，指行经前后或行经期间，出现下腹部痉挛性疼痛、腰酸、下腹坠胀并有全身性不适，严重时剧痛昏厥，并随月经周期发作，严重者影响日常生活，中医也称为"经行腹痛"。

痛经分为原发性和继发性两大类。原发性痛经是指生殖器官无器质性病变的痛经。占痛经的90%以上，以青年妇女常见，多在初潮后1～2年内发病，在月经来潮前12小时或月经来潮后开始痛经，以行经第一天最剧烈，持续2～3天缓解，可伴有恶心、呕吐、头晕、冷汗、面色发白等，妇科检查无异常发现。继发性痛经则指由盆腔器质性疾病引起的痛经，如子宫内膜异位症、盆腔炎、肿瘤等。本节主要涉及原发性痛经。

中医认为痛经原因很多，如情志所伤、起居不慎或六淫为害等，与经期、经期前后的特殊生理环境、心理环境有关，且受上述致病因素的影响，导致冲任二脉瘀阻，或因寒凝脉络，导致气血运行不畅，胞宫经血流通受阻，"不通则痛"；或因血虚血瘀，胞宫失养，"不荣则痛"。前者为实证，后者为虚证。

9.4.2 诊病看点

- 经期前后小腹疼痛，并随月经周期而发作，下腹疼痛往往为痉挛性绞痛，也可能是持续的钝性疼痛，有时有内膜管型或血凝块排出，常见伴有头痛、恶心、便秘或腹泻及尿频。
- 痛经一般始于月经期或月经来潮时，24小时后达高峰，往往2天后平息，也可出现经前期综合征，可持续存在于部分或整个月经期。

9.4.3 西药治疗

一般轻微痛经不需要用药，严重者可以使用镇痛药。如果疼痛影响生活，可以遵医嘱使用低剂量口服避孕药抑制排卵。呕吐症状明显者可以应用止吐药。保持充足的休息与睡眠及经常的运动。

原发性痛经患者

人群特征：患者经期前后小腹疼痛，并随月经周期而发作。

治疗原则：寻找病因，缓解疼痛，对症用药。

◇ 缓解疼痛药

■ 非甾体抗炎药

- 复方对乙酰氨基酚片（Ⅱ） · 布洛芬片/缓释胶囊（芬必得）
  （散利痛、散列通） · 双氯芬酸钠肠溶片
- 对乙酰氨基酚缓释片（泰诺林）

◇ 调整经期药

■ 避孕药

- 复方炔诺酮片

◇ 对症止吐药

- 甲氧氯普胺片

9.4.4　中医分证治疗

中医将痛经分实证和虚证。实证痛经，经前3~7天开始用药，连用至经期结束，可视情况提前停药，每个周期约2周，总疗程3个月，常用疏肝理气，活血化瘀的药物。虚证痛经，经前3~7天开始服药，经后继续调养，补益气血，每个周期1个月，总疗程3个月，常用补益气血的药物，同时结合饮食调整和生活方式调整。

（1）气滞血瘀证（实证）

人群特征：患者表现为经前或行经期间出现小腹胀痛或阵痛，月经量少或行经不畅，经色紫暗，或夹有血块，血块排出后疼痛缓解，伴有胸胁及乳房胀痛、心烦易怒、喜太息，舌质紫暗，舌边有瘀点，脉沉弦。

治疗方法：行气活血，化瘀止痛。

- 调经姐妹丸　　　　　　　· 田七痛经胶囊
- 调经活血片　　　　　　　· 益母草膏/颗粒
- 痛经宝颗粒　　　　　　　· 元胡止痛颗粒/滴丸
- 妇女痛经丸　　　　　　　· 痛经灵颗粒

（2）寒湿凝滞证（实证）

人群特征：患者表现为经期或经后小腹冷痛，甚则牵连腰脊疼痛，喜暖，得热则痛减，月经量少，经色紫暗，夹有血块，伴有畏寒、便溏，舌

苔白腻，脉沉紧。

治疗方法：温经散寒，化瘀止痛。

- 少腹逐瘀颗粒
- 艾附暖宫丸
- 痛经丸
- 红糖姜汤

（3）气血两虚证（虚证）

人群特征：患者表现为经期或经后小腹绵绵作痛、揉按则痛减，月经量少、色淡质薄，伴有面色苍白、神疲乏力，舌质淡，苔薄白，脉虚细。

治疗方法：益气活血，化瘀止痛。

- 宁坤养血丸
- 八珍益母丸
- 乌鸡白凤丸
- 妇宝金丸
- 妇康片
- 四物颗粒
- 当归调经颗粒

9.4.5 用药提示

- 口服短效避孕药可以缓解原发性痛经。口服短效避孕药主要通过减少排卵、减少内膜脱落，达到治疗痛经的目的，但是长期使用避孕药会引起一些副作用。
- 哺乳期的女性，不建议用复方口服避孕药。
- 非甾体抗炎药对胃黏膜有刺激作用，不能长期服用，患有消化性溃疡者禁用。
- 宁坤养血丸益气养血之力较强，且有疏肝理气之功，故妊娠妇女禁服。

9.4.6 健康提醒

- 加强经期卫生，注意规律生活，劳逸结合，保持心情愉快，适当营养及保证充足睡眠。
- 服药期间注意忌生冷食物，避免淋雨涉水及坐卧湿地，避免情绪过度紧张。
- 平素月经正常，突然出现月经量少，或月经错后，或阴道不规则出血应去医院就诊。
- 应该注意改变经期的不良习惯，如平时较为贪凉，不注意全身保暖等。

9.5 月经不调

9.5.1 疾病概述

月经不调是指月经的周期、经期、经量、经色、经质以及持续的时间发生异常现象，或伴随月经周期所出现的症状为特征的一组妇科疾病。也是妇科的常见病、多发病。常见的月经不调有月经先期、月经后期、月经先后不定期、经量过多或过少、经期延长等。

月经不调发生的原因，主要是七情（喜、怒、忧、思、悲、恐、惊）所伤，或外感六淫（风、寒、暑、湿、燥、火）之邪，或先天肾气不足、多产、劳倦过度，使脏气受损。主要是肝、脾、肾三脏功能失调，气血失调，以致冲任二脉损伤而发病。

9.5.2 诊病看点

· 月经不调既可以以月经周期改变为主，也可以以月经量改变为主，其范围包括以下诸证。患者可表现为头晕眼花、耳鸣、小腹冷痛、小腹胀痛、手足心热、腰酸腿软、乳房肿胀、面色苍白或萎黄、神疲肢倦、烦躁易怒、精神不振。

· 月经先期是指月经周期提前7天以上，甚至一月两行，连续出现3个月经周期以上者。若月经仅提前3～5天，或偶尔提前一次，又无任何不适者，不作月经先期论。西医学中的功能失调性子宫出血（排卵型）和盆腔炎所致的子宫出血可按此证治疗。

· 月经后期是指月经周期延后7天以上，甚至3～5个月一行，连续3个月经周期以上者。若月经周期仅延迟3～5天，或偶尔一次周期较长，又无任何不适者，不作月经后期论。若伴有经量过少，常可发展为闭经。

· 月经先后不定期是指月经周期提前或延后7天以上，且连续出现3个月经周期以上者。如仅提前或错后3～5天，不作月经先后不定期论。西医学中的功能失调性子宫出血，放置宫内节育器后月经期、经量异常者可按此证治疗。

· 月经过多是指月经周期正常，月经量明显多于既往，月经量大约超100mL者，亦称"经水过多"。西医的排卵性功能失调子宫出血、子宫肌瘤、子宫肥大症、盆腔炎、子宫内膜异位症等可参照此证治疗。

・月经过少是指月经量较平时明显减少，甚则点滴即净者，或经期不足两天，或月经量小于20mL，连续2个周期以上者。如果一次经量减少，或绝经期妇女出现渐次减少，可不作病论。西医学中的子宫发育不良、子宫内膜结核、子宫内膜炎、卵巢功能早衰等可按此证治疗。

・经期延长是指月经周期基本正常，行经时间超过7天，甚至淋漓半月才净。

9.5.3 中医分证治疗

中医治疗应该积极调整气血功能，辨证论治。实证患者以祛邪为主，虚证患者以补益为主。一般疗程较长，需要根据不同患者的病情和治疗效果来确定。对于实证患者，血寒实证按温经散寒原则治疗，血热实证按清热凉血、调经止血原则治疗。气滞血瘀则按活血化瘀、理气止痛原则治疗。对于虚证患者，气血两虚证按气血双补原则治疗；肾阴虚证，则用清热滋阴、调经止血原则治疗；脾肾阳虚，则以补肾调经原则治疗。

9.5.3.1 月经先期

治疗原则：重在调整月经周期，使之恢复正常，须重视平时的调治，按其证候属性，或补，或清。

（1）**脾虚不摄证**

人群特征：患者表现为月经先期，经量多，色淡红，质清稀，神疲体倦，心悸气短，小腹空坠，纳少便溏，语声低微，舌质淡白，脉虚弱无力。

治疗方法：补脾益气，固冲调经。

- ・补中益气口服液/颗粒/丸
- ・人参归脾丸
- ・益气养元丸

（2）**肾气不固证**

人群特征：患者表现为月经先期，经量少，色淡暗，质清稀，腰膝酸软，头晕耳鸣，面色晦暗，精神不振，夜尿频多，小便清长，舌质淡红，苔薄白，脉沉细无力。

治疗方法：补肾益气，固冲调经。

- ・五子衍宗丸
- ・参茸卫生丸
- ・金匮肾气丸
- ・右归丸

（3）**阴虚血热证**

人群特征：患者表现为月经先期，经量少，色鲜红，质稠，手足心热，咽干口燥，两颧潮红，潮热盗汗，心烦不寐，口舌糜烂，舌质红，少苔，脉细数。

治疗方法：养阴清热，凉血调经。

- ·大补阴丸
- ·知柏地黄丸
- ·固经丸
- ·丹贞颗粒
- ·乌鸡白凤丸

（4）**肝郁化热证**

人群特征：患者表现为月经提前，经量或多或少，色深红或紫红，有血块，质稠，经行不畅，伴有经前乳房及少腹胀痛，烦躁易怒，口苦咽干，舌质红，苔薄黄，脉弦数。

治疗方法：疏肝清热，凉血调经。

- ·加味逍遥丸/口服液
- ·经前安片
- ·安坤颗粒

（5）**阳盛血热证**

人群特征：患者表现为月经提前，量多，色深红，质稠，渴喜冷饮，面红唇赤，心胸烦闷，大便燥结，小便短赤，舌质红，苔黄，脉滑数。

治疗方法：清热降火，凉血调经。

- ·宫血宁胶囊
- ·断血流片/颗粒
- ·清经散/颗粒

9.5.3.2 月经后期

（1）**肾精亏虚证**

人群特征：患者表现为经期延后，量少，色淡质稀，头晕耳鸣，腰腿酸软，面色晦暗，舌淡，苔薄白，脉沉细，属于肾虚证。

治疗方法：补肾益气，养血调经。

- ·安坤赞育丸
- ·滋肾育胎丸

（2）**血虚失盈证**

人群特征：患者表现为经期延后，量少，色淡质稀，小腹空痛，头晕眼花或心悸失眠，面色萎黄，皮肤不泽，舌质淡红，脉沉细无力。属于血虚证。

治疗方法：补血养营，益气调经。

- ·八珍益母丸
- ·八宝坤顺丸
- ·十全大补丸
- ·定坤丹
- ·人参养荣丸

（3）阳虚寒凝证

人群特征：患者表现为经期延后，经量少，色淡质稀，小腹隐痛，喜温喜按，腰酸无力，小便清长，大便稀溏，舌淡苔白，脉沉迟无力。属于血寒虚证。

治疗方法：温经扶阳，养血调经。

- ·艾附暖宫丸
- ·金匮温经丸
- ·女金丸

（4）寒凝冲任证

人群特征：患者表现为经期延后，经量少，色暗有血块，小腹冷痛拒按，得热痛减，畏寒肢冷，舌暗，苔白，脉沉紧。属于血寒实证。

治疗方法：温经散寒，活血调经。

- ·少腹逐瘀胶囊
- ·调经丸
- ·妇科万应膏

（5）气滞血瘀证

人群特征：患者表现为经期延后，量少色暗，夹有血块，小腹胀痛、拒按或伴胸胁、乳房胀痛，舌色正常或有瘀点，脉弦涩。属于肝郁气滞证。

治疗方法：理气行滞，活血调经。

- ·七制香附丸
- ·舒肝保坤丸
- ·加味逍遥丸
- ·得生胶囊

9.5.3.3 月经先后不定期

治疗原则：以疏肝、补肾、调理冲任气血为原则。

（1）肝气郁滞证

人群特征：患者表现为经期不定，经量或多或少，色红有块，胸胁、乳房、少腹胀痛，脘闷纳呆，长吁短叹，舌色正常，苔薄白，脉弦。

治疗方法：疏肝解郁，和血调经。

- ·逍遥丸
- ·七制香附丸

（2）肾气虚弱证

人群特征：患者表现为经期不定，经量少，色暗淡，质清稀，头晕耳鸣，带下清稀，腰膝酸软，小腹空坠，舌质淡，苔薄白，脉沉细无力。

治疗方法：补肾益气，调摄冲任。

- ·金匮肾气丸
- ·右归丸

9.5.4 用药提示

·定坤丹、固经丸、断血流片、八珍益母丸中都含有皂苷类的有效成分，应避免与酸性较强的维生素C、烟酸、谷氨酸、胃酶合剂等合用。

·高血压、心脏病、肝病、糖尿病、肾病等慢性病严重者应在医师指导下服药。

·感冒发热者不宜服用乌鸡白凤丸、妇科调经片、定坤丹、女金片、七制香附丸等。

9.5.5 健康提醒

·行经期间应勤换内裤、消毒卫生垫，保持外阴清洁，禁止房事、盆浴和阴道冲洗。

·行经期间应情绪平静，消除郁怒、紧张、恐惧及烦闷情绪。

·经行期间不可过度劳累，也不宜参加重体力劳动与游泳、剧烈体育运动。应注意保暖，避风寒，不宜坐卧冷处，不冒雨涉水。

·平时应少食生冷之物，因寒凉生冷易凝涩血脉，使血液瘀滞不通而致病。

·不宜过食辛热香燥之品，因经期经血下泄，阴血相对不足，若过食辛热之品，可使血分蕴热，迫血妄行，而导致月经病。

·平素月经正常，突然出现月经过少，或经期错后，或阴道不规则出血者应去医院就诊。

9.6 细菌性阴道炎

9.6.1 疾病概述

细菌性阴道炎是阴道内正常菌群失调所致的一种混合感染。主要是指阴道乳杆菌减少或消失，加德纳菌、厌氧菌及人型支原体增加，引起的阴道分泌物增多，白带有鱼腥臭味及外阴瘙痒灼热的综合征。本病是妇女的常见病、多发病，多发生在性活跃期育龄妇女。起病缓慢，自觉症状不明显。

少数合并滴虫或念珠菌感染者可出现外阴瘙痒、阴道烧灼感或性交疼痛等，占外阴阴道感染的30%～50%；无症状患者细菌性阴道炎的发病率为23%；妊娠女性细菌性阴道炎发病率为6%～32%,而临床及病理特征无炎症改变。

9.6.2 诊病看点

·患病多为育龄妇女，10%～50%无症状，起病缓慢，自觉症状不明显，主要表现为白带增多，阴道灼热感、瘙痒。

·阴道分泌物呈灰白色，黏稠，像面糊状，均匀一致，非脓性分泌物且有许多气泡烂鱼样恶臭。

·如果合并滴虫或念珠菌感染可出现外阴瘙痒、阴道烧灼感或性交疼痛等。

9.6.3 西药治疗

细菌性阴道炎无症状患者无须常规治疗。一般采用口服和外用方式结合药物治疗。对反复发作或难治性细菌性阴道炎患者的性伴侣应予治疗。妊娠期和哺乳期患者可选择局部外用治疗，尽量避免全身用药。

人群特征：患者表现为细菌性阴道炎症状。

治疗原则：根据病情和个人情况，选择不同治疗方案。

◇口服抗感染药物

- 甲硝唑片
- 替硝唑片/胶囊
- 盐酸克林霉素棕榈酸酯分散片

◇外用抗感染药物

- 甲硝唑阴道栓
- 2%克林霉素磷酸酯阴道凝胶
- 阴道用乳杆菌活菌胶囊（定君生）

9.6.4 中医分证治疗

（1）湿热下注证

人群特征：患者表现为带下量多，色灰白，均匀一致，稀薄，伴鱼腥臭味，外阴瘙痒；小腹作痛，口苦口腻，胸闷纳呆，小便短赤，舌红，苔黄腻，脉滑数。

治疗方法：清热利湿，佐以解毒杀虫。

◇口服药

- 抗宫炎片/胶囊
- 白带丸
- 四妙丸
- 杏香兔耳风片

◇ 外用药
- 妇宁栓
- 治糜灵栓
- 洁尔阴泡腾片/洗液
- 皮肤康洗液

（2）湿毒蕴结证

人群特征：患者表现为带下量多，黄绿如脓或赤白相兼，或五色杂下，质黏腻，臭秽难闻，小腹疼痛，腰骶酸痛，烦热头晕，口苦咽干，小便短赤，大便干结，舌红，苔黄或黄腻，脉滑数。

治疗方法：清热解毒。

◇ 口服药
- 花红片/颗粒
- 妇炎消胶囊

◇ 外用药
- 保妇康栓/阴道泡腾剂/洗剂
- 百草妇炎清栓
- 红核妇洁洗液

（3）脾虚湿困证

人群特征：患者表现为分泌物色白或淡黄，量多如涕，质稀薄，无臭，绵绵不断，纳少便溏，神疲倦怠，舌淡胖，苔白腻，脉缓弱。

治疗方法：健脾益气，升阳除湿。

◇ 口服药
- 妇良片
- 除湿白带丸
- 千金止带丸
- 妇科白带膏

9.6.5 用药提示

- 服用甲硝唑24小时内或服用替硝唑72小时内应禁酒。
- 克林霉素常见胃肠道反应，易发生假膜性小肠结肠炎，可出现皮疹、瘙痒；引起眩晕和耳鸣，或一次性转氨酶升高，白细胞总数减少，嗜酸性粒细胞升高等。
- 妊娠及哺乳期妇女、严重肝肾功能不全患者慎用克林霉素。
- 阴道用乳杆菌活菌胶囊需冷藏保存，避免高温放置。

9.6.6 健康提醒

- 勤换内裤，用温水洗涤，不可与其他衣物混合洗，避免交叉感染。
- 保持外阴清洁、干燥，避免搔抓。平时要注意个人清洁卫生，防止致病菌侵袭。

- 杜绝传染源，增强体质，预防复发。
- 不食用辛辣刺激性食品。

9.7 滴虫性阴道炎

9.7.1 疾病概述

滴虫性阴道炎是由阴道毛滴虫感染引起的常见的阴道炎之一，发病是由于感染的阴道毛滴虫消耗了阴道内的糖原，破坏了阴道的自净防御功能，继发细菌感染所致。其传播途径主要有两种：一是通过性生活直接传播；二是通过浴池、泳池、浴巾、脚盆、马桶等公共用品间接传播。

阴道毛滴虫还可侵入尿道或尿道旁腺，甚至膀胱、肾盂，若合并尿道感染时，可有尿频、尿急、尿痛，有时可见血尿。对于滴虫，任何人都有可能被感染，而那些阴道酸碱度有改变或免疫力低下的人群则更易于感染，因此常在月经期前后、妊娠期或产后等阴道pH改变时发生。

9.7.2 诊病看点

- 阴道分泌物增多，分泌物为稀薄脓性、黄绿色、泡沫状，有臭味。阴道口及外阴部瘙痒，或有灼热、疼痛、性交痛，若合并尿道感染会出现尿频、尿痛，有时可见血尿。
- 可能经性行为感染或泳池、坐便器间接感染。

9.7.3 西药治疗

首选服用抗厌氧菌药物治疗，轻症者以局部外用为主，合并泌尿道感染则需全身用药。采用弱酸性液清洗外阴、阴道，以提高用药疗效。

人群特征：患者表现为阴道分泌物增多，外阴部瘙痒、有灼热感，分泌物黄绿色泡沫状，有臭味，可能有尿频、尿痛等症状。

治疗原则：抗感染合理对因治疗，内外结合用药。

◇口服抗厌氧菌药
- 甲硝唑片
- 替硝唑片
- 奥硝唑片

◇ 外用抗厌氧菌药
- 甲硝唑栓剂/泡腾剂
- 替硝唑栓剂

9.7.4 中医分证治疗

（1）湿热下注证

人群特征：患者表现为带下稀薄脓性，黄绿色，泡沫状，伴臭味，外阴瘙痒；小腹作痛，口苦口腻，胸闷纳呆，小便短赤，舌红，苔黄腻，脉滑数。

治疗方法：清热利湿，佐以解毒杀虫。

◇ 口服药
- 抗宫炎片/胶囊
- 白带丸
- 四妙丸
- 杏香兔耳风片

◇ 外用药
- 妇宁栓
- 洁尔阴泡腾片/洗液
- 治糜灵栓
- 皮肤康洗液
- 消糜栓

（2）湿毒蕴结证

人群特征：患者表现为带下量多，黄绿如脓或赤白相兼，或五色杂下，质黏腻，臭秽难闻，小腹疼痛，腰骶酸痛，烦热头晕，口苦咽干，小便短赤，大便干结，舌红，苔黄或黄腻，脉滑数。

治疗方法：清热解毒。

◇ 口服药
- 花红片/颗粒
- 妇炎消胶囊

◇ 外用药
- 保妇康栓/阴道泡腾剂/洗剂
- 红核妇洁洗液
- 复方莪术油栓（康妇特）
- 百草妇炎清栓

（3）脾虚湿困证

人群特征：患者表现为分泌物色白或淡黄，量多如涕，质稀薄，无臭，绵绵不断，纳少便溏，神疲倦怠，舌淡胖，苔白腻，脉缓弱。

治疗方法：健脾益气，升阳除湿。

◇ 口服药
- 妇良片
- 千金止带丸
- 除湿白带丸
- 妇科白带膏

9.7.5 用药提示

·甲硝唑的常见不良反应是胃肠道反应,重者可有神经系统反应。如果有周围神经病变或中枢神经系统中毒性迹象应停止用药。严重肝病患者应减量。

·服用甲硝唑24小时内或服用替硝唑72小时内应禁酒。

9.7.6 健康提醒

·滴虫性阴道炎主要经性行为传播,性伴侣应用时治疗,治疗期间禁止性生活。内裤及毛巾应煮沸5～10分钟以消灭病原体,避免重复感染。

·滴虫性阴道炎与妊娠妇女发生早产、胎膜早破等存在相关性,如感染应及时治疗。

9.8 外阴阴道假丝酵母菌病

9.8.1 疾病概述

外阴阴道假丝酵母菌病,也称念珠菌性阴道炎,发病率仅次于滴虫性阴道炎。由念珠菌中的白念珠菌感染所致,是一种以剧烈瘙痒、白带稠厚为典型特征的外阴阴道炎。

多见于免疫力低下的幼女、妊娠妇女、糖尿病患者,以及长期用抗生素、绝经后曾用较大剂量雌激素类治疗的患者。外阴阴道假丝酵母菌病可用御外法进行治疗。

中医称本病为"阴痒"或"带下",是由于体虚或感受湿毒所致。

9.8.2 诊病看点

·急性期,阴道白带增多,分泌物白色稠厚呈凝乳或豆渣样,外阴瘙痒、灼痛,严重时坐卧不宁,异常痛苦。

·还可伴有尿频、尿痛及阴道疼痛、性交痛等症状。

9.8.3 西药治疗

消除诱因,若有糖尿病,给予积极治疗,及时停用广谱抗生素、雌激素类。主要是抗真菌感染治疗,局部外用治疗或口服治疗。

（1）一般感染或首次感染

人群特征：患者为首次轻度感染，外阴瘙痒，分泌物呈凝乳或豆渣样。

治疗原则：确认病因，对症治疗，以局部外用为主。

◇ 外用抗真菌药

- 制霉菌素阴道栓/泡腾片（米可定）
- 克霉唑阴道片/栓（凯妮汀）
- 硝酸咪康唑栓（达克宁）
- 联苯苄唑栓

（2）重复感染和重度感染

人群特征：患者多次重复感染，表现为外阴瘙痒，分泌物呈凝乳或豆渣样，灼痛，严重时坐卧不宁，异常痛苦，伴有尿频、尿痛及阴道疼痛、性交痛等症状。

治疗原则：积极口服治疗兼局部外用治疗。

◇ 口服抗真菌感染药

- 氟康唑片
- 特比萘芬片
- 伊曲康唑片

◇ 外用抗真菌药

- 制霉菌素栓/泡腾片（米可定）
- 克霉唑阴道片/栓（凯妮汀）
- 硝酸咪康唑栓/霜剂（达克宁）

9.8.4　中医分证治疗

（1）湿热下注证

人群特征：患者表现为带下量多，带下色白质黏，呈豆渣样，外阴瘙痒；小腹作痛，口苦口腻，胸闷纳呆，小便短赤，舌红，苔黄腻，脉滑数。

治疗方法：清热利湿，佐以解毒杀虫。

◇ 口服药

- 抗宫炎片/胶囊
- 白带丸
- 四妙丸
- 杏香兔耳风片

◇ 外用药

- 妇宁栓
- 洁尔阴泡腾片/洗液
- 治糜灵栓
- 皮肤康洗液
- 消糜栓
- 红核妇洁洗液

（2）湿毒蕴结证

人群特征： 患者表现为带下量多，黄绿如脓或赤白相兼，或五色杂下，质黏腻，臭秽难闻，小腹疼痛，腰骶酸痛，烦热头晕，口苦咽干，小便短赤，大便干结，舌红，苔黄或黄腻，脉滑数。

治疗方法： 清热解毒。

◇ 口服药
- 花红片/颗粒
- 妇炎消胶囊

◇ 外用药
- 保妇康栓/阴道泡腾剂/洗剂
- 柏洁洗剂
- 复方莪术油栓（康妇特）
- 百草妇炎清栓

（3）脾虚湿困证

人群特征： 患者表现为分泌物色白或淡黄，量多如涕，质稀薄，无臭，绵绵不断，纳少便溏，神疲倦怠，舌淡胖，苔白腻，脉缓弱。

治疗方法： 健脾益气，升阳除湿。

◇ 口服药
- 妇良片
- 千金止带丸
- 除湿白带丸
- 妇科白带膏

9.8.5 用药提示

- 制霉菌素阴道用药后，个别患者可出现白带增多。
- 氟康唑可引起消化道反应，表现为恶心、呕吐、腹痛或腹泻等。治疗过程中可发生轻度一过性血清氨基转移酶升高，偶可出现肝毒性症状。
- 氟康唑与甲苯磺丁脲、氯磺丁脲和格列吡嗪等磺酰脲类降血糖药合用时，可使此类药物的血药浓度升高而可能导致低血糖，因此需监测血糖，并减少磺酰脲类降血糖药的剂量。
- 氟康唑与氢氯噻嗪合用，可使氟康唑的血药浓度升高。

9.8.6 健康提醒

- 养成良好的卫生习惯，少穿紧身化纤内裤。
- 药物避孕的妇女如果反复发生外阴阴道假丝酵母菌病，应停用避孕药，改用其他方法避孕。
- 若是糖尿病患者应积极治疗，控制血糖。
- 不滥用抗生素。

9.9 萎缩性阴道炎

9.9.1 疾病概述

萎缩性阴道炎又名老年性阴道炎，是一种非特异性阴道炎。多发生在绝经期后的妇女，但是，双侧卵巢切除后或哺乳期妇女也会出现。

主要原因是卵巢功能衰退，体内雌激素水平低落或缺乏，阴道上皮细胞糖原减少，阴道内pH值呈碱性，杀灭病原菌能力降低。同时，由于阴道黏膜萎缩，血运不足，使阴道抵抗力降低，便于细菌侵入繁殖引起炎症病变。另外，个人卫生习惯不良，营养缺乏，尤其是B族维生素缺乏，可能与发病有关。

中医将此病归属为"带下""阴痒"的范畴。由于许多中草药具有清热解毒、杀虫止痒的作用，因此用于治疗老年性阴道炎既能解除外阴瘙痒，又能抗炎杀菌，一举两得，疗效很好。

9.9.2 诊病看点

- 症状表现为阴道白带增多，呈黄水样或脓性，有臭味，外阴瘙痒、灼热。
- 感染严重时，可出现点滴阴道流血，并有下坠痛及阴道灼热感。
- 如累及前庭及尿道口周围黏膜，常出现尿频、尿痛。

9.9.3 中西药治疗

治疗原则为补充少量雌激素类，增加阴道抵抗力及抑制细菌生长。一般情况局部外用治疗即可奏效，但对炎症较重者可辅以雌激素类口服治疗。

人群特征：患者表现为上述提示的症状。
治疗原则：以局部外用治疗为主，口服治疗为辅。

◇ 激素替代治疗药
- 替勃龙片
- 结合雌激素片（普瑞马林、倍美力）

◇ 外用雌激素类治疗药
- 己烯雌酚软膏
- 雌三醇乳膏
- 结合雌激素乳膏

✧ 外用抗感染药（伴感染时使用）
- ·甲硝唑栓剂
- ·诺氟沙星栓剂

✧ 外用中成药（伴感染时使用）
- ·保妇康栓
- ·复方莪术油栓（康妇特）

9.9.4 中医分证治疗

老年性阴道炎不宜过度清热利湿，而应以补脾补肾为主，脾虚湿盛型治当健脾除湿，肾阳虚型治当温肾止带，肾阴虚型治当滋阴清热。

（1）脾虚湿盛证

人群特征：患者表现为带下量多，色白，质稀薄无臭，伴神疲乏力，面色萎黄，少气懒言，舌胖淡，苔薄白腻。

治疗方法：健脾除湿。
- ·千金止带丸
- ·白带片
- ·妇科白带膏
- ·除湿白带丸

（2）肾阳虚证

人群特征：患者表现为带下量多，色白，质稀薄如水，伴畏寒肢冷，腰膝酸软，夜尿频，小便清长，舌淡，苔白润。

治疗方法：温肾止带。
- ·右归丸
- ·二益丸
- ·桂附地黄丸
- ·温经白带丸

（3）肾阴虚证

人群特征：患者表现为带下量不多，色赤白相兼或黄，有臭味，阴部灼热感或瘙痒，腰膝酸软，或头晕耳鸣，五心烦热，大便燥结，舌红，苔薄黄。

治疗方法：滋阴清热。
- ·大补阴丸
- ·更年欣胶囊
- ·六味地黄丸/胶囊
- ·坤泰胶囊
- ·女珍颗粒
- ·知柏地黄丸

9.9.5 用药提示

·雌激素类久用可引起子宫内膜过度增生或发生异常子宫出血。

·在雌激素替代治疗给药前应进行常规体检，以排除生殖器官肿瘤、乳腺疾病及血栓性疾病。

・外阴出现不适时不要乱用药物。因为引起老年性阴道炎的致病菌多为大肠埃希菌、葡萄球菌等，因此不要滥用治疗霉菌或滴虫的药物，更不要把外阴阴道炎当作外阴湿疹而滥用激素类药膏，否则会适得其反。

9.9.6 健康提醒

・老年妇女在生活中要特别注意自我护理，讲究卫生，减少阴道感染的机会。

・患病期间每日换洗内裤，内裤要宽松舒适，选用纯棉布料制作的内裤。

・不要为了"消毒杀菌"就使用肥皂或各种药液清洗外阴。老年妇女的外阴皮肤一般干燥、萎缩，经常使用肥皂等刺激性强的清洁用品清洗外阴，会加重皮肤干燥，引起瘙痒，损伤外阴皮肤。清洗外阴时应用弱酸配方的女性护理液。

9.10 盆腔炎性疾病

9.10.1 疾病概述

盆腔炎性疾病（PID）是指女性上生殖道感染引起的一组疾病，包括子宫内膜炎、输卵管炎、输卵管卵巢囊肿和盆腔腹膜炎。性传播感染的病原体如淋病奈瑟球菌、沙眼衣原体是主要的致病微生物。引起PID的致病微生物多数是由阴道上行而来，且多为混合感染。本病是妇女的常见病，多发病，发病年龄为20～35岁，发病率受性传播疾病的影响较大。急性者发病急，病情重，甚者可引起弥漫性腹膜炎、败血症、感染性休克而危及生命。

若未接受规范、及时有效的治疗可导致一系列后遗症的发生，即盆腔炎性疾病后遗症，主要包括慢性盆腔痛、盆腔炎性疾病反复发作、不孕症和异位妊娠，严重影响了生育年龄妇女的生殖健康和生活质量。

9.10.2 诊病看点

・最常见的症状是下腹痛，腹痛为持续性，活动或性交后加重。其他的常见症状为发热、阴道分泌物增多。若病情严重可有寒战、高热、头痛、食欲不振。月经期发病可出现经量增多，经期延长。

· 感染的病原体不同，其临床表现也不同。淋病奈瑟球菌感染以年轻妇女多见，多于月经期或经后7天内发病，起病急，可有高热，体温在38℃以上。常引起输卵管积脓，出现腹膜刺激征及脓性阴道分泌物。若为厌氧菌感染，患者年龄偏大，容易有多次复发，常伴有脓肿形成。衣原体感染病程较长，高热不明显，可长期持续低热，主要表现为下腹痛，并久治不愈。

· 体征表现差异较大，轻者无明显异常发现。典型体征呈急性病容，体温升高，心率加快，下腹部有压痛、反跳痛及肌紧张，若病情严重可出现腹胀、肠鸣音减弱或消失。

· PID诊断的附加标准：①口腔温度≥38.3℃；②子宫颈或阴道黏液脓性分泌物；③阴道分泌物显微镜检查示白细胞增多；④红细胞沉降率升高；⑤C反应蛋白水平升高；⑥实验室检查证实有子宫颈淋病奈瑟球菌或沙眼衣原体感染。

9.10.3　西药治疗

以抗感染药物治疗为主，应根据经验选择广谱抗感染药物覆盖可能的病原体，包括淋病奈瑟球菌、沙眼衣原体、支原体、厌氧菌和需氧菌等。静脉给药还是口服给药或住院治疗由严重程度决定。

人群特征： 患者会表现出发热甚至高热，下腹疼痛、拒按，带下量多如脓、臭秽，或赤白带下，或恶露量多，甚至如脓血，或伴有腹胀、腹泻、尿频、尿急等。

治疗原则： 及时抗感染治疗，至少持续14天，卧床休息，减少后遗症。轻症者可选择口服给药。

◇ 抗感染药物

- 注射用头孢西丁钠+注射用盐酸多西环素
- 注射用阿莫西林克拉维酸钾+注射用甲硝唑
- 左氧氟沙星片+甲硝唑片
- 阿莫西林克拉维酸钾片+多西环素片
- 甲磺酸培氟沙星胶囊

9.10.4　中医分证治疗

急性盆腔炎以清热解毒为主，祛湿化瘀为辅，遵循"急则治标，缓则治本"原则。高热阶段属实属热，以清热解毒为主；热减或热退后，应消癥散结化湿；若邪实正衰，正不胜邪，出现阳衰阴竭之证，则以急救为主，宜中西医结合治疗。慢性盆腔炎以活血化瘀、理气止痛为法。

9.10.4.1 急性盆腔炎

（1）热毒炽盛证

人群特征：患者表现出高热，恶寒或寒战，下腹部疼痛拒按，带下量多、色黄或赤白兼杂、质黏稠、味臭秽；大便秘结，小便短赤，咽干口苦，或月经量多，淋漓不尽，精神不振；舌红，苔黄厚或黄燥，脉滑数或洪数。

治疗方法：清热解毒，利湿排脓。

- 清开灵颗粒
- 康妇炎胶囊
- 金刚藤胶囊/片
- 妇炎舒胶囊/片

（2）湿热瘀结证

人群特征：患者表现为下腹部疼痛拒按或胀满，热势起伏，寒热往来，带下量多、色黄、质稠、味臭秽；或经量增多，淋漓不止，大便溏或燥结，小便短赤；舌红有瘀点，苔黄厚，脉滑数。

治疗方法：清热利湿，化瘀止痛。

- 花红片
- 妇炎康复胶囊
- 妇乐颗粒
- 康妇消炎栓（外用）

9.10.4.2 慢性盆腔炎（后遗症）

（1）湿热瘀阻证

人群特征：患者表现为下腹隐痛，或少腹疼痛拒按，痛连腰骶，或阴部坠胀，经行或劳累时加重；月经经期延长，月经量多，伴痛经；带下量多，色黄，质黏稠，有臭气；小便黄赤，大便干结或溏而不爽；或见低热起伏、胸闷纳呆、婚久不孕；舌红，苔黄腻，脉滑数。

治疗方法：清热除湿，化瘀止痛。

- 宫炎平片
- 蒲苓盆炎康颗粒
- 坤复康胶囊
- 妇科千金片/胶囊

（2）气滞血瘀证

人群特征：患者表现为下腹胀痛或刺痛，经期或劳累后加重；月经先后不定期，经量时多时少，经行不畅，色暗血块多，血块排出则腹痛减，经期延长，伴见经期情志抑郁，乳房胀痛；平素胸胁胀满、情志不舒，口唇爪甲紫暗，皮肤有瘀点或见胁下痞块、刺痛拒按；舌质紫暗，有瘀斑，苔薄白，脉涩。

治疗方法：疏肝解郁，化瘀止痛。

- ·桂枝茯苓胶囊
- ·康妇炎胶囊
- ·血府逐瘀胶囊/颗粒
- ·宫炎康颗粒/胶囊

（3）**气虚血瘀证**

人群特征：患者表现为下腹疼痛或坠痛，缠绵日久，痛连腰骶，经行加重；经期延长，月经量多；带下量多，色白质稀；神疲乏力，食少纳呆，精神萎靡，少气懒言，面色㿠白；舌淡暗，或有瘀点、瘀斑，苔白，脉弦涩无力。

治疗方法：益气健脾，化瘀散结。

- ·妇科回生丸
- ·妇科千金片/胶囊
- ·止痛化癥胶囊
- ·金妇康胶囊

> **药师说**：癥（zhēng）中医指腹腔内结块的病。

（4）**寒湿瘀阻证**

人群特征：患者表现为小腹冷痛，或坠胀疼痛，经期或劳累后加重，得热痛减；经行后期，量少色暗，痛经，血块排出则腹痛减；平素小腹、腰骶冷痛，得热痛减；神疲乏力，四肢不温；带下清稀量多；小便清长，大便稀溏；舌淡暗，苔白腻，脉沉迟。

治疗方法：散寒除湿，活血化瘀。

- ·散结镇痛胶囊
- ·少腹逐瘀丸/胶囊

9.10.5 用药提示

·花红胶囊对于妇女经期、哺乳期、月经过多者经期慎用，带下清稀者不宜选用。

·若带下清稀、无臭，伴有神疲乏力、四肢不温等症不宜使用妇炎康复胶囊。

9.10.6 健康提醒

·绝大多数急性盆腔炎患者经过及时、足量、足疗程恰当的治疗，能彻底治愈，治疗不及时有可能并发败血症和慢性腹膜炎，最终致使产生感染性休克。

- 慢性盆腔炎病情缓慢，病程长，治疗时间较长，易反复发作，日久可致不孕、异位妊娠等不良结局。

9.11 更年期综合征

9.11.1 疾病概述

更年期综合征是指妇女在绝经期前后出现激素波动或减少所致的一系列躯体及精神心理状态，如月经紊乱、烘热汗出、精神倦怠、烦躁易怒、头晕目眩、失眠健忘、腰背酸痛、手足心热、面目水肿、尿频失禁等。这些症状常参差出现，发作次数和时间无规律性，病程长短不一，短者数月，长者可迁延数年不等。绝经可以分为自然和人工的绝经。自然绝经指卵巢功能生理性衰退所致；人工绝经指双侧卵巢经手术切除或受放化疗等损伤所致。其中人工绝经出现更年期综合征的症状更为明显。

中医称本病为"经断前后诸证"，认为绝经前后，肾气渐衰，天癸将竭，冲任二脉逐渐亏虚，精血不足，脏腑失于濡养，易引起机体阴阳失衡，从而导致本病发生。

9.11.2 诊病看点

- 更年期综合征多发于45～55岁的妇女，在绝经过渡期出现症状，一般持续到绝经后2～3年。70%～90%妇女进入围绝经期后出现一个或数个更年期综合征的症状，约20%出现较严重的症状。
- 月经周期紊乱，经量或多或少，淋漓不尽或出现血崩，或经量逐渐减少而停闭。后期出现阴道干涩、性交困难、反复阴道感染、尿频尿急、骨质疏松等。
- 反复出现短暂的烘热、汗出，夜间及情绪变化时明显，出现心悸、头晕耳鸣，失眠健忘，五心烦热，烦躁易怒或情绪低落、抑郁症状。

9.11.3 西药治疗

在治疗上采用补充雌激素替代疗法，使用前应严格掌握适应证，权衡利弊，在医师指导下个体化应用。治疗时间一般从绝经早期开始，其原则是尽量选择天然雌激素，以最小有效量为佳，尽量短期使用。

人群特征：患者表现为上述提示的绝经期出现症状。

治疗原则：以最小有效剂量短期补充雌激素类，补充钙和维生素D，合理营养，注意休息。

✧ 改善神经功能药

- 谷维素片
- 复合维生素B片

✧ 补充雌激素药

- 尼尔雌醇片
- 地屈孕酮片
- 甲羟孕酮片
- 结合雌激素片（普瑞马林、倍美力）
- 复方雌二醇/屈螺酮片（安今益）
- 复方戊酸雌二醇/地屈孕酮片（芬吗通）
- 复方戊酸雌二醇/环丙孕酮片（克龄蒙）
- 替勃龙片（7-甲异炔诺酮）（利维爱）

✧ 预防骨质疏松药

- 复方氨基酸螯合钙胶囊
- 维生素D软胶囊

9.11.4 中医分证治疗

中医以肾虚为本，治疗上宜滋肾益阴，佐以扶阳，调养冲任，充养天癸。清热不宜过于苦寒，祛寒不宜过于温燥，不可妄用攻伐。在平调肾中阴阳基础上，应注意根据辨证采用养血柔肝、疏肝解郁、交通心肾等综合施治。

（1）肾阴虚证

人群特征：患者表现为头昏耳鸣，腰酸腿痛，烘热汗出，五心烦热，失眠多梦，口燥咽干，皮肤瘙痒，月经紊乱，月经提前，量少或多，月经色红，舌红苔少，脉细数，出现于绝经前后。

治疗方法：滋补肝肾，养阴补血。

- 坤宝丸
- 灵莲花颗粒
- 坤泰胶囊
- 更年舒片
- 六味地黄丸
- 静心口服液
- 更年安胶囊

（2）肾阳虚证

人群特征：患者表现为头昏耳鸣、腰痛如折、小腹发凉、四肢不温、尿频或尿失禁、带下量多、月经不调、量多或量少、色淡质少、精神萎靡、面色发暗、舌淡苔白，脉沉细而迟，出现于绝经前后。

治疗方法： 温肾壮阳，填精养血。

- 妇宁康片
- 龙凤宝胶囊
- 黄丹胶囊
- 右归丸
- 金匮肾气丸

9.11.5 用药提示

·激素替代疗法的绝对禁忌证：妊娠、不明原因子宫出血、血栓性静脉炎、胆囊疾病和肝脏疾病。其相对禁忌证：有乳癌家族史、复发性血栓性静脉炎病史或血栓栓塞疾病。

·替勃龙为组织选择性活性调节剂，根据靶器官不同，在体内的3种不同代谢物分别表现出雌激素、孕激素及弱雄激素活性。

·替勃龙治疗期间因血液纤溶活性增强（纤维蛋白原水平降低，抗凝血酶Ⅲ、纤溶酶原增加，纤维蛋白溶解活性增高），可增强抗凝药效果。因替勃龙可能降低糖耐量，与胰岛素或其他降糖药合用，需要增加后者用量。

9.11.6 健康提醒

·有氧运动能减轻个体的压力、改善情绪，同时能帮助控制更年期体重增加、缓解更年期躯体化症状，延缓卵巢功能衰竭速度。

·更年期女性饮食应以低脂、低糖、低热量食物为主，适当增加膳食纤维摄入和维生素补充。通过膳食补充适量的镁和锌可以帮助预防抑郁情绪。

第10章

儿科疾病用药

　　理论上来说，儿科患者涵盖新生儿到未满18岁的未成年人，其年龄、发育、生理、病理、代谢状况等方面跨度很大，因而儿科疾病的药物治疗、给药剂量及给药途径也较为复杂，并非每位家长都可以掌控。对于那些采取自我药疗方式解决孩子轻微小病问题的家长，也需要谨慎。本章仅介绍一些儿科常见疾病及其药物治疗方法供大家参考。

10.1 小儿厌食症

10.1.1 疾病概述

小儿厌食症，是指小儿较长时期见食不贪，食欲不振，甚至拒食的一种常见病症，并非一种独立的疾病。本病以 1～6 岁为多见，其主要症状有呕吐、食欲不振、腹泻、便秘、腹胀、腹痛和便血等。这些症状不仅反映消化道的功能性或器质性疾病，且常出现在其他系统的疾病时，尤其多见于中枢神经系统疾病或精神障碍及多种感染性疾病时。

中医认为小儿厌食症多由喂养不当、他病伤脾、先天不足、情志失调所致，其中以喂养不当比较常见，因脾胃虚弱，胃不受纳、脾失运化所致者，治当健脾益胃。

10.1.2 诊病看点

· 表现出长期食欲不振，甚至拒绝进食症状，这种情形一般连续 2 个月以上。

· 可能罹患其他疾病如感冒或胃肠道疾病，或因服用其他药物而导致食欲下降，疾病痊愈后，应该可以得到改善。

· 可能因精神因素或环境因素引起。

10.1.3 西药治疗

积极以对因对症为原则，治疗全身性疾病引起的厌食症，治愈后食欲自然恢复。如果患者厌食症是因为使用抗生素以及其他药物引起的胃肠反应，应及时停用。

人群特征：患者表现为食欲不振，甚至拒绝进食。
治疗原则：对因对症综合治疗。
◇ 改善消化功能药
　· 复方胃蛋白酶散
◇ 提高食欲药
　· 葡萄糖酸锌口服溶液

10.1.4 中医分证治疗

遵循"胃以喜为补"原则，从儿童喜欢的食物开始诱导食欲，适当选择口服中成药可以调整脾胃和运脾开胃。

（1）脾胃不和证

人群特征：患者表现为厌食或拒食，面色不好，精神尚可，大便偏干，舌淡苔白，脉弱。

治疗方法：健胃消食，运脾和胃。

- 曲麦枳术丸
- 小儿消食片
- 健儿散
- 小儿消食健胃丸
- 小儿七星茶
- 小儿增食丸/片
- 小儿肠胃康颗粒
- 参苓口服液

（2）脾胃气虚证

人群特征：患者表现为厌食或拒食，面色萎黄，精神稍差，肌肉松软，形体消瘦，大便不成形或夹存不消化食物，舌淡苔薄白，脉无力。

治疗方法：健脾益气，消食化积。

- 健胃消食口服液
- 启脾丸/口服液
- 小儿参术健脾丸
- 小儿健脾丸/口服液
- 小儿胃宝片
- 山麦健脾口服液

（3）脾胃阴虚证

人群特征：患者表现为厌食或拒食，面色萎黄，形体消瘦，口干食少，饮水多，烦热不安，大便干，尿色深，舌质红，脉细无力。

治疗方法：健脾消食，清热养阴。

- 小儿健胃糖浆
- 宝儿康散/糖浆
- 儿宝膏/颗粒
- 乐儿康糖浆

（4）脾虚肝旺证

人群特征：患者表现为厌食或拒食，性躁易怒，好动爱哭，夜间不安，咬齿磨牙，便稀，尿色深，舌尖红，苔少，脉细。

治疗方法：疏肝健脾，化积止泻。

- 健脾消食丸
- 婴儿素
- 小儿香橘丸

10.1.5 用药提示

- 孩子缺锌可导致厌食，因缺锌影响体内核酸和蛋白质的合成，从而影响了味觉素的合成。

- 抗生素使用过度也会造成消化功能减弱,也是厌食症的原因之一。
- 多种急慢性疾病常常伴有厌食,可能与发热、病原体及其毒素的作用有关。
- 身体各系统、器官有病,尤其是消化系统受累时,均可使消化功能降低。

10.1.6 健康提醒

- 应适当控制孩子的零食,减少餐前饮用过多的饮料。
- 喂养孩子时,减少强迫孩子进食,以保证孩子进食情绪良好。

10.2 小儿腹泻

10.2.1 疾病概述

小儿腹泻是一组多病原体、多因素所引起的以腹泻为主要表现的临床综合征,是婴幼儿最常见的消化道综合征,腹泻分为急性和慢性腹泻。根据病因不同又可分为感染与非感染性腹泻。急性腹泻多为感染性腹泻,也有非感染性腹泻。慢性腹泻则多为炎症性腹泻。

感染性腹泻以病原体加肠炎命名,如病毒性肠炎(轮状病毒肠炎)、细菌性肠炎、真菌等所致感染及一些原因不明的感染,都可诊断为小儿肠炎。非感染性腹泻包括食饵性腹泻、症状性腹泻、过敏性腹泻等。

10.2.2 诊病看点

- 患儿表现为起病急,病初几乎每个孩子都有呕吐现象,常先于腹泻,持续2~3天,多数病情初期常伴有发热及感冒症状,随后的1~2天便开始出现喷射状腹泻,大便具有"三多"特点,即量多、水多、次数多。性状多为水样或蛋花汤样,每日可有5~20次不等,无脓血及腥臭味。严重时可出现脱水现象,常发生于夏季或秋季。
- 患儿发生腹泻性质不一样,其大便形状也不一样,水样便常为病毒及非侵袭性细菌所致,而黏液和脓血便多为侵袭性细菌感染。
- 秋季腹泻多为轮状病毒(因显微镜下其外形酷似车轮而得名)感染所致,也是一种病毒性肠炎,常称作轮状病毒性肠炎,约占秋冬季节小儿腹泻的70%~80%。

- 使用了大量抗生素治疗其他疾病后可能出现腹泻。

10.2.3　西药治疗

　　腹泻的治疗原则是预防、纠正脱水，加强护理，预防并发症。不同时期的腹泻治疗重点各有侧重，急性腹泻多注意维持水、电解质平衡及抗感染；迁延及慢性腹泻则应注意肠道菌群失调及饮食疗法。治疗方法主要为补液治疗［口服补液盐（ORS）或静脉补液］、预防和治疗水电解质紊乱及酸碱失衡、饮食治疗、药物治疗。

　　（1）**急性腹泻**

　　人群特征：患者表现为水样腹泻（非炎性）或痢疾样腹泻。

　　治疗原则：对因对症治疗，缓解症状，预防和治疗脱水，纠正电解质失衡。

　　◇ 补充电解质药

　　　　·口服补液盐（Ⅱ、Ⅲ）　　·葡萄糖电解质泡腾片（奥理亭）

　　◇ 缩短治愈疗程药

　　　　·葡萄糖酸锌口服溶液

　　◇ 改善肠道微生态药

　　　　·枯草杆菌二联活菌颗粒（妈咪爱）　　·布拉氏酵母菌散（亿活）
　　　　·双歧杆菌二联活菌散（小培菲康）　　·酪酸梭菌活菌散（米雅）
　　　　·双歧杆菌乳杆菌三联活菌片（金双歧）

　　◇ 提高黏膜屏障药

　　　　·蒙脱石散（思密达、必奇）

　　◇ 抑制脑啡肽酶药

　　　　·消旋卡多曲颗粒（杜拉宝）

　　◇ 收敛止泻药

　　　　·鞣酸蛋白酵母散（度来林）

　　（2）**慢性腹泻**

　　人群特征：患者表现为腹泻病程2周至2个月。

　　治疗原则：对因治疗，预防和治疗脱水，纠正电解质失衡，营养治疗。

　　◇ 补充电解质药

　　　　见上"（1）急性腹泻"同类药项下。

✧ 缩短治愈疗程药

见上页"（1）急性腹泻"同类药项下。

✧ 营养素补充剂

· 小儿多维元素片（21金维他）/咀嚼片（施尔康）

✧ 改善肠道微生态药

见上页"（1）急性腹泻"同类药项下。

✧ 提高黏膜屏障药

见上页"（1）急性腹泻"同类药项下。

10.2.4 中医分证治疗

中医以运脾化湿为基本治则。实证可采用清热利湿、消食导滞、疏风解表等法治疗。虚证以健脾益气、温补脾肾、固涩止泻为主治疗。除口服方式治疗外，还可选用外用疗法。

（1）风寒腹泻证

人群特征：患者表现为大便稀烂、色淡有泡沫，便前便时有肠鸣、腹痛或伴有风寒感冒症状，苔薄白，脉濡缓。

治疗方法：温中健脾，散寒止泻。

· 小儿广朴止泻口服液　　　· 小儿腹泻贴
· 丁桂儿脐贴

（2）湿热腹泻证

人群特征：患者表现为大便水样或如蛋花汤，泻下急迫、量多、气味臭，食纳差，口渴想喝水，烦躁，发热或不发热，小便黄少，苔黄腻。

治疗方法：清热解毒，利湿止泻或清热燥湿，固肠止泻。

· 葛根芩连颗粒/口服液　　　· 小儿泻速停颗粒
· 小儿功劳止泻颗粒　　　　 · 小儿利湿止泻颗粒
· 儿泻停颗粒　　　　　　　 · 苍苓止泻口服液

（3）脾虚腹泻证

人群特征：患者表现为大便稀薄，食后作泻，色淡不臭，时轻时重，面色萎黄，消瘦，乏力，舌淡、边有齿痕，苔白。

治疗方法：健脾和胃，渗湿止泻。

· 双苓止泻口服液　　　　　· 小儿渗湿止泻散
· 健脾止泻宁颗粒　　　　　· 启脾丸

（4）脾肾阳虚证

人群特征： 患者表现为久泻不止，食入即泻，大便清稀，完谷不化，形寒肢冷，面色苍白，精神萎靡，睡时露睛，舌淡苔白，脉象细弱。

治疗方法： 补脾温肾，固涩止泄。

- 温脾止泻丸
- 四神丸
- 附子理中口服液

10.2.5 用药提示

·水样便腹泻多为病毒或非侵袭性细菌所致，多为自限性疾病。一般不需要应用抗生素，仅用饮食疗法和支持疗法（微生态制剂、黏膜保护剂、合理液体疗法）常可痊愈。

·黏液、脓血便多为侵袭性细菌性感染，应根据临床特点，针对可能病原及经验选用抗生素。诺氟沙星、氧氟沙星等可能影响小儿关节软骨发育，故7岁以下小儿禁用。

·一般急性腹泻不用止泻药，若治疗后病情好转，中毒症状消失，可酌情选用鞣酸蛋白等。

10.2.6 健康提醒

·注意孩子的情绪、口舌是否干燥以及皮肤是否有弹性，以防过度脱水。

·可以在家熬米汤500mL加食盐1.75g（啤酒瓶盖的一半），或温开水500mL+蔗糖10g+食盐1.75g溶解后服用。米汤有很好的收敛作用，既可补充电解质又可缓解腹泻。

·如果3天患者病情不见好转，或3天内出现下列任何一种症状，则必须找医师诊治：腹泻次数和量增加、不能正常饮食、频繁呕吐、发热、明显口渴、粪便带血。

10.3 小儿功能性便秘

10.3.1 疾病概述

小儿便秘是由于排便规律改变所致，指排便次数明显减少，大便干燥、坚硬、秘结不通，排便时间间隔较久（>2天），无规律，或虽有便意而排不出大便，是儿科临床常见的胃肠道症状，病因多样，多长期持续存在，影响患儿生活质量。功能性便秘是指非全身性疾病或肠道疾病所引起的原发性持续性便秘，又称习惯性便秘或单纯性便秘。

中医称此病为"便秘"。

10.3.2　诊病看点

·患儿粪便干燥、坚硬、排出困难，排便次数减少，有时粪便擦伤肠黏膜或肛门可引起出血，导致大便表面带有少量血或黏液，排便时肛门疼痛。

·患儿每周排便≤2次，有排便疼痛或排便困难史，直肠内有巨大粪块，便秘患者还会伴有恶心、腹痛和腹胀等症状。

·常见病因有饮食不足、食物成分不当、肠道功能异常、胃肠动力异常、胃肠激素分泌和调控异常及某些代谢因素、药物作用。这些原因可导致排便动力学异常、结肠吸收水分增多，从而引起便秘。

10.3.3　西药治疗

排便习惯训练，合理饮食、足量饮水，增加活动量。

人群特征：患者表现为大便硬结，排便困难、有疼痛感。

治疗原则：通过非药物和药物治疗缓解便秘的急性症状。

◇改善排便药

　·乳果糖口服溶液　　　　　　·聚乙二醇4000散（福松）

◇改善微生态药

　·双歧杆菌乳杆菌三联活菌片（金双歧）

10.3.4　中医分证治疗

中医治疗以下法为主，根据便秘的寒热虚实证候的不同而有攻下、寒下、温下、润下等治法，同时注意行气导滞药的应用。

（1）实证便秘

人群特征：患者表现为粪质干燥坚硬，数日一行，常伴腹胀拒按、口苦口臭、口腔溃疡、睡眠不安。

治疗方法：清热通便。

　·一捻金胶囊　　　　　　　　·王氏保赤丸
　·保赤散　　　　　　　　　　·新清宁片/胶囊

（2）虚证便秘

人群特征：患者病程较长，粪质不甚干结，但欲便不出或便出不畅，腹胀喜按，常伴神疲乏力、面色无华。

治疗方法：润肠通便。

- 麻仁合剂/丸/胶囊

10.3.5 用药提示

- 若出现非常严重的大便嵌顿时，则优先考虑通过药物治疗或手动措施消除阻塞。开始维持治疗之前，必须有效消除嵌塞。
- 选择药物时，应考虑患者的年龄、起效时间和不良反应。急性症状缓解后，应停用药物，以防对药物产生依赖性，因为依赖会抑制良好的排便习惯的形成并对患者产生负面作用。
- 一些常见的药物会导致便秘，如硫酸亚铁、葡萄糖酸铁、氯苯那敏、西替利嗪、硫糖铝，还有一些抑郁药、降压药等亦可引起便秘。当发现患儿便秘与药物治疗有关时，应减少引发便秘的药物剂量，可能的话考虑其他替代药物，或开始联合预防性治疗。

10.3.6 健康提醒

- 结合饮食改变和行为管理的非药物治疗在很大程度上有助于便秘的预防和维持治疗。
- 除了保持全谷物、水果和蔬菜的均衡饮食外，还应鼓励增加水和纤维素摄入。

10.4 小儿急性上呼吸道感染

10.4.1 疾病概述

急性上呼吸道感染是由各种病原引起的喉部及以上部位的急性感染。根据主要感染部位的不同，也常用"急性鼻炎""急性咽炎""急性扁桃体炎"等诊断名词，也可统称为急性上呼吸道感染。

本病全年皆可发病，冬春季节多发，可通过含有病毒的飞沫或被污染的用具传播，多数为散发性，但常在气候突变时流行，故小儿一年内可有多次发病。

中医认为本病是由于感受外邪所致，临床以发热恶寒、头痛、鼻塞流涕、打喷嚏、咳嗽为主要症状。年幼体弱患儿临床表现多较重，证情复杂，常见夹滞、夹惊等兼证。

10.4.2 诊病看点

· 一般表现出感冒相关症状，流鼻涕、打喷嚏、咳嗽以及发热等症状。

· 有些发热，体温可高达39～40℃，热程2～3天至1周左右，夹杂其他疾病时，咳嗽有痰或出现高热或惊厥。

· 有些发热者，其扁桃体可能出现肥大，咽痛，甚至咽喉部充血，甚至看见白色溃疡，可见下颌淋巴结和颈淋巴结肿大。肺部听诊一般正常。

· 血常规检查白细胞计数及中性粒细胞计数升高。中性粒细胞增高为细菌性感染；白细胞计数正常或偏低，中性粒细胞减少为病毒性感染。

· 婴幼儿起病急，以全身性症状为主，常有消化道症状，局部症状较轻。

10.4.3 西药治疗

急性上呼吸道感染90%是由病毒感染引起的，处理以对症处理为主，在治疗过程中密切观察患儿病情变化。不要急于退热，如轻度到中度发热可以采取物理降温，体温超过38.5℃则使用退热药。患儿年龄小、病情重或有细菌感染的征象，可选用合适的抗生素治疗。

（1）普通发热

人群特征：患者表现为单纯发热，体温达到38.5℃以上，精神不佳。

治疗原则：退热控制体温，及时补水以免虚脱。

◇ 对症退热药

- 对乙酰氨基酚滴剂/混悬滴剂（泰诺林）
- 布洛芬混悬液（美林）
- 对乙酰氨基酚栓

（2）普通感冒

人群特征：患者表现出流鼻涕、打喷嚏、部分发热和咳嗽等典型的感冒症状。

治疗原则：对症治疗，缓解症状。

◇ 缓解感冒症状药

- 小儿伪麻美酚滴剂（艾畅）
- 美敏伪麻溶液（小儿）（惠菲宁）
- 愈酚伪麻口服溶液（艾舒）
- 复方锌布颗粒剂（臣功再欣）

- 小儿氨酚黄那敏颗粒（小快克）
- 小儿感冒口服液
- 小儿氨酚烷胺颗粒（999、护彤、优卡丹）

（3）**感染发热感冒**

人群特征：患者表现除发热外，对于病毒感染表现为血白细胞计数正常或偏低，中性粒细胞减少，淋巴细胞计数相对增高，而细菌感染表现为血常规检查白细胞计数增高，中性粒细胞增高。

治疗原则：对因抗感染治疗。

◇ 抗感染药物

■ 抗病毒药物
- 利巴韦林颗粒（新博林、同欣）

■ 抗菌药物
- 阿奇霉素干混悬剂（希舒美）
- 头孢呋辛酯干混悬剂

10.4.4 中医分证治疗

本病以疏风解表为基本原则。根据感邪的不同分别治以辛温解表、辛凉解表、清暑解表等。根据小儿感冒容易夹痰、夹滞、夹惊的特点，分别佐以化痰、导滞、镇惊之法。体质虚弱者可采取扶正解表法。

（1）**风寒感冒证**

人群特征：患者表现为恶寒重、发热轻、无汗、鼻塞流涕、喷嚏、咳嗽，口不渴、咽不红，舌苔薄白、脉浮紧。

治疗方法：解表发汗，疏风散寒。

- 小儿羌活丸
- 九宝丸
- 小儿柴桂退热颗粒/口服液
- 风寒感冒颗粒
- 感冒清热颗粒
- 荆防颗粒

（2）**风热感冒证**

人群特征：患者表现为发热重、微恶寒、有汗或无汗，鼻塞流稠涕、咳嗽、咽红、口渴咽干，苔薄黄、脉浮数。

治疗方法：辛凉解表，清热解毒。

- 小儿感冒颗粒
- 妙灵丹
- 小儿热速清口服液
- 小儿感冒退热糖浆
- 小儿清热止咳口服液
- 小儿退热宁口服液
- 小儿清热灵

（3）暑湿感冒证

人群特征：患者表现为发热不退或身热不扬、汗出而热不解、头晕目眩、困倦、厌食不渴、恶心呕吐、大便溏薄、舌苔白腻、舌质红、脉数。（多见于夏季）

治疗方法：清热、祛暑、解表。

- 藿香正气口服液（适合于暑湿较重、肠道症状明显者）
- 暑湿感冒颗粒
- 香苏正胃丸

（4）感冒夹滞证

人群特征：患者表现为恶寒发热、咳嗽、脘腹胀满，不思饮食，呕吐酸腐、口气秽浊、大便酸臭，或大便秘结，小便短赤，舌苔厚腻，脉滑。

治疗方法：清热解毒，消滞和胃。

- 至保锭
- 小儿百寿丸
- 小儿至宝丸

（5）感冒夹惊证

人群特征：患者表现为恶寒发热、惊惕啼叫、睡卧不宁，甚至出现惊厥，舌尖红，脉弦。

治疗方法：清热解表，安神镇惊。

- 牛黄镇惊丸
- 琥珀抱龙丸
- 小儿金丹丸/片

10.4.5 用药提示

- 儿童用药剂量不得过大，服用时间不应过久，应按儿童体重或年龄计算服用剂量。
- 3岁以下小儿，肝、肾功能还未发育成熟，慎用对乙酰氨基酚。
- 小儿或其家庭成员有解热药过敏史者，不要用退热药。
- 退热药不要和碱性药同时服用，如碳酸氢钠片（小苏打片）、氨茶碱等，否则会降低退热的效果。禁止服用对乙酰氨基酚进行退热时，同服用红霉素，以免肝毒性增大。
- 对于不满十二岁的孩子来说，通常不建议使用布洛芬片剂或胶囊剂，而多选择布洛芬混悬液，不仅口感好，易被接受，还更容易被人体吸收发挥药效。
- 有些药物含有非那西丁、氨基比林、咖啡因等成分，这些成分对骨髓造血系统可产生抑制作用，影响小儿血细胞的生成和生长，导致白细胞减少及粒细胞缺乏，降低小儿的免疫力，有的可引起中毒性肝损坏。

·不要使用复方阿司匹林（APC），因为APC有兴奋作用，而婴幼儿的神经抑制机制尚未健全，高热时使用，易诱发惊厥，还会因大量出汗引起虚脱，甚至因血液中游离胆红素堆积而出现黄疸。同时这种药对消化系统和肝肾功能有损害，有的可引起瑞氏综合征，造成白细胞、血小板降低，尤其是3岁以下的幼儿，一般不主张用这种药。

·小儿至宝丸方中含有朱砂、雄黄，不可久服，肝肾功能不全者慎用。

10.4.6　健康提醒

·儿童上呼吸道感染急性期合理用药治疗非常重要，以减轻症状、缩短病程，发热者应注意退热。

·饮食清淡，营养均衡，增加维生素和微量元素的摄取，多饮开水，以利药物的吸收和排泄，减少药物对小儿身体的毒害。注意通便，注意休息，保持室内合适的温度和湿度。

·患儿家长应尽量避免让患儿去人群聚集的场所，以减少与病原体的接触。采取科学的生活方式，合理饮食，增强体质，有助于提高自身免疫力，此外，可采取适量补充锌制剂和维生素C以及主动接种疫苗等措施加以预防。

10.5　小儿高热惊厥

10.5.1　疾病概述

高热惊厥是小儿时期最常见的惊厥性疾病，初次发作在3个月至5岁之间，指呼吸道感染或其他感染性疾病的早期，体温高于39℃时突然发生的惊厥。其中上呼吸道感染引起的高热惊厥最为常见，表现为突然发作的全身性或局限性肌群强直性和阵挛性抽搐，多数伴有意识障碍。小儿惊厥发病率为成人的10倍，尤以婴幼儿多见。

本病属于中医"急惊风"或"感冒夹惊"的范畴。本病发作前常有发热、呕吐、烦躁、摇头弄舌、时发惊啼或昏睡等先兆，见有壮热不退，口噤痰鸣，四肢拘急，项背强直，抽搐神昏。临证需辨别痰、热、惊、风的主次、轻重，既要重视息风镇惊，又不可忽视原发疾病的处理，分清标本缓急，辨证结合辨病施治。

10.5.2 诊病看点

·初次发作在3个月至5岁之间，体温在39℃以上时突然出现惊厥。

·高热惊厥的临床表现多样，通常分为单纯型高热惊厥和复杂型高热惊厥。最常见于病毒感染，70%以上与呼吸道感染有关。

·大约80%为单纯型高热惊厥，表现为全面性发作，通常为全面强直-阵挛发作，持续不超过15分钟，惊厥发作出现于热程初起的24小时内。无反复发作。

·复杂型高热惊厥表现为发作持续长，时间超过15分钟，呈局灶性发作，1次病程中有反复发作。以上特点具备一条即可诊断为复杂型高热惊厥，但发生率很低。

·需排除颅内感染和其他导致惊厥的器质性病变或代谢异常。

10.5.3 西药治疗

尽快控制惊厥发作，预防惊厥复发，减少发热性疾病。
人群特征：患者表现为发热到高热惊厥的状态。
治疗原则：控制惊厥发作，及时退热，防止复发惊厥。

◇ 控制惊厥药
- ·地西泮片
- ·水合氯醛合剂
- ·苯巴比妥片

◇ 对症退热药
- ·布洛芬混悬滴剂（美林）/颗粒
- ·小儿布洛芬栓（外用）
- ·对乙酰氨基酚混悬滴剂（泰诺林）

10.5.4 中医分证治疗

本病以豁痰清热、息风镇静为基本治疗原则。

（1）外感惊风证

人群特征：患者表现为身热烦躁，头痛项强，夜睡不宁，惊悸不安，咳嗽痰多，双目呆视或上视，四肢抽动，大便干结，小便短赤，舌苔黄厚，脉浮弦滑数。

治疗方法：疏风清热，化痰止痉。

- ·定搐化风锭
- ·小儿保元丹
- ·牛黄镇惊丸/散
- ·琥珀抱龙丸
- ·小儿解热丸

（2）痰热积滞证

人群特征：患者高热神昏，惊厥抽搐，呼吸气促，痰涎壅盛，牙关紧闭，目睛天吊，两手紧握，舌红，苔黄腻，脉数。

治疗方法：清热化痰，息风定搐。

- ·羚羊角颗粒/口服液
- ·牛黄抱龙丸
- ·金黄抱龙丸
- ·小儿牛黄散
- ·牛黄千金散
- ·八宝惊风散
- ·紫雪散/颗粒
- ·小儿惊风散

10.5.5 用药提示

·不可在短时间内用多种药物或连续多次用同一种药物。

·惊厥不易控制往往提示颅内器质性病变或严重中毒，应积极进行病因治疗，同时给予脱水药防治脑水肿。

10.5.6 健康提醒

·曾经发生过高热惊厥的患儿在感冒时，家长应密切观察其体温变化，一旦体温达38℃以上时，应积极退热。退热的方法有两种，一是物理退热，二是药物退热。

·物理退热包括：①温水擦浴，水温应微高于体温，主要擦洗小儿的手心、足心、腋下、腘窝、腹股沟等处，但时间宜短，以防再次受凉，加重病情；②冰枕，用冰袋枕在小儿头部，同时用冷水湿毛巾较大面积地敷在前额以降低头部的温度，保护大脑。

·加强营养、经常性户外活动以增强体质、提高抵抗力。必要时在医生指导下使用一些提高免疫力的药物。

·天气变化时，适时添减衣服，避免受凉；尽量不要到公共场所、流动人口较多的地方去，以免被传染上感冒。

·如家中大人感冒，需戴口罩，尽可能与小儿少接触；每天不定期开窗通风，保持家中空气流通。

10.6　小儿百日咳

10.6.1　疾病概述

小儿百日咳是由百日咳杆菌引起的小儿常见急性呼吸道传染病。其特征为阵发性痉挛性咳嗽，咳嗽终止时伴有鸡鸣样吸气吼声，病程较长，可达数周甚至3个月左右，故有百日咳之称。幼婴患本病时易有窒息、肺炎、脑病等并发症，病死率高。近年来幼婴及成人发病有增多趋势。

全年均可发病，以冬春季节为多，可延至春末夏初，甚至高峰在6、7、8三个月份。

10.6.2　诊病看点

·百日咳开始时，症状与上呼吸道感染差不多，有发热、流涕、咳嗽。4～5天后，发热、流涕逐步好转。但咳嗽加重，由单声干咳逐渐变为阵阵剧咳。阵咳时，咳声连续无间歇，由几声到十几声不等，患儿常常咳得面红耳赤，喘不过气来，阵咳末了，因喉头痉挛，出现鸡叫一样的吸气回声。

·咳嗽后小儿活动如常，但不久阵咳又出现。咳嗽以夜间为重，白天较轻。

·患儿可能有百日咳接触史，周围人群有类似痉咳症状发作史。

·患儿血常规检查示白细胞计数多增高，一般为2万～3万/L或更高，淋巴细胞比例明显增加60%～80%，1/3有继发感染者淋巴细胞相对减少，如果治疗不当，可并发肺炎、脑病等。

10.6.3　西药治疗

百日咳确诊后，应立即进行抗感染治疗。治疗宜早且在痉咳前期进行抗感染治疗。如在痉咳期进行抗感染治疗，不能缩短临床过程，只能缩短排菌期及预防继发感染。抗感染治疗首选红霉素，对红霉素不能耐受者，可选用琥乙红霉素、依托红霉素和罗红霉素以及阿奇霉素。不能耐受大环内酯类抗生素不良反应或过敏者，可选用复方磺胺甲噁唑或氨苄西林。痉咳后期不需要用抗感染药物，对症治疗即可。痰稠者可给予祛痰药或雾化吸入方式给药。

人群特征：患者病情表现为，类似感冒的症状消失后，咳嗽加重，且出现阵发性、痉挛性咳嗽，发作时咳嗽成串出现。咳十余声或数十声，直到咳出痰液或吐出胃内容物，紧跟着深吸气，发出鸡鸣样吸气吼声。

治疗原则： 尽早抗感染治疗，注意祛痰止咳。

◇ 抗感染药物
- 琥乙红霉素干混悬剂
- 依托红霉素颗粒
- 罗红霉素干混悬剂
- 阿奇霉素干混悬剂
- 复方磺胺甲噁唑片

◇ 祛痰药
- 盐酸氨溴索口服溶液（沐舒坦、易坦静）
- 愈酚溴新口服溶液（惠菲通）
- 乙酰半胱氨酸颗粒（富露施）
- 羧甲司坦片
- 愈创木酚甘油醚糖浆

◇ 镇咳药
- 右美沙芬愈创甘油醚糖浆（艾舒）
- 愈美甲麻敏糖浆（美可糖浆）
- 愈酚喷托异丙嗪颗粒

10.6.4 中医分期治疗

中医治疗以止咳化痰为基础，根据疾病发展的不同阶段进行治疗。初咳期施以宣肺降气，痉咳期治以泄肺清热，后期则给予润肺养阴之法。痰邪得清，肺虚得补，疾病可愈。

（1）初咳期

人群特征： 患者表现为咳嗽阵作，逐渐加重，昼轻夜重，咳声重浊，痰液清稀，面白形寒，舌质淡，苔白而滑，脉浮。

治疗方法： 宣肺化痰，顺气止咳。

- 小青龙合剂/口服液/糖浆
- 通宣理肺口服液/颗粒
- 杏苏止咳糖浆/颗粒/口服液

（2）痉咳期

人群特征： 患者表现为阵发痉咳，停顿再咳，伴有回声，咳时面红耳赤、弯腰曲背、涕泪俱下，或呕吐痰涎，昼轻夜重；剧咳则眼睑浮肿，目赤、鼻衄，痰中带血，苔薄黄，脉滑数。

治疗方法： 宣肺化痰，顺气止咳。

- 百日咳片
- 鹭鸶咯丸
- 小儿肺热咳喘口服液/颗粒
- 牛黄蛇胆川贝液
- 黄龙止咳颗粒

（3）恢复期

人群特征：患者表现为阵发性咳嗽逐渐减少、减轻，咳声低弱，痰白稀薄，神倦乏力，气短懒言，纳差食少，自汗或盗汗，大便不实，舌质淡，苔薄白，脉细弱。

治疗方法：清热养阴，润肺止咳。

- 养阴清肺糖浆/口服液/颗粒

10.6.5 用药提示

- 早产儿、3个月以下婴儿禁用愈酚喷托异丙嗪颗粒。
- 氨溴索口服溶液最好在进餐时服用，片剂在饭后服用。
- 羧甲司坦片应避免与中枢性镇咳药同时使用，以免稀化的痰液堵塞气道。用药7日后，如症状未缓解应考虑停药或换药。

10.6.6 健康提醒

- 切断传播途径，保持空气新鲜，避免一切可诱发痉咳的因素。
- 做好护理以预防并发症发生。
- 注意营养，避免刺激、哭泣而诱发痉咳。
- 婴幼儿痉咳时可采取头低位，轻拍背。

10.7　小儿社区获得性肺炎

10.7.1 疾病概述

　　小儿肺炎是儿科的常见病、多发病，其中社区获得性肺炎是儿童期尤其是婴幼儿期常见的感染性疾病。肺炎多发生于冬春寒冷季节及气候骤变时期。最常见的肺炎是细菌与病毒感染，也可见病毒与细菌混合感染。小儿病毒性肺炎的病原主要有呼吸道合胞病毒，其次为腺病毒、流感病毒等；而小儿细菌性肺炎的病原体主要是肺炎链球菌、金黄色葡萄球菌等。近年来，支原体、衣原体和流感嗜血杆菌感染有增加的趋势。

　　本病属于中医"肺炎喘嗽"的范畴。中医学认为本病因表邪外束，肺气不宣，内有热、痰壅阻于肺，而食滞也可化热生痰，上犯于肺，内外合邪，造成肺气郁闭，引发发热、咳嗽和喘憋等症状。

10.7.2 诊病看点

- 本病以2岁以下的婴幼儿多见，起病多较急，主要临床表现为发热、咳嗽、痰多，气促、肺部固定中细湿啰音。
- 发热多不规则，咳嗽较为频繁，早期为刺激性干咳，<u>极期</u>咳嗽反而减轻，恢复期咳嗽有痰，之后患者可发生气促，轻症可能无发绀，重症可见口周、鼻唇沟和指端发绀。

> **药师说：什么是极期？**
> 极期是指疾病（如发热性疾病）的症状最为明显的时期。

- 可出现精神不振或烦躁不安，食欲下降或有轻度腹泻与呕吐。
- 细菌性感染白细胞计数升高，中性粒细胞增多，血清C反应蛋白（CRP）值多升高。病毒性肺炎则白细胞计数大多正常或偏低，非细菌性感染时CRP则升高不明显。
- 肺部体征早期可有呼吸音粗糙、减弱，啰音不明显；以后可闻及固定的中细湿啰音，以背部两侧下方及脊柱两旁较多，深吸气末更为明显。

10.7.3 西药治疗

尽早开始使用抗感染药物治疗，遵循早期、足量、联合、足疗程的原则。对于咳嗽、痰多者，可以选用化痰药对症治疗。

人群特征：患者表现为肺炎提示的症状和临床指征。
治疗原则：增强通气，控制炎症，对症治疗，防治并发症。

◇ 抗感染药物
- β-内酰胺抗生素
  - 阿莫西林颗粒
  - 头孢克洛干混悬剂（希刻劳）/颗粒
  - 头孢呋辛酯干混悬剂
  - 头孢克肟颗粒

◇ 大环内酯类抗生素
  - 阿奇霉素干混悬剂（希舒美）

- 抗病毒药物
  - 利巴韦林颗粒

10.7.4 中医分证治疗

中医以宣肺开闭、化痰平喘为基本治则。若痰多壅盛者，宜降气涤痰；喘憋严重者，治以平喘利气；气滞血瘀者，佐以活血化瘀；壮热炽盛，大便秘结者，佐以通腑泄热。久病肺脾气虚者，宜健脾补肺以扶正为主；阴虚肺燥，余邪留恋，宜养阴润肺化痰，兼清解余邪。

（1）风热闭肺证

人群特征：患者表现为发热恶风，鼻塞流涕，微有汗出，咳嗽气急，痰多，痰黏稠或黄，口渴咽红；重症则见高热，咳嗽微喘，气急鼻煽，喉中痰鸣，面赤，便干尿黄。

治疗方法：宣肺开窍，清热化痰。

- 小儿肺热咳喘口服液/颗粒
- 小儿咳喘灵口服液/泡腾片/颗粒
- 小儿麻甘颗粒
- 小儿宣肺止咳颗粒

（2）痰热闭肺证

人群特征：患者表现为发热，烦躁，咳嗽喘促，气急鼻煽，喉间痰鸣，口唇青紫，面赤口渴，胸闷胀满，泛吐痰涎。

治疗方法：清热涤痰，开肺定喘。

- 小儿咳喘颗粒
- 小儿清肺化痰口服液
- 小儿肺闭宁片
- 小儿白贝止咳糖浆
- 小儿消积止咳口服液

（3）阴虚肺热证

人群特征：患者处于肺炎恢复期，症见干咳少痰，低热盗汗，面色潮红，五心烦热。

治疗方法：养阴清肺，润肺止咳。

- 养阴清肺糖浆

（4）肺脾气虚证

人群特征：患者处于肺炎恢复期，症见咳嗽无力，喉中痰鸣，低热起伏不定，面色少华，动辄汗出，食欲不振，大便溏。

治疗方法：补肺健脾，益气化痰。

- 小儿肺咳颗粒
- 参苓白术口服液

10.7.5 用药提示

- 小儿肺炎患者要注意慎用退热药，新生儿发热不可任意用退热药，因为新生儿体温调节功能不完善，体内各种酶系发育尚不完全，机体保温、保暖、散热功能差，环境温度改变，过热、着凉都可能引起发热。

·小儿肺炎患者需要按时服药、打针、以免影响疗效。

·小儿肺炎用药跟成人不一样，一般选用颗粒剂、糖浆剂的剂型，还需避免使用影响儿童发育或对胃肠道、肝功能有损伤的药物。

·小儿严禁使用氨基糖苷类及喹诺酮类的抗生素。

10.7.6 健康提醒

·若患儿有严重喘憋或忽然呼吸困难加重、烦躁不安，常是痰液阻塞呼吸道的表现，需要立即吸痰、吸氧，此时应立即就医。

·小儿肺炎患者最好用物理降温，如暴露肢体、用温水和酒精擦浴，体温一旦下降，应立即停止降温，保暖防冻，多饮水。

10.8 儿童支原体肺炎

10.8.1 疾病概述

肺炎支原体肺炎（MPP）是指肺炎支原体感染引起的肺部炎症，可以累及支气管、细支气管、肺泡和肺间质。难治性肺炎支原体肺炎（RMPP）是指MPP患儿使用大环内酯类药物正规治疗7天及以上，仍持续发热、临床征象及肺部影像学所见加重、出现肺外并发症者。大环内酯类药物无反应性肺炎支原体肺炎（MUMPP）则是指MPP患儿经过大环内酯类药物正规治疗72小时，仍持续发热，临床征象及肺部影像学无改善或呈进一步加重的MPP。临床及时识别MUMPP更有利于早期有效的治疗，减少重症和后遗症的发生。

患者感染肺炎支原体（MP）与年龄和机体免疫状态、肺炎支原体耐药以及混合感染有一定关系。婴幼儿时期以轻症或亚临床感染为主，发病高峰年龄是学龄前期和学龄期，3～15岁儿童的社区获得性肺炎病原中MP约占7%～30%。高发季节存在地域差异，我国北方以冬季为多，南方则以夏秋季较多。长时间基于人群的流行病学调查显示，每隔3～7年MP感染会出现周期性社区流行，持续数月到数年不等。

在中医归属于"肺炎喘嗽""外感热病"范畴，中医认为，MPP的病因包括外因和内因。外因责之于感受风热之邪；内因责之于小儿肺脏娇嫩、卫外不固。病位在肺，常累及心、肝、脾、肾。总病机为肺气郁闭。MPP初期多为风热之邪由皮毛或口鼻而入，侵犯于肺，肺气郁闭发为风热闭肺证；极期外邪入里化热，灼津炼液成痰，痰热胶结，闭阻肺络发为痰热闭肺证；随着痰化毒解，肺之气阴两伤，恢复期多见阴虚肺热证或肺脾气虚证。

10.8.2 诊病看点

·临床表现轻重不一，婴幼儿的临床表现多不典型，总体较轻。咳嗽和发热是支原体肺炎的主要症状，可伴有头痛、流涕、咽痛、耳痛等。发热以中高热为主，持续高热者预示病情重。

·咳嗽发生率为80%～100%，病程早期以持续干咳为主，呈阵发性加重，可有类百日咳样咳嗽，后期可伴白色或黄色黏痰，部分可出现喘息。

·约44.4%患儿可出现发热，但几乎所有重症MPP均出现发热，其中88.5%出现高热（体温≥39℃），同时出现气急缺氧的表现。

·普通MPP早期肺部体征常不明显，可有呼吸音减低，局部出现干湿啰音、喘鸣音等。

·血生化检查示外周血白细胞总数一般正常，后期可轻度升高。重症肺炎支原体肺炎（SMPP）患儿多于发热3天后出现中性粒细胞比例、C反应蛋白、乳酸脱氢酶（LDH）、D-二聚体、血清铁蛋白以及某些细胞因子不同程度升高，与病情严重程度有关，是过强免疫炎症反应的标志。

10.8.3 西药治疗

肺炎支原体感染有一定自限性，以阿奇霉素为首选的大环内酯类抗生素是抗肺炎支原体感染的一线药物。口服阿奇霉素，第1天剂量为10mg/kg，每日1次，连用3天。停4天后重复1次。替代选择包括口服其他大环内酯类药物，如克拉霉素（7.5mg/kg，每日2次）或红霉素（10～15mg/kg，每8小时1次）。我国指南推荐疗程平均为10～14天。对症治疗可根据临床症状严重程度适当给予退热、止咳、祛痰、平喘等药物。

人群特征：患者表现出持续性高热和咳嗽，初期以干咳为主，痰少。
治疗原则：对因抗感染治疗，对症缓解症状。

❖ 抗感染药物
■ 大环内酯类抗生素
- 阿奇霉素干混悬剂（希舒美）/颗粒/糖浆
- 克拉霉素干混悬剂（克拉仙）
- 罗红霉素片/分散片（严迪）

■ 四环素类抗生素
- 盐酸多西环素片（仅适用于8岁以上儿童）
- 盐酸米诺环素片（仅适用于8岁以上儿童）

❖ 对症治疗药
■ 解热镇痛药
- 对乙酰氨基酚混悬滴剂（泰诺林）
- 布洛芬混悬滴剂（美林）/混悬液/栓

■ 镇咳祛痰药
- 右美沙芬愈创甘油醚糖浆
- 愈美甲麻敏糖浆（美可糖浆）
- 盐酸氨溴索口服溶液（沐舒坦）
- 愈酚溴新口服溶液（惠菲通）

10.8.4 中医分证治疗

MPP初期和极期为实证阶段，中医辨证中表里俱热证常见风热闭肺证；里实热证常见痰热闭肺证及湿热闭肺证。RMPP多见正虚邪恋证或虚实夹杂证，治以扶正祛邪，即益气养阴，佐以祛痰化浊、解毒通络之品，常用生脉散合六君子汤加减；中成药选用生脉饮、槐杞黄颗粒及百合固金丸等。痰浊明显者中成药可酌情加用猴枣散等，毒瘀明显者中成药可酌情加用羚羊清肺散等。

（1）风热闭肺证（初期）

人群特征：患者主症表现为发热、咳嗽和咽红，次症表现为气急，有汗、口微渴，咯痰色黄，舌红、苔黄，脉浮数。

治疗方法：清肺开闭。

- 小儿肺热咳喘颗粒/口服液
- 小儿咳喘灵泡腾片/口服液
- 四季抗病毒口服液（咳喘明显者加用）
- 肺力咳合剂（咳嗽明显者加用）
- 小儿豉翘清热颗粒（发热明显者加用）
- 蒲地蓝消炎口服液（发热明显者加用）

（2）痰热闭肺证（极期）

人群特征：患者主症表现为高热不退、咳嗽、痰黄黏稠，次症表现为痰涎壅盛，气急鼻煽，面赤口渴，口周发绀，舌红、苔黄厚，脉滑数。

治疗方法：清热化痰，开肺定喘。

・小儿清肺化痰颗粒/口服液（痰涎壅盛者使用） ・金振口服液（高热稽留不退者使用）

（3）**湿热闭肺证**

人群特征：患者主症表现为身热不扬、咳嗽、咯痰不爽，次症表现为食少腹胀，大便黏腻，小便黄，舌红、苔黄腻，脉濡数。

治疗方法：清热利湿，开肺定喘。

・清热化湿口服液

（4）**毒热闭肺证**（极期重症）

人群特征：患者主症表现为高热炽盛、喘憋、咳嗽，次症表现为烦躁口渴，涕泪俱无，小便短黄，大便秘结，舌红芒刺，苔黄，脉洪数。

治疗方法：清热解毒，泻肺开闭。

・安宫牛黄丸（高热炽盛者酌情加用） ・莲花清瘟颗粒

（5）**阴虚肺热证**（恢复期）

人群特征：患者主症表现为干咳、少痰、盗汗，次症表现为低热，手足心热，面色潮红，咽干，舌红而干，苔剥脱，少苔或无苔，脉细数。

治疗方法：养阴清热，润肺止咳。

・养阴清肺口服液

（6）**肺脾气虚证**（恢复期）

人群特征：患者主症表现为咳嗽无力、食少纳呆，次症表现为动则汗出，气短懒言，面白神疲，大便溏，舌淡，苔薄白，脉细无力。

治疗方法：补肺健脾，益气化痰。

・玉屏风颗粒 ・小儿肺咳颗粒

10.8.5 用药提示

・8岁以下儿童不可使用米诺环素或多西环素，不能耐受大环内酯类者及大于8岁的儿童可以选用米诺环素或多西环素口服。

・多西环素、米诺环素主要针对重症或难治性MPP，使用前须评估利弊与风险并取得家长同意。

10.8.6 健康提醒

・应保证充分休息和能量摄入，保证水和电解质平衡。结合病情给予适当氧疗。
- 正确服用退热药，对于有高凝状态并禁食者，需补充水和电解质。
- 干咳明显影响休息者，可酌情应用镇咳药物。
- 祛痰药物包括口服和雾化药物，也可辅助机械排痰、叩击排痰等物理疗法。
- 孩子进行雾化治疗前应避免进食，防止药物刺激引起呕吐。如果孩子需要进食，可以选择餐前半小时，进食1小时后进行雾化。

10.9 小儿急性支气管炎

10.9.1 疾病概述

小儿急性支气管炎是指由于各种致病原引起的支气管黏膜感染，由于气管常同时受累，故称为急性气管支气管炎。本病常继发于上呼吸道感染或是急性传染病的一种表现。本病是儿童时期常见的呼吸道疾病，婴幼儿多见。可因受凉、气候骤变而发病，冬春季发病较多，3岁以内小儿多见。

本病属于中医"小儿咳嗽"范畴。

10.9.2 诊病看点

- 患儿发病大多先有上呼吸道感染症状，当炎症累及气管、支气管黏膜，则出现咳嗽、咳痰，病初为单声干咳或咳出少量黏液痰，以后随病情发展，咳嗽加剧，痰呈黏液脓性。
- 婴幼儿不会咯痰，多经咽部吞下。咳嗽一般延续7～10天，有时迁延2～3周，或反复发作，如不经适当治疗可引起肺炎。可伴有发热，但多为低热，少数发热38～39℃，偶达40℃，多于2～3日即可退热。
- 病毒感染者血常规示白细胞计数正常或偏低，淋巴细胞相对增多，C反应蛋白（CRP）正常。细菌感染者白细胞计数增高，中性粒细胞增高，CRP升高，痰培养可有病原菌生长。
- 婴幼儿常有呕吐、腹泻症状。

10.9.3 西药治疗

以对症治疗为主，不宜常规使用抗感染药物。怀疑有细菌感染者则可用β-内酰胺类抗生素。极少数可由肺炎支原体、衣原体、百日咳杆菌引起，应给予大环内酯类抗生素治疗。急慢性支气管炎引起的痰黏稠、咳痰困难等，宜选择溴己新、氨溴索、乙酰半胱氨酸、愈创木酚甘油醚等祛痰药。急性上呼吸道感染、支气管炎、咽喉炎等引起的咳嗽可选择右美沙芬、愈创木酚甘油醚与其他镇咳平喘药合用或使用复方制剂。

（1）咳嗽型急性支气管炎

人群特征：患者初期为干咳，后发展有痰咳嗽。

治疗原则：祛痰止咳，对症治疗。

◇ 祛痰药
- 盐酸氨溴索口服溶液（沐舒坦）
- 乙酰半胱氨酸颗粒（富露施）
- 愈酚溴新口服溶液（惠菲通、新康泰克）
- 愈创木酚甘油醚口服溶液（艾舒）
- 氨溴克罗口服溶液（易坦静）

◇ 镇咳祛痰药
- 右美沙芬愈创甘油醚糖浆
- 喷托维林氯化铵糖浆
- 愈美甲麻敏糖浆（美可糖浆）

（2）感染型急性支气管炎

人群特征：患者表现为干咳，痰少，细菌培养提示支原体、衣原体感染。

治疗原则：控制感染，缓解咳嗽。

◇ 抗感染药物
- 阿奇霉素干混悬剂（希舒美）

10.9.4　中医分证治疗

中医以宣肃肺气为基本原则。外感咳嗽者，佐以疏风、解表、润燥；内伤咳嗽者，佐以清热化痰或养阴润肺等法。对于含有朱砂、细辛等药物的中成药应注意，不要长期过量服用。

（1）风寒袭肺证

人群特征：患者表现为咳嗽频作、痰稀色白易咯、鼻塞流清涕或伴有恶寒、发热、无汗、咽痒声重、口不渴、头痛、全身酸痛、舌质淡红、苔薄白、脉浮紧。

治疗方法：疏风散寒，宣肺止咳。
- 通宣理肺口服液
- 儿童清肺丸
- 复方川贝精片/胶囊
- 小儿宣肺止咳颗粒

- 桂龙咳喘宁颗粒/片
- 杏苏止咳糖浆/颗粒
- 香麻寒喘贴

（2）风热犯肺证

人群特征：患者表现为咳嗽不爽，痰稠色黄难咯，鼻流浊涕，伴发热、恶风、有汗、咽喉肿痛、口渴、头痛，舌质红，苔薄黄，脉浮数。

治疗方法：清热宣肺，止咳平喘。

- 小儿清热利肺口服液
- 急支糖浆/颗粒
- 小儿止咳糖浆
- 小儿咳嗽宁糖浆
- 小儿咳喘灵口服液
- 小儿清肺止咳片
- 清宣止咳颗粒

（3）外寒里热证

人群特征：患者表现为恶寒发热，无汗，头身疼痛，咳嗽痰盛，或气喘，咽喉肿痛，烦躁、口渴、大便干结，脉浮紧。

治疗方法：清热解表，宣肺止咳。

- 宝咳宁颗粒
- 儿童清肺口服液
- 保童化痰丸

（4）风燥伤肺证

人群特征：患者表现为干咳无痰，或痰少难咯，或痰中带血，咽干鼻干，口干欲饮，咽痒咽痛，发热、大便干，舌红少津，苔薄而干，脉浮数。

治疗方法：润燥止咳，疏风宣肺。

- 二母宁嗽口服液/颗粒
- 枇杷叶糖浆
- 蜜炼川贝枇杷膏

（5）痰热壅肺证

人群特征：患者表现为咳嗽痰多，痰稠色黄难咯，发热口渴，面赤心烦，或伴气促，小便短赤，大便干结，舌质红，苔黄腻，脉滑数。

治疗方法：清肺化痰，肃肺止咳。

- 金振口服液
- 橘红颗粒/丸
- 小儿咳喘颗粒
- 小儿宣肺止咳颗粒
- 川贝枇杷糖浆
- 蛇胆川贝液
- 小儿清肺化痰颗粒
- 小儿肺热咳喘口服液/颗粒

10.9.5 用药提示

- 急性支气管炎的轻微咳嗽不宜用镇咳药，以免影响排痰。

・咳嗽频繁妨碍休息时，可适当给予镇咳药，但应避免给药过量而抑制分泌物的咳出。

・乙酰半胱氨酸泡腾片应溶于半杯≤40℃的温开水中，必要时搅拌，最好晚上服用。哮喘、严重呼吸道梗阻患儿禁用，与头孢菌素、四环素合用会降低药效，使用时应间隔4小时以上。

・氨溴索口服溶液最好在进餐时服用，片剂在饭后服用。

・羧甲司坦片应避免与中枢性镇咳药同时使用，以免稀化的痰液堵塞气道。用药7日后，如症状未缓解应考虑停药或换药。

・发热超过38.5℃持续不退者可用物理或药物退热。

10.9.6 健康提醒

・患儿应注意休息，待症状控制后逐渐增加活动。饮食要清淡，发热期宜给流食和易消化饮食，多喝水。

・室温和湿度宜恒定，避免温度太高、太低或湿度太低等。保持室内空气新鲜，适当通风换气，但是避免对流风，以免患儿再次受凉。

・避免煤气、尘烟等刺激。

・婴儿需经常变换体位或抱起扶拍片刻，使呼吸道分泌物易于咳出。

10.10 小儿支气管哮喘

10.10.1 疾病概述

小儿支气管哮喘是一种以慢性气道炎症和气道高反应性为特征的异质性疾病，以反复发作的喘息、咳嗽、气促、胸闷为主要临床表现，常在夜间和/或凌晨发作或加剧。呼吸道症状的具体表现形式和严重程度具有随时间而变化的特点，并常伴有可逆性呼气气流受限和阻塞性通气功能障碍。

本病属中医的"哮喘""哮证""齁喘"等范畴。

10.10.2 诊病看点

・儿童发生支气管哮喘除与个体特异性、遗传、家庭是否喂养宠物有关外，也可能与自己的体质及既往疾病和现有疾病有很大关系。

- 儿童哮喘的诊断主要依赖于临床表现和可逆性气流受限的证据,并排除可能引起相关症状的其他疾病。
- 婴幼儿哮喘诊断标准:年龄小于3岁,喘息发作≥3次;发作时双肺闻及呼吸相哮鸣音,呼吸相延长;具有特应性体质,如过敏性湿疹、变应性鼻炎等;父母有哮喘病等过敏史;排除其他引起喘息的疾病。
- 儿童哮喘诊断标准:年龄≥3岁,喘息呈反复发作;发作时双肺闻及呼气相为主的哮鸣音,呼气相延长;支气管舒张药有明显疗效;排除其他引起喘息、胸闷和咳嗽的疾病。
- 咳嗽变异性哮喘诊断标准:咳嗽持续或反复发作>1个月,常在夜间或清晨发作,运动或遇冷空气或嗅到特殊气味后加重,痰少;临床无感染征象,或经较长期抗生素治疗无效;支气管舒张药治疗可使咳嗽发作缓解。

10.10.3　西药治疗

哮喘治疗应尽早开始,并坚持长期、持续、规范、个体化治疗原则。哮喘治疗目标不仅限于尽快控制哮喘急性发作,还应预防和减少反复发作,达到并维持最佳控制状态,选择合适的药物进行个体化治疗和避免或降低哮喘治疗药物的不良影响。

10.10.3.1　发作期治疗

人群特征:患者急性发作会突然发生气促、咳嗽、胸闷,常有呼吸困难,以呼气流量降低为其特征,常因接触变应原或刺激物所致,非急性发作期指患儿虽没有急性发作,但相当长的时间内有不同频度和不同程度的喘息、胸闷和咳嗽症状。

治疗原则:去除病因,避免接触过敏原,积极治疗,控制感染病灶。

◇临时缓解症状药

■ 短效 β_2 受体激动剂(SABA)

- 硫酸沙丁胺醇吸入气雾剂(万托林)
- 硫酸特布他林片(博利康尼)/口服溶液(阿拉斯特)
- 盐酸丙卡特罗口服溶液(美普清)
- 盐酸异丙肾上腺素气雾剂

- 短效胆碱能受体拮抗剂（SAMA）
  - 异丙托溴铵气雾剂（爱全乐）
- ◇控制性抗炎药
- 吸入性糖皮质激素类（ICS）
  - 丙酸倍氯米松气雾剂（必可酮）
  - 丙酸氟替卡松雾化吸入用混悬液
  - 布地奈德粉吸入剂（普米克都保）/气雾剂（普米克）

10.10.3.2 缓解期治疗

人群特征：患者经过治疗或未经治疗，其症状、体征消失，肺功能恢复到FEV_1或呼气峰流速（PEF）≥80%预计值，并维持4周以上。

治疗原则：尽量避免接触过敏原，阶梯降级治疗，降低发作频率，以防哮喘恶化。

- ◇控制性抗炎药
- 吸入性糖皮质激素类（ICS）
  - 见上"10.10.3.1 发作期治疗"同类药项下。
- 白三烯受体拮抗剂（LTRA）
  - 孟鲁司特钠咀嚼片（顺尔宁）
  - 扎鲁司特片（安可来）
- ◇控制性缓解症状药
- 长效胆碱能受体拮抗剂（LAMA）
  - 噻托溴铵粉吸入剂（思力华）
- ◇控制性抗炎及缓解症状药
- 吸入性β受体激动剂/糖皮质激素类（LABA/ICS）复方制剂
  - 沙美特罗替卡松吸入粉雾剂（舒利迭）
  - 糠酸氟替卡松维兰特罗吸入粉雾剂（Ⅱ）（万瑞舒）
  - 布地奈德福莫特罗粉吸入剂（Ⅱ）（信必可都保）
  - 倍氯米松福莫特罗吸入气雾剂（启尔畅）

10.10.4 中医分证治疗

本病按发作期和缓解期分别施治。发作期当攻邪为主，分寒热虚实而治。如寒邪应温，热邪应清，痰浊宜涤，表邪宜散，气逆宜降等。若虚实兼见、寒热并存者，治疗时又应兼顾。缓解期当扶正为要，以补肺固表、补脾益肾为主，调整脏腑功能，去除生痰之因。本病应重视缓解期治疗，以图根治。

10.10.4.1 发作期治疗

（1）寒性哮喘

人群特征：患者表现为气喘，喉间哮鸣，咳嗽，胸闷，痰液清稀色白，泡沫多，易咯，喷嚏，鼻塞，流清涕，面色淡白，唇青，形寒肢凉，无汗，口不渴，小便清长，大便溏薄。

治疗方法：温肺散寒，涤痰定喘。

- 小青龙合剂/糖浆/口服液
- 桂龙咳喘宁颗粒
- 镇咳宁糖浆/颗粒/口服液
- 香麻寒喘贴

（2）热性哮喘

人群特征：患者表现为气喘，声高息涌，喉间痰吼哮鸣，咳嗽痰壅，痰黏、色黄、难咯，胸闷，呼吸困难，鼻塞、流涕黄稠，身热，面红唇干，夜卧不安，烦躁不宁，口渴，小便黄，大便干，咽红。

治疗方法：清肺涤痰，止咳平喘。

- 小儿咳喘灵口服液/颗粒
- 止嗽化痰丸/胶囊
- 贝羚胶囊
- 肺力咳合剂

（3）肺实肾虚证

人群特征：患者表现为气喘、喉间哮鸣，持续较久，喘促胸满，动则喘甚，咳嗽，痰稀、色白、易咯，形寒肢冷，面色苍白或晦滞少华，神疲倦怠，小便清长。

治疗方法：泻肺平喘，补肾纳气。

- 苏子降气丸

10.10.4.2 缓解期治疗

（1）肺脾气虚证

人群特征：患者表现为反复感冒，气短自汗，咳嗽无力，形体消瘦，神疲懒言，面色少华或萎黄，纳差，便溏。

治疗方法：补肺固表，健脾益气。

- 参苓白术口服液/颗粒
- 玉屏风口服液/颗粒

（2）脾肾阳虚证

人群特征：患者表现为喘促乏力，动则气喘，气短心悸，咳嗽无力，形体消瘦，形寒肢冷，腰膝酸软，面色少华，腹胀，纳差，夜尿多，大便溏泄，小便频多，发育迟缓。

治疗方法：温补脾肾，固摄纳气。

- 固本咳喘片/胶囊
- 固肾定喘丸
- 金匮肾气丸
- 复方太子参止咳益气散

（3）**肺肾阴虚证**

人群特征：患者表现为喘促无力，动则气喘，干咳少痰，痰黏难咯，咳嗽无力，盗汗，形体消瘦，腰膝酸软，面色潮红，午后潮热，口咽干燥，手足心热，便秘。

治疗方法：养阴清热，敛肺补肾。

- 蛤蚧定喘胶囊
- 麦味地黄口服液/丸

10.10.5 用药提示

- 如果哮喘症状控制良好且通气功能稳定持续3个月以上，通常可以考虑降级治疗。

- 降级治疗时根据现用方案，下调治疗药物强度的顺序按以下原则：减少口服糖皮质激素类用量直至停用；降低高剂量ICS的用量；降低药物使用频率，直至每晚1次；单用低剂量ICS或白三烯受体拮抗剂，直至停药随访观察。

- 临床上要避免长期使用或过度依赖短效β_2受体激动剂（SABA）缓解症状，过多使用SABA可能掩盖症状的严重度，造成耐药和快速减敏现象，产生严重药物不良反应，从而增加哮喘严重发作和哮喘死亡的风险。

- 通过联合治疗或增加起始药物剂量快速控制症状，以提高患儿对哮喘药物治疗的信心和依从性。但是强化治疗应有时间限定，一般建议强化治疗2～4周进行临床疗效评估，如症状显著缓解，可考虑降低用药强度至适级推荐剂量，并持续维持治疗。

10.10.6 健康提醒

- 如经SABA治疗后喘息症状未能有效缓解或症状缓解持续时间短于4小时，应即刻前往医院就诊。

- 急性呼吸道病毒感染是导致儿童哮喘急性发作的主要原因之一，对于部分轻度哮喘及不愿意长期使用控制药物的患儿，可采用预干预或间歇治疗的方案。

- 对患儿及其照料者应通过口头教育、演示、多媒体教学等方法来加强对吸入技术的指导和吸入装置的使用和监督，及时让患儿反馈使用情况并提供指导，以提高患儿吸入装置的正确使用率。

·当哮喘患儿运动中或运动后出现咳嗽、气短、气促、憋气、呼气时有"哨笛音"，且呈进行性加重的趋势，应考虑为哮喘发作。

10.11 小儿急性感染性喉炎

10.11.1 疾病概述

小儿急性感染性喉炎是指喉部黏膜的急性弥漫性炎症，以犬吠样咳嗽、声嘶、喉鸣、吸气性呼吸困难为临床特征。冬春季节多发，且多见于婴幼儿。

中医视本病为"急喉瘖"病症范畴。

10.11.2 诊病看点

·起病急、症状重。可有发热、犬吠样咳嗽、声嘶、吸气性喉鸣，甚至出现喘息及呼吸困难。严重时，可出现发绀、烦躁不安、面色苍白、心率加快。一般白天症状轻，夜间入睡后加重。

·咽部充血，可见喉部、声带有不同程度的充血、水肿。

·有痰不一定可咯出，咯出时，其性状黏稠发黄多半为细菌感染。

·由病毒或细菌感染引起，亦可并发于麻疹、百日咳和流感等急性传染病。

10.11.3 西药治疗

对症治疗，适当吸氧，痰多者选用祛痰剂。控制感染，在必要时静脉给予足量抗生素，一般给予青霉素、大环内酯类或头孢菌素等。如有喉头水肿，保持呼吸道通畅，按医嘱采用吸入性糖皮质激素类，如布地奈德溶液雾化吸入，促进黏膜水肿消退，缓解喉梗阻。病情较轻者可口服泼尼松。

（1）**轻度急性喉炎**

人群特征：患者表现为轻度喉炎，有痒感、异物感，有灼热或轻度咽痛，声音嘶哑，呈犬吠样咳嗽，夜间加重，呼吸稍促。

治疗原则：尽早抗菌治疗，以清除病灶细菌，对症祛痰止咳。

◇ 抗感染药物

- ·阿莫西林颗粒
- ·头孢氨苄颗粒
- ·头孢羟氨苄颗粒
- ·罗红霉素颗粒/干混悬剂
- ·阿奇霉素干混悬剂（希舒美）

◇ 祛痰药

- ·盐酸氨溴索口服溶液（沐舒坦）
- ·愈酚溴新口服溶液（惠菲通）

（2）重度急性喉炎

人群特征：患者表现为骤然喑哑，频繁咳嗽、咳声如吼，有吸气性喘鸣和呼吸困难，呼吸音减弱，烦躁不安，出汗，心动过速，唇紫或苍白。

治疗原则：及时抗菌抗炎治疗以及对症祛痰止咳。

◇ 抗炎药

■ 糖皮质激素类

- ·吸入用布地奈德混悬液

◇ 抗感染药物

■ β-内酰胺类抗生素

- ·头孢呋辛酯干混悬剂
- ·头孢克洛干混悬剂（希刻劳）
- ·头孢克肟颗粒/干混悬剂

■ 大环内酯类抗生素

- ·罗红霉素颗粒/干混悬剂
- ·阿奇霉素干混悬剂（希舒美）

◇ 祛痰药

见上"（1）轻度急性喉炎"同类药项下。

10.11.4　中医分证治疗

中医治疗原则是以利喉开音为主，临床上分辨表里寒热。风热者，治以疏风清热、利喉开音；风寒者，治以辛温散寒，宣肺开音；肺热者，治以清热宣肺、利喉开音。

（1）风寒证

人群特征：患者表现为猝然声音不扬，甚则嘶哑，咽痒咳嗽，或兼咽喉微痛，吞咽不利；声带淡红，闭合不全；恶寒发热，头痛无汗，口不渴。

治疗方法：辛温散寒，宣肺开音。

- 通宣理肺口服液
- 正柴胡饮颗粒
- 杏苏止咳糖浆

（2）风热证

人群特征： 患者表现为起病急骤，声音嘶哑，喉痒咳嗽，或喉内灼热疼痛；声带红肿，声门闭合不全；可有发热、恶寒、头痛、流涕等。

治疗方法： 疏风清热，利喉开音。

- 利咽解毒颗粒
- 黄氏响声丸/茶

（3）肺热证

人群特征： 患者表现为声音嘶哑，咽喉疼痛；喉黏膜及声带肿胀，声门闭合不全；身热口渴，咳嗽痰黄，便秘。

治疗方法： 清热宣肺，利喉开音。

- 喉症丸
- 儿童清热口服液
- 小儿清热宁颗粒

10.11.5 用药提示

- 使用糖皮质激素类应依医嘱。
- 急性喉炎使用抗生素过度，尤其输液治疗，容易引起胃肠菌群失调，需要适度补充益生菌。
- 对症治疗，如高热时可以给予退热药物，如布洛芬颗粒剂或混悬剂；痰液比较多时可以口服化痰的药物。

10.11.6 健康提醒

- 保暖、蒸汽吸入，止咳、退热、多饮水，纠正酸中毒。
- 注意患儿的意识状态改变，注意有无躁动或精神萎靡，甚至昏迷的现象。
- 注意孩子的嘴唇颜色有无青紫或苍白改变。
- 治愈标准为体温、呼吸正常，犬吠样咳嗽和喉喘鸣消失。

10.12 小儿扁桃体炎

10.12.1 疾病概述

扁桃体炎是腭扁桃体的非特异性炎症，包括急性扁桃体炎和慢性扁桃体炎。急性扁桃体炎是腭扁桃体的一种非特异性炎症，常伴有一定程度的咽黏膜及其他咽淋巴组织的炎症。慢性扁桃体炎通常表现为咽痛至少3个月且伴有扁桃体的炎症，多由急性扁桃体炎反复发作或因腭扁桃体隐窝引流不畅，窝内细菌、病毒滋生感染而演变为慢性炎症，是临床最常见的疾病之一。全年都可发生，冬春季较多。其病原体可通过飞沫或直接接触而传染。

扁桃体炎的患者可伴有扁桃体周脓肿、急性中耳炎、急性喉炎、咽旁脓肿等。

中医视本病为"乳蛾"病症范畴。

10.12.2 诊病看点

· 患儿的先兆发作体征有严重的咽痛症状，常有发热。随着感染加重，会出现咽管紧闭、耳痛、吞咽困难。

· 急性期表现为咽痛、咽痒或吞咽困难。轻者可无全身性症状，重者伴发热、畏寒，体温可达39℃以上，起病急、病程较短。查体可发现咽部明显充血，扁桃体肥大、充血，表面可有脓点，有时伴有颌下淋巴结肿大、压痛。

· 慢性扁桃体炎的临床表现大多数无自觉症状，年龄较大患者常诉有咽痛，发作间歇期自觉症状少，可有咽干、发痒、异物感或急性咳嗽等轻微症状。

· 患者血常规检查示白细胞计数升高。

10.12.3 西药治疗

急性扁桃体炎伴发热的患儿常用解热镇痛药对症治疗。对于化脓患儿则需要用青霉素类、头孢菌素类、大环内酯类抗生素进行抗感染治疗。采取局部杀菌消毒的治疗，口含地喹氯铵含片、饭后睡前含漱复方硼砂溶液（应根据个体病情按需使用）。

（1）扁桃体炎轻症

人群特征：患者表现为咽喉疼痛、咽痒，有点吞咽困难。

治疗原则：对症治疗，降低感染程度。

✧ 对症局部杀菌药

· 地喹氯铵含片　　　　　　　　· 复方硼砂含漱液

· 西地碘片（华素片）

（2）扁桃体炎中重症

人群特征：患者表现为咽痛、吞咽困难、发热、畏寒、扁桃体肥大，甚至有脓点。

治疗原则：对症退热，及时抗感染治疗，预防并发症的产生。

◇ 对症退热药

■ 解热镇痛药类

- 对乙酰氨基酚混悬滴剂（泰诺林）
- 布洛芬混悬滴剂（美林）/混悬液/栓

◇ 抗感染药物

■ β-内酰胺类抗生素

- 阿莫西林干混悬剂
- 头孢呋辛酯颗粒/干混悬剂
- 头孢克洛颗粒/干混悬剂（希刻劳）

■ 大环内酯类抗生素

- 克拉霉素干混悬剂（克拉仙）
- 阿奇霉素干混悬剂（希舒美）/颗粒/糖浆

10.12.4　中医分证治疗

中医则以清热解毒、利咽消肿为基本治则。急性期风热搏结者，治以疏风清热、利咽消肿；热毒炽盛者，治以清热泻火解毒；肠腑不通者配以通腑泻火；扁桃体肉腐成脓者，治以泻火解毒并消痈排脓；慢性期治以养阴或益气，佐以祛邪利咽。

（1）风热搏结证

人群特征：患者表现为喉核赤肿，尚未化脓，咽喉疼痛，咽部不适有异物感，吞咽不利，微恶寒，可伴鼻塞流涕，头痛身痛，舌质红，苔薄白或黄，脉浮数。

治疗方法：疏风清热，解毒利咽。

- 小儿咽扁颗粒
- 清降片
- 利咽解毒颗粒
- 银黄口服液/颗粒

（2）热毒炽盛证

人群特征：患者表现为喉核赤肿明显，甚至溃烂化脓，吞咽困难，壮热不退，口干口臭，大便干燥，小便黄少，舌质红，苔黄腻，脉数。

治疗方法：清热解毒，消肿排脓。

- 热炎宁合剂/颗粒
- 山香圆颗粒
- 小儿清热宁颗粒
- 万应锭
- 清开灵泡腾片/口服液

（3）肺胃阴虚证

人群特征：患者表现为喉核肿大，色暗红，咽干喉燥，日久不愈，干咳少痰，大便干燥，小便黄少，舌质红，苔少，脉细数。

治疗方法：养阴清肺，利咽散结。

　　·养阴清肺糖浆/合剂　　　　　　·玄麦甘桔颗粒/含片

10.12.5　用药提示

·含片口感好，患者容易接受，但如果经常含服含片会使病菌产生耐药性；此外，易破坏口腔正常细菌，而使口腔正常菌群失调引起其他口腔疾病。

·尽管抗生素治疗急性扁桃体炎见效快，可很快控制急性期的症状，但容易反复，而反复使用抗生素易产生耐药性，并会损害肝肾功能，降低免疫力，破坏人体正常菌群。

10.12.6　健康提醒

·扁桃体炎患儿应养成良好的生活习惯，保证充足的睡眠时间，随季节交替、天气变化及时增减衣服，减少受凉感冒。

·均衡膳食，加强营养。孩子的饮食一定要做到营养均衡，比例合理。

·扁桃体是人体的重要免疫器官，因此，不主张轻易地切除扁桃体。

·慢性扁桃体炎发作期应及时干预治疗。若未能及时有效治疗或反复发作者，则可能引发风湿性关节炎、心肌炎、肾炎、风湿热等。

10.13　儿童变应性鼻炎

10.13.1　疾病概念

变应性鼻炎（AR）是特应性个体暴露于过敏原（变应原）后主要由免疫球蛋白E（IgE）介导的鼻黏膜非感染性慢性炎性疾病。AR不仅会对患儿的日常生活造成不利影响，还会增加罹患哮喘、过敏性结膜炎等相关疾病的风险。

其发病与环境因素直接相关，不同地区的过敏原也有所不同。我国各地区环境因素、气候因素及经济水平等差距较大，吸入过敏原的构成差异明显。抗生素使用等原因可导致新生儿肠道菌群多样性下降，与儿童变应性鼻炎的发生相关。按过敏原种类分为季节性变应性鼻炎和常年性变应性鼻炎。按症状分型指导临床用药方案选择，能够一定程度上帮助满足儿童AR治疗方案精准化、阶梯化的临床实际需求。

本病在中医学属于"鼻鼽"范畴，可有肺气虚寒、脾气虚弱、肾阳不足、肺经伏热等证型。

> **药师说**：鼽（qiú），中医指鼻塞不通的证候。

10.13.2 诊病看点

· 季节性变应性鼻炎症状发作呈季节性，常见过敏原为花粉、真菌等季节性吸入过敏原。花粉过敏引起的季节性变应性鼻结膜炎也称花粉症。不同地区季节性过敏原暴露的时间受地理环境和气候条件等因素影响。

· 常年性变应性鼻炎的症状发作呈常年性，常见过敏原为尘螨、蟑螂、动物皮屑等室内常年性吸入过敏原。

· 儿童变应性鼻炎症状的发作和持续时间不尽相同。当鼻塞、流涕、鼻痒、阵发性喷嚏等局部症状出现2项以上（含2项）、每日症状持续或累计1小时以上时，可伴有眼痒、结膜充血等症状，根据症状进行初步诊断。

10.13.3 西药治疗

变应性鼻炎的治疗策略包括环境控制、药物治疗、免疫治疗和健康教育。首先应制订全面的环境控制计划，采用综合性措施进行干预，尽可能避免所有明确的过敏原和刺激物，这对儿童AR的防治尤为重要。

（1）儿童轻度AR

人群特征：患者表现为单侧或双侧鼻塞、流清涕，鼻痒时用手向上推移鼻尖或鼻翼，每天晨起、夜晚或接触过敏原后，可出现数次阵发性发作喷嚏，症状呈间歇性，可能出现眼痒、眼红的症状。

治疗原则：控制环境、对症治疗，首选二代抗组胺药，单药治疗，症状持续发作时可选鼻用糖皮质激素类。

◇ 对症抗过敏药

■ 鼻用抗组胺药物

· 左卡巴斯汀鼻喷剂（立复汀）　　· 氮䓬斯汀鼻喷剂（爱赛平）

- 口服抗组胺药物
  - ·氯雷他定片（开瑞坦、息斯敏）　·咪唑斯汀缓释片（皿治林）
  - ·盐酸西替利嗪片（仙特明）
- 生理盐水灌洗鼻

（2）儿童中重度AR

人群特征：患者表现为单侧或双侧鼻塞、大量流清涕，鼻痒时用手向上推移鼻尖或鼻翼，出现眼痒、眼红、流泪症状，每天出现数次阵发性喷嚏，症状呈间歇性和持续性发作。

治疗原则：避免接触过敏原，选择鼻用糖皮质激素类、抗组胺、白三烯受体拮抗剂联合治疗。重度者可选择特异性免疫治疗。

- ◇ 局部抗炎抗过敏药
  - ■ 鼻用糖皮质激素类
    - ·糠酸莫米松鼻喷雾剂（内舒拿）　·丙酸倍氯米松鼻喷雾剂（伯克纳）
    - ·丙酸氟替卡松鼻喷雾剂（辅舒良）
    - ·曲安奈德滴鼻液（毕诺）
    - ·布地奈德鼻喷雾剂（雷诺考特）
  - ■ 鼻用抗组胺药物
    - 见上页"（1）儿童轻度AR"同类药项下。
  - ■ 鼻用过敏递质阻释剂
    - ·富马酸酮替芬滴鼻液
  - ■ 鼻用减充血药
    - ·羟甲唑啉滴鼻液（阿弗林）　·赛洛唑啉滴鼻液（诺通）
- ◇ 全身抗过敏抗炎药
  - ■ 抗组胺药物
    - ·氯雷他定片（开瑞坦、息斯敏）　·咪唑斯汀缓释片（皿治林）
    - ·盐酸西替利嗪片（仙特明）　·依巴斯汀片（开思亭）
  - ■ 白三烯受体拮抗剂
    - ·孟鲁司特钠咀嚼片（顺尔宁）
- ◇ 生物免疫治疗药
  - ■ 抗IgE治疗
    - ·注射用奥马珠单抗
- ◇ 免疫治疗
  - ·标准化过敏原疫苗

10.13.4 中医分证治疗

治疗时要辨虚实，实者祛外邪，清宣肺气、通利鼻窍；虚者补不足，温补清肺、健脾益气固表。

（1）风热证

人群特征：患者表现为鼻痒，喷嚏频作，鼻塞，或咳嗽，或咽痒，眼痒，流泪，口干烦热。

治疗方法：清宣肺气，通利鼻窍。

- 祛风止痒口服液
- 苍耳子鼻炎滴丸/胶囊
- 鼻渊通窍颗粒
- 滴通鼻炎水（喷雾剂）

（2）肺气虚证

人群特征：患者表现为鼻塞，鼻痒，喷嚏频频，清涕如水，眼痒，流泪，嗅觉减退，畏风怕冷，自汗，乏力气短。

治疗方法：温肺散寒，益气固表。

- 通窍鼻炎颗粒
- 辛芩颗粒
- 畅鼻通颗粒
- 玉屏风口服液

（3）脾气虚证

人群特征：患者表现为鼻塞，鼻痒，清涕连连，喷嚏突发，眼痒，流泪，面色少华，食少纳呆，消瘦，倦怠乏力，大便不调。

治疗方法：益气健脾，升阳通窍。

- 参苓白术口服液/颗粒

10.13.5 用药提示

· 临床推荐使用全身生物利用度低的鼻用激素类，注意各类药物的年龄限制和推荐剂量，治疗过程中需注意定期监测儿童身高等生长发育指标。

· 对于 AR 伴哮喘的患儿，同时使用鼻喷雾剂和吸入性糖皮质激素类时需特别注意不良反应的叠加效应。不推荐鼻腔注射和全身使用糖皮质激素类治疗儿童 AR。

· 儿童常用的鼻用减充血剂为羟甲唑啉和赛洛唑啉，可快速缓解鼻塞，但对 AR 的其他鼻部症状无明显缓解作用。浓度过高、疗程过长或用药过频时易诱发药物性鼻炎，或因反跳性鼻黏膜充血导致鼻塞，故临床上应慎用。3 岁以下儿童不推荐使用。

· 第一代口服抗组胺药（如氯苯那敏）具有明显的抗胆碱能作用、中枢抑制作用及对认知功能的潜在影响，不推荐使用。

10.13.6 健康提醒

·由于AR周期长、病程反复的特点，患儿及其监护人应以积极健康的心态面对治疗，减轻心理压力，稳定情绪，树立康复的动机。

·鼻腔盐水冲洗是儿童AR的辅助治疗方式。使用生理盐水或高渗盐水冲洗能直接清洗鼻腔黏膜，有效清除鼻内炎性分泌物、过敏原及其他刺激性物质，降低鼻腔分泌物中组胺、白三烯及前列腺素D_2等炎性介质的含量，进而减轻鼻黏膜水肿，改善黏液纤毛清除功能。

·花粉过敏者在致敏花粉播散季节应关注本地区花粉预报，尽量减少外出，或外出时佩戴防护口罩、防护眼镜等。

10.14 急性中耳炎

10.14.1 疾病概述

小儿急性中耳炎是指细菌和/或病毒等病原体经咽鼓管直接进入鼓室，引起中耳腔黏膜感染。通常继发于普通感冒，在48小时内发病，病程不超过12周。急性中耳炎是儿童的常见病和多发病，发病高峰期在1～2岁。冬春季节是高发期，上呼吸道感染患儿中急性中耳炎的发生率大约10%。

急性中耳炎包括急性分泌性中耳炎和急性化脓性中耳炎。急性分泌性中耳炎是以传导耳聋和鼓室积液为主要特征的中耳非化脓性炎性疾病；急性化脓性中耳炎是中耳黏膜的急性化脓性炎症。

本病属中医"耳胀""风聋""耳闭""脓耳"的范畴。

10.14.2 诊病看点

·婴幼患儿一般会表现为搔耳、摇头、易烦躁不安。

·化脓性中耳炎会表现出持续性耳痛、高热、哭闹、恶心和呕吐等全身性症状。

·引发疾病的病原体主要有细菌和病毒。最常见的致病菌为肺炎链球菌。其次为未分型流感嗜血杆菌、卡他莫拉菌、金黄色葡萄球菌等。化脓性中耳炎的脓性分泌物检测是必要的，可明确病原菌。

·细菌性感染患者血常规检查示白细胞计数升高、中性粒细胞比例升高，C反应蛋白增高。

10.14.3 西药治疗

儿童急性中耳炎的病因治疗主要是使用抗感染药物，结合其他对症治疗，以综合性治疗为原则。积极治疗上呼吸道疾病，如慢性扁桃体炎、慢性化脓性鼻窦炎，及时治愈急性化脓性中耳炎。可以使用滴耳油或耳炎液等外用药，通畅咽鼓管，预防中耳内产生负压和渗出物。

急性分泌性中耳炎

人群特征：患者表现为起病急，高热，寒战，耳持续疼痛，阵发性跳疼（婴幼儿表现为哭吵等症状），鼓室黏膜急性充血及水肿，严重时鼓膜突出或有小穿孔，有血水样渗出物，颈部可有淋巴结肿大和压痛。

治疗原则：病因治疗，局部治疗以及控制感染。

◇ 鼻用减充血药
- 盐酸羟甲唑啉喷雾剂

◇ 局部滴耳抗菌药
- 1%～3%过氧化氢溶液
- 硼酸甘油涂剂
- 3%硼酸酒精
- 0.25%氯霉素滴耳液
- 0.3%氧氟沙星滴耳液
- 复方利福平滴耳液

◇ 抗感染药物

■ β-内酰胺类抗生素
- 阿莫西林颗粒/干混悬剂
- 头孢克洛干混悬剂（希刻劳）/颗粒
- 头孢呋辛酯颗粒/干混悬剂
- 头孢克肟颗粒/干混悬剂

■ 大环内酯类抗生素
- 阿奇霉素干混悬剂（希舒美）/颗粒

10.14.4 中医分证治疗

中医治疗原则是急则治其标，以祛邪通窍为主要治则。风邪侵袭者治以疏风散邪、宣肺通窍，肝胆湿热者治以清泻肝胆、利湿通窍。

（1）风邪侵袭证

人群特征：患者表现为耳胀耳闷，耳痛，听力下降，耳膜淡红，或内陷，或有液平面等，伴有鼻塞、流涕、头痛、发热恶寒等症状。

治疗方法：疏风散邪，宣肺通窍。

·黄连上清颗粒/片

（2）肝胆湿热证

人群特征： 患者表现为耳部疼痛，跳疼或刺痛，婴幼儿表现为惊哭，或有听力减退，耳膜红赤或饱满，或见鼓膜小穿孔及搏动性溢脓，伴有发热、烦躁不安、口苦口干、尿黄便干等症状。

治疗方法： 清泻肝胆，利湿通窍。

·龙胆泻肝口服液/颗粒　　　　　·耳聋丸

10.14.5　用药提示

·局部用药前先清洗外耳道及中耳腔内脓液，可用3%过氧化氢或硼酸水清洗，后用棉签拭净或以吸引器吸尽脓液，方可滴药。

·2岁以下的儿童禁止使用盐酸羟甲唑啉喷雾剂，一般建议2～6岁的儿童谨慎使用，如果必须使用，需要在儿科或耳鼻喉科医师的指导下用药。

·抗生素滴耳剂宜参照中耳脓液的细菌培养及药物敏感试验结果，选择适当药物。氨基糖苷类抗生素用于中耳局部会引起内耳中毒，应慎用或尽量少用。

10.14.6　健康提醒

·儿童是各型中耳炎的好发人群，由于儿童难以描述耳痛、耳闷或听力下降等表现，临床上常易漏诊和误诊，家属也容易忽视，容易转为比较难治的慢性中耳炎。

·对于儿童来说，必须注意感冒时要观察有无耳痛、流脓表现。平日需注意儿童听力表现，看电视的声音是否过响。

·要积极处理鼻腔鼻咽病变，儿童有夜眠打鼾表现需要去医院检查有无腺样体肥大。

·婴幼儿哺乳时，应使头的位置稍高，防止乳汁通过咽鼓管进入鼓室。

10.15　鹅口疮

10.15.1　疾病概述

鹅口疮是以口舌黏膜上有散在白屑，或白膜满布，状如鹅口为特征的一种小儿常见疾病，其色白似雪花，又称"雪口"，属于白念珠菌感染所致的口腔疾病。

本病一年四季均可发生，多见于新生儿及营养不良、腹泻、长期使用广谱抗生素或直接吸入糖皮质激素类的患儿。新生儿多经产道感染，或者因哺乳时乳头不洁或使用污染的乳具感染。若患儿机体抵抗力极度低下或治疗不当，病变可向消化道、呼吸道甚至全身蔓延，出现呕吐、吞吐困难、声音嘶哑或呼吸困难等，严重危及生命。

中医学认为脾开窍于口，脾络布于舌下，口腔黏膜有赖于脾气颐养；心开窍于舌，心脉布于舌下。口舌为心脾之外窍，因而鹅口疮的病变脏腑主要在心脾，心脾积热是其病理变化。鹅口疮有心脾积热和虚火上炎之分，可从全身及局部辨证。凡发热不高，纳食稍差，呼吸平顺，鹅口疮范围局限者，为轻症。若发热高或体温上升，精神萎靡，白屑范围广泛，层层叠叠，壅塞气道，呼吸困难，影响吮乳进食，为重症。

10.15.2 诊病看点

· 白色斑膜散布在口腔黏膜表面、舌上、颊内、牙龈或上唇、上腭，可以融合成片。重者可蔓延到咽喉等处，影响吮乳及呼吸。

· 鹅口疮多见于新生儿和婴幼儿，久病体弱儿（慢性腹泻病、营养不良）或者长期使用抗生素或糖皮质激素类者。

· 鹅口疮患者可能有发热及全身性症状。

· 口疮（溃疡性口腔炎）多见于婴幼儿，口舌黏膜上出现淡黄或白色溃疡，局部灼热疼痛，多因细菌感染所致，有别于鹅口疮。

10.15.3 西药治疗

积极抗真菌治疗，去除诱因，治疗全身性疾病，保持口腔卫生，补充营养及维生素。局部清洁口腔，使用制霉菌素混悬液涂搽患处，口服肠道微生态制剂，纠正肠道菌群失调，抑制真菌生长。

（1）鹅口疮轻症

人群特征：患儿表现为口腔黏膜表面覆盖白色乳凝块样小点或小片状物，可逐渐融合成大片，不易擦去，初期不影响吃奶，无全身性症状。

治疗原则：局部清洁杀菌。

◇ 局部外用杀菌药

- 2%碳酸氢钠溶液
- 制霉菌素鱼肝油混悬溶液
- 克霉唑甘油
- 冰硼散

（2）鹅口疮重症

人群特征：患儿表现为口腔黏膜表面覆盖白色乳凝块样小点或小片状物，融合成大片，不易擦去，发热、精神萎靡，影响吮乳进食，呼吸困难。

治疗原则：对症用药，局部清洁杀菌，调整肠道菌群。

◇ 局部外用杀菌药

- 2%碳酸氢钠溶液
- 制霉菌素鱼肝油混悬溶液
- 冰硼散
- 克霉唑甘油
- 青黛散

◇ 改善肠道微生态药

- 枯草杆菌二联活菌颗粒
- 双歧杆菌乳杆菌三联活菌片

10.15.4　中医分证治疗

小儿鹅口疮主要为邪毒入侵所致，一般证候较轻，但若用药不当损伤正气，致机体抵抗力更加低下，虚实夹杂，则病情加重难愈。中医治疗宜分清虚实，实火者清热解毒泻火，虚火者宜滋阴降火潜阳，引火归原。用药须内服与外用相结合，对轻症、病变局限于口腔黏膜的患者，单用外用法即可取效。

（1）心脾积热证

人群特征：患者表现为口腔舌面满布白屑，周围焮红较重，面赤唇红，烦躁不宁，吮乳啼哭，或伴发热，口干或渴，大便秘结，小便短赤，舌质红，苔黄厚腻，脉滑数，病程短。

治疗方法：清泻心脾积热。

- 清热泻脾散
- 导赤丹
- 五福化毒丹
- 小儿清热解毒口服液
- 万应胶囊
- 桂林西瓜霜（局部用）
- 冰硼散（局部用）
- 青黛散（局部用）

（2）虚火上浮证

人群特征：患者表现为口腔白屑散在，周围焮红不重，形体怯弱，面白颧红，神疲困乏，口干不渴，或大便溏，舌嫩红，少苔，脉细数无力。

治疗方法：滋阴降火，引火归原。

- 知柏地黄丸（虚火上浮）
- 桂附散（外用）
- 六味地黄丸（虚火上炎）

10.15.5　用药提示

·哺乳期母亲不要过量使用抗生素，避免引起或加重婴儿鹅口疮。必须使用抗生素时，婴儿应该改为人工喂养。

·可以局部先用2%碳酸氢钠溶液清洗，涂搽自制制霉菌素混悬溶液[取制霉菌素片（50U/片）2片研碎加入10mL生理盐水或冷开水，混合搅拌制成混悬液]或克霉唑甘油外用局部涂抹。

10.15.6　健康提醒

·患儿饮食上给予富含维生素C和维生素B_2的食物。

·哺乳期的母亲在喂奶前应用温水清洗乳晕和乳头；而且应经常洗澡、换内衣、剪指甲，每次抱孩子时要先洗手。

·注意小儿口腔清洁，哺乳婴儿的奶瓶、奶嘴应及时消毒，进食餐具清洗干净后再蒸10～15分钟，防止感染。

·婴幼儿的被褥和玩具要定期拆洗、晾晒；宝宝的洗漱用具要和家长的分开，并定期消毒。

·婴儿室应注意隔离，以防交叉感染。

·保持室内空气流通，温度不宜太高，防止潮湿，以免白念珠菌的滋生和繁殖。

·幼儿应经常性地进行一些户外活动，以增加机体的抵抗力。

10.16　疱疹性口炎

10.16.1　疾病概述

疱疹性口炎是一种由单纯疱疹病毒所致的口腔黏膜感染性疾病，也可单独发生在嘴唇及口周皮肤。临床上以出现簇集性小水疱为特征，有自限性，易复发。

本病主要是经呼吸道、消化道与破损皮肤直接感染。多见于6岁之前的儿童，特别是6个月至3岁的儿童。

本病属于中医学"小儿口疮"的范畴。

10.16.2　诊病看点

·通常有疱疹患者的接触史，潜伏期 4～7 天，起病急，伴发热、烦躁、拒食、流涎。

·疱疹多发于唇红部、口周皮肤和口腔黏膜，呈散在或成丛的小水疱，周围有红晕。起初时发痒，继而有疼痛感，水疱很快溃破，形成浅溃疡。牙龈红肿充血，触之易出血。

·全身性症状或轻或重，所属淋巴结有时略肿大。婴儿发生在口腔黏膜者，常因拒食啼哭才被发现。整个病程 7～10 天。

10.16.3　西药治疗

一般以对症治疗为主，先保持口腔卫生，防治继发感染；若有继发感染者可服用抗生素。

人群特征：患者表现为口唇部、口周皮肤出现疱疹。

治疗原则：控制感染，对症治疗。

◇ 局部抗病毒药
　·酞丁安软膏　　　　　　　·阿昔洛韦乳膏

◇ 局部抗菌药
　·2.5% 金霉素甘油剂

◇ 维生素补充药
　·维生素 C 片　　　　　　　·复合维生素 B 片

◇ 抗病毒药
　·利巴韦林颗粒　　　　　　·阿昔洛韦颗粒

10.16.4　中医分证治疗

本病以实证为主，以疏风散火、清热解毒为主。内服药的用时，可配合外用药清热解毒，缓解症状。

风热乘脾证

人群特征：患者表现为口颊、上腭、齿龈、口角溃烂为主，甚则满口糜烂、周围焮红，疼痛拒食，烦躁不安，口臭，涎多，小便短赤，大便秘结，或伴发热，舌质红，苔薄白，脉浮数。

治疗方法：疏风散火，清热解毒。

✧ 口服药
 ・健儿清解液
 ・小儿清热片
 ・双黄连口服液/糖浆

✧ 外用药
 ・青黛散
 ・桂林西瓜霜喷剂
 ・八味锡类散
 ・粘膜溃疡散

10.16.5 用药提示

・一般非发热感染者可以外用抗感染治疗，先不必口服抗病毒药物，切忌使用任何糖皮质激素类乳膏。

・维生素C不必选择咀嚼片或泡腾片，以免维生素C的酸性造成口腔溃疡面疼痛。

10.16.6 健康提示

・病情严重者应卧床休息，进食困难者可静脉输液，补充B族维生素、维生素C等对症和支持疗法。

・单纯疱疹病毒感染，主要通过飞沫、唾液及疱疹液直接接触传播，也可以通过食具和衣物间接传染，传染方式主要为直接经呼吸道、口腔、鼻、眼结膜、生殖器黏膜或破损皮肤进入人体。

10.17 蛔虫病

10.17.1 疾病概述

蛔虫病是小儿感染蛔虫卵引起的常见肠道寄生虫病，临床以脐周疼痛，时作时止，饮食异常，大便下虫或粪便镜检有蛔虫卵为主要特征。蛔虫寄生于人体小肠，夺取营养，也引起肠梗阻、肠扭结、肠穿孔、胆道感染和阻塞及蛔虫性阑尾炎等急腹症，甚至还可钻入肝脏，侵入其他部位危及生命。

蛔虫，又称为"蚘虫""蛕虫""长虫"。胆道蛔虫病属于中医"蛔厥"，蛔虫性肠梗阻属于中医"虫瘕"。

10.17.2 诊病看点

・轻者无任何症状，严重感染可引起食欲不振或多食易饥，异食癖。

- 常出现腹痛，位于脐周，喜按揉，不剧烈。
- 部分患儿会有烦躁易惊或萎靡、磨牙症状。

10.17.3　西药治疗

蛔虫病的治疗原则包括驱虫治疗和并发症的治疗，首选甲苯达唑或阿苯达唑，胆道蛔虫病选用枸橼酸哌嗪。若并发感染应尽早使用在肝胆中浓度高的抗生素，如氨苄西林、红霉素等。防治蛔虫感染应采取综合措施，包括查治感染者、管理粪便和通过健康教育来预防感染。

人群特征：患者表现为食欲不振，或多食易饥，常有腹痛，喜按揉，甚至烦躁不安。

治疗原则：驱虫治疗，预防并发症。

◇驱虫药
- 甲苯咪唑片（安乐士）
- 磷酸哌嗪宝塔糖
- 阿苯达唑片（史克肠虫清）

10.17.4　中医分证治疗

中医以驱蛔杀虫为基本原则，辅以调理脾胃之法。具体应用当视患儿体质强弱、病情急缓区别对待。

10.17.4.1　蛔虫病

（1）虫积肠胃证

人群特征：患者表现为脐周疼痛，时作时止，按之无明显压痛，或食欲不振，或嗜食、异食；重者形体消瘦，面色萎黄，肚腹胀大，青筋显露，大便不调或便下蛔虫或粪检见蛔虫卵。

治疗方法：健胃消积，驱蛔杀虫。
- 儿童清热导滞丸
- 使君子丸
- 保儿安颗粒
- 健儿药片
- 肥儿丸/糖浆

（2）脾虚虫积证

人群特征：患者表现为体瘦疲乏，面色萎黄，食欲不振，腹部胀大，按之有条索状包块，或间断腹痛，大便排虫，便溏。

治疗方法：健脾益气，驱蛔杀虫。
- 小儿康颗粒

10.17.4.2 蛔厥证

人群特征：患者表现为肠蛔虫证的症状，腹部绞痛阵作，疼痛在右下腹或剑突下，肢冷汗出，呕吐，重者腹痛持续而阵发性加剧，可伴畏寒发热，甚至出现黄疸，舌淡或红，苔白腻或黄，脉弦紧或数。

治疗方法：安蛔定痛，继之驱虫。

- 乌梅丸

10.17.5 用药提示

- 尽量选择饭前半小时或睡前十五分钟服药，以保证空腹状态下用药。
- 驱虫药的服用剂量没有特别固定的要求，比如常见的阿苯达唑片一般是顿服两片，但是根据后期的治疗效果可以进行用量的适当调整。
- 切忌大剂量长期用药，因为驱虫药毕竟有一定的毒性，可能会对身体造成伤害。2岁以下儿童禁用甲苯达唑和阿苯达唑。

10.17.6 健康提醒

- 服用驱虫药期间要选择清淡的饮食，拒绝油腻的食物，否则不利于蛔虫排出体外。同时在这段时间应少吃洋葱、豆类等易产气的食物，以免产生的气体不能及时排出体外造成消化不良。
- 在用药后，应多喝水、多吃水果蔬菜等富含纤维素的食物，加强肠胃蠕动，进而达到更好的效果。

10.18 手足口病（轻症）

10.18.1 疾病概念

手足口病是由肠道疱疹病毒引起的急性传染病，多发生于学龄前儿童，尤其以3岁以下年龄组发病率最高，可引起手、足、口腔等部位的疱疹，少数患者可出现心肌炎、肺水肿、无菌性脑膜炎等并发症，极少数死亡。

引起手足口病的肠道病毒主要经粪-口和/或呼吸道飞沫传播，亦可经接触患者皮肤、黏膜、疱疹液而感染。潜伏期多为2～10天，平均3～5天。

手足口病属于中医"瘟疫"范畴。疫毒经口鼻而入，湿热侵袭脾肺，外发四肢，上熏口咽，发为疱疹，并见发热、倦怠、恶心、便秘等症状。

10.18.2 诊病看点

- 手足口病分布极广泛，无严格地区性。四季均可发病，以夏秋季多见，冬季发病较为少见。患者和隐性感染者均为传染源。
- 发病前数天，感染者咽部与粪便就可以检出病毒，通常发病后1周内传染性最强。
- 急性起病，发热，口腔黏膜出现散在疱疹，米粒大小，疼痛明显；手掌或脚掌部出现米粒大小疱疹，臀部或膝盖偶可受累。疱疹周围有炎性红晕，疱内液体较少。
- 部分患儿伴有咳嗽、流涕、食欲不振、恶心、呕吐、头痛等症状。
- 本病为自限性疾病，多数预后良好，不留后遗症。

10.18.3 中西药治疗

本病如无并发症，预后一般良好，多在一周内痊愈。对发热或流感样症状进行对症治疗，同时密切注意皮疹、生命体征、神经系统及肺部体征，特别是3岁以下儿童警惕向重症、危重症转化。

人群特征：患者多为学龄前儿童，婴幼儿多见，出现发热伴手、足、口、臀部皮疹，部分病例可无发热。

治疗原则：对症治疗。

◇ 抗病毒药
- 利巴韦林颗粒
- 盐酸吗啉胍片（病毒灵）

◇ 皮损止痒药
- 炉甘石洗剂（外用）

◇ 治疗口咽疱疹中成药
- 西瓜霜喷剂
- 双料喉风散
- 青黛散
- 冰硼散

10.18.4 中医分证治疗

依据湿热侵袭脏腑及郁蒸程度辨证论治。

（1）脾肺湿热证

人群特征：患者表现为口腔黏膜出现散在疱疹，手足和臀部出现斑丘疹、疱疹，发热或未发热流涎，神情倦怠，舌淡红、苔腻，脉数。

治疗方法：清热解毒，化湿祛邪。

- 蓝芩口服液
- 小儿豉翘清热颗粒
- 金莲清热泡腾片
- 抗病毒口服液
- 蒲地蓝消炎口服液
- 金振口服液
- 六神丸
- 馥感啉口服液

（2）湿热郁蒸证

人群特征：患者表现为高热，口腔溃疡，疹色不泽，精神萎靡，舌红或绛，少津，苔黄腻，脉细数。

治疗方法：清气凉营，解毒化湿。

- 热毒宁注射剂
- 痰热清注射液
- 连花清瘟颗粒
- 羚珠散

10.18.5 用药提示

· 患儿有其他合并症时，密切监测病情变化，尤其是脑、肺、心等重要脏器功能；危重患者特别注意监测血压和血糖等。注意维持水、电解质、酸碱平衡及对重要脏器的保护。出现低氧血症、呼吸困难等呼吸衰竭征象者，宜及早进行机械通气治疗。

· 抗病毒药一般在发病24小时到48小时前使用才是最佳的。而往往确诊手足口病的时候，都已经过了最有效的治疗阶段，现在也不提倡用抗病毒药物。

10.18.6 健康提醒

· 患儿不要接触其他儿童，父母要及时对患儿的衣物进行晾晒或消毒，对患儿粪便及时进行消毒处理；轻症患儿不必住院，宜居家治疗、休息，以减少交叉感染。

· 适当休息，清淡饮食。做好口腔和皮肤护理。

10.19　小儿湿疹

10.19.1 疾病概述

小儿湿疹是由多种内外因素引起的一种具有多形性皮损和易有渗出倾向的炎症性皮肤病，伴有明显瘙痒、易复发等特征，严重影响患者的生活质量。皮疹一般对称分布，常反复发作，好发于面区、头皮、颈、臀区及四肢屈侧，尤其多见于面颊和额区，自觉瘙痒剧烈。根据湿疹发病年龄的不同，分为婴儿湿疹和儿童湿疹。婴儿湿疹的发病率为13.3%～35.28%。儿童湿疹的患病率大约7%～8%，随年龄增加逐渐降低。

本病属于中医学"浸淫疮""湿疮""四弯风"和"婴儿湿疮"等范畴。中医称婴儿湿疹为"奶癣"。

10.19.2　诊病看点

· 婴儿湿疹是发生在婴儿头面部的一种急性或亚急性湿疹，皮损是以丘疱疹为主的多形性损害，有渗出倾向，反复发作，急慢性期重叠交替，伴剧烈瘙痒，病因常难以确定。

· 儿童湿疹大多属于干性，皮疹为较大且隆起的棕红色丘疹，表面粗糙，可融合成棕褐色苔藓样斑块，前者多见于四肢伸侧，后者则好发于肘窝、腋窝、颈部两侧及腕、背等。经过搔抓，常有少许渗液、表皮剥脱及抓痕。

· 患儿湿疹的体征可以分为急性、亚急性及慢性三期。

· 小儿湿疹急性期表现为在红斑、水肿的基础上出现粟粒大丘疹、丘疱疹、水疱、糜烂及渗出，病变区域向周围蔓延，外围有散在丘疹和丘疱疹，故边界模糊。

· 小儿湿疹亚急性期则表现为红肿和渗出减轻，糜烂面结痂、脱屑。

· 小儿湿疹慢性期表现为病变皮肤粗糙肥厚，苔藓样变，可伴有色素改变，手足部湿疹可伴发甲改变。

10.19.3　西药治疗

儿童湿疹可以先适当选用抗组胺药、维生素C等药物进行抗炎止痒治疗，一般不宜使用糖皮质激素类。湿疹治疗依据皮损严重程度选择合适的药物剂型，轻度湿疹选弱效糖皮质激素类，如氢化可的松、地塞米松乳膏；中度湿疹选择中效激素类，如曲安奈德、糠酸莫米松等。疑与细菌感染有关者可合用外用抗生素类制剂或使用含抗菌作用的复方制剂。重度肥厚性皮损选择强效激素类，如哈西奈德、卤米松乳膏；儿童患者、面部及皮肤皱褶部位皮损一般使用弱效或中效激素类即有效。强效糖皮质激素类连续应用一般不超过2周，以减少急性耐受及不良反应。钙调神经磷酸酶抑制剂如他克莫司软膏、吡美莫司乳膏对湿疹有明确治疗作用，且没有糖皮质激素类的副作用，尤其适合头面部及身体部位湿疹的治疗。

人群特征：患者皮肤表现为在红斑、水肿的基础上出现粟粒大丘疹、丘疱疹，水疱、糜烂及渗出，或糜烂面结痂、脱屑，皮肤瘙痒。

治疗原则：止痒消炎，预防感染。

◇ 抗组胺止痒药
- 氯雷他定糖浆（开瑞坦）/颗粒
- 盐酸西替利嗪滴剂（仙特明）

◇ 外用抑菌药
- 3%硼酸溶液
- 0.1%利凡诺溶液炉甘石洗剂
- 0.1%盐酸小檗碱溶液

◇ 外用糖皮质激素类
- 糠酸莫米松乳膏（艾洛松）
- 曲安奈德益康唑乳膏（派瑞松）
- 丁酸氢化可的松乳膏（尤卓尔）
- 哈西奈德溶液/乳剂
- 复方曲安奈德乳膏（康纳乐）
- 卤米松乳膏

◇ 外用免疫抑制药
- 他克莫司软膏（普特彼）
- 吡美莫司乳膏（爱宁达）

◇ 外用收敛润肤药
- 氧化锌软膏

10.19.4 中医分证治疗

中医治疗以清热利湿止痒为主要治法。急性、亚急性期选择以清热利湿、祛风止痒为治法，慢性期则选择以养血止痒为治法。对于婴幼儿湿疹应健脾与清化湿邪相结合。

（1）湿热俱盛证

人群特征：患者表现为皮损多见红斑、水疱、滋水淋漓，味腥而黏，或有糜烂，结痂，瘙痒难忍，皮疹泛发四肢及躯干，以屈侧为主，伴口苦而腻，小便短赤，大便黏滞，舌红，苔黄腻，脉濡滑或滑数。

治疗方法：清热利湿，祛风止痒。
- 苦参片
- 儿肤康搽剂（外用）
- 青蛤散（外用）
- 参柏洗液（外用）

（2）脾虚湿盛证

人群特征：患者表现为病程较长，皮损色暗红不鲜，表面有水疱、渗液，部分干燥结痂，患者体质差，消瘦，胸闷纳少，大便溏稀，或夜间哭闹不安，腹泻，吐乳等，苔白腻，脉濡缓。

治疗方法：健脾除湿。

- 启脾丸
- 羌月乳膏（外用）
- 丹皮酚软膏（外用）
- 青鹏软膏（外用）
- 冰黄肤乐软膏（外用）

（3）血虚风燥证

人群特征：患者表现为皮损反复发作，皮肤浸润肥厚，干燥脱屑，色素沉着或呈苔藓样变，分布局限或以四肢弯曲部位为主，瘙痒剧烈，抓破少量渗水，伴口渴咽干，夜寐不安，大便干结，或有哮喘、鼻炎等病史，舌淡，苔薄或少苔，脉细数。

治疗方法：养血滋阴，祛风润燥。

- 润燥止痒胶囊
- 羌月乳膏（外用）
- 青鹏软膏（外用）
- 冰黄肤乐软膏（外用）

10.19.5 用药提示

- 口服泼尼松治疗婴儿湿疹见效快，但停药后极易复发，达不到根治的作用。长期用药不良反应明显，并且易产生耐药性。激素类的主要不良反应有抑制生长和发育；抑制免疫功能，导致免疫功能低下或紊乱，使小儿容易发生严重感染。
- 湿疹患儿皮肤屏障功能有破坏，易继发刺激性皮炎、感染及过敏而加重皮损，因此保护屏障功能非常重要。应选用对患者皮肤无刺激的治疗，预防并适时处理继发感染，对皮肤干燥的亚急性及慢性湿疹加用保湿剂。
- 维生素C、葡萄糖酸钙等有一定抗过敏作用，可以用于急性发作或瘙痒明显者。

10.19.6 健康提醒

- 中药煎汤局部洗浴可以治疗婴儿湿疹，其效果不错。
  - 方法一：若皮肤糜烂、水疱、渗出较多者可以用黄柏、马齿苋、生地榆，任选其中1味或2味，各30g加水2000mL，水煎15～20分钟，待微温时，用纱布叠5～6层蘸药水，稍拧干，敷于患处，隔20～30分钟再蘸水换敷，每日3～4次，直至不流水为止。
  - 方法二：用金银花10g、野菊花10g、蛇床子10g、生甘草6g，煎水。干性湿疹可洗患处，每日2～3次；湿性湿疹外洗后再涂黄柏软膏（黄柏粉3g、煅石膏粉9g、枯矾4.5g、青黛3g,加菜油适量调和），每日3～4次外用。
- 指导患儿寻找和避免环境中常见的变应原及刺激原，避免搔抓及过度清洗。
- 急性湿疹患儿最好在治疗后1周、亚急性患儿在治疗后1～2周、慢性湿疹患儿在治疗后2～4周复诊一次。

10.20 注意缺陷多动障碍

10.20.1 疾病概述

注意缺陷多动障碍（ADHD）是一种儿童时期较常见的神经发育障碍性疾病，常在12岁以前发病，以学龄儿童为多，病程至少持续6个月。其表现与同龄儿童发育水平不相称，主要临床表现为注意缺陷、活动过度和冲动三大核心症状。常伴学习或工作困难、情绪和行为方面障碍，但智力正常或基本正常，可有家族史。

注意缺陷多动障碍病因复杂，由多种因素造成。

根据临床表现本病多属于中医学"躁动""健忘"等范畴。

10.20.2 诊病看点

- 患儿表现为注意力集中时间短，易分散，对各种刺激都会产生反应。
- 患儿与同龄同性别多数儿童相比，其活动水平超出了与其相适应的应有水平。多起始于幼儿早期。
- 患儿还表现出做事好动，不考虑后果，情绪常不稳定，容易过度兴奋，也容易因小事而不耐烦、发脾气，甚至出现反抗和攻击行为。
- 部分患儿存在空间知觉障碍、视听转换障碍等，但智力正常或接近正常，不过常出现学习困难，学业成绩明显落后于应有水平。
- 部分患儿会因经常受到老师和家长的批评及同伴的排斥而出现焦虑和抑郁。

10.20.3 西药治疗

本病的治疗是以综合评估为主，合理使用药物，并积极配合心理和行为治疗。共患病的治疗原则是以治疗首发或原发病为主，同时兼顾共患病的治疗。

人群特征：患者常表现出注意力不集中，做事冲动，情绪不稳定，学习力障碍，甚至有点焦虑或抑郁。

治疗原则：考虑患者既往治疗情况和目前身体状况，确定药物的使用顺序，按个体化原则，从小剂量开始，逐渐调整，达到最佳剂量和维持治疗。

- ◇ 改善注意缺陷多动等功能药
  - ■ 中枢兴奋剂
    - ·盐酸哌甲酯片/缓释片（专注达）
- ◇ 减轻症状及功能损害药
  - ■ 中枢去甲肾上腺素调节药
    - ·盐酸托莫西汀胶囊（择思达）
  - ■ 选择性 α_2 受体激动剂
    - ·盐酸胍法辛缓释片
- ◇ 治疗情绪行为障碍药
  - ·盐酸安非他酮片

10.20.4 中医分证治疗

本病以泻实补虚、调和脏腑、平衡阴阳为基本原则。心肝火旺者，治以清心平肝；痰火内扰者，治以泻火豁痰；肝肾阴虚者，治以滋阴潜阳；心脾两虚者，治以补益心脾。

（1）肝肾阴虚证

人群特征：患者表现为多动难静，急躁易怒，冲动任性，神思涣散，注意力不集中，难以静坐，记忆力欠佳，学习成绩低下，五心烦热，盗汗，口干咽燥，或有遗尿，大便秘结，舌质红，脉细弦。

治疗方法：滋阴潜阳，宁神益智。

- ·多动宁胶囊
- ·静灵口服液
- ·小儿智力糖浆
- ·小儿黄龙颗粒

（2）心脾两虚证

人群特征：患者表现为神思涣散，注意力不集中，神疲乏力，形体消瘦或虚胖，多动而不暴躁，做事有头无尾，言语冒失，睡眠不实，记忆力差，伴自汗盗汗，偏食纳少，面色无华，舌质淡，苔薄白，脉虚弱。

治疗方法：养心安神，健脾睿智。

- ·归脾丸/口服液/颗粒

10.20.5　用药提示

- 哌甲酯类和苯丙胺类药物均属于兴奋剂，为管制类药物，但在临床上被认为是治疗注意缺陷多动障碍的一线药物。
- 服用兴奋剂的患者有较高的生长抑制发生率，提示苯丙胺对生长的抑制作用略大于哌甲酯。可以推荐采用药物假期办法（如在夏季停药），但需要对患者的风险与收益进行评估。
- 安非他酮仅用于注意缺陷多动障碍伴抑郁症状的患者。
- 胍法辛和可乐定均仅用于治疗轻度患者。注意如果是缓释制剂请勿碾碎服用。

10.20.6　健康提醒

- 最好的非药物治疗是行为治疗，通常伴随某种形式的教育。行为疗法是通过强化所期望的行为来消除或限制不适当的行为。行为疗法可以缓解注意缺陷多动障碍症状，特别是在家庭环境中与药物联合治疗时可以增加疗效。

第 11 章

口腔疾病用药

口腔疾病主要包含牙周病、口臭、口干、唇疱疹、鹅口疮、口腔溃疡等。口腔清洁不佳、吸烟、压力大或糖尿病等慢性病都可能会增加口腔和牙龈疾病的风险。本章仅涉及口腔溃疡及牙痛病症。日常生活中养成良好的生活习惯以及正确的饮食结构是预防这两种疾病的关键，本书介绍的两种疾病的药物治疗仅是对症治疗。

11.1 口腔溃疡

11.1.1 疾病概述

口腔溃疡又称为"口疮",指口腔内之唇、舌、颊及上腭等处黏膜发生单个或多个黄白色如豆大的溃烂点。溃点局部疼痛,或平时不痛,而仅在受刺激时才感疼痛,常易反复发作。其病因及致病机制仍不明确。诱因可能是局部创伤、精神紧张、食物、药物、激素水平改变及维生素或微量元素缺乏。系统性疾病、遗传、免疫及微生物在口腔溃疡的发生中起重要作用。缺乏微量元素锌、铁,缺乏叶酸、维生素B_{12}以及营养不良等,可降低免疫功能,增加口腔溃疡发病的可能性。

中医学称之为"口疳""口舌生疮",是一种常见发生于口腔黏膜的溃疡性损伤病症。

11.1.2 诊病看点

· 口腔黏膜上生黄白色如豆大的溃烂点。溃疡呈周期性复发,且有自限性,为孤立的圆形或椭圆形浅表性溃疡,可能诱因为免疫因素。

· 发病可能与存在的系统性疾病(如胃溃疡、十二指肠溃疡、溃疡性结肠炎、局限性肠炎、肝胆疾病或寄生虫引起的各种消化道疾病或功能紊乱)密切相关。

· 通常食物中缺乏锌、铁、硒等元素,或缺B族维生素及叶酸等摄入不足。

11.1.3 西药治疗

对于口腔溃疡的治疗,以消除病因、增强体质、对症治疗为主。治疗方法一般轻者以局部治疗为主,严重者以全身治疗和局部治疗相结合,或中西医治疗相结合,生理和心理治疗相结合。需要引起注意的是,经久不愈,大而深的舌头溃疡,有可能是一种癌前病损,极易癌变,必要时做活检以明确诊断。

人群特征:患者表现为口渴口臭、溃疡疼痛。

治疗原则:消炎止痛,促进溃疡愈合,全身和局部用药相结合,根据病情选用杀菌含漱剂等,适度补充维生素。

◇ 漱口抗菌药
  · 氯己定含漱液
  · 复方硼砂含漱液
◇ 口腔用激素类抗炎药
  · 醋酸地塞米松口腔贴片（意可贴）
◇ 治疗维生素及矿物质不足药
  · 复合维生素B片
  · 维生素B_2片
  · 多维元素片（善存、金施尔康）
◇ 口腔杀菌药
  · 西地碘片（华素片）

11.1.4　中医分证治疗

（1）心脾积热型

人群特征：患者唇、颊、上腭黏膜、舌面等处生有黄豆或豌豆大小的黄白色溃烂点，中央凹陷，呈圆形或椭圆形，周围黏膜鲜红、微肿，溃烂点数目较多，甚者融合成小片，灼热疼痛，说话及进食时加重，可兼发热、口渴、溲赤，舌质红苔黄，脉数。

治疗原则：清心降火，消肿止痛。

◇ 口服药
  · 导赤丸
  · 牛黄解毒片
  · 牛黄清胃丸
  · 桂林西瓜霜含片/胶囊
◇ 外用药
  · 桂林西瓜霜喷剂
  · 养阴生肌散
  · 锡类散
  · 粘膜溃疡散
  · 冰硼散
  · 冰矾清毒生肌散
  · 口腔溃疡散
  · 蜂胶口腔膜

> **药师说**：溲赤（sōu chì），中医用语，意思是指小便短赤。常为热象。

（2）阴虚火旺型

人群特征：患者溃烂面如黄豆或绿豆大小，表面灰白，周围黏膜颜色淡红或不红，溃烂点数量少，一般1～2个，易于反复发作，或此愈彼起，绵延不断，舌质红少津，舌苔少，脉细数。

治疗原则：滋阴清热，清降虚火。

- 知柏地黄丸
- 三才封髓丸
- 口炎清颗粒
- 余麦口咽合剂

11.1.5 用药提示

·若儿童出现可以使用地塞米松口腔贴片的适应证，通常可以使用，但是建议在医师或药师指导下使用，以免出现误吞的现象，不利于疾病的恢复，也可能会加重儿童的不适。

·妊娠妇女、哺乳期妇女禁用桂林西瓜霜（喷剂、含片及胶囊）。

11.1.6 健康提醒

·注意饮食均衡营养，多吃一些富含B族维生素的粗粮食品、新鲜蔬菜。

·注意保持口腔卫生。早晚刷牙，饭后漱口。

·已有溃疡者，应用薄荷含片或1/5000的呋喃西林液漱口。

·在溃疡数目多，不断复发时，可服用调整免疫功能的药物如人参、黄芪、冬虫夏草、灵芝、六味地黄丸、补中益气丸等，提高免疫功能后可以减少复发。

11.2 牙痛

11.2.1 疾病概述

牙痛是多种牙齿和牙周疾病最常见的症状之一。牙痛多数是因牙龈炎和牙周炎、龋齿（蛀牙）或折裂牙而导致牙髓（牙神经）感染所引起。也可能是由于不注意口腔卫生，牙齿受到牙齿周围食物残渣、细菌等结成的软质牙垢和硬质牙石的长期刺激，不正确的刷牙习惯，维生素缺乏等原因所造成。

中医认为各种牙病引起的疼痛，虽然症状表现复杂，病名繁多，但根据其病因病机，可分为龋齿牙痛、风火牙痛、胃火牙痛、虚火牙痛等。

11.2.2 诊病看点

·表现为牙痛，牙龈鲜红或紫红、肿胀、松软，咀嚼困难，口渴口臭，或时痛时止，遇冷热刺激痛、面颊部肿胀等。
- 有时龈缘有糜烂或肉芽组织增生外翻，刷牙或吃东西时牙龈易出血，但一般无自发性出血，容易感染。
- 注意牙根尖部有无扣痛、肿胀等，上颌窦区及颞颌关节区有无压痛，颌下淋巴结扪诊有无疼痛。

11.2.3 西药治疗

根据引起牙痛的原因，进行对因及对症治疗。牙痛是因致病菌感染造成龋齿、牙髓炎、牙周炎、冠周炎、牙周脓肿、急性根尖炎等引起的，可以根据感染部位，短期选择抗感染治疗，并适当服用镇痛药。

人群特征：患者表现为牙痛、牙龈肿胀，或时痛时止，遇冷热刺激痛、面颊部肿胀，甚至无法入睡等。

治疗原则：对因对症治疗，消炎止痛。

◇ 镇痛药
- 去痛片
- 布洛芬片/胶囊
- 复方对乙酰氨基酚片（Ⅱ） （散利痛、散列通）
- 对乙酰氨基酚缓释片（泰诺林）
- 酚咖片（芬必得、加合百服宁）

◇ 抗感染药物
- 阿莫西林胶囊
- 克拉霉素片/胶囊
- 甲硝唑片
- 琥乙红霉素片
- 替硝唑片
- 克林霉素片
- 阿奇霉素片

◇ 局部杀菌药
- 0.5%～1%聚维酮碘溶液（碘伏）
- 碘甘油滴剂
- 1%～3%过氧化氢溶液

11.2.4 中医分证治疗

（1）风火牙痛证

人群特征：患者表现为牙齿痛，牙龈红肿，患处得冷则痛减，受热则痛增，或伴有发热、恶寒、口渴，苔薄白而干，脉浮数。

治疗方法：疏风清热，解毒消肿。
- 牛黄解毒丸/片/胶囊
- 黄连上清丸

- 牛黄上清丸/片/胶囊
- 冰硼散（吹敷患处）

（2）胃火牙痛证

人群特征：患者表现为牙齿疼痛较甚，牙龈红肿作胀，甚或出脓渗血，肿连腮颊、头痛、口渴而有臭气，大便秘结，舌苔干黄，脉象洪数。

治疗方法：清胃泻火，散风解毒，凉血消肿。

- 牛黄清胃丸
- 冰硼散
- 复方牛黄清胃丸
- 白清胃散
- 清胃黄连丸

（3）虚火牙痛证

人群特征：患者表现为牙齿隐隐作痛或微痛，牙龈微红、微肿，久则龈肉萎缩，牙齿松动，咬物无力，午后疼痛加重，伴有腰酸痛，舌质红嫩，无苔，脉细数。

治疗方法：滋阴益肾，凉血止痛。

- 左归丸
- 知柏地黄丸

11.2.5　用药提示

- 妊娠妇女禁用牛黄解毒药、复方牛黄清胃丸。
- 妊娠妇女慎用，脾胃虚寒者禁用黄连上清丸，忌食辛辣之品。
- 老人、儿童及脾胃虚弱者慎用复方牛黄上清丸，忌食辛辣油腻之品。

11.2.6　健康提醒

- 注意口腔卫生，一日三餐之后，或食甜食之后皆须漱口。
- 养成良好的口腔卫生习惯，坚持早晚刷牙，采取正确的刷牙方法。
- 饭后不宜用牙签或火柴棒等物剔牙，这种方法极易损伤牙龈组织，继而造成感染、溃烂而疼痛。

第 12 章

眼科疾病用药

本章包括日常生活中常见的眼科疾病，如急性结膜炎、变应性结膜炎、睑腺炎、干眼症、视疲劳、沙眼、老年性白内障、青光眼以及老年性黄斑变性等，这些疾病可能引起视力障碍、眼部不适、眼睛红肿、眼痒、眼痛、眼压增高、泪液分泌过多或过少等症状。如果未及时治疗，有些眼科疾病甚至会引起失明。因此，定期进行眼科检查并及时治疗眼部问题是非常必要的。

12.1　急性结膜炎

12.1.1　疾病概述

急性结膜炎俗称"红眼病",是传染性结膜炎,又叫暴发火眼,是发生在结膜上的一种急性传染性眼炎。根据不同的致病原因,可分为细菌性结膜炎(急性卡他性)和病毒性结膜炎(流行性出血性结膜炎和流行性角结膜炎)两种,其临床症状相似,但流行程度和危害性以病毒性结膜炎为重。

该病全年均可发生,以春夏季节多见。红眼病是通过接触传染的眼病,如接触患者用过的毛巾、洗脸用具、水龙头、门把、游泳池的水、公用的玩具等。本病由于治愈后免疫力低,因此可重复感染(如再接触患者还可得病),从几个月的婴儿至八九十岁的老人都可能发病。该病流行快。

中医学把眼部有明显红肿热痛为主要特征的眼病称之为"目赤肿痛",认为目赤肿痛是因外感风热所致,风热之邪,突从外袭,风热相搏,交于目,猝然而起;或猝感时气邪毒,上攻于目所致;或因肝经风热所致,肝经素有伏热,外受风邪,风热上攻而致。

12.1.2　诊病看点

・细菌性结膜炎发病急,一般在感染细菌 1～2 天内开始发病,且多数为双眼先后发病,患病早期,患者感到双眼发烫、烧灼、畏光、眼红,自觉眼睛磨痛,像进入沙子般疼痛难忍,紧接着眼皮红肿、眼屎多、怕光、流泪,早晨起床时,眼皮常被分泌物粘住,不易睁开(卡他性结膜炎)。

・如果是流行性出血性结膜炎,常双眼同时或先后发病,异物感、烧灼感、畏光流泪,分泌物最初为水样浆液性的,以后变为黏液纤维素性。眼睑水肿,伴有耳朵前淋巴结肿大,还有全身性症状,可出现发热、乏力、咽痛等。

・鉴别于变应性结膜炎时,应注意变应性结膜炎患者症状一般较轻,结膜可充血和水肿,瘙痒而伴有流泪,一般没有分泌物或少有黏液性分泌物。

12.1.3　西药治疗

结膜炎治疗以眼部局部治疗为主,其疗程短,治疗效果好。原则上白天宜用滴眼剂滴眼，反复多次，睡前宜用眼膏剂涂敷，选用宜按感染的病原体选择治疗药物。

（1）急性卡他性结膜炎

人群特征： 患者表现为发病急，潜伏期1～3天，双眼同时发病或先后发病，3～4天达高峰期，自觉患眼异物感、流泪、灼热感，大量分泌黏液性分泌物，可使上下睑睫毛粘连，晨起尤重。

治疗原则： 清洁结膜囊，局部治疗，选用敏感抗生素滴眼剂或眼膏治疗。

◇ 局部清洗消毒药
- 生理盐水
- 2%硼酸溶液

◇ 局部抗感染药物
- 10%～20%磺胺醋酰钠滴眼液
- 杆菌肽滴眼液
- 0.25%氯霉素滴眼液
- 金霉素眼膏
- 0.1%利福平滴眼液
- 四环素眼膏
- 0.5%左氧氟沙星滴眼液

（2）流行性出血性结膜炎

人群特征： 患者表现为潜伏期短，在24小时内发病，常双眼同时或先后发病，异物感、烧灼感、畏光流泪，分泌物最初为水样浆液性的，以后变为黏液纤维性，眼睑水肿，球结膜重度充血，睑结膜滤泡增生，伴有耳前淋巴结肿大。患者还可出现发热、乏力、咽痛等病毒性上呼吸道感染全身性症状。

治疗原则： 减轻症状，防止角膜并发症。

◇ 局部抗病毒药
- 0.1%疱疹净滴眼液
- 阿昔洛韦滴眼液
- 0.1%无环鸟苷滴眼液
- 碘苷滴眼液
- 盐酸酞丁安滴眼液

12.1.4 中医分证治疗

以清热泻肺、祛风散邪为本。

（1）外感风热证

人群特征： 患者表现为病初起即见眼睑浮胀，白睛赤肿，痒痛多泪，羞明难开，伴有恶寒发热、头痛鼻塞，舌苔薄白，脉浮数。

治疗方法： 疏散风热，解表明目。

- 明目蒺藜丸
- 桑菊感冒片
- 羚翘解毒丸

（2）肝经风热证

人群特征： 患者表现为暴发火眼，红肿痛痒，热泪昏花，畏光羞明，头目眩晕，烦躁口渴，大便干燥，舌质红，苔黄，脉弦数。

治疗方法： 清热散风明目。

- 明目上清丸
- 开光复明丸
- 龙泽熊胆丸
- 拨云锭

12.1.5　外用中成药治疗

人群特征： 患者表现为眼睑局限性肿痛，眼结膜发红、疼痛，怕光，流泪、眼眵多，或有胬肉，视物模糊，痒痛不安。

治疗方法： 清热解毒，明目退翳。

- 拨云复光散
- 清凉眼药膏
- 马应龙八宝眼膏
- 拨云眼膏
- 白敬宇眼膏

药师说：眵（chī），眼睑分泌出的黄色液体，俗称眼屎。

翳（yì），眼睛角膜病变后遗留下来的瘢痕。

12.1.6　用药提示

- 初期冷敷，慎用激素类眼药。急性结膜炎初起时眼部宜做冷敷，有助于消肿退红。在炎症没有得到控制时，忌用激素类眼药。

12.1.7　健康提醒

- 如果在家治疗后病情不见好转，或出现明显的全身性不适症状，如头痛、发热等，预示可能有并发症，应立即去看眼科医生。
- 如果发现红眼病，应及时隔离，所有用具应单独使用，最好能洗净晒干后再用。
- 保持眼部清洁，由于患急性结膜炎时眼部分泌物较多，所以不能单纯依靠药物治疗。细心地护理眼部，经常保持清洁很重要。
- 避免光和热的刺激，也不要勉强看书或看电视，出门时可戴太阳镜，避免阳光、风、尘等的刺激。
- 饮食需注意，忌酒、忌食辛辣、忌腥膻发物、忌食生姜。

12.2 变应性结膜炎

12.2.1 疾病概述

变应性结膜炎又称为变态反应性结膜炎，是一类免疫性疾病，是结膜接触到抗原性物质（变应原）而发生免疫增强，引起一系列组织和功能改变的变态反应（亦称超敏反应）。主要包括 I 型变态反应及 IV 型变态反应，其中以 I 型变态反应所致的过敏性结膜炎最常见，包括季节性过敏性结膜炎、常年性变应性结膜炎、巨乳头性结膜炎、春季角结膜炎、异位性角结膜炎等。

变应性结膜炎最常见的症状是眼痒，几乎所有的变应性结膜炎患者均可出现，其中春季角结膜炎通常表现最为明显。其他症状有流泪、灼热感、畏光及分泌物增加等。分泌物多为黏液性。一些较严重的变应性结膜炎，如春季角结膜炎及异位性角结膜炎有时可以出现视力下降。

中医学称之为"目痒"，中医认为本病因风邪外袭，目系经络受阻而发，或因肝肾阴虚，目失所养，化热生风所致。眼部两眦作痒，或痒如虫行，或眼内奇痒难受，但双眼外观端好，不红不肿，无眵无泪，亦无翳障，视力正常，即为此病。

12.2.2 诊病看点

- 症状表现出眼痒、流泪、灼热感、畏光及分泌物增加。
- 变应性结膜炎最为常见的是季节性变应性结膜炎及春季角结膜炎。
- 体征表现为结膜充血及结膜乳头增生，结膜乳头多出现于上睑结膜。

12.2.3 西药治疗

减轻临床症状及避免后遗症发生，并避免医源性并发症的产生。局部使用抗组胺药物或肥大细胞稳定剂缓解过敏症状，急性期及间歇期可以适当选择使用非甾体抗炎药滴眼，选择抗组胺药与减充血剂复方制剂或联合使用，可以获得更好的治疗效果。

（1）变应性结膜炎轻症

人群特征：患者症状表现出眼痒、流泪、灼热感、畏光及分泌物增加。

治疗原则：缓解临床症状，减少并发症发生。

◇抗过敏药
- 抗组胺药
  - 酮替芬滴眼液
  - 依美斯汀滴眼液
  - 左卡巴斯汀滴眼液
  - 0.1%奥洛他定滴眼液
- 非甾体抗炎药
  - 吲哚美辛滴眼液
  - 双氯芬酸钠滴眼液
  - 酮咯酸氨丁三醇滴眼液
- 肥大细胞稳定剂
  - 色甘酸钠滴眼剂
  - 奈多罗米滴眼液
  - 洛度沙胺滴眼液

◇缓解局部充血药
- 肾上腺素萘甲唑啉滴眼液
- 羟甲唑啉滴眼液

◇抗过敏及缓解充血药
- 马来酸非尼拉敏盐酸萘甲林滴眼液（那达素）

（2）变应性结膜炎重症

人群特征：患者眼睛发痒、红肿、耐药性及激素依赖型春季角结膜炎。

治疗原则：抗炎消肿，止痒止痛，减少激素依赖。

◇抗炎抗菌止痒药
- 醋酸泼尼松龙滴眼液（百力特）
- 醋酸氢化可的松滴眼液
- 复方硫酸新霉素滴眼液（科恒）
- 妥布霉素地塞米松滴眼液（典必殊）

◇局部免疫抑制炎症药
- 2%环孢素滴眼剂
- 他克莫司滴眼液（KF506）

12.2.4 中医分证治疗

（1）风邪外袭证

人群特征：患者眦部作痒，视力正常，外无形迹，舌脉正常。

治疗方法：疏风散邪。
- 桑菊感冒片

（2）肝肾阴虚证

人群特征： 患者两目微痒，时作时止，外观不红，伴有腰膝酸软，口燥咽干，舌红少苔，脉细数。

治疗方法： 滋养肝肾，祛风明目。

- 明目地黄丸
- 桑麻丸
- 杞菊地黄丸

12.2.5 用药提示

· 减充血剂连续使用不得超过七天，否则易导致黏膜损伤，出现黏膜萎缩、鼻腔干燥，引起药物性鼻炎，使用时避免吞咽或用量过多。其主要禁忌人群为萎缩性鼻炎患者以及服用单胺氧化酶类药物的患者。使用该类药物需要在医师指导下进行，避免长期反复使用，以免出现不良反应。

· 应注意对糖皮质激素类滴眼液的使用，尽量减少激素依赖。

12.2.6 健康提醒

· 应尽量避免接触可能的变应原。清除房间的破布及毛毯，注意床上卫生，使用杀虫剂消灭房间的虫螨。花粉传播季节避免接触草地、树、花等。

· 停戴或更换优质的接触镜与护理液。

· 可以进行眼睑冷敷以暂时缓解症状。

· 患者可用菊花泡水代茶饮用，对风邪外袭证患者有辅助治疗作用。

· 肝肾阴虚证患者平时可适当进食一些补肾之品，如枸杞子、黑芝麻、山药等。

12.3 睑腺炎

12.3.1 疾病概述

睑腺炎称之为麦粒肿，是由于葡萄球菌侵入睫毛根部皮脂腺和睑板腺而发生急性化脓性感染的一种疾病，前者为外睑腺炎（外麦粒肿），后者为内睑腺炎（内麦粒肿），以局部红肿、疼痛，出现硬结及黄色脓点为主要临床表现。当身体抵抗力降低、营养不良、屈光不正时容易发生，多发于青年人。

本病归属中医学的"睑弦赤烂""风弦赤烂""眦赤烂"等范畴。中医认为发病初期以实证为主，偏于风者，以睑缘部位赤痒、睫毛根部鳞屑为主；偏于湿者以睑缘皮肤糜烂、溃疡灶为主；偏于热者，以睑缘红赤为主；心火旺盛者，以两眦为发病部位多见。

12.3.2 诊病看点

·自觉眼睑胀痛，眼睑皮肤局部红肿，指触有硬结与压痛，发生在眼角者疼痛更明显，邻近球结膜常出现水肿。

·轻者可自行消退或治疗后消退，或3～5日后硬结变软化脓，脓头在睫毛根部，破溃排脓后，症状逐渐消退。（外睑腺炎）

·眼睑红肿、疼痛，但由于睑板腺为致密的纤维组织所包绕，眼睑红肿一般较外睑腺炎轻，而疼痛却较重，相应的结膜面充血明显，数日后在睑结膜面出现脓点。（内睑腺炎）

12.3.3 西药治疗

尽早局部热敷促进化脓，炎症轻的可在热敷后完全消失。局部外用抗生素治疗促进炎症消失。出现局部炎症重者及伴有淋巴结肿大者，应口服抗生素全身治疗。

人群特征： 患者眼角疼痛明显，出现红肿且有硬结压痛感，几天后出现脓点或局限于睑板腺内，肿胀局限，疼痛明显，可触及硬结，2～3日后形成黄色脓点。

治疗原则： 早期局部热敷，促进浸润和硬结吸收或脓肿形成，局部使用抗生素滴眼液，涂眼药膏。

◇ 外用抗感染药物

- 3%硼酸溶液
- 0.3%氧氟沙星滴眼液
- 0.25%氯霉素滴眼液
- 0.3%妥布霉素滴眼液
- 0.1%利福平滴眼液
- 红霉素眼膏
- 0.5%硫酸新霉素滴眼液
- 金霉素眼膏

◇ 口服抗感染药物

- 琥乙红霉素片
- 罗红霉素片
- 阿奇霉素片
- 阿莫西林颗粒

12.3.4 中医分证治疗

中医治疗原则以祛风、清热、除湿为主，内服外用相结合。

（1）风热外袭证

人群特征： 患者表现为睑弦赤痒、灼热疼痛，睫毛根部有糠皮样鳞屑，舌红苔薄，脉浮数。

治疗方法： 祛风止痒，凉血清热。

- 明目蒺藜丸
- 双黄连口服液
- 明目上清丸
- 上清丸
- 银翘解毒丸

（2）湿热壅盛证

人群特征： 患者眼痛痒并作，睑弦红赤溃烂，脓血结痂，眵泪胶黏，睫毛稀疏，倒睫，秃睫，舌质红，苔黄腻，脉滑数。

治疗方法： 清热除湿，祛风止痒。

- 龙胆泻肝丸
- 马应龙八宝眼膏（外用）
- 熊胆丸
- 三仁合剂

（3）心火上炎证

人群特征： 患者表现为眦部睑弦红赤、灼热刺痒，甚或睑弦赤烂，出脓出血，舌尖红，苔黄腻，脉数。

治疗方法： 清心泻火，佐以祛风。

- 开光复明丸
- 黄连上清丸/胶囊

（4）血虚风燥证

人群特征： 患者表现为睑缘红赤反复发作，皮肤燥裂或有脱屑，痒涩不适，舌质淡，苔薄黄，脉细。

治疗方法： 养血，祛风，润燥。

- 四物颗粒

12.3.5 用药提示

- 一般不选择使用含有激素的抗生素眼膏，如复方妥布霉素地塞米松眼膏。

12.3.6 健康提醒

- 一旦脓头出现就应及时切开排脓，不要等到自行破溃，这样可以减少患者的疼痛，并可缩短疗程。不要用脏手揉眼睛，以免将细菌带入眼内，引起感染。

·脓肿未成熟或已破溃出脓时切勿挤压，以免感染扩散，引起眶蜂窝织炎、海绵窦脓栓等严重并发症。

·注意饮食结构的调整，对于青少年应避免进食高脂、高糖或刺激性饮食。

12.4　干眼症

12.4.1　疾病概述

所谓"干眼症"是指泪腺分泌不足或泪液蒸发过多，通过泪膜病变而造成的眼表鳞状化生的一种症状。可能是由维生素A缺乏、眼局部病变以及自身免疫病引起的。

干眼症的一般症状是眼睛有干涩、灼痛感，眼屎较多；眼酸、眼痒、怕光和视力减退。其他症状还有头痛、烦躁、疲劳、注意力难以集中，严重时会发生角膜软化穿孔，在检查时可以看到有眼结膜充血。

中医称干眼症为白涩症，认为因外感疫邪停留或余邪未尽，隐伏脾肺两经，阻碍津液之敷布；或日久风沙尘埃侵袭或长期空调房及近火烟熏等刺激，致肺卫气郁不宣，化燥伤津，目失所荣；或沉酒恣燥、肥甘厚味，致脾胃蕴结湿热，郁久伤阴；或劳瞻竭视、过虑过思、房劳太过致肝肾亏虚，精血暗耗，目失濡泽；或劳作过度，体虚气衰，气急衰惫，肝肾之阴精亏虚，不能敷布精微、充泽五脏、上荣于目而致目失濡养。

12.4.2　诊病看点

·眼睛症状表现为眼干涩，异物感、烧灼感、时有痒感、眼红、喜眨眼、畏光和视物模糊以及感觉视疲劳。不耐受有烟尘的环境等。

·睑缘充血、增厚、不规整、变钝、外翻或腺口有黄色分泌物阻塞。

·结膜充血，结膜乳头增生，或结膜上皮干燥皱缩。角膜上皮角化干燥、混浊无光泽，甚至角膜溃疡。

12.4.3　西药治疗

临床上治疗首先是祛除病因，保持良好的用眼习惯和生活规律。主要策略是补充泪液和减少泪液流失。其中人工泪液是一种模仿人体泪液的眼药，局部点眼作为替代治疗的措施之一可保持或提高眼表湿度和润滑，消除或减轻眼部不适。轻中度干眼患者用水溶液，每天使用4～6次即可。重度干眼患者可使用凝胶制剂。长期应用的患者最好选用不含防腐剂的人工泪液。

人群特征：患者眼睛症状表现为干涩感、异物感、烧灼感、痒感、畏光、眼红，视物模糊、视疲劳以及难以名状的不适等。

治疗原则：补充泪液，防止眼表液体丧失，对因治疗及增泪治疗。

✧补充泪液、减轻不适药

- 羟甲基纤维素钠滴眼液（潇莱威、瑞新）
- 右旋糖酐70滴眼液（倍然）
- 玻璃酸钠滴眼液（爱丽）
- 羟丙甲纤维素滴眼液（怡然）
- 聚乙烯醇滴眼液（利奎芬）
- 复方右旋糖酐70滴眼液（泪然）

12.4.4 中医分证治疗

中医以滋阴润燥、清热疏风为主，临床根据干眼症病因病机变化特点，结合眼病的证候规律，整体与局部结合进行辨证用药。

（1）**邪热留恋证**

人群特征：患者表现为暴风客热或天行赤眼治疗不彻底，或风热、燥湿等病邪伤目过久后，眼干涩不爽，眼眵及畏光流泪等；苔薄黄，脉浮。

治疗方法：清热疏风。

- 桑菊饮颗粒
- 夏桑菊颗粒

（2）**湿热壅阻证**

人群特征：患者表现为眼内干涩隐痛，眦部常有白色泡沫状眼眵，白睛稍有赤脉，病程持久难愈；伴有口黏或口臭，便秘不爽，溲赤而短；舌苔黄腻，脉濡数。

治疗方法：清利湿热。

- 三仁合剂
- 甘露消毒丹/丸
- 清热祛湿颗粒

（3）**肺阴不足证**

人群特征：患者表现为目珠干燥无光泽，白睛微红，灼痒磨痛，眼眵干结微黄，口干鼻燥，舌质红少津，脉细数。

治疗方法：滋阴润肺。

- 养阴清肺丸/口服液/膏   · 百合固金丸

（4）肝肾亏虚证

人群特征：患者表现为眼内干涩较重，畏见强光，双眼频眨，视物欠佳，白睛隐隐淡红，久视则诸症加重，全身兼见口干少津，腰膝酸软，头晕耳鸣，舌红苔薄，脉细数。

治疗方法：滋阴降火，养肝明目。

- 石斛夜光丸   · 琥珀还睛丸
- 明目地黄丸   · 杞菊地黄丸
- 石斛明目丸

12.4.5　用药提示

- 眼用凝胶剂使用后偶有短暂轻微的烧灼感，眼睑黏着或视物模糊。
- 羧甲基纤维素钠滴眼液不含保存剂，单次用完即弃。

12.4.6　健康提醒

- 积极治疗慢性结膜炎，矫正屈光不正，避免长期在电脑前工作，看电脑40分钟左右"闭目养神"5分钟，或起立活动5分钟，都能有效缓解眼干症状。

12.5　视疲劳

12.5.1　疾病概述

视疲劳或称眼疲劳，是一种眼科常见病，它所引起的眼干、眼涩、眼酸胀，视物模糊甚至视力下降，直接影响着人的工作与生活。视疲劳是因为用眼过度、劳伤心神、情志不畅以及肝肾精血虚损引起的视物不能持久，久视则出现视物昏花、头痛眼胀等症状。

视疲劳是由于人们平时全神贯注看电子产品屏幕时，眼睛眨眼次数减少，造成眼泪分泌相应减少，同时闪烁荧屏强烈刺激眼睛而引起。

中医学认为，肝藏血，"肝开窍于目，目得血而能视"，即肝脏是贮藏血液的脏器，它的外窍是眼睛，而眼睛得到充足的血液营养才能视物清楚，所以阴血不足则容易引起视疲劳，故中医称视疲劳为"肝劳"或"目倦"。

12.5.2 诊病看点

- 症状表现多样，主要为视力障碍、眼部疲倦感、睁眼沉重、对光敏感、眼球及眶周酸胀或异物感等。
- 可能还有全身头痛、乏力等。

12.5.3 西药治疗

解除视疲劳最好的办法依次是：运动、做眼保健操、远眺、滴抗疲劳滴眼液。叶黄素是存在于眼睛组织的重要营养素，具有强氧化性，促进眼睛微循环，可缓解视疲劳、干涩等症状。

人群特征：患者在工作或学习场所照明不足可以造成眼睛紧张和过多使用调节力造成视疲劳，或患者因屈光异常造成视疲劳、眼部胀痛、看书不能持久等症状。

治疗原则：对因治疗，消除病因，再对症治疗。

◇ 外用缓解眼部症状药

- 萘敏维滴眼液（艾唯多）
- 四味珍层冰硼滴眼液（珍视明）
- 七叶洋地黄双苷滴眼液（施图伦）
- 珍珠明目滴眼液
- 金珍滴眼液
- 复方硫酸软骨素滴眼液（润洁）

◇ 改善眼睛视觉功能药

- 叶黄素片

12.5.4 中医分证治疗

（1）**血虚目倦证**（多由肝血虚，肝气郁滞不舒引起）

人群特征：患者眼珠胀痛，不耐久视，极易视觉疲劳，久视则视物昏花，头疼心烦，口苦，苔薄白，脉细弦。

治疗方法：疏肝清热，健脾养血。

- 加味逍遥丸

（2）**劳心目倦证**（多由劳伤心脾引起）

人群特征：患者眼珠剧痛，久视熬夜则痛如针刺，稍微用眼阅读或写字则刺痛发作，伴有失眠，心烦口苦，小便色赤，舌红苔薄，脉细。

治疗方法：益气补血，健脾养心。

・人参归脾丸

（3）**阴虚目倦证**（多由肝肾不足引起）

人群特征：患者阅读、视物不能持久，稍微坚持则头晕眼花，眼珠胀痛，腰酸耳鸣，苔薄白，脉弱细。

治疗方法：滋肾养肝，明目。

・杞菊地黄丸 　　　　　　　　・益视颗粒
・明目地黄丸 　　　　　　　　・增光片

12.5.5　用药提示

・阳虚外寒、肢凉怕冷者忌用杞菊地黄丸和明目地黄丸。

12.5.6　健康提示

・随着生活节奏的加快，电子产品的应用普及，学生作业负担过重，成人工作久视或心情不畅，阅读姿势不正确，灯光照明不够或"频闪"均可造成视疲劳。

・引起视疲劳的原因很多，若有明显的视疲劳症状，应到医院检查，排除眼部器质性疾病（如屈光不正、眼肌病、青光眼早期、角膜病等），同时也要排除全身性疾病引起的眼部症状。

・平时要保证充足的睡眠，劳逸结合，平衡饮食，多吃谷类、豆类、水果、蔬菜及动物肝脏等食品，生活要有规律。

・参加室外运动，多看绿色植物，减轻眼睛疲劳。

12.6　沙眼

12.6.1　疾病概述

沙眼是由沙眼衣原体感染引起的，以双眼痒痛、畏光流泪，或眼屎多胶黏、睑内红赤颗粒等为主要表现的一种慢性传染性结膜炎。因其在睑结膜表面形成粗糙不平的外观，形似沙粒，故名沙眼。

本病病变过程早期结膜有浸润，如乳头、滤泡增生，同时发生角膜血管翳；晚期由于受累的睑结膜发生瘢痕，以致眼睑内翻畸形，加重角膜的损害，可严重影响视力甚至造成失明。

中医认为其病原体侵犯眼睑内面，形成色红而坚的细小颗粒，状如花椒的病症，则称其为"椒疮"。在治疗上常根据眼部症状辨证选药施治。

12.6.2 诊病看点

·一般无自觉症状，有继发感染或合并症时才有摩擦感、羞明、流泪等。
·表现为结膜有乳头和滤泡增生，出现角膜血管翳及结膜瘢痕。
- 上穹隆部和上睑结膜血管模糊充血，乳头增生或滤泡形成，或二者兼有。
- 用放大镜或裂隙灯检查可见角膜血管翳。
- 上穹隆和上睑结膜出现瘢痕。

> 药师说：什么是角膜血管翳？
> 　　角膜血管翳又称为角膜翳，如果角膜因外伤、炎症刺激等因素损伤，而角膜在修复过程中出现缺氧，可能促使结膜上的血管组织长入角膜为角膜供氧而形成血管翳。

12.6.3 西药治疗

一旦发现沙眼应及时治疗。治疗方法可选局部外用治疗。急性期或严重的沙眼，除局部滴眼药外，成人可口服氧氟沙星或阿奇霉素等。

（1）急性期沙眼

人群特征：患者沙眼急性期时，有异物感、畏光、流泪、大量黏液或黏液脓性分泌物。表现为急性滤泡性结膜炎，眼睑水肿，睑结膜高度充血、水肿，因乳头增生睑结膜粗糙不平，呈红色天鹅绒样外观，穹隆部结膜有较多滤泡形成，常合并有弥漫性角膜上皮炎及耳前淋巴结肿大。

治疗原则：以局部治疗为主，可加用全身治疗。

◇外用抗感染药物

·0.1%利福平滴眼液　　　　　　·0.1%酞丁安滴眼液（抗病毒）
·0.25%氯霉素滴眼液　　　　　　·0.5%四环素眼膏
·10%～30%磺胺醋酰钠滴眼液　　·0.5%红霉素眼膏
·0.3%氧氟沙星滴眼液　　　　　·0.3%氧氟沙星眼膏

◇口服抗感染药物

·氧氟沙星胶囊　　　　　　　　·阿奇霉素分散片

（2）慢性期沙眼

人群特征：患者发病数周后，症状有所减轻，睑结膜乳头增生，滤泡形成，出现角膜血管翳，可有不同程度的视力下降。Ⅱ期患者睑结膜瘢痕形成，乳头、滤泡等活动性病变消失。

治疗原则：以局部外用治疗为主，维持治疗，防治结合降低致盲率。

◇外用抗感染药物

- 0.1%利福平滴眼液
- 0.25%氯霉素滴眼液
- 0.3%氧氟沙星滴眼液
- 0.5%四环素眼膏
- 0.5%红霉素眼膏
- 0.3%氧氟沙星眼膏
- 0.1%酞丁安滴眼液（抗病毒）

12.6.4 中医分证治疗

中医治疗本病，当内外兼施，轻症可以局部点药为主，重症则除点眼药外，宜配合内治，以疏风清热、活血通络为基本治法。

（1）风热偏盛证

人群特征：患者表现为眼涩微痒，眵多，迎风流泪，眼睑内色红，细小颗粒丛生，舌尖红，苔薄或微黄，脉浮。

治疗方法：疏风清热。

- 拨云复光散
- 清凉眼药膏
- 马应龙八宝眼膏

（2）脾胃湿热夹风证

人群特征：患者表现为眼涩痒痛，眵泪增多，羞明流泪，睑内面可见红赤颗粒累累，脉络模糊不清，大便干结，舌红苔黄，脉滑数。

治疗方法：清热解毒，退翳明目。

- 风火眼药
- 拨云锭滴眼液/眼膏

（3）瘀血凝滞证

人群特征：患者眼刺痒灼痛，沙涩羞明，眵多溢泪，眼睑内面颗粒累累且高低不平，甚则黑睛易生翳膜，伴有心烦口干，舌红，脉细数。

治疗方法：清热凉血，止痒去痛。

- 明目六味汤散
- 马应龙八宝眼膏/眼药锭

12.6.5 用药提示

- 7岁以下儿童及妊娠妇女忌用四环素，避免产生牙齿和骨骼损害。

12.6.6 健康提醒

·沙眼是一种慢性传染病，需要及时诊治，定期监测，保持良好生活习惯，预防交叉感染。

·沙眼患者的家庭护理非常重要，家属应意识到沙眼是一种传染病，当发现家庭成员出现"红眼"、畏光流泪时，应进行隔离。

·平时对患者使用过的生活用品，如毛巾、脸盆、枕头、被套等，要煮沸消毒或阳光下晾晒。

·日常生活要培养良好的卫生习惯，保持健康的生活方式，沙眼患者应积极治疗，预防交叉感染。

12.7 老年性白内障

12.7.1 疾病概述

凡是各种原因如老化、遗传、局部营养障碍、免疫与代谢异常、外伤、中毒、辐射等，都能引起晶状体代谢紊乱，导致晶状体蛋白质变性而发生混浊，称为白内障。

老年性白内障也称年龄相关性白内障，是中老年开始发生的晶状体混浊，随年龄增加，患病率明显增高，被认为可能是晚年营养不良的一种表现。流行病学上证实有许多危险因素，研究发现白内障与血中的维生素B_2、维生素E、铁、氨基酸的低水平有关。主要症状为眼前黑影和视力渐进性、无痛性减退，有时光亮的背景下可看到固定的黑点。

中医称此病为"圆翳内障"，多因年高体衰，肝肾亏损，阴虚火旺；或脾胃虚衰，失于运化，精气不能上荣于目；或七情内伤，肝经郁热，感受风热邪气，上攻于目。此外，肝经郁热或阴虚夹湿热上攻，也能引起本病。

12.7.2 诊病看点

·早期可以没有任何症状，然后渐进性发展，晶状体逐渐混浊，程度加重，无痛性视力减退，可能出现单眼复视、多视、虹视、畏光和眩光，矫正视力在0.7或以下，视力逐渐丧失至眼前手动或光感不见。

·可能双眼发病，可有先后，病情程度可能不一致。

> **药师说**：**复视**，指两眼看一物体时感觉为两个物像的异常现象。
> **虹视**，指围绕光源出现色彩鲜明的色环。这是由于眼球屈光度的改变而产生了分光作用，将前方射来的白色光线，根据其所包含的各种光波长的不同而分解成多种颜色成分，从而就出现了典型的彩色光环。虹视是眼疾中一个多见的症状，可见于青光眼、结膜炎、角膜水肿、初发期白内障等眼病。
> **眩光**是指视野中由于不适宜亮度分布，或在空间或时间上存在极端的亮度对比，以致引起视觉不舒适和降低物体可见度的视觉条件。视野内产生人眼无法适应之光亮感觉，可能引起厌恶、不舒服甚或丧失明视度。

12.7.3 中西药治疗

早期可能有近视，散瞳可帮助有些患者在一定时间内恢复视力。目前尚无疗效肯定的药物，手术治疗为首选方法。

人群特征：患者表现为眼前黑影和视力渐进性、无痛性减退，有时在光亮的背景下可以看到固定的黑点。

治疗原则：缓解疾病进展。

◇ 缓解白内障进展用药

■ 外用药

- 吡诺克辛钠滴眼液（白内停、卡他灵）
- 麝珠明目滴眼液
- 珍珠明目滴眼液
- 牛磺酸滴眼液
- 四氮戊省磺酸钠（法可林、治障宁）
- 障翳散
- 谷胱甘肽滴眼液

■ 维生素补充药

- 维生素 B_1 片
- 维生素 B_2 片
- 维生素 C 片

12.7.4 中医分证治疗

本病表现为晶珠混浊，而伴随的全身证候各有不同，早中期根据不同症状的伴随症状，分别归为肝肾亏虚、脾胃气虚及肝热上扰证，晚期药物难以奏效，宜手术治疗。

（1）肝肾不足证

人群特征：患者表现为视觉昏蒙，眼前有黑色障碍，视力减退，最终瞳神出现乳白色或者棕黄色的混浊，伴有头晕耳鸣、腰足酸痛、五心烦热，舌质红，少苔脉细。

治疗方法：滋补肝肾，养肝明目。

- 杞菊地黄丸
- 障眼明片
- 复明片
- 金花明目丸
- 石斛夜光丸
- 石斛明目丸
- 琥珀还睛丸

（2）**脾虚气弱证**

人群特征：患者表现为视物模糊，瞳孔正常，眼睛前面有一些昏花，眼部酸涩不舒，视力减退，神疲倦怠，纳呆，便溏，舌淡苔白，脉弱等。

治疗原则：健脾益气，滋养肝目。

- 补中益气颗粒/口服液
- 补益蒺藜丸
- 八味地黄丸
- 参苓白术散

（3）**肝热上扰证**

人群特征：患者表现为视觉昏蒙，晶珠混浊，头疼目涩，有些会出现轻微的眼睛胀，全身性症状方面有口苦咽干，面红目赤，舌红苔薄黄、脉弦。

治疗方法：清热平肝，明目退翳。

- 黄连羊肝丸
- 丹栀逍遥丸

12.7.5　用药提示

· 有高血压、心脏病、肝病、糖尿病、肾病等慢性病严重者以及儿童、妊娠妇女、哺乳期妇女、年老体弱者、脾虚便溏者应在医师指导下服用中成药。

· 脾胃虚寒者慎用石斛明目丸、石斛夜光丸、复明片、障眼明片及黄连羊肝丸。

12.7.6　健康提醒

· 当视力下降到不满意程度时或晶状体诱发青光眼时可考虑手术治疗。出现眩光时，可戴有色眼镜来解除。

· 减少紫外线损害，避免过量饮酒、吸烟，控制心血管疾病、高血压、代谢及消耗性疾病可以延缓白内障的进程。

· 白内障可致盲，手术治疗可以使患者重新获得视力。

12.8 青光眼

12.8.1 疾病概述

青光眼是一组以视乳头萎缩、视野缺损及视力下降甚至完全丧失为共同特征的眼病。青光眼的主要病因是病理性眼压增高。眼压增高的原因是房水循环的动态平衡受到了破坏。增高的眼压通过机械压迫和引起视神经缺血两种机制导致视神经损害。眼压增高持续时间愈久，视功能损害愈严重。青光眼是导致人类失明的三大致盲眼病之一。

临床上根据病因、房角、眼压描记等情况将青光眼分为原发性、继发性和先天性三大类，其中原发性青光眼较为常见。根据眼压升高时前房角的状态，分为闭角型青光眼和开角型青光眼。

急性闭角型青光眼是由于眼内房角突然狭窄或关闭，房水不能及时排出，引起房水胀满，眼压急剧升高而造成的。多发于中老年人，40岁以上占90%，尤其是女性发病率较高。慢性闭角型青光眼多发于年龄30岁以上者，一般都有明显诱因，如情绪激动、视疲劳、用眼及用脑过度、长期失眠、全身用药不当等，表现为眼部干涩、疲劳不适、胀痛、视物模糊或视力下降、虹视、头昏痛、失眠、血压升高，休息后可缓解。原发性开角型青光眼则多发生于40岁以上的人群，25%的患者有家族史。

本病归属中医学"青风""青风内障""绿风内障""黄风内障"等范畴，中医学认为原发性闭角型青光眼主要病变脏腑为脾、肾、肝，涉及五脏六腑；闭角型青光眼初期多为实证，亦可为本虚标实证。本虚为肝肾阴虚或脾胃虚寒，标实为气滞、气火、痰浊、瘀血等。原发性开角型青光眼病变脏腑为脾、肾、肝，与机体水液运行代谢密切相关。患者可因素体脾虚肾亏，水湿内停或情志不舒，肝郁气滞，壅阻目络，玄府闭塞，神水瘀滞等而发病。

12.8.2 诊病看点

·急性闭角型青光眼患者发病前可有一过性或反复多次的小发作，表现为突然发作的剧烈眼胀、眼痛、畏光、流泪、头痛、视力锐减、结膜充血，伴有恶心、呕吐等全身性症状。

·慢性闭角型青光眼早期症状常感觉眼睛疲劳不适，眼睛酸胀，休息之后有所缓解,视物模糊、近视或老视突然加重,眼睛经常感觉干涩。

·原发性开角型青光眼患者多数无明显症状,常常发展到晚期视功能受损严重时才发觉,眼压虽然升高,但前房角始终是开放的。

12.8.3 西药治疗

强调早期发现、早期诊断和早期治疗,防止眼盲。治疗目的主要是降低眼压,减少眼组织损害,保护视神经功能。急性闭角型青光眼在急性发作时要局部频滴缩瞳药,同时联合应用β受体阻滞剂点眼,口服碳酸酐酶抑制剂等以迅速降低眼压。慢性闭角型青光眼初期可用缩瞳药或β受体阻滞剂局部治疗,若药物不能控制眼压或已有明显视神经损害者,需做滤过手术治疗。原发性开角型青光眼可先试用药物治疗,局部滴用 1~2 种眼药控制眼压在安全水平,并定期复查。药物治疗不理想可用激光治疗。

(1)急性闭角型青光眼

人群特征:患者多见于 50 岁以上老年人,女性多见,急性发作时视力显著下降,仅眼前指数,光感甚至无光感,剧烈的眼胀痛、头痛、虹视,甚至伴有恶心、呕吐等全身性症状,眼混合性充血明显。

治疗原则:迅速降低眼压,挽救视功能及视力,解除痛苦。

◇ 外用降眼压药

■ 缩瞳药(胆碱能激动药)

·硝酸毛果芸香碱滴眼液(匹罗卡品)

■ β受体阻滞剂

·噻吗洛尔滴眼液(噻吗心安)　　·左布诺洛尔滴眼液(贝他根)

·盐酸卡替洛尔滴眼液(美开朗)　·倍他洛尔滴眼液(贝特舒)

■ 碳酸酐酶抑制剂

·布林佐胺滴眼液(派立明)　　·杜塞酰胺滴眼液

◇ 口服降眼压药

■ 碳酸酐酶抑制剂

·乙酰唑胺片　　　　　　　　·醋甲唑胺片

(2)慢性闭角型青光眼

人群特征:患者为各年龄组成人,其症状轻微或无,通常无眼部充血,呈慢性发病过程,或有不同程度的眼部不适,发作性视蒙与虹视,体征有危险的周边浅前房和窄房角改变，随病情发展眼压逐渐升高，房角广泛粘连闭合，视盘凹陷及萎缩，视野缺损。

治疗原则：使用药物降低眼压，再及时选择适当手术治疗。

◇ 外用降眼压药

■ 缩瞳药（胆碱能激动药）

见上页"（1）急性闭角型青光眼"同类药项下。

■ β受体阻滞剂

见上页"（1）急性闭角型青光眼"同类药项下。

■ 碳酸酐酶抑制剂

见上页"（1）急性闭角型青光眼"同类药项下。

◇ 口服降眼压药

■ 碳酸酐酶抑制剂

见上页"（1）急性闭角型青光眼"同类药项下。

■ 保护视神经药物

· 甲钴胺片（弥可保）　　　　· 三磷腺苷片

■ 改善血液循环药物

· 复方血栓通胶囊　　　　　　· 复明片

· 复方丹参片

（3）原发性开角型青光眼

人群特征：患者发病初期无明显不适，部分患者感觉有轻微头痛、眼痛、视物模糊及虹视等，休息后自行消失。早期视盘无明显变化，病情发展后，视盘才开始出现病理性改变，逐渐出现视野缺损。

治疗原则：先用低浓度、小剂量药物控制眼压。单一药物无法控制眼压时，增加药物浓度或给药次数或联合用药。视功能恶化时应手术治疗。

◇ 外用降眼压药

■ 前列腺素衍生物

· 拉坦前列素滴眼液（适利达）　　· 乌诺前列酮异丙酯滴眼液

· 曲伏前列素滴眼液（苏为坦）　　· 拉坦噻吗滴眼液（适利加）

· 贝美前列素滴眼液（卢美根）

■ β受体阻滞剂

见上页"（1）急性闭角型青光眼"同类项下。

- 拟肾上腺素药物
  - ·地匹福林滴眼液（普罗品）
  - ·溴莫尼定滴眼液（阿法根）
  - ·阿可乐定滴眼液（爱必定）
- 碳酸酐酶抑制剂

  见355页"（1）急性闭角型青光眼"同类药项下。
- 缩瞳药（胆碱能激动药）
  - ·毛果芸香碱滴眼液/眼膏
- ◇ 口服降眼压药
- 碳酸酐酶抑制药

  见355页"（1）急性闭角型青光眼"同类药项下。
- ◇ 保护视神经药物

  见上页"（2）慢性闭角型青光眼"同类药项下。
- ◇ 改善血液循环药物

  见上页"（2）慢性闭角型青光眼"同类药项下。

12.8.4 中医分证治疗

急性闭角型青光眼急性发作期应以通血脉、开玄府、宣壅滞为原则，以降低和控制眼压为治疗目的，急则应以西医治疗为主，配合使用中成药。急性闭角型青光眼非急性发作期、慢性闭角型青光眼以及原发性开角型青光眼，依据患者眼压、视力、视野损害情况，控制眼压的同时，通过整体辨证调整机体阴阳气血状态，辅助局部用药控制好并尽量降低眼压、通畅目络、荣养目系，保护并尽量提高视功能。

12.8.4.1 原发性闭角型青光眼

（1）风火攻目证

人群特征：患者表现为眼压急剧升高，眼胀头痛，连及目眶，视力骤降，黑睛雾状混浊，瞳神散大，瞳色淡绿，眼珠变硬；全身可伴恶心呕吐，恶寒发热，溲赤便结；舌质红，苔黄，脉弦数。

治疗方法：清热泻火，凉肝息风。

- ·黄连羊肝丸
- ·明目蒺藜丸
- ·明目上清丸/片

（2）痰火郁结证

人群特征：患者表现为发病急骤，眼压急剧升高，常伴身热面赤，动辄眩晕，恶心呕吐，溲赤便结，舌质红，苔黄腻，脉弦滑数。

治疗方法：降火逐痰，平肝息风。

・龙胆泻肝丸/颗粒/片　　　　　　・熊胆丸

（3）肝郁化火证

人群特征：患者表现为患侧头痛，目赤胀痛，瞳神散大，视力下降，眼珠胀硬；伴见情志不舒，胸闷嗳气，食少纳呆，呕吐泛恶，口苦，舌质红，苔薄，脉弦数。

治疗方法：清热疏肝，降逆和胃。

・丹栀逍遥丸

（4）阴虚阳亢证

人群特征：患者表现为头目胀痛，瞳神散大，视物昏蒙，眼珠硬痛，心烦失眠，眩晕耳鸣，口干咽燥，舌质红少苔，或舌绛少津，脉弦细数。

治疗方法：滋阴降火，平肝息风。

・石斛夜光丸/颗粒　　　　　　・琥珀还睛丸

・石斛明目丸　　　　　　　　　・杞菊地黄丸/胶囊/片/口服液

・复明片/胶囊/颗粒

12.8.4.2　原发性开角型青光眼

（1）肝郁气滞证

人群特征：患者表现为双眼先后或同时发病，眼压升高，眼胀头痛，视物模糊，性情急躁或抑郁，心烦易怒；舌质红，苔薄，脉弦。

治疗方法：行气疏肝。

・加味（丹栀）逍遥丸

（2）痰湿上泛证

人群特征：患者表现为眼压升高，头晕目胀；胸闷恶心，纳差；舌质淡或红，苔腻，脉滑或滑数。

治疗方法：利湿化痰，和胃降逆。

・五苓胶囊/散　　　　　　　　・参苓白术丸/胶囊/片

（3）肝肾阴虚证

人群特征：患者表现为病久瞳神渐散，视物不清，视物缩窄，目珠胀硬，视盘苍白。可伴有精神倦怠，头晕耳鸣，腰膝酸软，舌淡苔薄，脉沉细无力；或面色㿠白，手足不温，少气乏力，舌质淡，苔白，脉沉细。

治疗方法：补益肝肾。

- 杞菊地黄丸
- 石斛夜光丸

（4）血瘀水停证

人群特征： 患者表现为眼压升高，头眩、头痛、眼胀；胸痛、手麻、失眠、健忘；舌质紫暗或有瘀斑，舌下血脉紫暗怒张，脉涩或弦细。

治疗方法： 活血化瘀，利水开窍。
- 益脉康片
- 五苓胶囊
- 血府逐瘀胶囊

12.8.5 用药提示

- 长期使用噻吗洛尔能产生"脱逸"或称"漂移"现象，即眼压回升。
- 开角型青光眼首先选择药物治疗，可多种药物联合应用，同时也要考虑到各种药物之间作用的相互抑制。
- 有很多眼药含有防腐剂或者本身药物也有毒性，长期用药会使眼睛受到一定伤害。如果出现眼睛干涩、眼睛红、异物感，常常点完眼药不舒服等情况要到眼科去就诊。

12.8.6 健康提醒

- 定期进行眼科周边前房深度检查、前房角镜检查可早期预防青光眼急性发作。
- 由于眼压是相对容易控制的危险因素，目前的治疗主要是通过手术、激光，将眼压降低至不引起视神经继续损害的安全水平。
- 一旦发生视神经萎缩、视野缺损、眼压控制不好，就需要继续加药或调整用药，如果药物控制得不好，可能就需要选择手术治疗。

12.9 老年性黄斑变性

12.9.1 疾病概念

老年性黄斑变性又称年龄相关性黄斑变性（AMD），为黄斑区结构的衰老性改变，是以黄斑区色素脱失或增殖，玻璃膜疣，黄斑区脉络膜新生血管，视网膜色素上皮脱离，黄斑区反复出血导致视力下降或丧失为特征的疾病。

本病多发于老年人，随年龄增加发病率升高，男性多于女性，常双眼先后发病。我国50岁以上人群的AMD患病率为15.5%，已成为老年人主要的致盲眼病。现代医学多认为与遗传、环境、慢性光损害、营养失调、代谢障碍、免疫性疾病、心血管疾病等有关。老年性黄斑变性可分为干性老年黄斑变性和渗出性老年黄斑变性。

本病属于中医学"视瞻昏渺""视直如曲""暴盲"范畴，主要涉及肝、脾、肾，与精气血亏损有关。机体衰老，气血不足、肝肾精血不足，目失所养是导致老年眼病发生的主要原因。

12.9.2 诊病看点

·干性老年黄斑变性早期常无任何症状，少数人单眼或双眼先后视物模糊，视物变形，阅读困难，病情进展可自觉中心视力减退，甚至严重降低，眼底检查有明显的色素改变及玻璃膜疣，视野发暗或暗影遮挡。

·渗出性老年黄斑变性，早期主诉为中心视力明显下降，视物扭曲变形，也有色觉不正常，Amsler方格表检查阳性，亦有无明显症状者。当视网膜或色素上皮有浆液或出血时，中心视力可突然急剧下降。眼底可见后极部软性玻璃膜疣，多为黄白色沉积物，形状不规则，大小不一，边缘不清，有融合趋势。

12.9.3 西药治疗

人群特征：患者表现为双眼先后视物模糊、视物变形，视力下降。

治疗原则：早期观察，中期口服抗氧化维生素及矿物质，渗出期使用抗新生血管药物。

◇延缓老年性黄斑变性发展药
■ 微量元素补充剂
　　·葡萄糖酸锌口服溶液
■ 抗氧化维生素补充剂
　　·维生素C片/咀嚼片/泡腾片　　·ω-3软胶囊
　　·维生素E胶丸　　·叶黄素片
　　·多维元素片（含锌铜矿物质及　　·叶黄素酯片
　　　β-胡萝卜素）
　　·叶黄素酯玉米黄质软糖/片

- 改善微循环药
    - 七叶洋地黄双苷滴眼液
- ◇ 生物治疗药
- 抗VEGF药物（血管内皮生长因子抑制剂）
    - 雷珠单克隆抗体注射液
    - 阿柏西普眼内注射溶液（艾力雅）
    - 康柏西普眼用注射液

12.9.4 中医分证治疗

根据眼底黄斑区各个阶段病理变化特点，结合老年性眼病的证候规律，采用整体宏观辨证与局部微观辨病结合的思路和治疗方法进行辨证用药。

（1）脾虚气弱证

人群特征：患者表现为视物模糊，或视物变形，眼前暗影，眼底后极部有渗出性浅脱，或反复发生黄斑部出血。可伴头昏乏力，神疲倦怠，眼易疲劳，纳呆便溏，舌淡苔白，脉弱。

治疗方法：健脾益气，滋养肝目。

- 补中益气丸/口服液
- 人参养荣丸

（2）肝肾亏虚证

人群特征：患者表现为视物模糊，或眼前固定暗影，眼目干涩。眼底黄斑区域性色素上皮萎缩，或渗出期或瘢痕期病变。可伴眼目干涩、头晕耳鸣、腰膝酸软、失眠多梦；舌质红，苔少，脉细。

治疗方法：滋补肝肾，养肝明目。

- 明目地黄丸
- 左归丸
- 石斛夜光丸

（3）痰湿蕴结证

人群特征：患者表现为视物变形，视物发暗，黄斑区色素紊乱，玻璃膜疣形成，中心凹反光消失，或黄斑出血、渗出及水肿反复迁延不愈。全身可伴胸膈满闷，眩晕心悸，肢体乏力；舌苔白腻或黄腻，脉沉滑或弦滑。

治疗方法：化痰祛湿，益气健脾。

- 二陈丸
- 参苓白术散/丸/颗粒

（4）络伤出血证

人群特征：患者多见渗出性年龄相关性黄斑变性，表现出突然一眼视物模糊或视物变形；黄斑出血、渗出和水肿。伴口干欲饮，潮热面赤，五心烦热，盗汗多梦，腰酸膝软，舌质红，苔少，脉数。

治疗方法：滋阴降火，凉血止血。

- ·和血明目片
- ·止血祛瘀明目片
- ·知柏地黄丸

12.9.5 用药提示

·过量补充β-胡萝卜素可能引起皮肤变黄，增加吸烟患者患肺癌的风险。过量补充锌可能增加因泌尿系统疾病而住院的风险，可能引起铜缺乏性贫血。当考虑长期补充上述营养物质时，须结合患者的全身情况，必要时联合相关专业医师进行综合判断，防止不良反应。

·初始治疗和抗VEGF治疗应根据给药方案大约每隔4周进行1次随访。患者治疗后若出现严重眼痛、眼红或视力下降等，应立即就诊，重新进行检查。

12.9.6 健康提醒

·本病发生与年龄密切相关，光损伤和吸烟是年龄相关性黄斑变性肯定的危险因素，应避免。

·养成健康生活方式以及均衡饮食习惯，尤其摄入足够的各类蔬菜水果，以补充抗氧化维生素及矿物质。

第13章

耳鼻喉疾病用药

耳鼻喉疾病在生活中很常见，患病率也很高，但都不是很受重视，所以经常出现滥用药品的现象，尤其是在变应性鼻炎或慢性鼻炎治疗中滥用外用激素类或减充血药物喷雾剂以及相关中成药等。

13.1 急性中耳炎

13.1.1 疾病概述

见310页10.14.1疾病概述。

13.1.2 诊病看点

・全身性症状较重，畏寒发热，常伴呕吐、腹泻等类似消化道中毒症状。

・症状表现为耳痛、听力减退及耳鸣，鼓膜穿孔后有黏脓流出，最初可为血水样，以后变为脓性。

・婴幼儿不具有陈述病痛的能力，常表现为不明原因的搔耳、摇头、哭闹不安。

13.1.3 西药治疗

其治疗原则为控制感染，通畅引流，去除病因。及早应用足量抗生素或其他抗感染药物控制感染，务求彻底治愈。一般可用青霉素类、头孢类等。抗生素需使用10天左右，注意休息，疏通大便。全身性症状重者给予补液等支持疗法。儿童期慢性化脓性中耳炎往往需要待患儿咽鼓管功能改善后手术治疗。

人群特征：患者表现为畏寒发热，耳痛，烦躁不安。

治疗原则：及时全身控制感染，局部外用治疗，适当通畅引流。

◇ 口服抗感染药物
- 阿莫西林颗粒
- 阿莫西林克拉维酸钾分散片
- 头孢克肟颗粒
- 头孢呋辛酯干混悬剂
- 头孢克洛颗粒

◇ 对症退热药
- 布洛芬混悬液
- 对乙酰氨基酚颗粒

◇ 外用抗感染药物
- 2%酚甘油滴耳液
- 3%过氧化氢水溶液
- 0.3%氧氟沙星滴耳液（泰利必妥）
- 环丙沙星滴耳液
- 洛美沙星滴耳液（乐芬）
- 3%硼酸甘油滴耳液
- 3%硼酸酒精滴耳液
- 5%氯霉素甘油滴耳液

13.1.4 中医分证治疗

中医治疗原则为急则治其标,以祛邪通窍为主,风邪侵袭者治以疏风散邪、宣肺通窍,肝胆湿热者治以清泻肝胆、利湿通窍。

(1)风邪侵袭证

人群特征:患者表现为耳胀耳闷,耳痛,听力下降,耳膜淡红,或内陷,或有液平面等;伴有鼻塞、流涕、头痛、发热恶寒等症状。

治疗方法:疏风散邪,宣肺通窍。

- 黄连上清颗粒/丸/片/胶囊

(2)肝胆湿热证

人群特征:患者表现为耳部疼痛,跳痛或刺痛,婴幼儿表现为惊哭,或有听力减退,耳膜红赤或饱满,或见鼓膜小穿孔及搏动性溢脓;伴有发热、烦躁不安、口苦口干、尿黄便干等症状。

治疗方法:清泻肝胆,利湿通窍。

- 龙胆泻肝口服液/颗粒
- 耳聋丸/片

13.1.5 用药提示

- 儿童忌用氨基糖苷类抗生素制剂(新霉素、庆大霉素)滴耳,以免耳毒性。

13.1.6 健康提醒

- 增强体质,积极预防和治疗上呼吸道感染对该病的预防至关重要。
- 积极治疗鼻腔、鼻窦、咽部与鼻咽部慢性疾病,有助于防止再次发生中耳炎。
- 鼓膜穿孔者避免耳内进水。

13.2 变应性鼻炎

13.2.1 疾病概述

变应性鼻炎又称为过敏性鼻炎,是鼻腔黏膜的变态反应性疾病,并可引起多种并发症。临床上分为常年性和季节性变应性鼻炎,本病的发病与遗传和环境因素密切相关。近年来发病率有增高趋势。季节性变应性鼻炎,又称为"花粉症",可并发支气管哮喘、变应性鼻窦炎及分泌性中耳炎。

变应性鼻炎症状的主要表现为鼻痒、喷嚏频频、流清鼻涕、鼻塞等,这些症状可自行或经治疗后消失。但临床医生应该注意这些症状并不一定都是过敏引起的,变应性鼻炎患者往往伴有变应性结膜炎的症状如眼痒、流泪等。变应性鼻炎与普通感冒的区别见表13-1。

表13-1　变应性鼻炎与普通感冒的区别

病症	变应性鼻炎	普通感冒
病因	过敏原	病毒
鼻痒	鼻痒常为首发症状	少见
喷嚏	连续打数个	多见,但不会连续打
流鼻涕	大量清水样鼻涕	多见,初期清水涕,后期黄脓涕
咽痛	无	可伴有
眼部症状	可伴有眼痒,流泪	没有
全身性症状	无	常伴有,如头痛、发热、肌肉疼痛
症状持续时间	一天可有数次发作	整天持续,连续7～10天
治疗	抗组胺药物	感冒药

变应性鼻炎属于中医学"鼻鼽"范畴,中医学认为其病因主要与外感之邪和脏腑虚损密切相关,其中喷嚏、流涕、鼻塞与外感寒热病邪有关,鼻痒与风邪有关。与发病相关的脏腑主要是肺、脾、肾三脏。气候变化、寒暖失常等是导致发病的主要因素;人体脏腑虚损,卫外不固是导致发病的内因。风邪为主要病邪,常与寒、热、湿等病邪相兼为患。

13.2.2　诊病看点

·可能有接触某种变应原的病史。

·鼻痒、阵发性喷嚏连续发作、大量清水样涕和鼻塞,季节性鼻炎鼻黏膜水肿明显,鼻塞经常很重。

·部分症状有嗅觉减退、眼痒和结膜充血,尤其是季节性鼻炎更为明显。

·鼻镜检查可见季节性变应性鼻炎患者在花粉播散期鼻黏膜水肿明显,而常年性变应性鼻炎患者鼻黏膜可为苍白、充血或浅蓝色。

13.2.3　西药治疗

预防性药物治疗与免疫治疗相结合,从发病的各个环节控制或预防症状发作，鼻腔局部治疗首选糖皮质激素类喷雾剂，如布地奈德喷雾剂、丙酸倍氯米松喷雾剂等。选择抗组胺药物治疗以缓解和阻止过敏反应的发展，如氯雷他定、西替利嗪等。鼻塞时，适当使用血管收缩剂，如1%麻黄碱滴鼻液。

(1) 轻度变应性鼻炎

人群特征：患者变应性鼻炎症状较轻，对生活质量尚未产生影响。

治疗原则：口服或鼻内局部应用抗组胺药或低剂量鼻腔局部使用糖皮质激素类，必要时可短期（7天以内）使用鼻腔局部减充血剂。

◇ 口服抗过敏药

■ 抗组胺药物

- 氯苯那敏片
- 氯雷他定片（开瑞坦、息斯敏）
- 盐酸西替利嗪片（仙特明）
- 咪唑斯汀缓释片（皿治林）
- 依巴斯汀片（开思亭）
- 盐酸司他斯汀片（齐齐）

◇ 外用抗过敏药

■ 抗组胺药物

- 左卡巴斯汀鼻喷剂（立复汀）
- 氮䓬斯汀鼻喷剂（爱赛平）

■ 过敏递质阻释剂

- 富马酸酮替芬滴鼻液

◇ 外用抗炎药

■ 糖皮质激素类

- 布地奈德鼻喷雾剂（雷诺考特）
- 丙酸倍氯米松鼻喷雾剂（伯克纳）
- 丙酸氟替卡松鼻喷雾剂（辅舒良）
- 糠酸莫米松鼻喷雾剂（内舒拿）
- 曲安奈德滴鼻液（毕诺）

◇ 外用缓解充血药

- 萘甲唑啉滴鼻液（滴鼻净）
- 羟甲唑啉滴鼻液（阿弗林）
- 赛洛唑啉滴鼻液（诺通）

(2) 中重度变应性鼻炎

人群特征：患者变应性鼻炎症状明显或较严重，对生活质量产生影响。

治疗原则：鼻腔局部使用糖皮质激素类或鼻腔局部使用糖皮质激素类＋短期口服或鼻内局部使用抗组胺药。

◇ 外用抗炎药

■ 糖皮质激素类

见上"(1) 轻度变应性鼻炎"同类药项下。

◇ 外用抗过敏药
■ 抗组胺药物
见上页"(1)轻度变应性鼻炎"同类药项下。

◇ 口服抗过敏药
■ 抗组胺药物
- 氯雷他定片(开瑞坦,息斯敏)
- 盐酸司他斯汀片(齐齐)
- 咪唑斯汀缓释片(皿治林)
- 地氯雷他定片/分散片(芙必叮)
- 依巴斯汀片(开思亭)
- 盐酸左西替利嗪片(迪皿)

■ 抗白三烯药物
- 孟鲁司特钠咀嚼片(顺尔宁)

13.2.4 中医分证治疗

中医治疗时要辨虚实,实者祛外邪,清宣肺气、通利鼻窍;虚者补不足,温补肺肾、健脾益气固表。

(1)风寒犯肺证

人群特征:患者表现为打喷嚏、流清涕、鼻痒、鼻塞,或遇风寒加重,头身疼痛,舌淡红,苔薄白,脉浮紧。

治疗方法:祛风散寒,宣肺通窍。
- 胆香鼻炎片

(2)风热犯肺证

人群特征:患者表现为打喷嚏、流黄涕、鼻痒、鼻塞、眼痒,发热,微恶风寒,头痛,咽痒痛,口微渴,舌红,苔薄黄,脉浮数。

治疗方法:疏风清热,宣通肺窍。
- 通窍鼻炎片
- 鼻舒适片
- 苍耳子鼻炎滴丸
- 鼻炎康片
- 防芷鼻炎片
- 香菊胶囊

(3)湿热蒸鼻证

人群特征:患者表现为喷嚏,流脓涕量多,鼻痒,鼻塞,鼻窍肌肤潮红、糜烂或鼻甲充血肿大,舌红苔黄腻,脉滑数。

治疗方法:清热祛湿,宣肺通窍。
- 鼻渊舒口服液
- 鼻炎宁颗粒

(4)湿瘀互结证

人群特征:患者表现为喷嚏,鼻涕量多,鼻痒,鼻甲肿胀,不嗅香臭，唇舌紫暗，头重，肢体困重，舌有斑点，舌苔白滑，脉沉细涩。

治疗方法：芳香化湿，活血通窍。

- 千柏鼻炎片
- 鼻炎灵片
- 辛芳鼻炎胶囊

（5）**肺气虚寒证**

人群特征：患者表现为打喷嚏、流清涕、鼻痒、鼻塞，遇寒尤甚，语声低微，乏力，气短，畏寒，舌淡苔薄白，脉弱或脉细弱。

治疗方法：益气固表，祛风通窍。

- 辛芩颗粒
- 玉屏风颗粒

（6）**脾肾阳虚证**

人群特征：患者表现为打喷嚏，流清涕，鼻痒，鼻塞，形寒肢冷，腰膝酸软，腹中冷痛，下利清谷，舌淡胖或边有齿痕，舌苔白滑，脉沉细无力。

治疗方法：温补脾肾，祛风通窍。

- 胆香鼻炎片
- 附子理中丸
- 通窍鼻炎片/颗粒/胶囊
- 金匮肾气丸

13.2.5 用药提示

·氯苯那敏、赛庚啶等第一代抗组胺药物及酮替芬，由于有不同程度的中枢抑制作用，因此，精密机械操作和司乘人员应慎用。

·口服糖皮质激素类是变应性鼻炎的二线治疗药物，临床需要慎重和酌情使用。对于症状严重难以控制的变应性鼻炎可考虑短期口服糖皮质激素类，宜选择安全性和耐受性较好的剂型，剂量按患者体重计算。

13.2.6 健康提醒

·尽量避开变应原，保持通风、清洁、湿润的环境。

·有支气管哮喘、湿疹等其他过敏性疾病的患者应注意预防本病的发生。

·对于尘螨过敏患者，建议室内温度保持在20～25℃，相对湿度保持在50%；尽可能避免使用纺织沙发、地毯，定期使用防/除螨设备清理床垫、床单、被褥和枕头等。

·花粉过敏患者应关注当地的花粉预报信息，在花粉大量播散期间尽量居家并关闭门窗，外出时佩戴防护口罩和防护眼镜，鼻腔使用花粉阻隔剂；回家进入室内前要清理掉衣服和头发上的花粉，并进行鼻腔盐水冲洗、洗脸和漱口。

· 对宠物（尤其是猫）过敏原过敏的患者，最好停止饲养宠物。

13.3 慢性鼻炎

13.3.1 疾病概述

慢性鼻炎是发生在鼻腔黏膜和黏膜下层的慢性炎症，其主要特点是炎症持续三个月以上或反复发作，迁延不愈，间歇期亦不能恢复正常，且无明确的致病微生物，伴有不同程度的鼻塞、分泌物增多、鼻黏膜肿胀或增厚等障碍。

临床上根据慢性鼻炎的病理和功能紊乱的程度，分为慢性单纯性鼻炎和慢性肥厚性鼻炎。慢性单纯性鼻炎是一种可逆性炎症，是以鼻黏膜肿胀、分泌物增多为特征的鼻黏膜慢性炎症。慢性肥厚性鼻炎则多由慢性单纯性鼻炎发展而来，是以鼻黏膜、黏膜下甚至骨质的局限性或弥漫性增生肥厚为特征的鼻腔慢性炎症。

中医则称之为"鼻窒"，以鼻内窒塞，气息不畅，甚则窒塞不通为主要鼻炎特征，多因脏腑功能失调，邪毒久留鼻窍而致。

13.3.2 诊病看点

· 慢性单纯性鼻炎表现为鼻塞呈间歇性（白天、温暖、运动时减轻，夜间、寒冷、休息时加重）和交替性的特征（双侧鼻腔侧卧时，居下侧之鼻腔阻塞，上侧鼻腔通气良好，当转向另侧卧后，鼻塞又转而出现于另侧鼻腔）；而流涕则呈现多为黏液且量多的特征，继发感染后可有脓涕。鼻涕可向后经鼻后孔流入咽喉部，引起咽喉不适、多"痰"及咳嗽等症状。

· 慢性肥厚性鼻炎表现为单侧或双侧持续性、较为严重的鼻塞，无交替性，鼻涕不多，为黏液性或黏脓性，不易擤出。常伴有闭塞性鼻音、耳鸣和耳鼻塞感以及头痛、头昏、咽干、咽痛等症状，少数患者可能有嗅觉减退。

13.3.3 中西药治疗

治疗原则为根除病因，恢复鼻腔通气功能，排出分泌物。局部用糖皮质激素鼻喷雾剂可以在炎症的各个阶段均发挥强大的抗炎、抗水肿效应，并能促进损伤的纤毛上皮修复，是目前治疗鼻黏膜炎症性疾病的一线药物。

人群特征： 患者表现为慢性单纯性鼻炎的间歇性或交替性鼻塞、多涕等典型症状，而慢性肥厚性鼻炎患者表现为持续性鼻塞，涕少等典型症状。

治疗原则： 对因治疗与局部外用治疗结合，及时治疗全身性慢性疾病、控制感染病灶、纠正鼻中隔偏曲，提高机体抵抗力以及对因保守治疗等。

◇ 外用抗炎药
■ 糖皮质激素类
- 布地奈德鼻喷雾剂（雷诺考特）
- 糠酸莫米松鼻喷雾剂（内舒拿）
- 丙酸倍氯米松鼻喷雾剂（伯克纳）
- 曲安奈德滴鼻液（毕诺）
- 丙酸氟替卡松鼻喷雾剂（辅舒良）

◇ 外用缓解充血药
- 萘甲唑啉滴鼻液（滴鼻净）
- 赛洛唑啉滴鼻液（诺通）
- 羟甲唑啉滴鼻液（阿弗林）

◇ 抗感染药物
- 琥乙红霉素片/颗粒
- 克拉霉素片/分散片
- 罗红霉素片/胶囊

◇ 滴鼻中成药
- 滴通鼻炎水
- 鼻宁喷雾剂
- 鼻塞通滴鼻液
- 复方薄荷脑滴鼻剂
- 鼻炎滴剂

13.3.4 中医分证治疗

（1）肺经蕴热证

人群特征： 患者表现为鼻涕黄量少，鼻塞时轻时重，间歇或持续鼻塞，鼻气灼热；鼻黏膜充血红肿，或有口干，咳嗽，痰黄。舌质红，苔薄黄，脉数。

治疗方法： 清热肃肺，宣通鼻窍。

- 鼻炎片
- 鼻炎康片
- 千柏鼻炎片
- 苍耳子鼻炎胶囊

- 辛芳鼻炎胶囊 ・胆香鼻炎片
- 辛夷鼻炎丸

（2）肺脾气虚证

人群特征：患者表现为鼻塞时轻时重，或交替性鼻塞，涕白而黏，遇寒冷时症状加重，鼻黏膜淡红肿胀；可伴有倦怠乏力，少气懒言，咳嗽痰稀，易患感冒，纳差便溏，舌淡，苔白，脉细数。

治疗方法：补益肺脾，宣通鼻窍。

- 辛芩颗粒 ・通窍鼻炎片

13.3.5 用药提示

・只有在慢性鼻炎伴发急性感染时才可使用减充血剂滴鼻，1～2次/天，并且一般应用时间不宜超过7天，此类药物长期使用可引起药物性鼻炎。

・对于妊娠期鼻炎的患者忌用减充血剂，局部慎用糖皮质激素类鼻喷雾剂，妊娠终止后2～4周内鼻炎症状会得到缓解。

・鼻炎康片含有马来酸氯苯那敏，个别患者服药后出现轻度嗜睡，停药后即可消失。但在服药期间，不宜驾驶车辆、管理机器及高空作业等。

13.3.6 健康提醒

・加强体育锻炼，增强鼻部的防御功能，注意预防感冒，防止诱发本病。

・克服挖鼻孔、拔鼻毛或剪鼻毛等不良习惯。

・职业或生活环境中长期吸入各种粉尘，如煤、面粉、石灰等可损伤鼻黏膜纤毛功能。各种化学物质及刺激性气体（如二氧化硫、甲醛及乙醇等）可引起慢性鼻炎。另外环境中温度和湿度的急剧变化也可导致本病。

13.4 鼻窦炎

13.4.1 疾病概述

鼻窦炎是鼻窦黏膜的非特异性炎症，为一种鼻科常见多发病。鼻窦炎可分为急性和慢性两类，急性鼻窦炎多由上呼吸道感染引起，细菌与病毒感染可同时并发。常见细菌菌群是肺炎球菌、溶血性链球菌和葡萄球菌等多种化脓性球菌，其次为流感嗜血杆菌和卡他莫拉菌属，所有人群均易发生，低龄、年老体弱者更多见。慢性鼻窦炎较急性者多见，多由急性鼻窦炎转变而来。对急性鼻窦炎治疗不当，或对其未予彻底治疗以致反复发作，迁延不愈，使之转为慢性，此为本病之首要病因。

本病属于中医学"鼻渊"范畴，以鼻流浊涕，量多不止为主要特征。

13.4.2　诊病看点

· 急性鼻窦炎多继发于上感或急性鼻炎，所以症状加重可出现畏寒、发热、食欲减退、便秘、周身不适等全身性症状，以鼻塞、多脓涕、头痛或局部疼痛为主要特征。

· 急性鼻窦炎的症状表现为典型的晨起头痛，多发生在感冒后，头痛表现为前额部痛，晨起轻，午后重，还可能有面颊部胀痛或上列磨牙疼痛，多是上颌窦炎。

· 慢性鼻窦炎全身性症状轻重程度有较大差异，有时可没有全身性症状，发病较急性鼻窦炎病程发展缓慢，表现为黄色或黄绿色脓性或黏脓性鼻涕，量不定；可伴有轻重不等的鼻塞，常出现暂时性嗅觉障碍。

· 慢性鼻窦炎患者也有头痛的表现，一般为明显的局部疼痛或头痛。

13.4.3　西药治疗

采用足量抗生素控制感染，因多为球菌感染，以青霉素类、头孢菌素类为首选药物。药物治疗强调选择敏感抗生素，足量、足疗程使用。若头痛或局部疼痛剧烈，可适当用镇静剂或镇痛剂。

（1）**急性鼻窦炎**

人群特征： 患者表现为鼻塞、黏脓性或脓性鼻涕，头痛和局部疼痛，可能还有全身性症状如畏寒、发热、食欲减退、便秘等全身性不适。

治疗原则： 根除病因，解除鼻腔鼻窦引流和通气障碍，控制感染，预防并发症。

◇ 口服治疗药
■ 抗感染药物
・阿莫西林胶囊（阿莫仙）　　　・左氧氟沙星片（可乐必妥）
・阿莫西林克拉维酸钾片　　　　・克拉霉素片/胶囊
・头孢克洛胶囊（希刻劳）　　　・阿奇霉素片（希舒美）
・头孢呋辛酯分散片
■ 止痛药
・复方对乙酰氨基酚片（Ⅱ）（散利痛、散列通）
■ 抗组胺药
・氯雷他定片（开瑞坦、息斯敏）　・西替利嗪片（仙特明）
◇ 外用治疗药
■ 减充血药
・萘甲唑啉滴鼻液（滴鼻净）　　・赛洛唑啉滴鼻液（诺通）
・羟甲唑啉滴鼻液（阿弗林）
■ 糖皮质激素类
・曲安奈德鼻喷雾剂（毕诺）

（2）慢性鼻窦炎
人群特征： 患者表现为流脓涕，鼻塞，头痛，嗅觉减退或消失，可伴有精神不振、易疲劳、头痛、头昏、记忆力减退、注意力不集中等。
治疗原则： 根除病因，解除鼻腔鼻窦引流和通气障碍，控制感染。
◇ 外用治疗药
■ 糖皮质激素类
・布地奈德鼻喷雾剂（雷诺考特）　・曲安奈德鼻喷雾剂（毕诺）
■ 减充血药
见上"（1）急性鼻窦炎"同类药项下。
◇ 口服治疗药
■ 大环内酯类药物
・罗红霉素片　　　　　　　　　・克拉霉素胶囊
■ 抗组胺药（抗过敏治疗）
见上"（1）急性鼻窦炎"同类药项下。
■ 白三烯受体拮抗药
・孟鲁司特钠咀嚼片（顺尔宁）

■ 黏液促排药

・标准桃金娘油肠溶胶囊（吉诺通）

13.4.4 中医分证治疗

中医治疗按辨证虚实论治，实证（急性鼻窦炎）治疗以祛邪通窍为主，肺经风热者治以疏风清热、宣肺通窍，胆腑郁热者治以清泻肝胆、利湿通窍；虚证（慢性鼻窦炎）以扶正益气为主，肺气虚寒者治以温肺固表、散寒通窍，脾气虚弱者治以健脾益气、利湿通窍。

（1）肺经风热证

人群特征： 患者表现为发病较急，外感风热，鼻塞较重，流黄浊涕，质稠量多，鼻黏膜色红肿胀，兼有发热恶寒、头痛、咽喉不利，舌苔薄黄，脉浮数。

治疗方法： 清热疏风，宣肺通窍。

- ・苍鹅鼻炎片
- ・辛芳鼻炎胶囊
- ・鼻渊舒口服液
- ・鼻窦炎口服液
- ・香菊胶囊
- ・鼻康片
- ・鼻渊通窍颗粒

（2）胆腑郁热证

人群特征： 患者表现为鼻塞重，鼻涕稠黄而臭，头痛剧烈，嗅觉减退，伴有口苦咽干、目眩耳鸣、便干溲赤，舌质红、苔黄，脉弦数。

治疗方法： 清泻肝胆，利湿通窍。

- ・藿胆丸/片/滴丸
- ・鼻渊舒口服液
- ・藿胆鼻炎胶囊

（3）肺气虚寒证

人群特征： 患者表现为鼻塞，多白黏涕，嗅觉减退，稍遇风寒即鼻塞流涕加重，疲倦，头晕或有咳嗽，舌质淡，苔薄白，脉缓弱。

治疗方法： 温补肺脏，散寒通窍。

- ・温肺止流丹
- ・玉屏风颗粒/口服液
- ・辛芩颗粒/胶囊

（4）脾气虚弱证

人群特征： 患者表现为鼻塞，多黏脓性涕，嗅觉减退，少气乏力，食少腹胀，面色㿠白，便溏，舌质淡，苔薄白。

治疗方法： 健脾益气，利湿通窍。

- ・参苓白术丸/颗粒/口服液
- ・补中益气丸/口服液

13.4.5 用药提示

·长期使用减充血药（血管收缩剂）可导致药物性鼻炎以及药物的快速耐受，反而加重慢性鼻塞。

·鼻用减充血剂的不良反应多发生于有心血管疾病危险因素的患者，因此，有严重高血压和心血管疾病的患者慎用。甲状腺功能亢进症、糖尿病、闭角型青光眼患者也应慎用。

·对于正在接受大环内酯类药物治疗的患者，如需使用口服抗组胺药，应注意选择无心脏毒性作用的药物，以保证治疗的安全性。

13.4.6 健康提醒

·鼻腔有分泌物时不要用力擤鼻，应堵塞一侧鼻孔擤净鼻腔分泌物，再堵塞另一侧鼻孔擤净鼻腔分泌物。

·应及时彻底治疗鼻腔的急性炎症和矫正鼻腔畸形，治疗慢性鼻炎和鼻中隔偏曲。

·患急性鼻炎时，不宜乘坐飞机。妥善治疗变态反应性疾病，以改善鼻腔鼻窦通风引流状况。

13.5 急性咽炎

13.5.1 疾病概述

急性咽炎为咽部黏膜与黏膜下组织的急性炎症，咽部的淋巴组织亦常常被累及。炎症可以波及整个咽部，或者仅仅局限于鼻咽、口咽或者喉咽的一部分。此病可以为原发性，也可以继发于急性鼻窦炎或者急性扁桃体炎。

以秋冬季节发病较多。一般起病较急，患者可感觉咽部干燥、灼热、粗糙、微痛，咽痛症状逐渐加重，后出现吞咽疼痛。患者可出现全身性不适、头痛、食欲缺乏、口干、口渴、畏寒以及四肢酸痛等症状。可伴有体温升高，一般在38℃上下，甚至可以高热达到40℃。

本病属中医学"急喉痹"的范畴。中医认为本病是内外邪毒结聚、气滞血瘀、经脉痹阻导致的咽喉红肿疼痛、阻塞等症状的咽喉疾病，称为喉痹。

13.5.2 诊病看点

· 一般起病较急，先有咽部干燥、灼热、粗糙感，继有明显咽痛，吞咽时尤重，咽侧索受累时疼痛可放射至耳部。

· 全身性症状一般较轻，但因年龄、免疫力及病毒、细菌毒性的程度不一，可有发热、头痛、食欲减退和四肢酸痛等，若无并发症者，一般1周内可愈。

· 体征表现出口咽部黏膜呈急性弥漫性充血、肿胀。咽喉壁淋巴滤泡隆起，表面可见黄白色点状渗出物。下颌下淋巴结肿大，压痛。鼻咽及喉咽部亦可呈急性充血。

· 血常规检查可见白细胞总数和中心粒细胞增多。

13.5.3 西药治疗

采取对症治疗、抗感染治疗和局部外用治疗，抗感染治疗可应用抗病毒药物和抗生素，局部外用治疗可以使用复方硼砂含漱液或者温生理盐水含漱，碱性含漱剂可以稀释黏稠分泌物。发病初期可以使用碘甘油涂擦咽壁，以帮助炎症消退。如果炎症累及喉部，可以采用药物雾化吸入疗法。选用激素类急性雾化吸入治疗可以缓解症状和改善生活质量。

细菌性感染的用药原则：一般首选青霉素类抗生素，因为其对溶血性链球菌疗效较佳。对于儿童的急性咽炎，青霉素类抗生素是最佳选择。青霉素过敏者可选用红霉素等大环内酯类药物。

人群特征：患者表现为急性起病，初时咽部干燥、灼热，继有咽痛，吞咽时加重，疼痛可放射至耳部，严重者可有发热、头痛、食欲不振等全身性症状。

治疗原则：对症治疗缓解疼痛及发热，对因抗感染治疗全身性症状。

◇ 外用抗菌药

- · 复方硼砂含漱液
- · 度米芬含片
- · 碘喉片
- · 西地碘片（华素片）
- · 溶菌酶含片

◇ 缓解疼痛及退热药

- · 对乙酰氨基酚片
- · 布洛芬片

◇ 抗感染药物
- 阿莫西林胶囊（阿莫仙）/颗粒
- 头孢羟氨苄片（欧意）/胶囊
- 头孢克洛胶囊（希刻劳）
- 头孢呋辛酯片（西力欣）
- 乙酰螺旋霉素片（欧意）
- 阿奇霉素片（希舒美）
- 克拉霉素片/胶囊（克拉仙）
- 罗红霉素分散片（严迪）

◇ 抗病毒药
- 利巴韦林片
- 阿昔洛韦片
- 更昔洛韦片

13.5.4 中医分证治疗

中医治疗原则以利咽为主，临床上分辨表里寒热。外感风热者治以疏风清热、利咽消肿；风寒侵袭者治以疏风散寒、宣肺利咽；肺胃热盛者治以泻热解毒、利咽消肿。

（1）风热外侵证

人群特征：患者表现为风热感冒后声音不扬，甚至声哑失声，咽喉红肿疼痛、咽干灼热、吞咽不利或有发热恶风、头痛身倦，舌边红、脉浮数。

治疗方法：疏风清热，解毒利咽。

- 银黄颗粒/口服液/滴丸
- 银翘解毒丸
- 羚翘解毒丸
- 双黄连口服液/合剂/含片
- 西瓜霜润喉片
- 穿心莲内酯滴丸
- 金莲花润喉片
- 蒲地蓝消炎口服液
- 利咽解毒颗粒
- 复方草珊瑚含片
- 清开灵口服液/泡腾片

（2）风寒侵袭证

人群特征：患者表现为咽痛较轻，伴恶寒发热，头痛身痛，无汗，咳嗽痰稀，舌质淡红，脉浮紧。

治疗方法：疏风散寒，宣肺利咽。

- 感冒软胶囊
- 正柴胡饮颗粒
- 感冒通片
- 感冒清热颗粒
- 肿痛安胶囊

（3）肺胃热盛证

人群特征：患者表现为声音嘶哑，甚至不能说话，咽部红肿，疼痛明显，伴有高热，口干舌燥，大便秘结，小便黄赤，舌红苔黄，脉洪数。

治疗方法： 清热解毒，利咽消肿。

- 六神丸
- 双料喉风散
- 黄连上清丸/颗粒/胶囊
- 清咽利膈丸
- 蓝芩口服液/颗粒
- 众生丸
- 一清颗粒/胶囊
- 清咽润喉丸
- 青果丸
- 牛黄解毒片

13.5.5　用药提示

· 对于咽喉部黏膜坏死性炎症，最好及时做细菌培养，选择适当的抗生素。首选青霉素，大剂量静脉滴注。或根据药物敏感试验结果选用相应抗生素。

· 磺胺类药物不易清除咽部细菌，A组溶血性链球菌对于四环素类耐药者多见，这两类药物均不宜选用。

· 服药期间忌服温补性中成药。

13.5.6　健康提醒

· 一般嘱患者多休息、多饮水并且进食容易消化的食物，注意保持大便通畅。

· 积极治疗邻近器官的疾病以防诱发或加重本病，如急性鼻炎、急性鼻窦炎等。

13.6　慢性咽炎

13.6.1　疾病概述

慢性咽炎为咽黏膜、黏膜下及淋巴组织的慢性炎症。弥漫性咽部炎症常为上呼吸道慢性炎症的一部分。成年人发病多见，儿童也可出现。全身性症状均不明显，以局部症状为主。病程长，症状顽固，反复发作，不易治愈。

各型慢性咽炎症状大致相似且多种多样，如异物感、痒感、烧灼感、干燥感或刺激感，还可有微痛感，咽部分泌物不易咯出。

其病因可能为局部急性咽炎反复发作转为慢性，上呼吸道慢性炎症刺激或物理化学因素等。全身性多种慢性疾病，如贫血、反流性食管炎、肝肾疾病等可诱发本病。还有长期大量用声者如教师、歌唱者及易感体质因素亦可引起本病。

13.6.2 诊病看点

· 临床表现为咽部不适，如异物感、灼热感、发痒、刺激感及轻微疼痛等。

· 有些因咽后壁黏稠分泌物的刺激，晨起时常出现刺激性咳嗽及恶心伴声音嘶哑。

· 咽部检查可见黏膜慢性充血，血管扩张，呈暗红色，咽后壁有散在的淋巴滤泡，常有少量黏稠分泌物附着在黏膜表面（慢性单纯性咽炎），或黏膜充血肥厚，咽后壁淋巴滤泡显著增生（慢性肥厚性咽炎）。

13.6.3 西药治疗

去除病因，戒掉烟酒，改善工作和生活环境。积极治疗引起慢性咽炎的原发病，诸如鼻炎、气管炎、支气管炎等，局部治疗与中医治疗相结合。

（1）慢性单纯性咽炎

人群特征：患者咽部检查可见黏膜呈暗红色弥漫充血，咽后壁附着少量黏稠分泌物。

治疗原则：局部治疗，消炎止痛。

◇ 漱口杀菌药

· 复方硼砂含漱液
· 2%硼砂溶液

◇ 含服杀菌药

· 碘喉片
· 度米芬含片
· 薄荷喉片
· 西地碘片（华素片）
· 溶菌酶含片

（2）慢性肥厚性咽炎

人群特征：患者咽部检查除单纯性咽炎表现外，可见咽后壁淋巴滤泡颗粒显著增生、黏膜充血肿胀，颗粒隆起或融合成块，咽后壁两侧有纵行条索状隆起。

治疗原则： 除上述疗法，可采取其他综合治疗包括冷冻、激光、微波或射频烧灼法。

⋄ 漱口杀菌药

见上页"（1）慢性单纯性咽炎"同类药项下。

⋄ 含服杀菌药

见上页"（1）慢性单纯性咽炎"同类药项下。

⋄ 局部涂抹治疗药

· 1%～3%碘甘油　　　　　　· 2%硝酸银

13.6.4　中医分证治疗

（1）肺阴不足证

人群特征： 患者表现为声音低沉费力，说话不能持久，咽痒咽燥，口干咳嗽，午后潮热或手足心热，舌红苔少，脉数。

治疗方法： 润肺利咽，生津止渴。

· 铁笛丸　　　　　　　　　　· 健民咽喉片

· 藏青果颗粒　　　　　　　　· 玄麦甘桔颗粒

· 养阴清肺膏（阴虚热盛者适用）　· 口炎清颗粒

· 百合固金丸

（2）肾阴不足证

人群特征： 患者咽部微痛、灼热，头晕，眼花，心烦，失眠，五心烦热，盗汗，腰膝酸软。

治疗方法： 滋阴补肾，清热利咽。

· 六味地黄丸　　　　　　　　· 口炎清颗粒

· 清咽丸

13.6.5　用药提示

· 常用复方硼砂含漱液、2%硼砂溶液等含漱，保持口腔、咽部的清洁；或含服碘喉片、薄荷喉片等治疗咽喉部慢性炎症的喉片。

· 局部可用复方碘甘油、5%的硝酸银溶液或10%的弱蛋白银溶液涂抹咽部，有收敛及消炎作用。

· 超声雾化可以缓解慢性咽炎的症状；一般不需要抗生素治疗。中药制剂对慢性咽炎也有一定疗效。

13.6.6 健康提醒

·适当体育锻炼、正常作息、清淡饮食、保持良好的心理状态，以通过增强自身整体免疫功能来提高咽部黏膜局部功能。

·注意消除各种致病因素，如治疗全身性疾病，避免刺激性食物及烟酒。

13.7 扁桃体炎

13.7.1 疾病概述

见303页"10.12.1疾病概述"。

13.7.2 诊病看点

·急性症状表现为咽痛明显，咽痒，吞咽困难，轻者可无全身性症状，严重者可放射至耳部。

·急性扁桃体炎重者，则伴有发热（体温可达39～40℃）、畏寒等全身性症状，腭扁桃体红肿，表面可有黄白色脓点。

·多数慢性扁桃体炎无自觉症状，但常诉有咽痛，发作间歇期自觉症状少，可有咽干、发痒、异物感及刺激性咳嗽等轻微症状。

血常规检查：白细胞总数升高，中性粒细胞增多。

13.7.3 西药治疗

一般采用抗感染治疗及对症治疗等措施，预防并发症发生。高热时，可用75%酒精擦颌下、腋下等降温，可口含六神丸、碘喉片等做局部治疗。

人群特征：患者扁桃体红肿、出现白色脓样分泌物，高热数天不退，咽喉红肿疼痛，吞咽时疼痛感明显。

治疗原则：抗感染对因治疗，预防并发症产生。

◇抗感染药物

·阿莫西林胶囊（阿莫仙）　　·头孢呋辛酯片（西力欣）

·阿莫西林克拉维酸钾分散片　·头孢克肟分散片

◇ 含漱杀菌药
- ·碘喉片
- ·西地碘片（华素片）
- ·度米芬含片
- ·地喹氯铵含片（泰乐奇、克菌定）
- ·复方硼砂含漱液
- ·复方氯己定含漱液

◇ 解热镇痛药
- ·对乙酰氨基酚片
- ·布洛芬片/缓释胶囊
- ·双氯芬酸钠缓释片

◇ 免疫调节药
- ·转移因子口服液
- ·匹多莫得口服液

13.7.4 中医分证治疗

中医以清热解毒、利咽消肿为基本治则。急性期风热搏结者，治以疏风清热、利咽消肿；热毒炽盛者，治以清热泻火解毒；肠腑不通者配以通腑泻火；扁桃体肉腐成脓者，治以泻火解毒并消痈排脓；慢性期治以养阴或益气，佐以祛邪利咽。

（1）风热搏结证

人群特征：患者表现为喉核赤肿，尚未化脓，咽喉疼痛，咽部不适有异物感，吞咽不利，微恶寒，可伴鼻塞流涕，头痛身痛，舌质红，苔薄白或黄，脉浮数。

治疗方法：疏风清热，解毒利咽。

- ·银翘解毒丸
- ·羚翘解毒丸
- ·蓝芩口服液/颗粒
- ·银黄含片
- ·桂林西瓜霜
- ·穿心莲内酯滴丸

（2）热毒炽盛证

人群特征：患者表现为喉核赤肿明显，甚至溃烂化脓，吞咽困难，壮热不退，口干口臭，大便干燥，小便黄少，舌质红，苔黄腻，脉数。

治疗方法：清热解毒，消肿排脓。

- ·热炎宁胶囊
- ·六神丸
- ·蒲地蓝口服液
- ·山香圆颗粒
- ·清开灵口服液/泡腾片
- ·万应锭/胶囊

（3）肺胃阴虚证

人群特征：患者表现为喉核肿大，色暗红，咽干喉燥，日久不愈，干咳少痰，大便干燥，小便黄少，舌质红，苔少，脉细数。

治疗方法： 养阴清肺，利咽散结。

- 养阴清肺膏/丸/口服液　　　　　　・玄麦甘桔颗粒/胶囊

13.7.5　用药提示

- 妊娠妇女禁用、阴虚火旺者慎用六神丸。
- 治疗化脓性扁桃体炎可配合使用外用药物。
- 服用中成药期间忌食辛辣、油腻食物。

13.7.6　健康提醒

・患者应注意休息，多饮水，进流质或半流质食物，多吃富含维生素和蛋白质的食物，保持口腔清洁，用盐水或复方硼砂含漱液等漱口。

・对于反复发作的急性扁桃体炎，可在急性期炎症控制后，做扁桃体切除手术。

・慢性扁桃体炎的治疗是长期的，坚持治疗是很重要的一点。保持口腔清洁，每天睡前刷牙，饭后漱口，以减少口腔内细菌感染的机会。

第 14 章

皮肤疾病用药

皮肤疾病是指发生于人体皮肤、黏膜及皮肤属器的疾病，是常见病和多发病，影响着人们的健康和生活。主要包括三大类别：①感染性皮肤病；②变态反应或免疫相关性皮肤病；③自身免疫性疾病。感染性皮肤病，包括病毒性皮肤病、细菌性皮肤病、真菌感染性皮肤病等，变态反应或免疫相关性皮肤病，包括皮炎、湿疹、特应性皮炎、银屑病、扁平苔藓等；自身免疫性疾病，包括系统性红斑狼疮、硬皮病、皮肌炎等。

理想的治疗是去除病因，例如细菌性皮肤病，使用敏感的抗菌药后可很快治愈；手足癣、体癣、股癣等浅表真菌感染以抗真菌药物外用为主；变态反应或免疫相关性皮肤病，有明确原因的如接触性皮炎，只要不再接触致敏物，加以适当处置，皮疹可以逐渐消退。但这一类中的许多病，如皮炎、湿疹、银屑病、白癜风等，发病与免疫异常相关，确切病因却不清楚，只能针对发病机制中免疫或炎症的某些环节进行治疗或仅仅做对症治疗。

皮肤病的药物治疗，可分为系统用药及局部用药两大类。此外，还有物理治疗，包括光疗、水疗、药浴、激光、冷冻等，以及放射治疗、手术治疗、辅助治疗等。系统用药如抗菌药、抗组胺药、免疫抑制剂、糖皮质激素类等。外用药是皮肤病的一个主要治疗手段。根据皮肤病的病因、皮损特点，选择外用药物及其合适剂型是成功治疗的关键。

14.1 单纯疱疹

14.1.1 疾病概述

单纯疱疹是由单纯疱疹病毒感染所致的病毒性皮肤病。其特点是好发于口唇、鼻孔周围、面颊、外阴等皮肤黏膜交界处，偶见于口腔、眼内等处。皮损以群集性小水疱为特征，有的可互相融合。水疱一般在1周左右干敛结痂，若合并细菌感染可伴有脓疱、脓痂。因本病无免疫性，易复发。

单纯疱疹病毒主要通过直接接触传播，亦可通过唾液污染的餐具间接接触传播，经皮肤黏膜破损处感染而发病、发热性疾病、胃肠功能紊乱、月经期、过度疲劳等机体抵抗力下降时可诱发。

中医称为"热疮"，多发于发热后或热病过程中，发于上者，多因外感风热时毒，客于肺胃二经，热毒互结熏蒸于上而发，发于下者，多因肝胆二经湿热下注而发；反复发作者，因脾胃运化失和，风热之邪乘虚而入，阻于肌肤所致；或由于久病，热邪伤津，阴虚内热而发。

14.1.2 诊病看点

· 皮损好发于皮肤黏膜交界处，诸如口周、口角、鼻、炎、面颊部及外阴部位。

· 局部会出现灼热、疼痛，继后出现水肿性红斑，其上群集有针头大小的水疱。

· 患处水疱易形成糜烂，数日后干燥结痂。

14.1.3 药物治疗

缩短病程，防止继发感染和并发症，防止复发。局部外用治疗即可，疱疹性口炎、眼炎应注意局部清洁杀菌。重症者可以服用或注射抗病毒药物治疗。

（1）单纯疱疹轻症

人群特征：患者患病初发，疱疹性龈口炎常见于1～5岁儿童。新生儿初发感染为皮肤，口腔黏膜、结膜。

治疗原则：根据病情严重程度，选择局部或全身治疗，控制感染，减少并发感染，减少复发。

◇ 外用抗病毒药
- 2%～5%阿昔洛韦乳膏/霜剂
- 喷昔洛韦乳膏
- 2%酞丁安乳膏/搽剂
- 1%疱疹净滴眼剂
- 无环鸟苷滴眼剂

◇ 外用抗菌药
- 金霉素软膏
- 0.5%新霉素软膏
- 1%～2%甲紫溶液
- 红霉素软膏
- 0.1%碘苷溶液

◇ 外用消炎中成药
- 青黛散
- 金黄散油膏
- 青吹口散油膏
- 马应龙麝香痔疮膏

◇ 漱口杀菌药
- 0.1%苯扎溴铵漱口液

◇ 外用镇痛药
- 2.5%利多卡因-丙胺卡因霜剂

◇ 止痒湿敷药
- 3%硼酸溶液
- 4%硼酸锌溶液

◇ 抗病毒药
- 阿昔洛韦片
- 更昔洛韦片（丽科伟、赛美维）
- 伐昔洛韦胶囊（明竹欣、维德思）
- 泛昔洛韦片

◇ 口服抗菌中成药
- 银黄口服液
- 板蓝根颗粒
- 黄连上清丸

（2）单纯疱疹复发

人群特征： 患者复发感染，症状较重，疱疹水疱成群，多见于成人。
治疗原则： 全身治疗与局部治疗相结合。

- 阿昔洛韦片
- 伐昔洛韦胶囊（明竹欣、维德思）
- 泛昔洛韦片

14.1.4 用药提示

- 阿昔洛韦、泛昔洛韦和伐昔洛韦不良反应的发生率相似，常见有头痛、恶心、腹泻等。

- 妊娠期妇女禁用阿昔洛韦，而哺乳期妇女慎用。妊娠期和哺乳期妇女对泛昔洛韦和伐昔洛韦均慎用。伐昔洛韦2岁以下儿童禁用，儿童慎用。
- 碘苷不宜与硼酸溶液同时应用，与肾上腺素联用，易诱发真菌感染。

14.1.5 健康提示

- 对反复发作患者应除去诱发因素。
- 日常生活规律，锻炼身体，提高机体免疫力，预防感冒，减少疾病复发。
- 局部保持清洁，促使皮损干燥结痂，防止继发感染。
- 忌食肥甘厚味，辛辣炙烤食物。

14.2 带状疱疹

14.2.1 疾病概述

带状疱疹是由水痘-带状疱疹病毒感染所致。初次或原发感染表现为水痘或隐性感染，多见于儿童；再次或继发感染，即为带状疱疹，多见于成人，老年人尤甚，病毒可长期潜伏于机体神经细胞中，在各种诱因的刺激下，导致病毒的再活动，诱发本病。好发于春秋季节。

带状疱疹中医称为"火带疮""蛇串疮""缠腰火丹""蜘蛛疮"。中医认为，主要因情志不遂，肝郁气滞，郁久化热；或因饮食失节，脾失健运，湿热搏结，兼感毒邪而发病。若正气不足，湿毒蕴蒸，壅阻肌肤，经络不通，致气滞血瘀，则常遗留疼痛不止。

14.2.2 诊病看点

- 患病初期未出疱疹之前1～2天，会突发腰间或背部疼痛厉害。
- 患处皮肤灼热、刺痛，疼痛程度可以轻度到重度，甚至剧烈难忍，尤其夜间更疼，常持续至皮损完全消失后。
- 其特点为数个簇集水疱群排列成带状，沿周围神经分布，常为单侧性，伴有神经痛。
- 患病病程约2～3周，一般痊愈后不复发。

14.2.3 西药治疗

治疗以抗病毒、止痛、消炎和防止继发感染和缩短病程为原则。口服抗病毒药物治疗，阿昔洛韦、泛昔洛韦、伐昔洛韦（万乃洛韦）等对带状疱疹病毒、单纯疱疹病毒、水痘疱疹病毒有较强抑制作用，疗程7～10天。可外搽炉甘石洗剂，或阿昔洛韦乳膏、喷昔洛韦乳膏，也可以使用京万红软膏。疼痛明显者可内服普瑞巴林、散利痛、布洛芬等。可以适当补充维生素B_1、甲钴胺等神经营养剂。皮损泛发严重者应加强支持疗法，防止并发细菌感染。

人群特征：患者突发腰间皮肤整片疼痛，出现皮损疱疹，甚至出现水疱，夜间疼痛厉害。

治疗原则：抗病毒治疗为先，同时兼顾镇痛及神经营养，防治并发症。

✧ 口服药物
■ 抗病毒药
- 阿昔洛韦片
- 泛昔洛韦片
- 更昔洛韦胶囊
- 溴夫定片（左代）

■ 神经镇痛药
- 普瑞巴林胶囊
- 对乙酰氨基酚缓释片（泰诺林）
- 双氯芬酸钠肠溶片
- 布洛芬缓释胶囊

■ 糖皮质激素类抗炎药
- 醋酸泼尼松片

■ 神经营养药
- 维生素B_1片
- 甲钴胺片（弥可保）

✧ 外用药物
■ 外用消毒药
- 3%硼酸溶液

■ 外用止痒药
- 炉甘石洗剂

■ 外用抗病毒药
- 阿昔洛韦乳膏
- 酞丁安软膏/乳膏
- 喷昔洛韦乳膏

■ 外用抗菌药
- 莫匹罗星软膏（百多邦）

■ 外用镇痛药

・双氯芬酸二乙胺乳胶剂（扶他林）　　・酮洛芬凝胶（法斯通）

14.2.4　中医分证治疗

中医早期以祛邪为主，晚期应攻补兼施。应根据患者体质、皮损特点、自觉症状、舌脉等，辨证选用中成药内服或外用。

（1）肝经郁热证

人群特征：患者局部出现皮损鲜红，疱壁紧张，灼热刺痛，口苦咽干、口渴，烦躁易怒，食欲不佳，小便黄，大便干或不爽，舌质红，苔薄黄或黄厚，脉弦滑微数。

治疗方法：清利肝经，祛除湿热。

・龙胆泻肝丸　　　　　　　　・新癀片
・当归芦荟丸　　　　　　　　・片仔癀（锭剂）

（2）脾虚湿蕴证

人群特征：患者局部皮损颜色较淡，疱壁松弛，疼痛略轻，口不渴或渴而不欲饮，不思饮食，食后腹胀，大便时溏，舌体胖，苔白厚或白腻，脉沉缓或滑。

治疗方法：健脾利湿。

・参苓白术丸　　　　　　　　・启脾丸
・人参健脾丸

（3）气滞血瘀证

人群特征：患者局部皮损消退后局部疼痛不止，舌质暗，或有瘀点，苔白，脉弦细。

治疗方法：活血化瘀，止痛。

・大黄䗪虫丸　　　　　　　　・七厘散
・血府逐瘀胶囊　　　　　　　・复方丹参片
・元胡止痛片

14.2.5　外用中成药治疗

（1）带状疱疹中前期

人群特征：患者皮损为红斑、丘疱疹和水疱。

治疗方法：清热解毒，利湿消肿。

- 如意金黄散
- 紫金锭
- 珠黄散
- 重楼解毒酊
- 二味拔毒散

（2）带状疱疹中后期

人群特征：患者皮损为糜烂、结痂、色素沉着。

治疗方法：解毒化瘀，生肌止痛。

- 京万红软膏
- 生肌玉红膏
- 创灼膏
- 马应龙麝香痔疮膏
- 七厘散

14.2.6　用药提示

· 带状疱疹发病时由于需大剂量抗病毒药物服用7～10天，因此会引起一些患者肠道菌群失调，可适当补充双歧杆菌乳杆菌活性益生菌制剂，减少肠道不适和消化不良。

· 妊娠期妇女禁用阿昔洛韦，哺乳期妇女慎用。妊娠期和哺乳期妇女对泛昔洛韦和伐昔洛韦均慎用。

14.2.7　健康提醒

· 患者应保持局部皮损清洁，在发现疱疹时尽早在患处涂抹京万红软膏，可以最大限度减少水疱的产生，致使疱疹尽早结痂，避免并发其他感染。

· 因疼痛须适当卧床休息，病变处覆盖洁净敷料以隔离外来机械刺激，减少触痛并尽可能保持水疱的完整。

· 消化性胃溃疡及慢性胃炎患者禁服非甾体抗炎药。

· 服用糖皮质激素类抗炎的患者须遵医嘱治疗，切忌随意服用。

· 忌食辛辣、酒、鱼和肥甘厚味之物。

14.3　扁平疣

14.3.1　疾病概述

14.3　扁平疣

疣是由人类乳头瘤病毒（HPV）感染引起的表皮赘生物。根据疣的临床表现和部位，可分为寻常疣、扁平疣、跖疣及尖锐湿疣等。寻常疣以乳头状角质隆起、无自觉症状为特征，而扁平疣则以质硬扁平丘疹为特征，是一种发于皮肤浅表的良性赘生物。通常位于面部、手背及手臂，常呈线状排列。

中医学认为，扁平疣多由气血失和，腠理不固，外感风热毒邪，蕴结于肌表而生；或郁怒伤肝，肝旺血燥，血不养筋，筋气不荣，肌肤失养所致。

14.3.2 诊病看点

· 皮损好发于颜面、手背和前臂，表现为皮色或淡褐色针尖、米粒至黄豆大小的扁平丘疹，散在或群集分布。

· 多数患者无自觉症状，偶有瘙痒，搔抓患处后表皮剥蚀处可出现线状损害，部分皮疹可自行消退。

14.3.3 西药治疗

治疗应根据患者皮损的部位、数目、大小等选用相应的方法。西医治疗多以破坏疣体，调节局部皮肤生长，刺激局部或全身免疫反应为主。系统治疗主要以免疫调节剂为主，诸如注射干扰素。外用药物治疗常用干扰素、维A酸乳膏以及咪喹莫特乳膏。物理治疗可选用电灼、激光局部烧灼或冷冻治疗。

人群特征：患者皮损发于颜面或手背或前臂等处，形态呈米粒状淡褐色扁平丘疹。

治疗原则：自我药疗以外用为主，结合内服中成药治疗。

◇ 外用抗炎药

　· 0.05%～0.1%维A酸乳膏　　　· 阿达帕林凝胶
　· 5%氟尿嘧啶软膏

◇ 外用免疫调节药

　· 5%咪喹莫特软膏

◇ 外用抗病毒药

　· 3%酞丁安霜/搽剂　　　　　· 甲紫溶液
　· 阿昔洛韦乳膏

14.3.4 中医分证治疗

中医治法以疏风平肝、清热解毒、活血散结为原则，根据患者体质、皮损特点、自觉症状、舌脉等，辨证选用中成药内服和外用，通常建议内服和外用药物配合使用以增强疗效。

（1）风热蕴结证

人群特征：患者皮疹颜色淡红，数目较多，时有新发皮损，微痒或不痒，伴有口干不欲饮；舌质红，苔薄白或薄黄，脉浮数。

治疗方法：疏风清热，解毒散结。

- 治疣胶囊
- 消银颗粒
- 复方板蓝根冲剂
- 复方马齿苋片

（2）瘀热互结证

人群特征：患者皮损颜色暗红或黄褐，质较硬，不痒不痛，病程长；舌质红或暗红，苔薄白，脉沉弦或滑。

治疗方法：活血化瘀，清热散结。

- 大黄䗪虫丸
- 参芪十一味颗粒
- 祛疣颗粒
- 郁金银屑片
- 玉屏风颗粒

14.3.5 外用中成药治疗

治疗方法：清热解毒，祛疣散结。

- 五妙水仙膏
- 化毒散软膏
- 鸦胆子油

14.3.6 用药提示

- 扁平疣是一种病毒性皮肤病，平时要保证充足睡眠，提高免疫力，选择口服抗病毒药物治疗应在医生指导下进行。
- 治疗后的皮肤相对较为敏感，日晒可能会引起色素沉着等问题，影响恢复效果。
- 治疗后需要防晒，外出要涂防晒霜（防晒指数20～30），严禁使用阿司匹林和酒精（包括含有酒精的化妆品），切不可挤、压、碰、摩擦治疗面。

14.3.7 健康提醒

- 扁平疣会伴有瘙痒症状，在治疗后瘙痒不能马上停止，所以要避免抓抠局部病灶部位，防止病毒感染，加重扁平疣。
- 扁平疣具有传染性，在生长期间需要做好交叉感染预防工作，避免共同使用毛巾等贴身物品，也要避免患者与他人直接接触。
- 忌烟酒、辛辣刺激性饮食，多吃蔬菜、水果，补充多种维生素等。

14.4 体癣及股癣

14.4.1 疾病概述

体癣是生于体表的一种浅部真菌病，多发于面部、头、躯干、四肢，因其状如苔藓，浸淫滋漫，多呈圆形，又因似钱币，故也称为"金钱癣"或"铜钱癣"。

股癣是发生于腹股沟、会阴、肛周和臀部皮肤的真菌感染。发病与夏季气候温暖潮湿、肥胖或身体局部潮湿多汗有关。患者瘙痒明显，搔抓后引起局部湿疹样改变，易继发细菌感染。男性股癣的患病率明显高于女性，常见于炎热夏季，冬季好转，青壮年较多。

中医称体癣为"圆癣"，认为是多因环境多热夹湿或肤热多汗，风湿热虫之邪蕴积肌肤，发为此疾。而股癣中医称为"阴癣"，认为是因夏日炎热股内多汗潮湿，洗浴不勤，内裤污湿或女子经期带多，股内湿邪难泄，闭而蕴热，湿热生虫，侵袭肌肤所致。多见相互传染而生。

14.4.2 诊病看点

· 患病初起皮肤出现群簇针头大小的淡红色丘疹和丘疱疹，从中心向周围扩大，逐渐形成圆形，有些是圆而不整，其丘疹大小、数目不定，可相互融合，重叠形成多环状或大片损害，边缘清楚。

· 股癣常发于一侧或延及双侧阴部内侧，先起豆大红斑，渐渐形成钱币大小，色泽微红，圆形或椭圆形，有的融合成片，四周微隆起，边缘有水疱，并向四周扩延。

· 多因患处温度较高，潮湿多汗，易受摩擦，故常见糜烂、流滋、结痂，呈湿疹样改变。

· 患者自觉瘙痒，发病冬季轻夏季重。

14.4.3 西药治疗

局部外用抗真菌药，体癣范围较广、炎症明显、外用药疗效不佳或有免疫功能缺陷患者，可同时服用伊曲康唑、特比萘芬、氟康唑。

人群特征： 患者体癣表现在面、颈、躯干和四肢，股癣发病于阴部内侧，皮损形态多呈圆形或椭圆形的红斑，病变向四周蔓延，常见夏季潮热期间发病。

治疗原则： 局部外用治疗为主，一般无须服用药物。

◇ 外用抗真菌药
- 1%～2%酮康唑霜
- 硝酸咪康唑乳膏（达克宁）
- 1%特比萘芬乳膏（兰美舒）
- 1%联苯苄唑乳膏/溶液（孚琪、美克）
- 环吡酮胺乳膏（环利）
- 0.5%阿莫罗芬乳膏
- 复方土槿皮酊

◇ 口服抗真菌药
- 伊曲康唑片/胶囊（斯皮仁诺）
- 氟康唑胶囊（大扶康）
- 盐酸特比萘芬片

14.4.4 中医分证治疗

中医对体癣和股癣进行辨证分型，实施内服和外用治疗，对湿热蕴肤证治当清热燥湿止痒；而对血虚风燥证治当养血润燥止痒，外用多选用清热解毒止痒类中成药。

（1）湿热蕴肤证

人群特征： 患者表现为阴股潮湿、多汗，局部出现糜烂乃至溢渗，自觉痒痛相兼。

治疗方法： 清热燥湿止痒。
- 龙胆泻肝丸
- 当归苦参丸
- 皮敏消胶囊
- 百癣夏塔热片
- 解毒胶囊

（2）血虚风燥证

人群特征： 患者表现为水疱已干涸，出现脱屑，伴瘙痒，舌淡红、苔薄，脉细。

治疗方法： 养血润燥止痒。
- 润燥止痒胶囊
- 湿毒清胶囊

14.4.5 外用中成药治疗

人群特征： 患者表现为体癣或股癣的临床表现。

治疗方法： 清热解毒止痒。
- 川百止痒洗剂
- 洁尔阴洗液

- 肤净康洗剂
- 黄蒲洁肤洗剂
- 复方黄柏祛癣搽剂

14.4.6　用药提示

- 本病一般无须口服用药治疗，当外用治疗效果欠佳时，可选择中医治疗，宜祛风止痒、清热利湿。
- 为达到根治目的，必须在皮疹完全消失后，方可停止外搽药。
- 在体癣、股癣尚未根治前，禁用类固醇激素，如曲安奈德乳膏、氟轻松乳膏，以免使皮损蔓延扩大加重病变，以及禁用免疫抑制剂，以免影响免疫力。

14.4.7　健康提醒

- 患者衣被及日常用品应消毒，防止复发和再感染。
- 经常换洗内裤，保持外阴部清洁，养成每晚洗浴的良好习惯。
- 积极治疗鹅掌风、脚湿气、灰指甲等，以防传染而成本病。
- 忌用刺激性过强的药物。
- 在外用药物期间，对患部皮肤尽量不洗烫、少用或不用肥皂。

14.5　手癣及足癣

14.5.1　疾病概述

手癣指发于手部的浅表皮肤真菌病。南方比北方发病率高，常与湿疹并发。多发于手掌心及指头。其皮损夏季常见起水疱或糜烂渗液，冬季表现为鳞屑及干燥皲裂。中医称为"鹅掌风"，因其手部粗糙干裂如鹅掌而得名。

足癣（脚气）指发于足部的皮肤真菌病。本病多发于湿热交蒸之际，夏日加重，冬季较轻，时间久后则皲裂，可染他人。中医称为"脚湿气"，因其脚趾间或足底部生小水疱、脱屑、糜烂、流汗而有特殊气味，故称为"脚湿气"，也称"香港脚""脚气疮"。

14.5.2　诊病看点

- 手癣常见于单侧，足癣则多累及双侧，往往由一侧传播至对侧。根据临床特点不同，手足癣可分为3种类型：水疱型、鳞屑角化型及浸渍糜烂型。无论男女老少均可患病，以男性青壮年较多见。

·患者手指间、手掌、掌侧平滑皮肤出现皮损，初起针尖大小水疱或群集，疱破后露出鲜红糜烂面，干燥后掉屑，瘙痒。

·足趾、足跖、足跟和足侧缘皮损多处干燥，角质增厚，表面粗糙脱屑，有时发生皲裂疼痛，但无瘙痒。

·有些患者足底皮肤浸渍发白，表面松软易剥脱，露出潮红糜烂面，时常有恶臭味。

14.5.3 西药治疗

手癣、足癣的治疗目标是清除病原菌，快速解除症状，防止复发。治疗原则、药物选择和治疗方法基本相同。外用药、口服药或二者联合方案均可选用。

本病以外用药物治疗为主，依据皮损类型选择不同药物剂型，疗程一般需要1～2个月。某些皮损炎症反应剧烈、瘙痒严重的手癣、足癣，可选用含有糖皮质激素类的复方酮康唑乳膏、复方曲安奈德益康唑乳膏进行联合用药治疗1～2周，待炎症及瘙痒缓解后，需改换不含糖皮质激素类的外用抗真菌药物进行后续治疗，应避免单一使用激素类外用药。局部联合用药可选用抗真菌机制相似或不同的药物相联合（例如：唑类药物+丙烯胺类药物），也可选用抗真菌药物与其他作用机制药物(如角质剥脱剂或中药制剂）的联合。对足底多汗、有恶臭者，可先用聚维酮碘溶液稀释10倍后浸泡，然后外用抗真菌药。系统治疗多用于病程较久或局部治疗效果差者，常口服抗真菌药物治疗。

（1）水疱型手足癣

人群特征：患者手足癣发于指或趾间、掌心、足及足侧缘，其皮损初为针尖大小的水疱，疱液清，壁厚而发亮，不易破溃,可融合成多房性大疱，撕去疱壁露出蜂窝状基底及鲜红糜烂面，干燥出现脱屑，瘙痒明显。

治疗原则：外用抗真菌治疗为主，坚持用药，保持清洁。

◇外用抗真菌药

·联苯苄唑溶液/霜剂　　　　·复方酮康唑乳膏

·咪康唑霜剂　　　　　　　·曲安奈德益康唑乳膏（派瑞松）

- 益康唑乳膏
- 特比萘芬霜剂/乳膏/溶液/喷雾剂
- 环吡酮胺乳膏（环利）
- 复方苯甲酸酊
- 复方水杨酸酊

（2）浸渍糜烂型手足癣

人群特征：患者手足癣好发于指(趾)缝，足癣尤以第3～4和4～5趾间多见，多发生于手足多汗、浸水、长期穿胶鞋者，夏季多发，皮肤浸渍发白，表面松软易剥脱，露出潮红糜烂面及渗液，常伴有裂隙，有明显瘙痒，继发细菌感染时有臭味。

治疗原则：保持创面清洁和干燥，及时局部抗真菌治疗。

◇外用清洗消毒药
- 3%硼酸溶液

◇外用抗真菌药
- 硝酸咪康唑散（达克宁）
- 联苯苄唑溶液/霜剂
- 盐酸特比萘芬霜剂/喷雾剂
- 盐酸阿莫罗芬乳膏
- 环吡酮胺乳膏（环利）

（3）鳞屑角化型足癣

人群特征：患者手足癣发于掌部及足跟，呈弥漫性皮肤粗糙、增厚、脱屑、干燥，冬季易发生皲裂甚至出血，可伴有疼痛，一般无明显瘙痒。

治疗原则：清除鳞屑，清洗创面，局部抗真菌治疗，外用不佳再改为内服。

◇外用抗真菌药
- 复方苯甲酸软膏
- 10%水杨酸软膏
- 克霉唑软膏
- 硝酸咪康唑霜剂
- 盐酸特比萘芬乳膏（兰美抒）
- 联苯苄唑乳膏（孚琪）
- 环吡酮胺软膏（环利）

◇口服抗真菌药
- 伊曲康唑胶囊
- 特比萘芬片

14.5.4 中医分证治疗

中成药治疗方案以杀虫止痒为原则，水疱型以清热利湿、杀虫止痒为主，糜烂型以清热解毒、燥湿止痒为主，鳞屑角化型以养血润燥、祛风杀虫为主。应根据患者体质、皮损特点、自觉症状及舌苔脉象，辨证选用中成药内服和外用。

（1）风湿蕴肤证

人群特征：患者表现为散在或群集水疱，针尖大小，深在不易破，或指趾间浸渍发白、瘙痒，口渴不欲饮，舌质淡，苔薄白，脉弦滑。

治疗方法：祛风利湿，清热杀虫。

- 消风止痒颗粒
- 肤痒颗粒
- 防风通圣颗粒
- 二妙丸

（2）湿热毒聚证

人群特征：患者表现为水疱或脓疱，疱周有红晕，可有糜烂、渗液；自觉灼热瘙痒或红肿疼痛；口干，便结溲赤，苔黄，脉滑。

治疗方法：清热解毒，燥湿止痒。

- 四妙丸
- 百癣夏塔热片
- 皮肤病血毒丸
- 龙胆泻肝丸
- 疗癣卡西甫丸

（3）血虚风燥证

人群特征：患者表现为皮肤干燥，角化皲裂，鳞屑，疼痛，口渴，大便秘结，舌质淡红少津，脉细。

治疗方法：养血润肤，杀虫止痒。

- 祛风地黄丸
- 润燥止痒胶囊

14.5.5 外用中成药治疗

（1）水疱型手足癣

人群特征：患者表现为群集水疱，壁厚，不易破。

治疗方法：清热利湿，杀虫止痒。

- 皂白散
- 复方黄柏祛癣搽剂
- 黄蒲洁肤洗剂
- 复方土槿皮酊
- 肤净康洗剂

（2）糜烂型手足癣

人群特征：患者表皮浸渍发白，渗出、糜烂。

治疗方法：清热解毒，燥湿止痒。

- 肤痔清软膏
- 茯蒲洗液
- 消炎癣湿药膏

（3）鳞屑角化型手足癣

人群特征：患者足部皮肤角化，皲裂且掉鳞屑。
治疗方法：养血润燥，杀虫止痒。

- 复方紫荆皮水杨酸溶液
- 足光粉
- 清肤止痒酊
- 华佗膏
- 肤痔清软膏

14.5.6 用药提示

- 本病一般无须口服用药治疗，当外用治疗效果欠佳时，可选择中医治疗，宜祛风止痒、清热利湿。
- 为达到根治目的，必须在皮疹完全消失后，方可停止外搽药。
- 水杨酸类药物为角质剥脱剂，有一定刺激性，使用时应注意浓度和作用时间，勿用于皮肤明显破损处。
- 忌单独使用糖皮质激素类及免疫抑制剂，以免影响免疫力，使皮损蔓延扩大。
- 当手癣、足癣皮损有急性湿疹样改变时，建议治疗起始采用有效口服抗真菌药物与局部外用激素类药物联合的方法；待症状缓解后，再局部外用抗真菌药物。
- 口服抗真菌药对肝功能有轻微损害，有既往肝病史者应慎用，必要时监测肝功能。
- 复方土槿皮酊不适用于糜烂型脚湿气及伴有继发感染（化脓）者。

14.5.7 健康提醒

- 手癣、足癣，尤其是足癣，容易复发或再感染。患者规范治疗、全程治疗，也就是足剂量、足疗程治疗，对提高治愈率、预防复发非常重要。
- 注意个人卫生，手足部浴后及时擦干指/趾间，穿透气性好的鞋袜，鞋子可使用短波紫外线等进行消毒。
- 注意浴池、宿舍等场所公共卫生，不与他人共用日常生活物品，如指甲刀、鞋袜、浴盆和毛巾等。
- 避免长期将手足浸泡入水等液体中，掌跖出汗多时可局部使用抑汗剂、爽身粉剂或抗真菌散剂（如硝酸咪康唑散），保持鞋袜、足部清洁干燥，也可将抗真菌散剂（如硝酸咪康唑散或喷雾剂或酮康唑洗剂）撒于鞋袜预防复发。

- 积极治疗自身其他部位癣病（特别是甲真菌病），同时还需治疗家庭成员、宠物的癣病。

14.6 甲癣

14.6.1 疾病概述

甲癣，又称灰指（趾）甲，是由真菌侵犯指甲板而产生的病变，因其指（趾）甲失去光泽，增厚色灰，甲壳色似被油煎过，故中医称之为油灰指（趾）甲，又名鹅爪甲。

本病常因患有头、体、手、足癣者用手搔抓头发或接触病变部位时，真菌趁机侵入甲板直接传染所致。初期症状表现为病甲色灰白或污黄，甲质松脆地为堆积的大量碎屑，过度角质化，灰指（趾）甲容易断裂。甲癣的病程较长，夏季易发生，以中老年患者多见。既可发于一手一足，亦可发生于双手双足；既可发于一个爪甲，也可多个爪甲同时患病。病后指（趾）甲多呈灰黄色凸凹不平的甲壳。

14.6.2 诊病看点

- 患者指甲失去光泽，增厚色灰，破损变形。
- 患者既往罹患过头癣、体癣、手足癣，常用手抓搔抓患处。
- 甲癣的发病与年龄、性别及部位均有关。老年人发病率更高，60岁以上的趾甲癣患病率是60岁以下的4倍。男性发病率高于女性，趾甲发病多于指甲，足拇趾甲罹患率高于其他趾甲。

14.6.3 西药治疗

以药物治疗为主。口服药物治愈率高于外用药物。外用药物不良反应少，与其他药物无相互作用。口服首选药物为特比萘芬和伊曲康唑，氟康唑为二线药物。确诊后，如无口服药物应用禁忌证均可采用口服药物治疗。应同时治疗伴发癣病，刮除病甲再外用抗真菌药物。

（1）白色浅表和远端侧位甲下型

人群特征：患者表现为甲板浅层有点或不规则白色浑浊，表面失去光泽，或稍有凹凸不平，或已侵犯甲远端前缘及侧缘，指甲增厚，灰黄浑浊，甲板表面凹凸不平或破损。

治疗原则：局部外用治疗，坚持用药消灭真菌，防止感染扩散。

◇外用抗真菌药

- 30%冰乙酸溶液
- 盐酸阿莫罗芬乳膏
- 3%～5%碘酊
- 盐酸特比萘芬乳膏（兰美抒）
- 环吡酮胺乳膏（环利）

◇外用治疗皲裂药

- 40%尿素乳膏

（2）近端甲下和全甲毁损型

人群特征：患者表现为甲半月和甲根部粗糙肥厚，且有凹凸不平或破损，或表现为整个甲板被破坏，增厚，呈灰黄、灰褐色，甲板部分或全部脱落，甲床表面残留粗糙角化堆积物。

治疗原则：间歇冲击治疗与外用药物联合治疗，提高疗效，控制感染。

◇口服抗真菌药

- 特比萘芬片
- 氟康唑胶囊（大扶康）
- 伊曲康唑胶囊（斯皮仁诺）

◇外用抗真菌药

- 环吡酮胺乳膏（环利）
- 盐酸特比萘芬乳膏（兰美抒）
- 盐酸阿莫罗芬乳膏
- 复方酮康唑霜

14.6.4 中医分证治疗

（1）血燥失养证

人群特征：患者表现为甲板色泽不荣，增厚或翘起，或呈蜂窝状。舌淡、少苔，脉细。

治疗方法：养血润燥。

- 润燥止痒胶囊
- 湿毒清胶囊
- 当归苦参丸

（2）湿热蕴结证

人群特征：患者表现为多见指甲远端或两侧见黄白斑点，渐扩展至全甲及甲下，甲板增厚，变脆，凹凸不平，色泽不良，或甲板变薄、翘起，其下蛀空，或甲板色红，甲沟红肿，或有脓包瘙痒刺痛。舌红、苔薄腻，脉滑数。

治疗方法： 清热利湿。
- 百癣夏塔热胶囊
- 龙胆泻肝丸
- 皮敏消胶囊

14.6.5 用药提示

·口服抗感染药物一般服用时间长的话会对肝肾有毒副作用，通常是不能长久服用的。

·药物治疗甲癣，一定要听从专业医师的建议，还要认真阅读药品说明书。

·不推荐有肝脏疾病者及妊娠妇女、哺乳期妇女使用抗真菌药物治疗甲癣。

·应该注意传统使用酮康唑治疗甲癣时，易出现中毒性肝炎而死亡的现象，已经被禁止。而灰黄霉素的药效比较低，毒性大，也基本上被停用。

14.6.6 健康提醒

·糖尿病、外周血管病变、神经病变、肥胖、吸烟、足部潮湿多汗等都是甲真菌病的危险因素。手足癣患者更易出现甲真菌病。

·甲癣除了真菌感染以外，很可能由慢性疾病或者身体长期缺乏营养素导致，因此在甲癣的治疗过程当中，想要避免复发，一定要注意适当补充营养。

·药物治疗甲癣期间，应注意日常的护理和预防，保持患处的干净整洁，单独使用生活用品，特别是毛巾、手套、拖鞋、浴巾、指甲刀等物品不要跟他人共用以免造成传染。

·保持清淡的饮食习惯，不能吃辛辣刺激性大的食物，也不能吃腥发类的食物，多喝水，多吃新鲜的水果蔬菜补充微量元素，注意不要接触刺激性大的物品。

14.7 皮肤瘙痒症

14.7.1 疾病概述

皮肤瘙痒症是一种无明显原发性皮肤损害而以瘙痒为主要症状的常见

皮肤病。其病因较为复杂，泛发性瘙痒症多与外界刺激和一些慢性疾病有关，诸如糖尿病、尿毒症、甲状腺功能异常、肝胆病、血液病、淋巴病等，外界因素常与工作环境、气候变化、食物或药物有关。老年性瘙痒症多由皮脂分泌减少，皮肤干燥引起。局限性瘙痒症多与局部摩擦刺激、多汗潮湿、细菌、真菌及寄生虫感染，以及神经症等有关。

瘙痒的发生主要是化学介质（如组胺、P物质、激肽和蛋白酶等）的释放所致。常发于秋末冬季，因寒冷干燥诱发，亦可发于夏季，因潮湿多汗诱发。中医称之为"风瘙痒"。

14.7.2 诊病看点

· 病发时只有瘙痒，没有任何原发性皮疹，常为阵发性剧烈瘙痒，尤以夜间更重，可能会反复、频繁搔抓，可继发抓痕、血痂、色素沉着、皮肤肥厚粗糙、呈苔藓样变等皮疹。

· 患者精神紧张、气候干燥、饮酒及食辛辣食物、衣服摩擦、多汗等均可诱发或加重。

14.7.3 西药治疗

根据原发疾病治疗，避免接触各种诱因，以镇静止痒为原则。全身治疗以抗组胺药和镇静剂为主，外用以润肤和止痒对症治疗为主。

人群特征： 患者表现为泛发全身或局限性瘙痒。
治疗原则： 去除病因，全身治疗与局部外用治疗相结合。

◇ 外用止痒药
　· 维生素E霜/乳　　　　　　　　· 炉甘石洗剂
◇ 抗组胺止痒药
　· 氯雷他定片（开瑞坦）/胶囊　　· 盐酸左西替利嗪片（迪皿）
　· 盐酸西替利嗪片（仙特明）

14.7.4 中医分证治疗

中医以祛风止痒为原则，根据患者体质、皮损特点、自觉症状、舌脉，辨证选用中成药内服和外用治疗。

（1）风热血热证

人群特征： 患者皮肤表现出瘙痒，遇热或饮酒后加重，搔破后血痕累累；伴心烦、口渴、小便黄、大便干、舌质红、苔薄黄、脉浮数或弦数。

治疗方法： 清热疏风，凉血止痒。

- ·皮肤病血毒丸
- ·肤痒颗粒
- ·防风通圣颗粒

（2）**湿热内蕴证**

人群特征： 患者表现出皮肤瘙痒不止，抓破后渗液结痂；或外阴肛周皮肤潮湿瘙痒；伴口干口苦，胸胁胀满，纳差，小便黄，舌红苔黄腻，脉滑数。

治疗方法： 清热利湿，止痒。

- ·龙胆泻肝丸
- ·金蝉止痒胶囊
- ·二妙丸
- ·疗癣卡西甫丸
- ·四妙丸

（3）**血虚风燥证**

人群特征： 患者表现为皮肤干燥瘙痒，血痕累累，伴头晕眼花，两目干涩，失眠多梦，舌红少苔，脉细数。多见于老年人

治疗方法： 养血润燥，祛风止痒。

- ·润燥止痒胶囊
- ·湿毒清胶囊
- ·乌蛇止痒丸

14.7.5 外用中成药治疗

（1）**皮损继发湿疹样瘙痒**

人群特征： 患者表现为皮损搔抓后渗液结痂，局部（外阴或头皮）潮湿瘙痒。

治疗原则： 燥湿止痒。

- ·复方黄柏液涂剂
- ·川百止痒洗剂
- ·皮肤康洗液
- ·苦豆子油搽剂
- ·甘霖洗剂

（2）**皮肤干燥瘙痒**

人群特征： 患者表现为皮损干燥瘙痒，甚至肥厚、苔藓样变。

治疗方法： 润燥止痒。

- ·青鹏软膏
- ·羌月乳膏
- ·冰黄肤乐软膏
- ·丹皮酚软膏

14.7.6 用药提示

- ·患者出现瘙痒症状时，可以适当补充维生素A、维生素E和维生素C

等药物。

- 患者出现瘙痒症状后，切忌随意使用含有激素类的软膏诸如复方醋酸地塞米松乳膏、复方倍氯米松樟脑乳膏、氟轻松乳膏等皮质类固醇霜，以免加重症状。

14.7.7 健康提醒

- 饮食要清淡，少吃高脂肪食物，因为高脂肪食物会增加皮肤上油脂的负担，特别是皮肤表面的毛孔易发生堵塞的现象。
- 糖类食物也要少吃，过多的糖会增加皮肤上细菌的繁殖，刺激皮肤，造成皮肤瘙痒。
- 鱼、虾、蟹等海鲜类产品是皮肤瘙痒的"过敏原"，加剧皮肤的瘙痒，也应避免食用。

14.8 神经性皮炎

14.8.1 疾病概述

14.8 神经性皮炎

神经性皮炎（慢性单纯性苔藓）是一种以阵发性剧痒、皮肤苔藓样变为特征的多种原因引起的慢性神经功能障碍性皮肤病。其病因可能与神经精神因素、胃肠道功能障碍、内分泌失调、局部刺激等内外因素有关。神经性皮炎初期仅有患部间歇性瘙痒，夜间尤甚，病程缓慢，反复发作常数年不愈，易复发。

中医称之为"牛皮癣"或"摄领疮"中医学认为，情志内伤、风邪外袭是本病的诱发因素，营血失和、经脉失疏是本病的病机特点。七情内伤，肝气郁滞，郁久化火，火热内生，伏于营血，熏蒸肌肤而发牛皮癣；风邪侵袭体表，郁于肌肤，郁久发热，致使营血失和、经脉失养而发牛皮癣。

14.8.2 诊病看点

- 患者皮肤瘙痒，甚至皮肤表皮鳞屑状、苔藓样变，出现抓痕和结痂。
- 局限性神经性皮炎多见于中青年人，好发于颈项、上眼睑等处，也常发生于肘部、腰骶、腕、踝、小腿、外耳、会阴等部位，皮损初为扁平丘疹，呈苔藓样变，淡红、褐黄色或正常肤色，表面可有不易刮除的鳞屑，有抓痕、痂及色素沉着。

·播散性神经性皮炎好发于成人或老年人。

14.8.3 西药治疗

治疗目的是止痒，以打破"瘙痒-搔抓"恶性循环。外用药物治疗可根据皮损类型、部位，合理选用药物种类和剂型。选用各种含糖皮质激素类（如氟羟氢化泼尼松、醋酸氟轻松、地塞米松）的乳剂、软膏、涂膜剂及气雾剂等外用。口服抗组胺药物、钙剂等对症止痒，配合应用谷维素、复合B族维生素等。如夜间瘙痒不能控制，还可在睡前加用镇静催眠药。

（1）局限性神经性皮炎

人群特征：患者皮损表现为多发于颈部、双肘伸侧、腰骶部、股内侧、女阴、阴囊和肛周区等易摩擦部分，一般一处或双侧对称分布，皮损为针头至米粒大小的多角形扁平丘疹，淡红、淡褐色。皮肤表面可覆有少量糠秕状鳞屑，久之皮损逐渐融合扩大，形成苔藓样变。皮损边缘可见散在的扁平丘疹，边界清楚，可为圆形、类圆形或不规则形。

治疗原则：缓解局部皮肤瘙痒。

◇ 外用激素类抗炎止痒药
- 丁酸氢化可的松乳膏（尤卓尔）
- 复方醋酸氟轻松酊（皮妍宁丁）
- 复方醋酸地塞米松乳膏（999皮炎平）
- 醋酸氟轻松乳膏
- 卤米松乳膏
- 哈西奈德溶液（乐肤液）
- 复方丙酸倍氯他索乳膏
- 复方曲安奈德乳膏（康纳乐）

◇ 抗组胺止痒药
- 氯雷他定片（开瑞坦）
- 盐酸西替利嗪片（仙特明）

（2）播散性神经性皮炎

人群特征：患者皮损表现为广泛分布于眼睑、头皮、躯干、四肢等处。多呈苔藓样变，皮损及其周围常见抓痕或血痂，也可因外用药不当而产生接触性皮炎或继发感染。

治疗原则：缓解皮肤瘙痒。

✧ 抗组胺止痒药
- 氯雷他定片（开瑞坦）
- 盐酸西替利嗪片（仙特明）
- 盐酸左西替利嗪片/口服液（迪皿）

✧ 营养素补充剂
- 多维元素片（善存、21金维他、金施尔康）
- 复合维生素B片
- 谷维素片
- 碳酸钙片

✧ 外用激素类抗炎止痒药
- 丁酸氢化可的松乳膏（尤卓尔）
- 复方醋酸地塞米松乳膏（999皮炎平）
- 复方曲安奈德乳膏（康纳乐）
- 醋酸氟轻松乳膏
- 卤米松乳膏
- 复方丙酸倍氯他索软膏

14.8.4 中医分证治疗

中成药治疗原则为祛风利湿、解郁泻火、凉血清热、养血润燥，根据患者临床表现，辨证选用中成药内服和外用。

（1）风湿热蕴证

人群特征：患者皮损呈淡褐色片状，粗糙肥厚，剧痒时作，夜间尤甚。舌质淡红，舌苔薄白或白腻，脉濡缓。

治疗方法：祛风利湿，清热止痒。

- 消风止痒颗粒
- 荨麻疹丸
- 花蛇解痒胶囊
- 肤痒颗粒
- 苦参胶囊

（2）血虚风燥证

人群特征：患者多为老年人及体质虚弱者，皮损色淡或灰白，肥厚粗糙似牛皮，抓如枯木，常伴有心悸、气短乏力、妇女月经量过多等，舌质淡，舌苔薄白，脉沉细。

治疗方法：养血润燥，息风止痒。

- 润燥止痒胶囊
- 乌蛇止痒丸

14.8.5 外用中成药治疗

- 除湿止痒软膏
- 冰黄肤乐软膏
- 黑豆馏油凝胶
- 青鹏软膏

- 川百止痒洗剂　　　　　　　　・复方蛇脂软膏

14.8.6　用药提示

・患者出现瘙痒症状时，可以适当补充维生素A、维生素E和维生素C等药物。

・不宜自行乱涂外用药。

14.8.7　健康提醒

・避免精神刺激，保持心情舒畅，精神愉快。

・忌食鱼、虾、蟹等海鲜类产品，忌五辛发物。

・尽量避免搔抓、摩擦，勿以热水、肥皂烫洗。

14.9　湿疹

14.9.1　疾病概述

14.9　湿疹

　　湿疹是由各种内外因素引起的一种急性或慢性皮肤炎症，表现为以红斑丘疹及丘疱疹为主的多性形皮损，往往对称分布，有渗出倾向，常反复发作多年不愈，瘙痒剧烈，易演变成慢性。

　　湿疹为常见病、多发病，可发生于任何年龄、任何部位、任何季节，常在冬季复发。患者皮损按部位可分为外阴湿疹、肛门湿疹、手部湿疹、乳房湿疹、小腿湿疹等。湿疹临床症状变化多端，但根据发病过程中皮损表现不同，分可为急性、亚急性和慢性三种类型。

　　湿疹中医称为"湿疮"，中医文献根据不同皮损及发病部位有不同名称，诸如"浸淫疮""月蚀疮""湿毒疮""血风疮""乳头风""肾囊风""四弯风""胎敛疮""恋眉疮""脐疮""湿癣""干癣"等，现统称之为湿疮。

14.9.2　诊病看点

・患者皮损可发生于任何部位，皮疹形态多样，往往对称分布，有渗出倾向并剧痒。

・患者还会有钱币状湿疹、皮脂缺乏性湿疹、自身敏感性湿疹、传染性湿疹样皮炎等。

- 疾病处于急性期，其皮损为水肿性红斑，密集的粟粒大丘疹、斑丘疹、丘疱疹、小水疱，糜烂，皮损基底潮红，渗液较为明显。
- 疾病处于亚急性期，其皮损以红斑、小丘疹、结痂和鳞屑为主，可有少数丘疱疹，轻度糜烂，时间较长的皮损可有轻度浸润。
- 疾病处于慢性期，其皮损为局部皮肤增厚，浸润，表面粗糙，苔藓样变，呈暗红色或灰褐色，有色素沉着，少许鳞屑、抓痕和结痂，外围有散在的丘疹和丘疱疹。常见于小腿、手足、肘窝、腘窝、外阴和肛门等处。

14.9.3 西药治疗

全身治疗以抗炎和止痒为原则，常用药物有抗组胺药物、镇静安定药；局部治疗根据皮损特点选用清洁、止痒、抗菌、抗炎、收敛、角质促成、保湿剂，并对症选用合适的剂型。急性期治疗以溶液、洗剂、霜剂为主；亚急性期治疗以霜剂、油剂和糊剂为主；慢性期治疗以油膏为主。皮损渗出明显可用3%硼酸溶液湿敷，感染局部及全身加用维生素治疗，选择针对性强的维生素C、维生素B_2和维生素B_6。湿疹并发感染时，可配合外用抗生素制剂，如莫匹多星（百多邦）软膏及1%红霉素软膏等。糖皮质激素类只适用于重症泛发性湿疹用药无效时，治疗以小剂量至中剂量为宜，如可口服泼尼松。治疗急性、亚急性湿疹则需要静脉给予10%葡萄糖酸钙、硫代硫酸钠等及时治疗。

（1）急性和亚急性期湿疹

人群特征：患者皮损表现为水肿性红斑，密集的粟粒大丘疹、斑丘疹、丘疱疹、小水疱，糜烂，皮损基底潮红，渗液较为明显或轻度糜烂，时间较长的皮损可有轻度浸润。

治疗原则：以抗炎和止痒为原则，全身治疗与局部外用治疗相结合。

◇ 抗过敏止痒药

■ 脱敏辅助药

- 维生素C片/泡腾片
- 葡萄糖酸钙片/口服液

■ 抗组胺药物

- 氯苯那敏片
- 盐酸西替利嗪片（仙特明）
- 咪唑斯汀缓释片（皿治林）
- 盐酸左西替利嗪片
- 氯雷他定片（开瑞坦、息斯敏）
- 地氯雷他定片

- 糖皮质激素类
  - 泼尼松片
◇ 外用消炎止痒药
- 止痒消炎药物
  - 炉甘石洗剂
  - 3%硼酸溶液
  - 氧化锌油/软膏
  - 糠馏油糊膏
  - 黑豆馏油软膏
- 糖皮质激素类
  - 丁酸氢化可的松乳膏（尤卓尔）
  - 糠酸莫米松乳膏（艾洛松）

（2）慢性期湿疹

人群特征：患者皮损表现为局部皮肤增厚，浸润，表面粗糙，苔藓样变，呈暗红色或灰褐色，有色素沉着，少许鳞屑、抓痕和结痂，外围有散在的丘疹和丘疱疹。

治疗原则：以抗炎和止痒为原则，局部外用治疗。

◇ 抗过敏止痒药
- 抗组胺药物
  - 咪唑斯汀缓释片（皿治林）
  - 氯雷他定片（开瑞坦、息斯敏）
  - 盐酸西替利嗪片（仙特明）
  - 盐酸左西替利嗪片（迪皿）
  - 地氯雷他定片（恩理思）

◇ 外用消炎止痒用药
- 抗炎止痒药物
  - 糠馏油糊膏
  - 黑豆馏油软膏
  - 氟轻松乳膏
  - 卤米松/三氯生乳膏（新适确得）
  - 去炎松尿素霜
  - 曲安奈德新霉素贴膏（肤疾宁）
  - 曲安奈德益康唑乳膏（派瑞松）

14.9.4 中医分证治疗

中医分证治疗，以扶正祛邪为原则，急性、亚急性期以清热利湿、祛风止痒为主，慢性期以健脾化湿、养血止痒为主，应根据患者体质、皮损特点、自觉症状、舌脉、辨证选用中成药内服和外用。

（1）湿热浸淫证（急性期）

人群特征：患者皮肤表现为色红灼热，丘疱疹密集，渗出明显，瘙痒较重，发病急，伴心烦、口渴、尿黄、大便干，舌质红，苔黄腻，脉滑或数。

治疗方法： 清热利湿，祛风止痒。

- 龙胆泻肝丸
- 疗癣卡西甫丸
- 二妙丸
- 黄柏胶囊

（2）**风热蕴肤证**（亚急性）

人群特征： 患者皮肤表现为以红色丘疹为主，可见鳞屑、结痂，渗出不明显，发病迅速，泛发全身，剧烈瘙痒，舌红，苔薄黄，脉浮数或弦数。

治疗方法： 疏风清热，利湿止痒。

- 金蝉止痒胶囊
- 消风止痒颗粒
- 防风通圣颗粒
- 肤痒颗粒
- 肤痔清软膏
- 荨麻疹丸

（3）**脾虚湿蕴证**（亚急性）

人群特征： 患者皮损表现以丘疹或丘疱疹为主，皮肤色暗淡或有鳞屑，少许渗出，瘙痒，伴纳呆乏力，腹胀便溏，小便清长或微黄，舌淡胖，苔薄白或腻，脉濡或弦缓。

治疗方法： 健脾利湿，祛风止痒。

- 参苓白术散
- 启脾丸
- 玉屏风颗粒

（4）**血虚风燥证**

人群特征： 患者皮损干燥、粗糙、肥厚，苔藓样变，可见抓痕、脱屑，伴瘙痒，病程迁延，舌质淡，苔白，脉细。

治疗方法： 养血润肤，祛风止痒。

- 润燥止痒胶囊
- 乌蛇止痒丸
- 湿毒清胶囊
- 当归苦参丸
- 大黄䗪虫丸

14.9.5 外用中成药治疗

（1）**急性湿疹**

人群特征： 患者皮损表现为红斑、丘疹、丘疱疹及少量水疱。

治疗方法： 清热除湿止痒。

- 儿肤康搽剂
- 肤疾洗剂
- 川百止痒洗剂
- 洁尔阴洗液
- 复方黄柏液涂剂

（2）急性期渗出型湿疹

人群特征：患者皮损表现为丘疱疹、水疱、糜烂和渗出。

治疗原则：清热燥湿，收敛止痒。

- 复方黄柏液涂剂
- 皮肤康洗液
- 甘霖洗剂
- 除湿止痒洗剂

（3）亚急性湿疹

人群特征：患者皮损表现为潮红、红斑、少量渗液，可见鳞屑。

治疗方法：除湿清热止痒。

- 舒乐搽剂
- 消炎癣湿药膏
- 三味清热止痒洗剂
- 蛇脂参黄软膏
- 止痒消炎水
- 丹皮酚软膏

（4）慢性湿疹

人群特征：患者皮损表现为肥厚粗糙，苔藓样变，干燥和脱屑。

治疗方法：活血化瘀，润肤止痒。

- 青鹏软膏
- 冰黄肤乐软膏
- 蜈黛软膏
- 除湿止痒软膏
- 黑豆馏油软膏
- 复方樟脑乳膏
- 老鹳草软膏

14.9.6 用药提示

- 第一代抗组胺药物诸如氯苯那敏、赛庚啶都具有一定的镇静作用，或可引起嗜睡等不良反应，第二代抗组胺药物无镇静作用，应注意选用。
- 糖皮质激素类口服给药，可以很快帮助控制症状，但停药后易复发，年老者停药后有发生红皮病危险。
- 湿疹是一种慢性反复发作性疾病，长期口服使用糖皮质激素类可引起很多副作用，因此尽量不用。只有急性严重、泛发性湿疹等，采用其他治疗无效，又无糖尿病、高血压、溃疡病等应用激素类的禁忌证时方可使用。
- 口服葡萄糖酸钙对胃肠道有刺激作用，可见胃肠不适。

14.9.7 健康提醒

- 避免接触外界刺激因素，不吃刺激性或易致敏的食物（辣椒、海鲜、酒）。
- 尽量避免搔抓、摩擦、烫洗，切忌搽癣药及其他刺激性药物。

14.10 荨麻疹

14.10.1 疾病概述

荨麻疹是一种比较常见的皮肤过敏性疾病。它主要表现为皮肤突发瘙痒，随即出现一片一片鲜红色或苍白色的风团，且来去如风，来时迅速发满全身，去时也快，数小时后即可消退，但旧的风团刚消去，新的风团又出现了，此起彼伏，一天反复多次。自觉瘙痒剧烈，部分患者可累及胃肠道引起黏膜水肿，出现腹痛、腹泻，累及喉头黏膜，则有气急、胸闷、呼吸困难甚至窒息。

数月不愈的荨麻疹，就会转为慢性。约有15%～20%的人一生中至少发生过一次，且可以发生于任何年龄。

荨麻疹属于中医学"隐疹""风疹块""鬼风疙瘩"等范畴。中医学认为，本病乃禀赋不耐，腠理不密，感受风寒、风热或风湿之邪，搏于肌肤；或饮食不节，脾失健运，恣食辛辣肥甘，生湿热，复感于风邪，内伤七情，郁而化火，血热生风；或冲任不调，营血不足，血虚生风而成。本病的病因是多方面的，部位虽在肌表，但常与心、肺、脾、胃、肠等脏腑病变密切相关。

14.10.2 诊病看点

· 突然发生皮肤黏膜潮红斑和或风团，一般风团持续数分钟或24小时，消退后不留痕迹，常伴有瘙痒，少数伴发热、关节痛、头痛，甚至腹痛、胸闷、呼吸困难等。

· 慢性荨麻疹是指荨麻疹反复发作，病程超过6～8周。

· 皮肤划痕症可单独发生，或与其他型荨麻疹同时存在，往往自觉局部灼热、瘙痒，搔抓后出现与抓痕形态一致的线状风团。

· 寒冷性荨麻疹与冷刺激有关。

· 血管性水肿又称巨大性荨麻疹，呈突然发生的局限性水肿，发生于夜间，持续数小时或2～3天，消退后不留痕迹。

· 日光性荨麻疹，其患者皮肤暴露在日光数分钟后，局部迅速出现瘙痒、红斑和风团。风团发生后约经1至数小时消退。发生皮疹的同时，可伴有畏寒、疲劳、晕厥、肠痉挛，这些症状在数小时内消失。

· 胆碱能性荨麻疹是因运动、发热、出汗及情绪激动引起的荨麻疹。

皮疹特点为泛发的直径1～3mm小风团，周围有明显的红晕，有时唯一的症状是皮肤剧痒而无风团。

14.10.3　西药治疗

治疗原则为抗过敏和对症治疗，争取去除病因。内服抗组胺药物，有全身性症状者可使用糖皮质激素类，或对症治疗。有感染者可采用抗生素治疗。慢性荨麻疹以抗组胺药治疗为主，可选用2～3种抗组胺类药物联合或交替使用，病情控制后渐减量至停，也可试用封闭疗法、自血疗法、针刺疗法、氧气疗法、组织疗法。特殊类型的荨麻疹：皮肤划痕症可用酮替芬；日光性荨麻疹可联合使用羟氯喹；胆碱能性荨麻疹可加用西替利嗪、酮替芬；寒冷性荨麻疹可首先采用赛庚啶和酮替芬，也可用冷脱敏治疗。

（1）普通急性荨麻疹

人群特征：患者突然发生皮肤黏膜潮红斑和或风团，常伴有瘙痒。

治疗原则：抗过敏和对症治疗。

◇抗过敏止痒药

- 氯苯那敏片
- 赛庚啶片
- 酮替芬片
- 盐酸西替利嗪片（仙特明）
- 氯雷他定片（开瑞坦）
- 盐酸左西替利嗪片（迪皿）

◇脱敏辅助药

- 维生素C泡腾片
- 葡萄糖酸钙口服液

◇外用止痒药

- 薄荷酚洗剂
- 炉甘石洗剂
- 苯海拉明软膏

（2）慢性荨麻疹

人群特征：患者荨麻疹症状反复发作，病程超过6～8周。

治疗原则：对症联合用药抗过敏治疗，减少症状复发。

◇抗过敏止痒药

■ 抗组胺药物（H_1受体拮抗剂）

- 盐酸西替利嗪片（仙特明）
- 氯雷他定片（开瑞坦）
- 地氯雷他定片（恩理思）
  /分散片
- 盐酸左西替利嗪片（迪皿）
- 咪唑斯汀缓释片（皿治林）

- ■ H$_2$受体拮抗剂
    - ·雷尼替丁胶囊
    - ·法莫替丁片
- ■ 过敏反应介质阻释剂
    - ·色甘酸钠片
    - ·曲尼司特胶囊
    - ·酮替芬片
- ■ 糖皮质激素类
    - ·泼尼松片
- ◇ 镇静催眠药
    - ·水合氯醛合剂

14.10.4 中医分证治疗

中医基本治法是急性荨麻疹以清热疏风止痒，慢性荨麻疹以扶正祛邪为基本原则。用时根据患者体质、皮损特点、自觉症状、舌脉，辨证选用中成药内服和外用。

（1）风热犯表证

人群特征：患者表现为发病急骤，风团鲜红，灼热剧痒，遇热加重，得冷则减，发于上半身较多，伴发热恶风，心烦口渴，咽喉肿痛，重则面唇俱肿或脘腹疼痛，舌质红，苔薄白或薄黄，脉浮数。

治疗方法：疏风清热止痒。

- ·消风止痒颗粒
- ·肤痒颗粒
- ·荨麻疹丸
- ·防参止痒颗粒
- ·荆肤止痒颗粒
- ·皮敏消胶囊

（2）风寒束表证

人群特征：患者表现为风团色白或淡白，遇寒加重，得热则缓，以暴露部位如头面、手足为甚，恶寒怕冷，口不渴，舌淡红，苔薄白，脉浮紧或迟缓。

治疗方法：疏风散寒止痒。

- ·荆防颗粒
- ·桂枝颗粒
- ·玉屏风颗粒
- ·辛芩颗粒

（3）肠胃湿热证

人群特征：患者表现为风团片大，皮疹色赤，瘙痒剧烈，泛发全身，伴有脘腹疼痛，神疲纳呆，大便秘结或泄泻，甚至恶心呕吐，苔黄腻，脉滑数。

治疗方法： 疏风解表，通腑泄热。

- 防风通圣颗粒
- 葛根芩连丸
- 皮肤病血毒丸
- 保和丸
- 平胃丸

（4）**血虚风燥证**

人群特征： 患者表现为皮疹风团反复发作，迁延日久，午后或夜间加剧，皮肤干燥，脱屑，伴心烦、口干、手足心热，舌红少津，脉沉细。

治疗方法： 养血祛风，润燥止痒。

- 润燥止痒胶囊
- 消银颗粒
- 乌蛇止痒丸
- 大黄䗪虫丸
- 湿毒清胶囊

14.10.5　外用中成药治疗

（1）**急性荨麻疹或慢性荨麻疹急性发作**

人群特征： 患者皮损出现风团色鲜红，片大。

治疗方法： 疏风清热，除湿止痒。

- 儿肤康搽剂
- 除湿止痒洗剂
- 川百止痒洗剂
- 舒乐搽剂
- 甘霖洗剂
- 止痒消炎水
- 皮肤康洗液

（2）**慢性荨麻疹**

人群特征： 患者皮损出现风团色淡红或白，或伴皮肤干燥、脱屑。

治疗方法： 祛风养血，润燥止痒。

- 冰黄肤乐软膏
- 丹皮酚软膏
- 复方樟脑乳膏

14.10.6　用药提示

- 急性荨麻疹单有皮疹表现者，一般用抗组胺药常可得到控制或治愈。可以选择第二代抗组胺药，无嗜睡等不良反应。
- 患者如伴有全身性症状（发热、关节痛、腹痛、呕吐及呼吸困难等），宜尽早到医院就诊，尽早足量、短程使用糖皮质激素类，症状缓解后应迅速减量至停用。
- 对伴发全身性症状的患者随时注意观察全身性症状，特别要监测呼吸、脉搏、血压情况，给予适当的治疗。

14.10.7　健康提醒

·荨麻疹病因多与变态反应有关，可能与食物、药物、感染、动物和植物等因素有关，也可能与冷热、日光等物理因素有关。

·对每位患者都应力求找到引起发作的原因，并加以避免。如果是感染引起者，应积极治疗感染病灶。药物引起者应停用过敏药物；食物过敏引起者，找出过敏食物后，不要再吃这种食物。

·避免诱发因素，如寒冷性荨麻疹应注意保暖，胆碱性荨麻疹减少运动、出汗及情绪波动，接触性荨麻疹减少接触机会等。

14.11　接触性皮炎

14.11.1　疾病概述

接触性皮炎是皮肤黏膜由于接触外界刺激性物质或变应原物质，如化纤衣着、化妆品、药物等而发生的炎症反应。根据发病机制分类为刺激性接触性皮炎和变态反应性接触性皮炎。

本病属于中医学"漆疮""膏药风""马桶癣"的范畴，多食由于禀赋不耐，皮肤腠理不密，接触某些物质后，毒邪侵入皮肤，蕴郁化热，邪热与气血相搏而发病。

14.11.2　诊病看点

·其临床特点为在接触部位发生边缘鲜明的损害，轻者为水肿性红斑，较重者有丘疹、水疱甚至大疱，更严重者则可有表皮松解，甚至坏死。

·自觉剧烈瘙痒，有时有灼热及疼痛，全身性症状轻微。

·有自限性，去除病因后1～2周可痊愈，不接触致敏物一般不再复发。

·患病皮肤损害的境界比较清楚，形状和接触物一致。

14.11.3　西药治疗

首先寻找致敏原因，尽量避免再接触该致敏物。当接触致敏物质或毒性物质后，立即用大量清水冲洗，病程中避免搔抓，不能用肥皂，更不能用热水烫洗和自用刺激性药物。当皮损出现红斑、水疱、糜烂等情况时，可以使用生理盐水和庆大霉素或3%硼酸溶液进行湿敷；而当皮损出现炎症至亚急性阶段时，则可用乳剂和糊剂。严重时还需使用内服药，以止痒、脱敏为主，一般内服抗组胺药物、维生素C，静脉注射10%葡萄糖酸钙溶液。严重的患者可找专科医生，短期应用皮质类固醇口服或静脉注射。有并发感染者则加用抗生素类药物。

（1）急性期

人群特征：患者皮肤接触的部位出现境界清楚的红斑、丘疹、丘疱疹，瘙痒，严重时红肿明显，并出现水疱和大疱，水疱破后可呈糜烂面，还有渗出液。

治疗原则：消炎止痒，保护皮肤。

✧ 止痒抗菌润肤药

- 炉甘石洗剂
- 0.1%利凡诺溶液
- 3%硼酸溶液
- 氧化锌软膏

✧ 外用激素类抗炎止痒药

- 丁酸氢化可的松乳膏
- 醋酸氟轻松维B_6乳膏
- 复方地塞米松乳膏
- 复方倍他米松乳膏
- 曲安奈德益康唑乳膏（派瑞松）

✧ 抗过敏止痒药

- 氯雷他定片（开瑞坦）
- 盐酸左西替利嗪片（迪皿）
- 盐酸西替利嗪片（仙特明）
- 地氯雷他定片（恩理思）

✧ 糖皮质激素类抗炎药

- 泼尼松片
- 地塞米松片

（2）亚急性和慢性期

人群特征：患者皮肤是由刺激性较弱、浓度较低的接触物所致，皮损开始可呈亚急性表现，为轻度红斑、丘疹，境界不清楚；或因长期反复接触后发病，局部呈慢性湿疹样改变，皮损轻度增生及苔藓样变，如洗涤剂引起的手部接触性皮炎。

治疗原则：缓解过敏，减轻瘙痒，防止感染。

✧ 外用湿敷与润肤药

- 生理盐水
- 氧化锌软膏

❖ 外用抗炎止痒药

- 黑豆馏油软膏
- 醋酸氟轻松维 B_6 乳膏
- 倍他米松霜（倍松）
- 醋酸曲安奈德乳膏
- 曲安奈德益康唑乳膏（派瑞松）
- 复方醋酸地塞米松乳膏（999皮炎平）
- 丙酸氯倍他索软膏（恩肤霜）
- 卤米松/三氯生乳膏（新适确得）

14.11.4 中医分证治疗

（1）风热蕴肤证

人群特征：患者主要表现出丘疹水疱较少，糜烂，渗出不多，瘙痒剧烈，舌红，苔薄黄，脉数。

治疗方法：疏风清热止痒。

- 消风散加减
- 防风通圣颗粒/丸

（2）湿热毒蕴证

人群特征：患者症状多发生于下半身，肌肤成片发红、肿胀、水疱、大疱糜烂渗出，瘙痒无度，并且伴有口渴、便秘、尿黄等情况。舌红，苔黄腻，脉滑数。

治疗方法：清热祛湿，凉血解毒。

- 化斑解毒汤加减
- 龙胆泻肝丸
- 清热消炎片
- 除湿丸
- 二妙丸

14.11.5 用药提示

- 接受糖皮质激素类治疗者在发生感染后，因炎症反应轻微，症状不明显而易漏诊；在感染时应用氢化可的松可减轻组织损伤和渗出，减轻感染症状，但必须同时进行有效的抗生素治疗。
- 卤米松对于妊娠及哺乳期妇女不应长期使用，儿童使用时间不宜超过2周，2岁以下儿童不宜超过7天。妊娠期妇女慎用氢化可的松。

14.11.6 健康提醒

- 避免接触刺激性物质是预防本病的关键，避免接触变应原性物质，包括易致敏的外用药。
- 接触变应原物质，应立即采取有效措施去除。

· 工作需要接触变应原性物质时，必须做好个人防护工作，如穿防护服、戴口罩、帽子及手套或外涂相应防护霜（膏）等。

· 职业有关者，应改善劳动条件，操作自动化，必要时调换工种。

· 病程中避免搔抓、热水烫洗、使用肥皂，以免加重病情。

· 患者可以定期用水清洁患处，水疱不要弄破，用干绷带包扎有助于防止感染。

14.12 脂溢性皮炎

14.12.1 疾病概述

14.12 脂溢性皮炎

脂溢性皮炎是发生在皮脂溢出部位的一种慢性丘疹鳞屑性、浅表炎症性皮肤病，好发于头面、躯干等皮脂腺分布较丰富的地方，以新生儿和成人多见，分婴儿型和成人型，前者为自限性，主要发生于3个月以内的婴儿；而后者为慢性，在40～60岁间最为常见，男性比女性更易患本病，可伴有不同程度的瘙痒。

中医依其发生部位，而有"白屑风""面游风""纽扣风"之称。中医认为本病主要因素体湿热内蕴，感受风邪所致。风热之邪外袭，郁久耗伤阴血，阴伤血燥，或平素血燥之体，复感风热之邪，血虚生风，风热燥邪蕴阻肌肤，肌肤失于濡养而发为干性皮损；或由于恣食肥甘油腻、辛辣之品，以致脾胃运化失常，化湿生热，湿热蕴阻肌肤而发为湿性皮损。

14.12.2 诊病看点

· 脂溢性皮炎好发于皮脂分泌较多的部位。

· 皮损处表现为油腻性鳞屑性黄红色斑片，边缘清晰，表面被覆油腻性鳞屑或痂皮，对称分布，病程呈慢性，伴有不同程度的瘙痒。

· 头皮损害可引起头发细软、稀疏脱落，而面部皮损则常与痤疮、酒渣鼻并发，易反复发作。

14.12.3 西药治疗

减少皮脂、杀菌、消炎、止痒、去头屑、控制脱发。炎症显著或炎症范围较大时，可短期给予糖皮质激素类及抗生素，如泼尼松或四环素。局部使用控制头皮表皮细胞生长、能去除油脂、止痒、软化表皮和溶解角质的药物。口服维生素B_2、维生素B_6或复合维生素B，瘙痒剧烈时可给予镇静剂。

（1）婴儿脂溢性皮炎

人群特征： 婴儿患者皮炎常于出生后2～10周发病，好发于头皮、面部、鼻唇沟、眉毛区、耳周等褶皱部位，表现为油腻性细小的鳞屑性红色斑片，头皮可局部或全部布满厚薄不等的油腻性灰黄色或黄褐色鳞屑或黏着性厚痂，严重者可伴有糜烂、渗出，常在3周至2个月内逐渐减轻、痊愈。

治疗原则： 护理皮肤，杀菌并抑制炎症，适当去头屑或结痂。

◇ 外用抗真菌药

· 1%～2%酮康唑洗剂

◇ 外用抑制炎症药

· 氢化可的松乳膏

（2）成人脂溢性皮炎

人群特征： 患者皮炎好发于头皮及面部，面部皮损常表现为轻症型。发生在胸部上中部位及间擦部位的皮损相对少见。病程为慢性复发性。患者无明显自觉症状及系统表现。出现泛发及严重的脂溢性皮炎应考虑HIV感染的可能。

治疗原则： 以抗炎、止痒及杀菌为主。

◇ 外用杀菌止痒药

· 1%～2%酮康唑洗剂
· 1%联苯苄唑香波/溶液
· 复方酮康唑发用洗液
· 复方硫黄洗剂
· 硫黄乳膏/洗剂/香皂
· 二硫化硒洗剂
· 1%～2%巯氧吡啶锌洗剂

◇ 外用抗炎止痒药

· 哈西奈德溶液
· 0.1%戊酸倍他米松洗剂

◇ 维生素补充剂

· 维生素B_2片
· 维生素B_6片
· 复合维生素B片

◇ 抗组胺止痒药
- 盐酸西替利嗪片（仙特明）
- 氯雷他定片（开瑞坦）

14.12.4 中医分证治疗

中医以祛邪扶正、标本兼治、内外疗法结合为原则，治以疏风为主，辅以健脾清热除湿、滋阴养血润燥；根据患者体质、皮损特点、自觉症状、舌脉，辨证选用中成药内服和外用治疗。

（1）风热血燥证

人群特征：患者皮损多发于头面部，为淡红色斑片，干燥、脱屑、瘙痒，受风加重，或头皮瘙痒，头屑多，毛发干枯脱落；伴口干口渴，大便干燥；舌质偏红，苔薄白，脉细数。

治疗方法：祛风清热，养血润燥。

- 润燥止痒胶囊
- 乌蛇止痒丸
- 当归苦参丸
- 湿毒清胶囊
- 消风止痒颗粒

（2）肠胃湿热证

人群特征：患者皮损为潮红斑片，有油腻性痂屑，甚至糜烂、渗出；伴口苦，口黏，脘腹痞满，小便短赤，大便臭秽；舌质红，苔黄腻，脉滑数。

治疗方法：健脾除湿，清热止痒。

- 龙胆泻肝丸
- 芩连片
- 连翘败毒丸
- 百癣夏塔热片
- 防风通圣颗粒

14.12.5 外用中成药治疗

（1）湿性型脂溢性皮炎

人群特征：患者皮损为潮红斑片，油腻性痂屑，甚至糜烂和渗出。

治疗方法：清热除湿止痒。

- 止痒消炎药水
- 皮肤康洗液
- 复方黄柏液涂剂
- 姜黄消痤搽剂

（2）干性型脂溢性皮炎

人群特征：患者皮损为淡红斑片，干燥，脱屑，毛发干枯脱落。

治疗方法：养血润肤止痒。

- 冰黄肤乐软膏
- 蜈黛软膏
- 玫芦消痤膏
- 青鹏软膏
- 舒肤止痒膏

14.12.6 用药提示

·糖皮质激素类主要用于炎症较重的皮损,可外涂中效或强效糖皮质激素类制剂,疗效好,但不宜久用,尤其是在面部。低效糖皮质激素类(如氢化可的松)制剂作用较弱,适用于婴幼儿。

·硫黄具有抑菌、除屑作用,对本病有一定疗效,但比不上硫氧吡啶锌和二硫化硒,且刺激性大。煤焦油制剂有抗炎、抗菌和抗核分裂作用,但有色、有臭味和有刺激性,故通常仅用于头皮。

14.12.7 健康提醒

·脂溢性皮炎的发病可能与皮脂溢出、微生物、神经递质异常、物理气候、营养缺乏以及药物等的因素有关。

·精神因素、饮食习惯、B族维生素缺乏和嗜酒等对本病的发生发展也可能有一定影响。

·倡导生活规律,睡眠充足,调节饮食,多吃蔬菜,限制多脂及多糖饮食,忌饮酒及辛辣刺激性食物,避免过度精神紧张。

14.13 寻常痤疮

14.13.1 疾病概述

寻常痤疮,也被称为青春痘,是一种常见的皮肤病,主要影响青少年和年轻成年人。它是由皮脂腺过度活跃和毛囊堵塞引起的,导致皮肤上出现红色丘疹、脓疱、结节等。这种病症通常发生在面部、背部和胸部等皮脂腺较多的区域。

寻常痤疮的形成与多种因素有关,包括遗传因素、激素变化、压力、饮食习惯和某些化妆品或药物的使用。

痤疮,在中医学中被称为"粉刺",根据其皮损特点和发病机制不同,有多个名称,如"面疱""粉花疮""肺风粉刺"等。中医理论认为,痤疮病机为肺经风热、湿热蕴结、痰湿互结和**冲任失调**。患者会因过食油腻，脾胃积热，上熏于肺，外受于风，致肺经郁热而成；或因脾胃运化失常，化湿生热，湿热蕴阻肌肤而成；或因脾胃积热，熏蒸于肺，日久煎熬津液，痰瘀凝结而成；或因肝肾阴虚，冲任失调，**相火妄动**，熏蒸头面所致。

> 药师说：**冲任失调**是指冲任二脉调蓄人体脏腑经络气血功能失常，引起阴阳失衡或气机不畅，表现为病情变化与冲任盈亏（如女性月经孕产、男性性活动等）密切相关的证候。
> **相火妄动**是指肝肾阴虚，不能涵养寄居肝肾的阳火，导致其冲逆上炎的病变。

14.13.2 诊病看点

· 寻常痤疮主要发生在面部，也可见于胸背部，少数可泛发至四肢和臀部。

· 患病皮损处可见皮脂溢出和粉刺，甚至进一步形成炎性丘疹、脓疱、结节、囊肿和炎症后色素沉着和瘢痕等，皮损多反复发作，青春期后可逐渐缓解。

· 根据临床特点还有一些特殊类型痤疮，诸如聚合性痤疮、暴发性痤疮、坏死性痤疮等。根据发病时间有婴儿痤疮、月经前痤疮。根据发病原因有药物性痤疮和职业性痤疮。

· 本病有别于**酒渣鼻**，酒渣鼻好发于中年，皮损多分布于鼻尖、鼻周、面颊，局部伴有毛细血管扩展，晚期形成鼻赘。

> 药师说：什么是酒渣鼻？
> 酒渣鼻，又称玫瑰痤疮，是一种主要发生于面部中央的红斑和毛细血管扩张的慢性炎症性皮肤病。多见于30～50岁中年人，女性更多见。

14.13.3 西药治疗

治疗原则主要为去脂、溶解角质、杀菌、消炎及调节激素水平。早期以及轻症不需治疗或仅需局部使用药物消炎、杀菌或去除毛孔角质。中重度痤疮除局部治疗外，可适当口服抗生素和调节角化抗炎的药物。

（1）**轻症痤疮**

人群特征： 患者痤疮表现为以粉刺、丘疹、脓疱为主。

治疗原则：去脂、溶解角质、杀菌及消炎。

◇ 溶解角质药
- 水杨酸洗剂
- 阿达帕林凝胶
- 维A酸乳膏/凝胶/溶液

◇ 抑菌杀菌药
- 二硫化硒洗剂
- 复方氯霉素酊
- 复方硫黄洗剂
- 克林霉素磷酸酯外用溶液
- 过氧苯甲酰凝胶
- 克林霉素甲硝唑搽剂

（2）中重症痤疮

人群特征：以结节、囊肿性损害为主，或皮损数量多。

治疗原则：炎症显著的重症痤疮患者除局部治疗外，可酌用抗生素及调节角质化药物。

◇ 抗感染药物
- 盐酸米诺环素胶囊
- 红霉素肠溶片
- 盐酸多西环素片/胶囊

◇ 维生素补充剂
- 维生素A软胶囊
- 维生素B_6片
- 维生素B_2片

◇ 糖皮质激素类抗炎药
- 醋酸泼尼松片
- 地塞米松片

◇ 其他药
- 异维A酸胶丸
- 硫酸锌片

14.13.4　中医分证治疗

中医基本治法是以扶正祛邪为原则，轻者宜疏风清肺，辅以清热养阴；较重者应以清热燥湿，泻火解毒，消肿止痛为主；重者治宜凉血活血，化痰祛瘀；同冲任相关者，应调节冲任，滋补肝肾。根据患者体质、皮损特点、自觉症状、舌脉，辨证选用中成药内服和外用。

（1）肺经风热证

人群特征：患者皮损可见粉刺和炎性丘疹，皮损以黑白头粉刺和红色丘疹为主，偶见脓疱，可伴有轻度痒痛感，或见颜面肤色潮红，口干咽燥，小便黄，舌尖红，苔薄黄，脉浮数或弦滑。

治疗方法：宣肺清热。

- 银翘解毒丸
- 消痤丸
- 防风通圣丸
- 芩桑金海颗粒

（2）湿热蕴结证

人群特征：患者皮损以丘疱疹、脓疱和结节等为主，疼痛明显。可伴有口苦、大便秘结或黏腻或便溏，舌质红，苔黄腻，脉滑。

治疗方法：清热燥湿，泻火解毒，消肿止痛。

- 金花消痤丸
- 一清胶囊
- 美诺平颗粒

（3）痰瘀互结证

人群特征：患者皮损以暗红色囊肿和结节为主，可伴有纳呆，大便不调，舌质淡或暗，苔腻，脉滑或涩。

治疗方法：凉血活血，化痰祛瘀。

- 皮肤病血毒丸
- 复方珍珠暗疮片
- 血府逐瘀胶囊
- 大黄䗪虫丸
- 桂枝茯苓丸

（4）冲任不调证

人群特征：患者皮损往往于月经前加重，好发于中青年女性，月经前面部皮疹发作或加重，皮损以粉刺、丘疹为主，常伴有月经不调，心烦易怒，腰膝酸软，舌红，苔薄黄，脉弦细。

治疗方法：调摄冲任，辅以滋补肝肾之阴，清虚热。

- 丹参酮胶囊
- 功劳去火片
- 逍遥丸
- 当归苦参丸
- 六味地黄丸
- 润燥止痒胶囊

14.13.5 用药提示

- 米诺环素、多西环素等四环素类药物均有光敏作用，较易引起光敏性皮炎，故用药后应避免日晒，一旦发生光敏性皮炎应立即停用。
- 异维A酸胶丸服药后可出现口唇干燥、皮肤脱屑、脱发、血脂升高等副反应，肝肾功能不全者慎用。本药有致畸作用，育龄期男女服药期间应避孕，停药半年后方可受孕。
- 硫黄具有抑菌作用，对本病有一定疗效，但比不上二硫化硒，且刺激性大。

14.13.6　健康提醒

·用温热水或硫黄皂清洁皮肤，除去油脂，不用皮质类固醇药物和脂类化妆品。

·少吃动物脂肪、刺激性食物和甜食，多吃新鲜蔬菜及水果。

14.14　白癜风

14.14.1　疾病概述

白癜风是一种比较常见的后天色素性皮肤病，表现为局限性或泛发性皮肤黏膜色素完全脱失，色素脱色斑大小不等、形状不一、数目不定，且无自觉症状。

本病男女均可发生，从初生婴儿到年迈老人皆可发病。一半左右的患者在20岁以前出现症状。15～30岁为发病高峰。全身各部位均可发生，常见于指背、腕、前臂、颜面、颈项及生殖器周围等。女性外阴部亦可发生，青年妇女居多。大多数患者无任何自觉不适感，极少数患者初发时局部可有轻度瘙痒等不适感，病情发展扩大后，不再出现症状。

白癜风中医称之为"白处""白定""白驳""白驳风"等，现统称为白驳风。中医认为白癜风乃因七情内伤，肝气郁结，气机不畅，搏于肌肤，蕴生白斑；或因跌打损伤，皮肤破损伤及血脉，致瘀血阻滞；或暴怒气郁伤肝，气机壅滞，经脉不通，血运受阻；或久病失治，瘀血阻络，新血不生，不能循经濡养肌肤，均可导致局部皮肤失养，酿成白斑；或因先天禀赋不足，阴精亏乏，后天脾胃虚弱，水谷精微化生不足，致使气血生化无源，营卫虚疏，卫外不固，邪入肌腠，化生白斑。

14.14.2　诊病看点

·本病通常在儿童期或青春期发病，表现为大小和形状各异的脱色性白斑，周围颜色正常或有色素增加。同时，患者白斑部位的毛发通常变白。

·患病皮损好发于面部、颈部、手背和躯干；口腔黏膜及周围皮肤也易受侵犯，如眼、鼻、口、耳、乳头、脐、阴茎、女阴和肛门；亦常见于外伤部位。

・应注意排除炎症后色素减退斑、斑驳病、特发性色素减退斑、白色糠疹、无色素痣和贫血痣等皮肤病。

14.14.3 西药治疗

对于进展期白癜风,可局部外用糖皮质激素类或钙调神经磷酸酶抑制剂、低浓度的光敏药、维生素D_3衍生物,以及局部光疗。对于稳定期白癜风,可外用光敏剂、糖皮质激素类、氮芥、钙调神经磷酸酶抑制剂、维生素D_3衍生物等,或采取自体表皮移植及黑色素细胞移植,以及局部光疗。

（1）进展型白癜风

人群特征：患者白斑边界模糊不清,白斑向正常皮肤移行,个别患者局部有轻度瘙痒或不适感,遇到阳光暴晒刺激后,容易出现潮红、疼痛、瘙痒。

治疗原则：局部外用治疗,控制病情。

◇糖皮质激素类
 ・卤米松乳膏　　　　　　　・糠酸莫米松乳膏

◇钙调神经磷酸酶抑制剂
 ・他克莫司软膏　　　　　　・吡美莫司乳膏

（2）稳定型白癜风

人群特征：患者白斑边界清楚,有的边缘部色素反而增加,有的白斑中可见到残留的正常皮色或色素沉着斑。

治疗原则：局部治疗,控制病情。

◇光敏增加色素药
 ・甲氧沙林溶液（8-MOP）　・盐酸氮芥酊
　（敏柏宁）

◇钙调神经磷酸酶抑制剂
 ・他克莫司软膏　　　　　　・吡美莫司乳膏

14.14.4 中医分证治疗

中医基本治法以调补为主,佐以祛邪为本,内外疗法结合为原则。主要治疗有滋补肝肾、调和气血,佐以祛风、养血疏肝及活血化瘀的治疗。

（1）肝郁气滞证

人群特征：患者皮损处白斑以地图、椭圆形较多,对称发生,发展较快,常伴有急躁易怒、胸胁胀满、月经不调等。舌质偏红,苔薄,脉弦。

治疗方法：疏肝理气，化瘀通络。

- 逍遥丸
- 柴胡舒肝丸

（2）气滞血瘀证

人群特征：患者皮损处白斑边界清楚，部位固定，斑内毛发变白，伴有面色发暗，唇甲青紫，舌质紫暗或有瘀斑，舌下静脉迂曲，苔薄，脉弦涩或细涩。

治疗方法：理气活血，祛风通络

- 桃红清血丸
- 白灵片
- 白蚀丸
- 苏孜阿甫片
- 白癜风胶囊

（3）气血亏虚证

人群特征：患者皮损处白斑呈瓷白色，素体虚弱，伴面色苍白或萎黄，头晕、失眠、多梦、神疲倦怠，舌质淡、苔薄白、脉沉细无力；或舌淡胖，苔薄白或腻，脉濡或弦缓。

治疗方法：益气养血，调补肝肾。

- 八珍颗粒
- 参苓白术丸
- 丹芪和血片
- 六味地黄丸
- 乌龙散

14.14.5　外用中成药治疗

人群特征：患者表现为稳定型白癜风的症状。

治疗方法：调和气血，祛风通络。

- 补骨脂酊
- 白丹搽剂
- 复方白芷酊
- 祛白酊
- 复方卡力孜然酊
- 消白软膏
- 白灵酊

14.14.6　用药提示

- 外用糖皮质激素类对于局限型白癜风的治疗有效，但应注意长期外用糖皮质激素类引起的皮肤萎缩、毛细血管扩张等不良反应。

- 进展期白癜风需要避免外用刺激性药物诸如补骨脂酊、盐酸氮芥酊，可以选择外用激素类软膏或钙调磷酸酶抑制剂乳膏等刺激性小的药膏。

·白癜风患者如既往患有糖尿病、高血压、胃溃疡、肺结核等疾病，应禁用口服激素类治疗。

·甲氧沙林溶液妊娠及哺乳期妇女禁用。

14.14.7 健康提醒

·平时可适当进行日光浴及理疗，注意光照强度和时间，不要让肌肤直接暴晒在烈日下，并使用帽子、遮阳伞、长袖外衣等遮挡物，以免晒伤。

·对于面部出现皮损的患者要注意选择温和的护肤品，注意护肤。

·积极面对疾病，精神放松、生活规律、均衡饮食，避免暴晒和外伤。

·晨练或运动时选择空气清新的场所。注意劳动防护和房屋装修造成的污染。

·补充维生素B、维生素E、叶酸、钙剂、硒及抗氧化剂可能有一定帮助。

14.15 黄褐斑

14.15.1 疾病概述

14.15 黄褐斑

黄褐斑为多见于中青年女性面部的色素沉着性皮肤病，属于皮肤科的常见病和多发病，常发生于妊娠妇女或经血不调的妇女及中年男子，部分患者可伴有肝病、结核病等其他慢性病。

黄褐斑的出现多数与内分泌有关，尤其是与女性的雌激素水平有关，紫外线照射、化妆品、月经不调、妊娠、服避孕药是诱因。男女均可发生，以女性多见，妊娠妇女常常在妊娠3个月以后出现黄褐斑，多数人在分娩后，月经恢复正常时逐渐消退，但也有不消退者。

中医称之为"黧黑斑"。中医认为本病多与肝、脾、肾三脏关系密切，以气血不能上荣于面部为主要病机。情志不畅，肝郁气滞，郁而化热，熏蒸于面，灼伤阴血，致使颜面气血失和，燥结瘀滞而生斑；或肝肾不足，水火不济，虚火上炎，燥结成斑；饮食不节，忧思过度，损伤脾胃，脾失健运，湿浊内生，熏蒸面部而生斑；冲任失调，或慢性疾病，气血失和，运行不畅，气滞血瘀，面失所养而生斑。

14.15.2 诊病看点

- 患病皮损为淡褐色或黄褐色斑，边界较清，形状不规则，对称分布于眼眶附近、额部、眉弓、鼻部、两颊、唇及口周等处。
- 患病皮损处受紫外线照射后颜色加深，常在春夏季加重，秋冬季则减轻。
- 患者基本无自觉症状。病程不定，可持续数月或数年。

14.15.3 西药治疗

寻找病因，对因处理，避免光照。在春夏季节外出时应在面部外用防护霜及维生素E霜。外用药物可以用脱色剂，用果酸进行化学剥脱并加用脱色剂效果不错，超氧化物歧化酶（SOD）霜也是不错的选择。面膜可以改善面部皮肤的血液循环，促进药物吸收，加速色斑消退。内服药物治疗可选择口服维生素A、维生素C、维生素E及β-胡萝卜素。

人群特征： 患者皮损为淡褐色或黄褐色斑，边界较清，形状不规则。
治疗原则： 防晒护肤，脱色消斑。

◇ 外用抗氧化药

- 维生素E霜
- 氢醌乳膏
- SOD霜

◇ 抗氧化维生素补充剂

- 维生素C泡腾片
- 维生素E胶丸
- 维生素A胶丸
- β-胡萝卜素颗粒

14.15.4 中医分证治疗

中医基本治则是以疏肝理气、化瘀消斑、补益脾肾为主，根据患者体质、皮损特点，舌脉，辨证选用中成药内服和外用。

（1）肝气郁滞证

人群特征： 患者面部出现褐色斑，弥漫分布，伴有情绪抑郁，爱生闷气，或急躁易怒，胸胁胀满，口苦咽干，女子月经不调，经前乳房胀痛，舌质红，苔薄，脉弦细。

治疗方法： 疏肝理气，活血消斑。

- 舒肝颗粒
- 气血和胶囊

- 柴胡舒肝丸
- 红花逍遥丸
- 逍遥丸

（2）**肝肾不足证**

人群特征：患者面部出现斑色褐黑，面色晦暗，常有慢性疾病，伴头晕耳鸣，腰膝酸软，失眠健忘，烦热盗汗，舌质红，少苔，脉细。

治疗方法：补益肝肾，滋阴降火。
- 六味地黄丸
- 金匮肾气丸
- 知柏地黄丸

（3）**脾虚湿蕴证**

人群特征：患者出现斑色灰褐，状如尘土附着，伴有疲乏无力，纳呆困倦，月经色淡，白带量多，舌淡胖边有齿痕，脉濡或细。

治疗方法：健脾益气，祛湿消斑。
- 参苓白术丸
- 刺五加片
- 人参健脾丸
- 玉屏风颗粒

（4）**气滞血瘀证**

人群特征：患者出现斑色灰褐或黑褐，伴有慢性肝病，或月经色暗有血块，或痛经，舌暗红有瘀斑，脉涩。

治疗方法：理气活血，化瘀消斑。
- 大黄䗪虫丸
- 血府逐瘀颗粒
- 桂枝茯苓丸
- 理气化瘀口服液
- 化瘀祛斑胶囊

14.15.5　外用中成药治疗

（1）**气滞血瘀证**

人群特征：患者出现斑色灰褐或黑褐，弥漫分布。

治疗方法：理气活血，化瘀消斑。
- 丝白祛斑软膏
- 斑克霜

（2）**脾虚湿蕴证**

人群特征：患者面部斑色褐黑或灰褐，面色晦暗，状如尘土附着。

治疗方法：健脾益气，祛湿消斑，活血化瘀，润肤。
- 参皇软膏
- 养荣祛斑膏
- 参苓祛斑涂膜
- 参棘软膏

14.15.6 用药提示

- 长期口服避孕药容易引起黄褐斑,应该注意。
- 大量服用维生素A,可引起维生素A过多症,甚至中毒,且不宜与β-胡萝卜素合用。

14.15.7 健康提醒

- 由于日晒与发病或病情加重有一定关系,故应注意防晒,外出时可外搽含避光剂的膏霜类(如5%二氧化钛霜、5%水杨酸苯甲酸软膏)或撑遮阳伞等。
- 注意休息,避免熬夜及精神紧张。
- 调理身体、放松心情、均衡饮食。

14.16 日光性皮炎

14.16.1 疾病概述

日光性皮炎,又称日晒伤,是指正常皮肤受强烈日光照射后产生的一种急性炎症反应,表现为光暴露部位出现红斑、水肿、水疱和色素沉着、脱屑,自觉灼热、瘙痒、疼痛,严重者伴全身性症状。

本病多见于春夏季节,好发于儿童、妇女及浅肤色人群或在高原地区、雪山或水面工作的人群,其反应的强度与光线强弱、照射时间、个体的肤色、体质和种族等有关。

日光性皮炎属于中医"日晒疮"的范畴,中医学认为本病乃因禀赋不耐,日光毒热,侵袭肌肤所致。盛夏酷暑,日光暴晒,光毒直接侵袭,毒热灼伤肌肤而出现红斑、肿胀、灼热;热毒与内湿相合,蕴阻肌肤,则见水疱、糜烂。

14.16.2 诊病看点

- 多见于春末夏初,皮损常在颜面、颈部、肩背、手臂伸侧等易受日光暴晒部位发生,起病急者,于日晒后4～6小时即可发病,一般在日晒后第2天症状最重,之后逐渐转好,1周左右恢复。
- 皮损特点为日晒后在曝光部位的皮肤上出现边界清楚的弥漫性鲜红

斑及水肿,其上可有少量丘疹,伴有烧灼感或刺痛,触痛明显,红斑会逐渐变为暗红色或红褐色,伴有脱屑。严重者可发生水疱、糜烂,逐渐干燥结痂脱屑。

14.16.3　西药治疗

治疗以局部外用药物为主,以消炎、收敛、止痛为原则。轻者选用炉甘石洗剂或氧化锌洗剂,稍重者选用3%硼酸溶液冷敷或冰牛奶湿敷,或使用糖皮质激素类霜或2.5%吲哚美辛溶液外搽,以收敛、抗炎、止痛。出现全身性症状者,轻者选择抗组胺药和维生素C,重者或疗效欠佳者可以口服小剂量糖皮质激素类或非甾体抗炎药(如吲哚美辛)。

人群特征: 多见于妇女、儿童及浅肤色人群。一般日晒后6小时左右暴露部位出现弥漫性红斑,呈鲜红色,边界清楚,春夏季多见。

治疗原则: 收敛,消炎,止痛。

◇ 外用消炎药
　· 生理盐水　　　　　　　　　　· 3%硼酸溶液
◇ 外用抗氧化润肤药
　· 维生素E霜
◇ 外用收敛止痒药
　· 炉甘石洗剂　　　　　　　　　· 10%氧化锌乳膏
◇ 外用抗炎止痛药
　· 2.5%吲哚美辛溶液(消炎痛)　· 丁酸氢化可的松乳膏
◇ 抗过敏止痒药
　· 氯雷他定片　　　　　　　　　· 盐酸西替利嗪片
◇ 抗氧化维生素补充剂
　· 维生素C片/泡腾片　　　　　　· 维生素E胶丸
◇ 镇痛抗炎药
　· 对乙酰氨基酚片　　　　　　　· 吲哚美辛片
◇ 糖皮质激素类抗炎药
　· 醋酸泼尼松片

14.16.4　中医分证治疗

中成药治疗则以清热祛暑为基本原则。皮损为水疱、大疱,伴糜烂、渗液较多者，治当除湿解毒。同时根据患者体质、皮损特点、自觉症状、舌脉，辨证选用中成药内服和外用。

（1）热毒炽盛证

人群特征：患者皮肤暴晒后出现弥漫性的鲜红斑，轻度肿胀，边界清楚，灼热刺痛，触之痛甚。重者伴身热乏力、口渴喜冷、小便短赤、大便干结。舌质红，苔薄黄，脉数。

治疗方法：清热凉血，解毒。

◇口服药

- ·栀子金花丸
- ·清开灵胶囊
- ·一清胶囊
- ·清火栀麦片
- ·清暑解毒颗粒

◇外用药

- ·止痒消炎水
- ·儿肤康搽剂
- ·川百止痒洗剂
- ·洁尔阴洗液

（2）湿毒蕴结证

人群特征：患者皮损潮红肿胀，继而出现水疱、大疱、糜烂、渗液，灼热刺痛。伴头痛、恶心、胸闷、纳呆，舌质红，苔黄腻，脉滑数。

治疗方法：清热除湿，解毒

◇口服药

- ·龙胆泻肝丸
- ·金蝉止痒胶囊
- ·二妙丸
- ·苦参片
- ·黄柏胶囊
- ·甘露消毒丸

◇外用药

- ·复方黄柏液涂剂
- ·皮肤康洗液
- ·甘霖洗剂
- ·除湿止痒洗液

14.16.5 用药提示

·外用糖皮质激素类乳膏或霜剂有效，但不宜长期使用。

·尽量减少选择服用具有嗜睡作用的抗组胺药物诸如氯苯那敏、赛庚啶等。

·服用或食用易引发光敏反应的药物或食物，可显著增高日晒伤发病风险。

·多西环素、灰黄霉素、胺碘酮、磺胺类、四环素类抗感染药物和非甾体抗炎药易引发光敏反应。应避免使用焦油类等潜在性光敏物质。

14.16.6 健康提醒

·使用防晒霜是最常见的防晒形式，可根据不同的皮肤类型选择相应的防晒霜。

·不要服用具有光感作用的食物和药物，如灰菜、苋菜、磺胺类药物。

·日光性皮炎经治疗后痊愈，须避免日光暴晒，外出时注意防护。

·建议经常参加室外锻炼，增强皮肤对日晒的耐受能力。

14.17 寻常型银屑病

14.17.1 疾病概述

银屑病是一种遗传与环境共同作用诱发的免疫介导的慢性、复发性、炎症性和系统性疾病。典型临床表现为鳞屑性红斑或斑块，局限或广泛分布，可出现脓疱或其他系统性症状，包括关节损害、代谢综合征、心血管疾病、炎症性肠病和慢性肾脏疾病。

银屑病可发生于任何年龄，男女患病率相近，约2/3的患者在40岁以前发病，大部分患者冬重夏轻。根据银屑病的临床特征，可分为寻常型、脓疱型、红皮病型及关节病型，其中90%以上为寻常型。

寻常型银屑病是以红色炎性丘疹、斑丘疹及大小不等的斑块，上覆多层银白色鳞屑，刮去鳞屑可见一层光亮的薄膜，薄膜下可有筛状出血点为特征的一种常见的易复发的慢性炎症性皮肤病。寻常型银屑病又分为点滴状和斑块状两种类型。

银屑病中医称之为白疕，根据其发病特点，中医文献有"松皮癣""干癣""白壳疮""蛇虱""蛇风""顽癣""疕风""风癣"等病名。中医认为白疕多因素体营血亏损，血热内蕴，化燥生风，肌肤失养而成。

14.17.2 诊病看点

·典型皮损表现为红色斑丘疹，表面覆银白色鳞屑，轻轻刮去表皮鳞屑，可见"薄膜现象"，刮出薄膜后，可见点状出血现象，皮损边界清楚，可以累及皮肤的任何部位。

·点滴状银屑病多见于青少年，表现为起病急，发病前2～3周常有咽部链球菌感染病史。皮疹初发呈向心性分布，多位于躯干和四肢近端，数天可泛发全身。皮损为0.3～0.5cm大小界限清楚的丘疹和斑丘疹，色泽潮红，覆以少许鳞屑，痒感程度不等。

·斑块状银屑病最常见，占80%～90%。皮损通常好发于头皮、躯干、臀部和四肢伸侧。典型皮损表现为境界清楚的暗红色斑块或浸润性红斑，伴或不伴瘙痒，上覆厚层银白色鳞屑；轻刮表面鳞屑，鳞屑成层状犹如蜡滴，称为"蜡滴现象"；刮去银白色鳞屑后，可露出一层淡红发亮的半透明薄膜；继续刮除薄膜，可见小出血点。

·根据临床表现银屑病分为三期：
- 进行期：不断出现新的皮损，原皮损逐渐扩大，痒感加重。
- 稳定期：病情处于稳定状态，且皮损无新发，患者感觉原皮损鳞屑减少，瘙痒有所缓解。
- 消退期：原皮损逐渐消退，皮肤慢慢变薄，皮肤轻度干燥或趋正常，鳞屑变少。

14.17.3 西药治疗

银屑病的治疗目的是控制及稳定病情，减缓发展进程，减轻红斑、鳞屑、斑块增厚等皮损加重及瘙痒等症状。尽量避免复发及诱发加重的因素，减少治疗的近期与远期不良反应。银屑病的治疗方案应根据患者症状确定，轻度以外用治疗为主，中重度可使用系统治疗，对传统系统性药物治疗效果欠佳的患者可适当选择靶向生物制剂治疗。

人群特征：患者多数为30岁以下个体，发疹前2～3周有溶血性链球菌引起的上呼吸道感染病史，皮疹初发呈向心性分布，多位于躯干和四肢近端，表现为清晰的红色丘疹、斑丘疹，色泽潮红，覆以少许鳞屑。

治疗原则：根据患者年龄和病史、银屑病的类型和病程、皮损的严重度和部位，为患者制订安全、有效、可行的个体化治疗方案。配合紫外线光照治疗。

✧外用润肤药

·维生素E乳膏/霜　　　　　　　　·凡士林（软膏）

- ◇ 外用维生素 D_3 衍生物药
  - ·卡泊三醇软膏
- ◇ 外用维 A 酸类药
  - ·他扎罗汀乳膏
- ◇ 外用激素类抗炎止痒药
  - ·醋酸氢化可的松乳膏（弱效）
  - ·复方醋酸曲安奈德溶液（中效）
  - ·丁酸氢化可的松乳膏（中效）
  - ·醋酸氟氢可的松乳膏（中效）
  - ·哈西奈德溶液（强效）
  - ·糠酸莫米松乳膏（强效）
  - ·丙酸倍氯米松乳膏（强效）
  - ·卤米松乳膏（超强效）
  - ·丙酸氯倍他索软膏（超强效）
  - ·他扎罗汀倍他米松软膏
  - ·卡泊三醇倍他米松软膏
  - ·复方丙酸氯倍他索软膏（维 A 酸加丙酸氯倍他索）
- ◇ 外用钙调磷酸酶抑制药
  - ·吡美莫司乳膏
  - ·他克莫司乳膏
- ◇ 外用角质促成药
  - ·黑豆馏油软膏/凝胶
  - ·煤焦油软膏
  - ·硫黄软膏
  - ·鱼石脂软膏
- ◇ 外用角质松解药
  - ·水杨酸软膏
  - ·尿素乳膏
- ◇ 外用生物药
  - ·抗人白细胞介素-8单克隆抗体乳膏
- ◇ 全身治疗用药
- ■ 维 A 酸类
  - ·阿维 A 胶囊
  - ·甲氨蝶呤片
- ■ 生物免疫药
  - ·英夫利西单抗注射液
  - ·阿达木单抗注射液
  - ·司库奇尤单抗注射液
  - ·依奇珠单抗注射液
  - ·古塞奇尤单抗注射液
  - ·乌司奴单抗注射液

14.17.4 中医分证治疗

中医基本治法原则：一是从血论治，血热宜凉血解毒，血燥宜养血润燥，血瘀宜活血化瘀、行气通络；二是按期论治，点滴状和斑块状银屑病在进行期以清热凉血为主，静止期、退行期以养血润燥、活血化瘀为主。

（1）**血热证**（进行期）

人群特征：患者皮损鲜红，新出皮疹不断增多或迅速扩大，原有皮损肥厚浸润或浸渍，心烦易怒，小便黄赤，咽部充血，舌质红，脉弦滑或细数。

治疗方法：以凉血解毒为主，可兼清热、除湿、祛风、活血。

◇ 口服药
- 复方青黛胶囊
- 克银丸
- 消银颗粒/片
- 消风止痒颗粒
- 丹清胶囊

◇ 外用药
- 冰黄肤乐软膏
- 普连软膏
- 镇银膏

（2）**血燥证**（静止期和退行期）

人群特征：患者病情稳定，皮损淡红不扩大，鳞屑干燥，口干咽燥，舌质淡，舌苔少或红而少津，脉细或细数。

治疗方法：以养血润燥、祛风止痒为主，可兼有清热、凉血、活血。

◇ 口服药
- 紫丹银屑胶囊
- 润燥止痒胶囊
- 苦丹丸
- 乌蛇止痒丸
- 润肤丸
- 湿毒清胶囊
- 当归饮子丸

◇ 外用药
- 消银油
- 镇银膏

（3）**血瘀证**

人群特征：患者表现为皮损暗红，皮损肥厚干燥，经久不退，女性月经色暗或有瘀块；鳞屑较厚，舌质紫暗，或见瘀点、瘀斑，脉涩或细缓。

治疗方法：活血化瘀，行气通络。

◇ 口服药
- 郁金银屑片
- 大黄䗪虫丸
- 银屑灵
- 丹七片

◇ 外用药
- 黑红软膏
- 镇银膏

14.17.5　用药提示

· 对于病情较轻的患者应以局部治疗为主，进行期患者禁用刺激性强的药物。

· 为减少甲氨蝶呤的不良反应可以同时服用叶酸，每次服用24小时后，推荐口服叶酸片5mg，并需要关注其骨髓抑制、肝毒性、胃肠道反应、致畸性以及肺损害等不良反应。

· 生物制剂常见的不良反应是感染、过敏反应等。进行生物制剂治疗之前要对患者的健康状况进行充分评估，治疗前需筛查血常规、肝功能、C反应蛋白、抗核抗体、肿瘤指标、妊娠试验以及感染相关指标（如各种肝炎病毒标志物、HIV抗体、结核筛查）。治疗开始后需定期询问病史和体检，监测药物过敏反应、妊娠试验、潜在或活动性结核、肝炎病毒复制情况和血常规、肝功能等实验室指标，注意监测恶性肿瘤相关指标。

14.17.6　健康提醒

· 心情抑郁或情绪紧张可诱发本病或加重病情，因此必须注意情志调摄，保持心情舒畅，避免抑郁、恼怒等刺激的影响。

· 忌食辛辣刺激及肥甘厚味之品，防止诱发或加重本病。

· 避免感受风寒、风热及疫疠之邪，以防加重病情。

14.18　斑秃

14.18.1　疾病概述

斑秃是一种骤然发生的局限性斑片状的脱发性毛发病。其病变处头皮正常，无炎症及自觉症状。本病病程经过缓慢，可自行缓解和复发。若整个头皮毛发全部脱落，称全秃；若全身所有毛发均脱落者，称普秃。

精神因素被认为是一个主要诱因。不少病例发病前有神经精神创伤如长期焦虑、忧虑、悲伤、精神紧张和情绪不安等现象。有时患者在病程中，这些精神因素可使病情迅速加重，发生较快的圆形或椭圆形半片状脱发，大多硬币大小，边界清楚，脱发区皮肤正常。多见于青壮年，一般无自觉症状。

斑秃中医称之为"油风"，又名"鬼剃头""鬼舐头"。中医认为本病因情志郁结，过度劳累，过食辛辣，血虚精亏或血瘀，导致发失所养而发病。

14.18.2　诊病看点

- 本病好发于头部，患者头发突然成片迅速脱落，脱发区皮肤光滑，边缘的头发松动，容易拔出，拔出时可见发根近端萎缩，呈上粗下细的感叹号样。
- 脱发区呈圆形、椭圆形或不规则形，数目不等，大小不一，可相互连接成片，或头发全部脱光成为全秃。
- 一般无自觉症状，多在无意中发现。常在过度劳累、睡眠不足、精神紧张或刺激后发生。有些患者病程较长，可持续数月或数年，多数能自愈，但也有反复发作或边长边脱的情况。

14.18.3　西药治疗

一般治疗主要以去除诱发因素，注意劳逸结合为主，减轻思想负担。

人群特征： 患者头发脱落，脱发区皮肤光滑，形态呈圆形，脱发较少，无自觉症状，患者近期精神紧张、压力较大、睡眠不佳等。

治疗原则： 针对病因，内服外用结合治疗。

◇ 外用生发药
- 2%～5%米诺地尔搽剂
- 生发搽剂
- 六味防脱生发酊
- 复方斯亚旦生发酊
- 参归生发酊

◇ 维生素补充剂
- 多维元素片
- 谷维素片
- 维生素B_1片

◇ 缓解精神紧张药
- 地西泮片

◇ 激素调节药
- 泼尼松片

14.18.4　中医分证治疗

中医的治疗原则为实证以清热通瘀为主，血热清则血循其经，血瘀祛则新血易生；虚证以补摄为要，精血得补则毛发易生。选用适当的中医外治（针灸疗法）亦能促进毛发生长。

（1）肝郁气滞证

人群特征：患者多数在发病前有情绪抑郁或波动，毛发逐渐脱落，伴胸闷，善叹息，或喉中如有物梗阻，或女性月经失调，或伴失眠多梦，神经衰弱，忧郁，舌淡，苔薄，脉沉。

治疗方法：疏肝理气，活血生发。

- 逍遥丸
- 柴胡舒肝丸

（2）血热生风证

人群特征：患者病情发展迅速，头发突然成片脱落，多数脱发前头皮忽觉烘热或瘙痒，或伴心情烦躁，情绪不安，晚间失眠多梦，唇色鲜红，舌红，苔薄，脉数或弦。

治疗方法：清热凉血，养阴祛风。

- 丹栀逍遥丸

（3）气血两虚证

人群特征：患者为女性产后或久病重病之后，头发呈斑块状脱落，逐渐加重，可互相融合，呈片状脱落，或伴头昏目眩，少气懒言，倦怠乏力，心悸气短，多梦健忘，口唇指甲色白，舌淡，苔薄，脉细弱。

治疗方法：益气补血，补虚生发。

- 养血生发胶囊
- 贞芪扶正颗粒
- 八珍益母丸

（4）肝肾不足证

人群特征：患者脱发病程日久，或新生毛发发根不固，反复脱落，毛发干枯色黄或细软易断，重者头发全部脱落，甚至毳毛、眉毛、睫毛、胡须、腋毛及阴毛均脱落，形成普秃。伴面色不华，头昏目眩，腰膝酸软，耳鸣，失眠，舌淡，苔薄，脉沉细。

治疗方法：滋补肝肾，乌发生发。

- 六味地黄丸
- 斑秃丸
- 健肾益脾颗粒
- 七宝美髯丹
- 天麻首乌丸

（5）瘀血阻络证

人群特征：患者脱发日久，头皮脱发处光滑光亮，毛孔不清，或伴头皮时有刺痛，面色晦暗，舌有瘀斑，或舌下紫暗，脉涩滞，或脱发多年，久治不生，无明显症状可辨者。

治疗方法：活血化瘀，通经活络。

- 血府逐瘀胶囊
- 活血胶囊
- 三七养血胶囊
- 丹参片

14.18.5　用药提示

·斑秃可以局部注射糖皮质激素类，用于范围较小的脱发，或普秃患者的重要美容部位（如眉毛）。要注意避免可能引起的局部皮肤萎缩和凹陷。

·泼尼松内服，数周后逐渐减量，然后以小剂量维持6个月。糖皮质激素类效果好，但副作用大，停药后易复发，故不作为常规疗法。但对急性斑秃，为避免发展为全秃或普秃可试用。

14.18.6　健康提醒

·多食用蔬菜、水果、豆类等食物，减少摄入过多的油腻食物和甜食。

·戒烟限酒，长期吸烟和饮酒会严重影响健康，也会加速头发掉落，造成斑秃的发展。

·注意生活规律，保持身心愉悦，精神放松，心态平衡，保证睡眠充足。

14.19　玫瑰糠疹

14.19.1　疾病概述

玫瑰糠疹是常见的炎症性皮肤病，好发于躯干和四肢近端，表现为大小不等、数目不定的玫瑰色斑片，其上有糠状鳞屑，玫瑰糠疹有自限性，一般持续6～8周而自愈，但也有经久不愈的情况。

玫瑰糠疹多发于青年人或中年人，以春秋季多发。可伴有不同程度的瘙痒。少数患者的皮损仅限于头颈部或四肢部位。有少数患者开始皮损为红色丘疹，可互相融合成斑片，这类患者常有剧痒，称为丘疹型玫瑰糠疹。

中医称之为"风热疮"，根据其不同的症状体征有"风癣""母子癣""血疳""子母癣""紫疥"等病名。中医学认为，玫瑰糠疹常因素体脾胃虚弱，健运失职，水湿内停，郁而化火；过食辛辣肥甘之品，湿热内生；或情志抑郁不舒，气机郁结，郁而化火，导致血热内蕴、热伤阴液而化燥生风，外犯肌肤而成，或因风热外感，复有血热，内外合邪，郁结肌腠，不得宣泄而发。

14.19.2 诊病看点

·患病初起在躯干或四肢出现直径1～3cm大小的玫瑰色淡红斑，有细薄的鳞屑，称为前驱斑，数目为1～3个。

·患病1～2周后，躯干四肢近端及颈部相继出现多处皮损，指甲大小，色淡，红斑常呈椭圆形，斑片中间有细碎的鳞屑，皮损的长轴与皮纹走行一致。

14.19.3 西药治疗

减轻症状、缩短病程，内服抗组胺药物对症治疗，适当使用抗病毒药。局部使用炉甘石洗剂等治疗，清洁止痒，抗菌抗炎及收敛。

人群特征：患者发病初在躯干部出现一个圆形淡红色斑，此母斑不断扩大，之后在躯干部陆续出现比较小的红斑，多时蔓延到颈部及四肢近端。

治疗原则：对症治疗，止痒并减轻皮损。

◇ 抗过敏止痒药
- 氯雷他定片（开瑞坦）
- 盐酸西替利嗪片（仙特明）
- 咪唑斯汀缓释片（皿治林、艾克敏）
- 地氯雷他定片/分散片

◇ 脱敏辅助药
- 复合维生素片
- 葡萄糖酸钙片

◇ 外用止痒药
- 炉甘石洗剂
- 薄荷酚洗剂
- 复方甘油洗剂

◇ 外用糖皮质激素类
- 1%醋酸氢化可的松乳膏（弱效）
- 0.025%～0.1%曲安奈德乳膏（中效）
- 1.0%丁酸氢化可的松乳膏（中效）

14.19.4 中医分证治疗

中医的治疗原则是清热凉血，祛风止痒。

（1）风热蕴肤证

人群特征：患者皮损呈圆形或椭圆形淡红色斑片，上覆细薄鳞屑，发病急骤，轻痒或剧痒。伴心烦口渴，尿微黄，大便干。舌红，苔白或薄黄，脉浮数。

治疗方法：疏风清热，解毒止痒。

- 防风通圣丸
- 金蝉止痒胶囊
- 消风止痒颗粒
- 玉屏风颗粒
- 花藤子颗粒
- 肤痒颗粒
- 荨麻疹丸

（2）血热风盛证

人群特征：患者皮损色泽鲜红，上有糠秕样鳞屑，瘙痒剧烈，伴有抓痕、血痂，发病较急，病程较长。伴心烦易怒，口咽干燥，舌红，苔薄黄，脉弦数或滑数。

治疗方法：清热凉血，祛风解毒。

- 一清胶囊
- 复方青黛丸
- 百癣夏塔热胶囊
- 黄柏胶囊
- 板蓝根颗粒

（3）血虚风燥证

人群特征：患者皮疹色淡，鳞屑较多，瘙痒较剧，病程较长，伴有抓痕、血痂，咽干，舌红少津，苔少，脉弦数。

治疗方法：养血润肤，祛风止痒。

- 润燥止痒胶囊
- 乌蛇止痒丸
- 湿毒清胶囊
- 消银颗粒
- 当归苦参丸
- 大黄䗪虫丸

14.19.5　用药提示

- 玫瑰糠疹是一种自限性疾病，一般不需治疗。但皮疹和瘙痒感严重者可采用局部外用治疗和全身药物治疗。
- 在发病期间禁用口服激素类制剂。

14.19.6　健康提醒

- 注意清淡饮食，保持大便通畅。注意个人卫生，平时可勤用疏风清热类的沐浴液等。

- 应避免抓挠，防止皮肤破裂引起感染等并发症。
- 在急性期禁忌热水洗烫和肥皂外洗。禁用刺激性较强的外用药。临床上见到许多患者由于局部护理不当使病情加重，延长病程，或转变成自身敏感性皮炎。
- 急性炎症期过去后，采用紫外线斑量照射能促进损害的消退。

14.20　结节性痒疹

14.20.1　疾病概述

14.20　单纯性痒疹

结节性痒疹是一种以皮肤结节损害，剧烈瘙痒为特征的慢性、炎症性、瘙痒性皮肤病。病因与昆虫叮咬、胃肠功能紊乱、内分泌代谢障碍及神经、精神因素有关。皮损好发于四肢，也可见于腰臀部，最多见于小腿伸侧。

结节性痒疹中医多称之为顽湿聚结。中医学认为结节性痒疹多因体内蕴湿，兼外感风毒，或昆虫叮咬，毒汁内侵，湿邪内毒凝聚，经络阻隔，气血凝滞，形成结节而作痒；或妇女由于忧思郁怒，七情所伤，冲任失调，营血不足，脉络瘀阻，肌肤失养所致。湿为重浊之邪，湿邪下注，故往往先发病于下肢。

14.20.2　诊病看点

- 疾病多发于成年女性，好发部位为四肢伸侧及手足背部，亦可见于腰部、臀部，尤以小腿伸侧多见，而渐扩展至四肢、躯干。
- 皮损最初为风团样丘疹或丘疱疹，渐形成豌豆大半球状结节，灰褐色，质坚实，数目不一，几个至几十个，结节孤立散在而不融合，日久表面由光滑渐变为粗糙及角化增厚，因搔抓出现抓痕、血痂，周围皮肤色素沉着。自觉瘙痒，以夜间及精神紧张时为甚，病程缓慢，迁延多年。

14.20.3　西药治疗

治疗原则为去除各种致病因素，系统治疗可使用抗组胺药。有精神因素者可适当应用镇静催眠类药物，广泛的结节性皮损和瘙痒难以忍受者可在皮损处局部外用糖皮质激素类，以止痒消炎。

人群特征：患者表现为小腿伸侧或手臂伸侧瘙痒，搔抓后，抓痕形成结节。

治疗原则：去除致病因素，止痒及消炎。

◇ 抗组胺止痒药
- 氯雷他定片
- 西替利嗪片
- 地氯雷他定片
- 咪唑斯汀缓释片

◇ 外用激素类止痒药
- 复方地塞米松乳膏
- 卤米松乳膏
- 丙酸氯倍他索软膏

14.20.4 中医分证治疗

本病中医治疗以清热除湿、祛风散瘀为主，应根据患者体质、皮损特点、自觉症状、舌脉，辨证选用中成药内服或外用。

（1）湿热风毒证

人群特征：患者表现为皮疹呈半球形隆起，色红或灰褐，散在孤立，触之坚实，剧痒时作。伴心烦口渴，小便黄，大便不调。舌质红，苔黄腻，脉滑。

治疗方法：清热除湿，祛风止痒。
- 消风止痒颗粒
- 肤痒颗粒
- 金蝉止痒胶囊
- 龙胆泻肝丸
- 藿香正气胶囊
- 二妙丸
- 黄柏胶囊

（2）血瘀风燥证

人群特征：患者表现为结节坚硬，表面粗糙，色紫红或紫褐，皮肤肥厚、干燥，阵发性瘙痒，舌质暗，苔薄，脉涩。

治疗方法：养血活血，搜风通络。
- 血府逐瘀丸
- 大黄䗪虫丸
- 小金胶囊
- 西黄胶囊
- 肿节风分散片
- 内消瘰疬丸
- 活血消炎丸
- 活血胶囊
- 肿痛安胶囊

14.20.5 外用中成药治疗

（1）结节性痒疹初期

人群特征：患者结节较小，瘙痒剧烈，抓痕满布。

治疗方法：祛风除湿止痒。

- 复方樟脑乳膏
- 老鹳草软膏
- 复方土槿皮酊
- 蜈黛软膏
- 除湿止痒洗液
- 丹皮酚软膏
- 川百止痒洗剂

（2）结节性痒疹晚期

人群特征：患者结节较大，质地坚实，增生明显。

治疗方法：化瘀散结通络。

- 五妙水仙膏
- 一扫光药膏
- 紫金锭（外用）
- 龙珠软膏
- 拔毒膏

14.20.6 用药提示

·为避免长期使用激素类对皮肤屏障的影响及激素类吸收对全身的影响，主张外用激素类疗程控制在2～4周内。

14.20.7 健康提醒

·改善卫生条件，防止昆虫叮咬，去除有关诱因，避免局部刺激。
·注意饮食，少吃发物或者辛辣刺激性饮食，比如羊肉、海鲜、酒等。
·减少或避免搔抓，以免疾病进一步恶化。
·在生活当中，尤其是洗澡的时候，尽量不要用热水烫洗，以免加重瘙痒。
·情志内伤和精神刺激均可加重和诱发本病，因此患者需注意保持心情舒畅，避免精神紧张和过度劳累。

第 15 章

外科疾病用药

本章讨论的外科疾病都是生活中经常遇到的,如烧伤、冻疮、痔、压疮、跌打损伤、肩周炎等,做好防护和治疗至关重要。

15.1 烧伤

15.1.1 疾病概述

烧伤是指火焰、开水、热油、热气或刺激性化学药品等热力致使皮肤发生的急性损伤。水火烫伤是中医学火烧伤、烫火伤、火疮、汤泼火伤的总称。随着近代科学技术的发展，出现了化学烧伤、放射性烧伤、电击伤，但日常生活中多见于火焰烧伤或烫伤。

烧伤重症可危及生命，治疗必须中西医结合，内外兼治，本节不做介绍。本节仅介绍中小面积的烫伤轻症外用药物，烫伤轻症一般不需要内服药物。

中医学认为本病皆因火毒之邪，外伤皮肉；甚者热邪入里，火毒攻心，耗气伤阴，阻滞脉络，而致气阴两脱之象。

15.1.2 诊病看点

· 有明显的水火烫伤史，局部皮肤出现红斑、灼痛、水疱，甚至皮肤焦黑或苍白，呈皮革样。

· 患病皮肤损伤仅及表皮，局部发生红斑充血、灼痛，无水疱，为Ⅰ度烧伤。

· 患病皮肤损伤伤及真皮组织，局部出现水疱，基底红润、肿胀剧痛，为Ⅱ度烧伤。

· 患病皮肤损伤伤及全层皮肤及肌肉，甚至骨组织等，局部皮肤焦黑和苍白，呈皮革样，干燥，失去弹性和知觉，为Ⅲ度烧伤。

15.1.3 外用中成药治疗

清热解毒，消肿止痛，润肤生肌。对Ⅰ度烧烫伤患者，应立即将伤处浸在凉水中进行"冷却治疗"，如有冰块，把冰块敷于伤处效果更佳。"冷却"30分钟左右就能完全止痛。随后将獾油或京万红软膏等烫伤膏涂于烫伤部位，这样只需3～5天便可自愈。对于Ⅱ度烧烫伤患者，经"冷却治疗"一定时间后，仍疼痛难受，且伤处长起了水疱。这时不能弄破水疱，要迅速到医院治疗。治疗以抗感染、止痛、促进上皮组织愈合为主。常规清创后，用碘伏棉球消毒创面及周围皮肤，再用盐水棉球擦拭干净，用康复新液浸湿的纱布涂敷创面，油纱布覆盖，无菌纱布和绷带包扎。

人群特征：患者皮肤烧伤为Ⅰ～Ⅱ度，局部红斑充血、红肿灼痛，无水疱或出现水疱。

治疗原则：清热解毒，消肿止痛，润肤生肌。

- 獾油搽剂
- 京万红软膏
- 烫伤油
- 紫草软膏
- 解毒生肌膏
- 龙珠软膏
- 生肌玉红膏
- 康复新液
- 烧烫伤膏
- 湿润烧伤膏
- 紫花烧伤膏
- 老鹳草软膏

15.1.4 中医分证治疗

中医烧烫伤内治原则以清热解毒、益气养阴为主，根据具体病情进行辨证论治。热毒袭表证治当凉血活血；火毒伤津证治当养阴生津；气血亏虚证治当补气养血。

（1）热毒袭表证

人群特征：患者表现出发热，口渴喜饮，咽干，尿赤便秘，舌红绛而干，舌苔黄或黄糙，或舌质红而干，舌光无苔，脉洪数或弦细数。

治疗方法：清热凉血，化瘀止血。

- 荷叶丸
- 迈之灵片

（2）火毒伤津证

人群特征：患者表现为伴壮热烦躁，口干喜饮，呼吸短促，大便秘结，小便短少，舌质红，苔黄，脉数。

治疗方法：清热解毒，养阴生津。

- 三黄片
- 黄连解毒丸
- 银花糖浆
- 生脉颗粒（养阴生津）

（3）气血亏虚证

人群特征：患者表现出低热或不发热，面色无华，神疲乏力，形体消瘦，食欲不振，自汗、盗汗，舌淡或胖嫩，舌边齿痕，脉细数。

治疗方法：调补气血，兼清余毒。

- 八珍颗粒
- 人参健脾丸（健脾益气）
- 贞芪扶正颗粒

15.1.5 用药提示

·创面不要用红药水、紫药水等有色药液,以免影响医生对烫伤程度的判断,也不要用碱面、酱油、牙膏等乱敷,以免造成感染。

·在医护人员指导下,可在水疱低位用消毒针头刺破,转运时创面应以消毒敷料或干净衣被遮盖保护。

15.1.6 健康提醒

·烫伤后的急救处理,采取"冷散热"的措施,在水龙头下用冷水持续冲洗伤部,或将伤处置于盛冷水的容器中浸泡,持续30分钟,以脱离冷源后疼痛已显著减轻为准。这样可以使伤处迅速、彻底地散热,使皮肤血管收缩,减少渗出与水肿,缓解疼痛,减少水疱形成,防止创面形成瘢痕。这是烧烫伤后最佳的,也是最可行的治疗方案。

·注意烫伤发生后,千万不要揉搓、按摩、挤压烫伤的皮肤,也不要急着用毛巾拭擦。

·对于Ⅱ度烧烫伤患者,应立即用清洁的被单或衣服简单包扎,避免污染和再次损伤,创伤面不要涂擦药物,保持清洁,迅速送医院治疗。

15.2 冻疮

15.2.1 疾病概述

冻疮是由气候寒冷引起的局部皮肤反复红斑、肿胀性损害,严重者可出现水疱、溃疡,病程缓慢,气候转暖后自愈,易复发。常发于冬季,末梢血液循环不良者多见,经常在寒冷环境下工作的人员也容易患本病。

寒冷是冻疮发病的主要原因。其发病原因是冻疮患者的皮肤在遇到寒冷、潮湿或冷暖急变时,局部小动脉发生收缩,久之动脉血管麻痹而扩张,静脉淤血,局部血液循环不良而发病。此外,患者自身的皮肤湿度、末梢微血管畸形、自主性神经功能紊乱、营养不良、内分泌障碍等因素也可能导致发病。缺乏运动、手足多汗潮湿、鞋袜过紧及长期户外低温下工作等因素均易致冻疮发生。

中医认为人体受寒邪侵袭,气血瘀滞,从而出现局部性或全身性的损伤。根据受冻环境,常将局部性冻疮称为"战壕足""水浸足"

等，而趾、指、耳、鼻等暴露部位受低温影响，出现紫斑、水肿等反应，则称为"冻疮"。

本病乃因素体气血虚弱，寒冷外袭，不胜其寒，寒凝肌肤，经络阻塞，气血凝滞而成。本病轻者其伤浅，仅为皮肤络脉气血凝滞，成肿为斑。重者其伤深，肌肉脉络气血凝滞不通，复感邪毒，寒极化热，热盛肉腐而溃。因此，初起证候以寒凝血瘀证为主，破溃则寒化热毒证多见，溃久不敛为气血不足证。

15.2.2 诊病看点

·多见于末梢血液循环不良者及寒冷环境工作者，多发生于冬季寒冷之时。

·皮损为局限性淤血性暗紫红色隆起的水肿性红斑，对称好发于四肢末端，好发于手指、手背、面部、耳郭、足趾、足缘、足跟等处，常两侧分布，境界不清，边缘呈鲜红色，表面紧张有光泽，质柔软。局部按压可退色，去压后红色逐渐恢复。

·局部胀痒。遇热后加重，溃疡后疼痛，皮损经过缓慢，天暖自愈，次年冬季易于复发。

15.2.3 西药治疗

以消炎、消肿、促进循环为原则，皮损未破者可外用维生素E乳膏和冻疮膏。必要时使用外用止痒药，如糖皮质激素类、樟脑软膏等，若发生水疱和破溃者，可外用抗菌药膏。

人群特征：患者受寒受冻后，手足部、面额、耳郭部等处局限性暗紫色水肿性红斑，皮温低，境界不清，甚至肿胀明显，遇热瘙痒。

用药原则：消肿消炎，促进循环。

◇外用消肿止痒药
　·维生素E乳膏　　　　　　　·多磺酸黏多糖乳膏

◇外用抗感染药物
　·莫匹罗星软膏（百多邦）　·夫西地酸乳膏（用于破溃处抗
　　（用于破溃处抗感染）　　　感染）
　·红霉素软膏

◇改善循环辅助药
　·肌醇烟酸酯片　　　　　　·维生素E胶丸

15.2.4　中医分证治疗

15.2.4.1　内服中成药治疗

（1）寒凝血瘀证

人群特征：患者患病为初期，表现出局部麻木冷感，肤色青紫或暗红，肿胀结块或有水疱，灼痛发痒，边界不清，外表紧张有光泽，压之退色，四末不温，舌质紫、苔白、脉沉或沉细。

治疗方法：温经散寒，消肿散结。

- 阳和解凝膏
- 散结灵片/胶囊

（2）气虚两亏证

人群特征：患者症见冻疮反复发作，或冻疮将愈，疮口不敛，伴头晕目眩，神疲体倦，气短懒言，面色苍白或萎黄，舌淡苔白，脉细数或虚大无力。

治疗方法：益气养血，祛瘀通脉。

- 人参养荣丸
- 八珍丸
- 十全大补丸
- 益气养血口服液

15.2.4.2　外用中成药治疗

局部外用活血化瘀、舒筋活络、扩张血管的中成药，防止冻疮的中西医结合制剂。用伤湿止痛膏贴敷局部治疗皮肤红肿，自觉热痒或灼痛的Ⅰ度冻疮，可取得良好效果，方法是先用温水将患处洗净，擦干后将药膏紧贴在患处皮肤上，一般贴24小时可痊愈，如未愈可再换贴几次，皮肤破溃或过敏则不宜贴敷。冻疮未溃破者，用白酒将云南白药药粉调成糊状外敷，并注意保温；冻疮已溃破者，将患处洗净后，直接撒云南白药药粉于创面，用消毒纱布包扎，数日内可愈。

- 风痛灵搽剂
- 冻疮未溃膏
- 云南白药/酊
- 2%～5%樟脑软膏
- 伤湿止痛膏
- 肌醇烟酸酯软膏
- 冻疮消酊
- 创灼膏

15.2.5　用药提示

- 维生素E与阿司匹林都能降低血液黏稠度，所以当维生素E与阿司匹林同时服用时，医生应根据具体情况调整患者的服用剂量。
- 长期大剂量（每天用量超过400mg）服用维生素E，特别是与雌激素合用，可以诱发血栓性静脉炎，应给予警惕。

15.2.6 健康提醒

·加强锻炼，促进血液循环，提高机体对寒冷的适应能力。

·适当的衣着，避免寒冷潮湿的环境，保持手、足部干燥均是重要的预防措施。

·受冻后应让皮肤逐渐变暖，不宜立即烘烤及用热水浸泡，因为皮肤温度突然上升会使冻疮进一步恶化。

·易受冷部位擦凡士林或其他油脂类，以保护皮肤，常进行局部按摩及温水浴，以改善血液循环。

15.3 痔

15.3.1 疾病概述

痔是肛门直肠底部及肛门黏膜的静脉丛发生曲张而形成的一个或多个柔软的静脉团的一种慢性疾病，是最常见的肛肠疾病。任何年龄都可发病，但随年龄增长，发病率增高。通常当排便时持续用力，造成此处静脉内压力反复升高，静脉就会肿大。妇女在妊娠期，由于盆腔受压迫，阻碍血液循环常会发生痔。许多肥胖的人也会罹患痔。

痔分为内痔、外痔和混合痔。内痔一般不痛，以便血、痔核脱出为主要症状，严重时会喷血，痔核脱出后不能自行还纳，还有大便困难、便后擦不干净、坠胀感等。外痔则表现为红肿热痛及压痛，排便时疼痛加重，并有少量分泌物，有的可伴有全身性不适和发热。混合痔同时有内痔和外痔的表现，主要症状以直肠黏膜及皮肤脱出、坠胀、疼痛、反复感染为主。

中医学认为本病因饮食不节，湿热内生，下迫大肠，或肛门裂伤，毒邪外侵，以及久坐、负重、远行等致使血行不畅，经脉阻滞，瘀结不散而成。

15.3.2 诊病看点

·内痔主要表现为肛门出血和脱出。

·内痔常见间歇性便后出鲜血，部分可伴发排便困难，内痔合并发生血栓、嵌顿、感染时则出现疼痛。
- 外痔在肛门外部，如厕时有痛感，有时伴瘙痒。
- 混合痔的主要表现为便血、肛门疼痛及坠胀、肛门瘙痒等。

15.3.3 外用药物治疗

无症状的痔无须治疗，一旦明确诊断，治疗原则主要根据症状决定。有症状的痔重在减轻或消除症状，而非根治。只有当非手术治疗无效，内痔周围支持组织被广泛破坏后，无论是病理解剖还是生理功能，已不再具有可逆性时，才考虑选择性手术。

人群特征： 患者表现为肛门出现痔包括内痔、外痔或混合痔，时常肛裂出血。

治疗原则： 凉血止血，清热解毒，消肿止痛。

✧ 止痛消肿药
- 复方角菜酸酯乳膏（含利多卡因）
- 复方角菜酸酯栓

15.3.4 中医分证治疗

15.3.4.1 外用中成药治疗

（1）风伤肠络证

人群特征： 患者表现为便血色鲜红，滴血或射血，时作时止，或内痔脱出、糜烂渗血，或外痔红肿充血、触痛，或伴口渴喜饮、大便秘结，小便短赤等，舌红，苔薄白或薄黄，脉浮数。

治疗方法： 清热解毒，消肿止痛，凉血止血。

- 复方片仔癀痔疮软膏
- 龙珠软膏
- 麝香痔疮栓
- 九华膏
- 普济痔疮栓
- 消痔软膏

（2）湿热下注证

人群特征： 患者表现为外痔红肿或有糜烂，坚硬肿痛，坐卧不安，或便血色鲜红，或内痔脱出、黏膜糜烂、分泌物较多，或伴大便黏滞不爽、肛门坠胀、潮湿不适，舌红，苔黄腻，脉滑数。

治疗方法： 清热燥湿，消肿止痛。

- 化痔栓
- 肛泰栓/软膏
- 牛黄痔清栓
- 马应龙麝香痔疮膏

（3）气滞血瘀证

人群特征： 患者表现为肛缘肿胀，隐见紫瘀，质硬，触压疼痛，或内痔嵌顿，不能回纳肛内，表面糜烂紫暗，舌质暗红，苔白或黄，脉弦细涩。

治疗方法： 化瘀止血，活血止痛，解毒消肿。

- 九华痔疮栓
- 京万红痔疮膏
- 云南白药痔疮膏

（4）其他证候导致便血者

人群特征： 患者表现为痔疮及便血。

治疗方法： 收敛止血。

- 复方消痔栓

15.3.4.2 内服中成药治疗

（1）湿热夹风迫血下行证

人群特征： 患者表现出大便下血，血色鲜红，肛门肿痛，便秘溲赤，舌质红，苔黄腻，脉濡数。

治疗方法： 疏风清热，凉血止血。

- 地榆槐角丸
- 消痔散
- 止红肠辟丸
- 一清颗粒
- 脏连丸
- 痔炎消颗粒
- 鳖甲消痔胶囊
- 痔疮片/胶囊
- 槐角丸

（2）中气不足、气不摄血证

人群特征： 患者表现为大便下血，痔核脱出不纳，肛门有下坠感，气短懒言，食少乏力，舌质淡红，脉弱无力。

治疗方法： 补中健脾，益气摄血。

- 补中益气口服液/丸/合剂/颗粒
- 人参归脾丸

15.3.5 用药提示

- 治疗痔疮的药物种类较多，在临床上应用较多的是外用药物，需根据患者的症状选择合适的药物。
- 对于含有麝香的中成药栓剂，妊娠妇女慎用。
- 排便时出现肛裂流血的痔疮患者，可以选择复方角菜酸酯乳膏，因含有利多卡因，具有镇痛作用，但其栓剂不含利多卡因。

15.3.6　健康提醒

·多饮水，多吃蔬菜水果，多进食膳食纤维性食物，通过饮食干预，以调整排便是非常必要的。

·养成定时排便习惯，每1～2日排出一次软便，改变生活方式，预防便秘或腹泻。

·日常淋浴时用热水冲洗患痔部位，或电动智能马桶便后冲洗，或温水坐浴，改善局部血液循环，有利于消炎及减轻瘙痒症状，保持大便通畅，保持会阴部清洁。

15.4　压疮

15.4.1　疾病概述

压疮，又称褥疮或压力性溃疡，是由于局部组织长期受压，发生持续缺血、缺氧、营养不良而致组织溃烂坏死。皮肤压疮在康复治疗、护理中是一个普遍性的问题。

形成压疮的原因包括压力、牵拉、摩擦和潮湿。人体老化本身不会造成压疮，但可能会使组织发生改变，使压疮更容易发生；也会使所有的创口，包括压疮，愈合缓慢。此外，营养不良、糖尿病、周围动脉疾病或静脉功能不全等疾病导致伤口愈合能力受损，也是压疮的危险因素。

压疮通常会发生在受床位、轮椅、石膏、夹板、安装不当的人工设备（假体）或其他硬物体压迫的皮肤上。最常见的压疮部位是骨骼靠近皮肤的位置，如髋骨、尾骨、脚跟、脚踝和肘部。

压疮最常见的并发症是细菌感染。压疮感染后会产生异味。创口及其周围可见脓液。有些人可能会发热。压疮周围的皮肤可能会发红发热，如果感染扩散至周围皮肤和皮下组织，疼痛会加重。感染可拖延表层创口愈合，深层创口的感染可以致命。

中医学认为瘫痪或慢性病患者，长期卧床不起，因肢体废用不遂，或因长期皮肤受压而致气血流通不畅，肌肤皮肉筋脉失养坏死成疮，故称为"席疮"。

15.4.2 诊病看点

·大多数压疮者都有痛感和痒感。但感觉迟钝的患者即便有严重的压疮，疼痛感可能也不明显。

·创面周围伴有红、肿、热、痛等局部炎症，如果还有化脓、恶臭症状者即可认定为局部感染征兆，伴发热则说明具有全身性反应。

·根据软组织损伤的严重程度，压疮可以分为4个临床分期。压疮并不总是由轻度发展至重度。有时，首发体征就是3期或4期溃疡。

- 第1期：瘀血红润期，表现为压疮初期时，局部受压部位出现暂时性血液循环障碍，表现为红、肿、热、触痛。
- 第2期：炎性浸润期，局部红肿向外浸润，扩大、变硬，表面皮肤由红转为紫色，常在表皮有小水疱形成，患者有痛感。
- 第3期：浅度溃疡期，表皮水疱逐渐扩大、破溃，真皮疱面有黄色渗出液，感染后表面有脓液覆盖，致使浅层组织坏死，患者感觉疼痛加重。
- 第4期：坏死溃疡期，坏死组织侵入真皮下层和肌肉层，脓液增多，坏死组织边缘呈黑色，向内凹陷，有臭味，感染继续向周围和深部组织扩展，可达骨骼。

15.4.3 西药治疗

治疗的主要目标是减轻对溃疡造成的压力，适当包扎伤口，控制感染并提供足够的营养。压疮早期皮肤发红，采取翻身、减压等措施后可好转。当皮肤出现浅表溃烂、溃疡、渗出液多时就应及时到医院接受治疗。通常用盐水冲洗（浇灌）伤口（特别是深部裂缝），以帮助疏散并清除隐藏的碎屑。压疮会引起巨大疼痛，可以考虑使用对乙酰氨基酚或非甾体抗炎药（NSAID）治疗。

人群特征：患者表现为压疮初中期症状。
治疗原则：控制感染，愈合伤口。

✧外用抗感染药物

- 过氧化氢溶液
- 75%医用酒精
- 利凡诺溶液（0.1%）
- 甲紫溶液（1%）
- 莫匹罗星软膏（百多邦）

✧外用修复药

- 康复新液

15.4.4 中医分证治疗

中医治疗原则为初期理气活血，中期益气养阴、理湿托毒，后期气血双补、托毒生肌。

15.4.4.1 内服中成药治疗

（1）气滞血瘀证

人群特征：患者压疮为早期，局部皮肤出现褐色红斑，继而紫暗红肿，或有破损，但未有溃烂，舌边有瘀紫，苔薄，脉弦。

治疗方法：理气活血。

- 血府逐瘀胶囊
- 活血通脉片

（2）蕴毒腐溃证

人群特征：患者局部皮肤暗红加重或呈紫黑色，出现水疱，并有溃烂腐肉，或有恶臭，重者溃烂可深及筋骨，四周漫肿，伴有发热或低热，口苦口干，形神萎靡，纳差，舌红，苔少，脉弦。

治疗方法：益气养阴，理湿托毒。

- 生脉胶囊
- 黄连胶囊

（3）气血亏虚证

人群特征：患者疮口灰白或色淡不红，浓水清稀，腐肉虽脱，但新肉不生，或愈合迟缓，精神萎靡，口干口淡，短气纳差，舌淡白，少苔，脉细弱。

治疗方法：血气双补，托毒生肌。

- 当归补血丸
- 八珍丸
- 十全大补丸

15.4.4.2 外用中成药治疗

- 如意金黄散
- 生肌玉红膏
- 润湿烧伤膏
- 京万红软膏
- 生肌散

15.4.5 用药提示

- 压疮通常发生在接受不适当护理、存在有损伤口愈合的疾病（如糖尿病或营养不良）或两者兼有的患者中。
- 治疗炎性浸润期（3期）压疮患者，临床多用0.5%碘伏消毒，使创面干燥，但此法容易使伤口脱水，不利于上皮细胞生长，易使生物活性物质丢失，减慢愈合速度。

· 不覆盖纱布则容易造成皮肤与床铺等形成擦伤，覆盖纱布又容易导致敷料与创面粘连，再换药时易导致机械损伤，增加患者疼痛感，甚至会扩大创面。因此，应权衡利弊决定。

15.4.6 健康提醒

· 要缓解皮肤上的压力，患者需要谨慎移动位置并使用防护装置和支撑表面。在最初阶段，释放压力后压疮通常会自愈。

· 卧床不起的人应至少每1～2小时翻身一次，并在侧卧时与垫子呈一定角度，以免直接压迫到髋部。应尽量减少床头的抬起高度，以避免牵引的影响。

· 长期卧床者可以使用智能化防压疮气垫床垫，可以减少翻身和压疮的产生。

· 可在膝盖、脚跟和脚踝之间放置防护垫（例如枕头、泡沫楔子和脚后跟保护垫）。骨突部位（如脚后跟、肘部）可以用泡沫垫、脚后跟保护垫保护起来。长期坐椅子的患者也可以使用软坐垫。

15.5 跌打损伤

15.5.1 疾病概述

跌打损伤很常见，有的受伤部位表皮有破损，更常见的是皮肤无破损，皮下瘀血青紫，又肿又痛。临床上以局部肿胀、疼痛、青紫及关节屈伸旋转活动不利，甚至运动障碍、异常活动为表现。跌打伤包括刀枪、跌扑、殴打、闪挫、刺伤、擦伤、运动损伤等，伤处多有疼痛、肿胀、出血或骨折、脱臼等。

中医把凡因外力作用于人体而引起的筋骨伤损、瘀血肿痛、气血不和、经络不通以至脏器受损等，统称为跌打损伤。

15.5.2 诊病看点

· 有明确外伤史，局部以肿胀、疼痛、活动不利为主要症状。

· 直接受到暴力的打击、碰撞、摩擦、扭挫引起局部软组织损伤。

15.5.3 西药治疗

可以使用非甾体抗炎药外用治疗，减少疼痛。一般发生软组织损伤后立即采用冷敷，可使患处血管收缩并减少出血、水肿和疼痛。

人群特征：患者表现为肢体软组织外伤，疼痛较为厉害。

治疗原则：缓解肌肉疼痛。

✧ 抗炎止痛药
- 双氯芬酸二乙胺乳胶剂（扶他林）
- 酮洛芬凝胶
- 布洛芬搽剂
- 吲哚美辛巴布膏

15.5.4 中医治疗

15.5.4.1 内服中成药治疗

人群特征：患者跌打损伤。

治疗方法：活血化瘀，消肿止痛。
- 云南白药胶囊
- 三七伤药片
- 活血止痛软胶囊
- 跌打丸
- 七厘散

15.5.4.2 外用中成药治疗

人群特征：患者扭伤、拉伤、挫伤等外伤引起软组织肿胀，局部瘀血疼痛。

治疗方法：活血止痛，散瘀消肿。
- 活血止痛膏（橡胶膏）
- 云南白药膏（橡胶膏）
- 跌打镇痛膏
- 正骨水
- 跌打万花油
- 消肿止痛酊
- 息伤乐酊

15.5.5 用药提示

- 如果跌打损伤刚刚发生，可先冲凉水，或用冰袋冷敷。
- 在损伤的第三四天后再使用中成药外敷洗，连用几日，便可达到活血化瘀、止痛消肿的效果。

15.5.6 健康提醒

老年人由于受力的关系，常常有撕脱性骨折或疲劳性骨折，而被误认为只是伤筋而不加以重视，耽误了治疗时机。

下肢损伤后，在卧位情况下，叩击足跟，若引起损伤部位疼痛，则必须到医院拍X线片，以排除骨折。

15.6 肩周炎

15.6.1 疾病概述

肩周炎，又称肩关节周围炎，是以肩关节疼痛和活动不便为主要症状的常见病症，以肩部逐渐产生疼痛，夜间为甚，逐渐加重，肩关节活动功能受限而且日益加重，达到某种程度后逐渐缓解，直至最后完全复原为主要表现的肩关节囊及其周围韧带、肌腱和滑囊的慢性特异性炎症。

中医学把肩周炎归为"肩痹""肩凝"等范畴，又称冻结肩、漏肩风、五十肩等。中医学认为本病是年老体衰，气血虚损，筋失濡养，风寒湿外邪侵袭肩部，经脉拘急所致。故气血虚损，血不荣筋为内因，风寒湿侵袭为外因。内外因相互作用，共同影响，引起肩关节周围炎。本病的好发年龄在50岁左右，女性发病率略高于男性，多见于体力劳动者。

15.6.2 诊病看点

· 患病起初肩部呈阵发性疼痛，多数为慢性发作，以后疼痛逐渐加剧，或钝痛，或刀割样痛，且呈持续性。

· 在气候变化或劳累后常使疼痛加重，疼痛可向颈项及上肢（特别是肘部）扩散。若因受寒而致痛者，对气候变化特别敏感。

· 肩关节活动均受限，特别是梳头、穿衣、洗脸、叉腰等动作均难以完成，严重时手关节功能也可受影响，屈肘时手不能摸到同侧肩部，尤其在手臂后伸时不能完成屈肘动作。当肩部偶然受到碰撞或牵拉时，常可引起撕裂样剧痛，肩痛昼轻夜重。

· 肩部周围三角肌、冈上肌等早期可出现痉挛，晚期可发生废用性肌萎缩，出现肩峰突起、上举不便、后伸不能等典型症状，此时疼痛症状反而减轻。

· 在肩关节周围多数可触到明显的压痛点，压痛点多在肱二头肌长头肌腱沟处、肩峰下滑囊、喙突、冈上肌附着点等处。

15.6.3 西药治疗

口服消炎镇痛药，物理治疗，痛点局部封闭，按摩推拿、自我按摩等综合疗法。进行关节功能练习，包括主动与被动外展、旋转、伸屈及环转运动。急性发作期可以冷敷，疼痛持续难以入眠可使用非甾体抗炎药。

人群特征：患者主要症状为肩周疼痛，肩关节活动受限或僵硬。

治疗原则：排除骨质疏松及关节疾病，对症用药，缓解疼痛。

◇ 口服镇痛抗炎药

- 布洛芬缓释胶囊（芬必得）
- 洛索洛芬钠片
- 对乙酰氨基酚缓释片（泰诺林）
- 酮洛芬肠溶胶囊
- 双氯芬酸钠缓释片/缓释胶囊

◇ 外用缓解疼痛药

- 吲哚美辛贴片
- 酮洛芬凝胶
- 双氯芬酸二乙胺乳剂胶（扶他林）

15.6.4 中医分证治疗

（1）风寒湿阻证

人群特征：患者肩部窜痛，畏风恶寒，或肩部有沉重感，肩关节活动不利，复感风寒之邪痛增，得温痛减，舌质淡，苔薄白或腻，脉弦滑或弦紧。

治疗方法：祛风散寒，通络宣痹。

- 坎离砂（外用）
- 祛痹舒肩丸（口服）
- 伸筋活络丸（口服）

（2）气血瘀滞证

人群特征：患者外伤筋络，瘀血留着，肩部肿胀，疼痛拒按，或按之有硬结，肩关节活动受限，动则痛甚。舌质暗或有瘀斑，苔白或薄黄，脉弦或细涩。

治疗方法：活血化瘀，行气止痛，舒筋通络。

- 小活络丸（口服）
- 关节止痛膏（外用）
- 伸筋丹胶囊（口服）
- 麝香镇痛膏（外用）

（3）气血亏虚证

人群特征：患者肩部酸痛日久，肌肉萎缩，关节活动受限，劳累后疼痛加重，伴头晕目眩，气短懒言，心悸失眠，四肢乏力，舌质淡，苔少或白，脉细弱或沉。

治疗方法：补气养血，舒筋通络。

・人参归脾丸

15.6.5　用药提示

・小活络丸对胃有一定刺激作用，一般应在饭后半小时服用，月经期及妊娠妇女忌用。

・外用药物一定要注意及时更换，一般不应超过24小时，出现皮肤过敏时暂停使用，停药后会逐渐消失，一般不需要做特殊处理。

・人参归脾丸以补益为主，一般用药疗程较长，建议中长期间断用药。且注意体质过于虚弱者，适当减量或遵医嘱。

15.6.6　健康提醒

・本病为自限性疾病，可以自愈，但尽早治疗，可有效减轻肩部疼痛，防止病情恶化，从而保持肩关节活动度，加快疾病的康复。

・本病多发于冬春季节，因外感风寒湿邪发病或加重，应注意局部保暖。

・加强自身功能锻炼，增强抵御外邪能力尤为重要。

第16章

营养性贫血用药

营养性贫血是指营养不良导致参与血红蛋白和血红细胞形成的营养素包括铁、叶酸、维生素B_{12}、维生素B_6、维生素A、维生素C、蛋白质及铜等营养素不足而产生的贫血,其中又以铁缺乏引起的缺铁性贫血最为常见。本章将讨论缺铁性贫血、巨幼细胞贫血。

16.1 缺铁性贫血

16.1.1 疾病概述

缺铁性贫血（IDA）是体内铁缺乏造成贮存铁耗竭，血红蛋白合成减少，进而影响红细胞生成所引起的一种小细胞低色素性贫血。

血红蛋白和红细胞压积是贫血筛查的常用指标。铁缺乏（ID）筛查或诊断的常用指标包括，转铁蛋白饱和度、游离原卟啉、铁蛋白、转铁蛋白受体、机体铁贮量等。世界卫生组织（WHO）推荐以血清（浆）铁蛋白作为判断 ID 的指标，机体血清（浆）铁蛋白减少表征贮存铁水平下降。WHO 推荐血清（浆）铁蛋白低于 12μg/L 或 15μg/L 判定为 ID。

早产/低出生体重儿、反复感染者、肠道出血者以及 6～23 月龄婴幼儿是 IDA 的高发人群。IDA 或 ID 影响儿童体格生长、脑发育和免疫功能等。因此，预防早产/低出生体重、预防和治疗各种疾病，以及适宜的辅食添加对预防婴幼儿 IDA 尤为重要。缺铁性贫血约占贫血总数的 62.6%，男性贫血中 67.1% 为缺铁性贫血。

老年 65 岁以上人群是贫血高发人群。老年人由于器官功能出现不同程度衰退以及受慢病、共病和多重用药的影响，加上生活或活动能力降低，容易出现早饱和食物摄入不足，从而发生营养不良、贫血等问题。老年人群通常伴随有慢性疾病，尤其是胃肠道疾病，补充铁剂需综合考虑其他因素。

中医学认为本病形成多由饮食失调、先天禀赋不足、劳累过度、长期失血、虫积等导致脾胃虚弱、肾虚精亏，不能化血，而致气血亏虚。本病多为虚证，<u>虫积</u>后伤脾耗血则为虚实夹杂之证。

> **药师说：什么是虫积？**
>
> 虫积，因肠道寄生虫引起的，以饮食异常、脐腹疼痛、面黄肌瘦、面有虫斑为主要表现的常见病证。常见于小儿疳积、虚劳、厥证等病证。

16.1.2 诊病看点

- 贫血可出现头晕乏力、活动后心悸气短、耳鸣及纳差等症状。
- 儿童缺铁会出现生长发育迟缓、注意力不集中、学习成绩下降、头痛、感觉异常及异食癖、口角炎、舌炎，严重缺铁可有匙状指甲、食欲减退、恶心及便秘。

·皮肤黏膜苍白，毛发干枯，口唇角化，指甲扁平，失去光泽，易碎裂，约18%有反甲，约10%患者脾脏轻度肿大。

·临床诊断指标：符合血清铁蛋白＜12μg/L，或骨髓铁染色显示骨髓小粒可染铁消失，铁粒幼红细胞少于15%，任一条可诊断为铁缺乏症。

·缺铁性贫血诊断指标是符合ID诊断标准：①血清铁低于8.95μmol/L；②总铁结合力升高并大于64.44μmol/L，转铁蛋白饱和度＜15%；③FEP/Hb＞4.5μg/gHb。

16.1.3 西药治疗

尽可能去除导致缺铁的病因，单纯补充铁剂只能使血常规检查指标恢复，不能使贫血得到彻底治疗。铁剂的补充以口服为宜，每天元素铁150～200mg即可。补铁治疗需要考虑患者Hb水平、口服铁剂的耐受性和影响铁吸收的合并症等。

人群特征：患者为缺铁症或缺铁性贫血。

治疗原则：以口服补充铁剂为主，提高血红蛋白数量。

- 多糖铁复合物胶囊（力蜚能）
- 蛋白琥珀酸铁口服溶液
- 硫酸亚铁片/口服液/糖浆
- 富马酸亚铁片/颗粒
- 富马酸亚铁多库酯钠胶囊
- 琥珀酸亚铁片（速力菲）/缓释片
- 葡萄糖酸亚铁口服液

16.1.4 中医分证治疗

中医辨证论治以辨虚实标本为原则，针对脾胃虚弱、气血两虚、肝肾阴虚等病机，分别治以健脾和胃、补益气血、滋肾养肝。

（1）脾胃虚弱证

人群特征：患者面色萎黄或㿠白，口唇色淡，爪甲无色，身倦乏力，四肢不温，食欲不振，少气懒言，大便溏泻，恶心呕吐，舌质淡，苔薄腻，脉细弱。

治疗方法：健脾和胃，益气养血。

- 健脾生血颗粒
- 人参健脾丸
- 醒脾养儿颗粒
- 益中生血胶囊

（2）气血两虚证

人群特征：患者面色苍白，倦怠无力，头晕目眩，少气懒言，心悸失眠，纳差，毛发干脱，爪甲裂脆，舌淡胖，苔薄，脉濡细。

治疗方法：补益气血，健运脾胃。

- 当归补血口服液
- 生血宁片
- 复方阿胶浆
- 养血饮口服液
- 驴胶补血颗粒（九芝堂）
- 益气维血胶囊/颗粒

（3）肝肾阴虚证

人群特征：患者口唇色淡，爪甲无泽，头晕耳鸣，两目干涩，面部烘热，胁肋隐痛，五心烦热，潮热盗汗，舌红少津，少苔或无苔，脉细数。

治疗方法：滋养肝肾，养阴清热。

- 生血宝颗粒/合剂
- 再造生血片/胶囊
- 肝肾滋
- 二至丸

16.1.5　用药提示

- 空腹（两餐之间或睡前）服用铁补充剂，以促进吸收。若患者服药后无明显胃肠道反应，一般不应将铁剂与食物一同服用。与食物同服时，吸收率可能会下降50%。
- 如果出现恶心和便秘问题，请随餐服或餐后服用，以减少药物对胃肠道的刺激。
- 铁剂忌与茶同服，否则易与茶叶中的鞣酸结合成不溶解的沉淀，不易被吸收。也不要用牛奶和咖啡送服，因为它们会抑制吸收。可用水或果汁送服。
- 钙盐及镁盐亦可抑制铁剂的吸收，应避免同时服用。
- 铁补充剂存放在儿童接触不到的地方。成人铁补充剂对儿童可能具有极大的毒性！

16.1.6　健康提醒

- 多喝水，选择含纤维的食物有助于避免便秘，便秘是服用铁补充剂的常见副作用。
- 需铁量增加而铁摄入不足多见于婴幼儿、青少年、妊娠和哺乳期妇女。婴幼儿需铁量较多，应及早添加富含铁的食品，如蛋类、动物肝脏、菠菜等；若不补充蛋类、肉类等含铁量较高的辅食，易造成缺铁。

- 青少年偏食易缺铁，对青少年应纠正偏食，定期查治寄生虫感染。
- 女性月经增多、妊娠或哺乳，需铁量增加，若不补充高铁食物，易造成IDA。
- 应注意预防肿瘤性疾病和慢性出血性疾病的人群的缺铁问题。
- 根据铁营养及贫血状况，可使用膳食营养素补充剂。6~36月龄婴幼儿应补充营养素补充剂，6~12月龄婴儿每日补充1.5~9.0mg元素铁，13~36月龄补充1.5~10.8mg元素铁。
- 根据铁营养及贫血状况，可使用营养强化的食物和膳食营养素补充剂。妊娠妇女个体应补充营养素补充剂，每日补充5~60mg元素铁，持续整个孕期。也可每周补充一次，补充120mg元素铁、2800μg叶酸，持续整个孕期。
- 每天口服100mg元素铁，持续治疗4~6周后，Hb没有变化，或上升<10g/L，可能有以下原因：①诊断有误；②患者依从性差，未按医嘱服药；③存在持续出血；④有影响铁吸收的情况，如胃十二指肠溃疡、小肠术后或胃肠解剖部位异常；⑤同时伴有感染、炎症、恶性肿瘤、肝病等影响铁吸收；⑥所用口服铁剂不能很好吸收；⑦部分糖尿病患者因饮食控制严格导致ID/IDA，口服补铁治疗时需注意药物辅料是否含糖。
- 对于绝经前妇女和妊娠妇女的补铁，每天15~30mg可能就足够了。仅在医生规定的情况下服用更高的剂量。

16.2 巨幼细胞贫血

16.2.1 疾病概述

巨幼细胞贫血主要是由于叶酸和或维生素B_{12}缺乏，造成细胞DNA合成障碍，引起骨髓和外周血细胞异常的贫血，亦可因遗传性或药物等获得性DNA合成障碍引起。常表现为全血细胞减少并伴胃肠道症状。

其病因可能为食物营养不够，造成叶酸或维生素B_{12}摄入不足，或胃肠道疾病、药物干扰和内因子抗体形成造成叶酸或维生素B_{12}的吸收不良。此外，肝病和使用某些抗肿瘤药物会造成代谢异常，还有体内嘌呤、嘧啶自身合成异常或化疗药物干扰了核苷酸合成也可引起巨幼细胞贫血。哺乳期或妊娠妇女对叶酸和维生素B_{12}需求量的增加，也可造成叶酸和维生素B_{12}

的缺乏。

在我国巨幼细胞贫血的原因以叶酸缺乏为主，维生素B_{12}缺乏症较少见。恶性贫血在我国极为罕见。

中医学认为本病归属"血虚""虚劳""心悸""眩晕"的范畴，乃先天、后天亏虚，血液生化不足，以致营血亏少，脏器失其濡养所致。

16.2.2　诊病看点

·起病缓慢，常有面色苍白、乏力、耐力下降、头晕、头昏、心悸等贫血症状。

·患病重者表现为全血细胞减少，反复感染和出血，少数患者可出现轻度黄疸。

·口腔黏膜、舌乳头萎缩，舌面呈"牛肉样舌"，可伴舌痛。

·胃肠道黏膜萎缩会引起食欲不振、恶心腹胀、腹泻或便秘。

·一般缺乏叶酸会有易怒、妄想等精神症状，而维生素B_{12}缺乏者则表现为抑郁、失眠、记忆力下降、谵妄、幻觉、妄想，甚至精神错乱或人格变态等。

·临床监测指标：血清维生素B_{12}低于74pmol/L（100ng/mL）指维生素B_{12}缺乏；血清叶酸低于6.8nmol/L（3ng/mL），红细胞叶酸低于227nmol/L（100ng/mL）为叶酸缺乏。

16.2.3　西药治疗

去除病因，积极治疗原发病。用药后继发的本病，应酌情停药。修正偏食及不良的烹调习惯。补充叶酸或维生素B_{12}。

人群特征：患者表现为乏力、头晕、活动后气短心悸、白细胞和血小板减少，化验结果显示叶酸较低。

治疗原则：去除病因，补充叶酸或维生素B_{12}。

·叶酸片（斯利安）　　　　　　·甲钴胺片（弥可保）

·维生素B_{12}片

16.2.4　中医分证治疗

本病属虚证。应根据病情轻重、辨证类型，辨证使用中成药。

（1）心脾两虚证

人群特征：患者表现出面色苍白，疲劳无力，食少纳呆，腹胀便溏，心悸怔忡，少眠多梦，口干舌痛，舌质红干，少苔或无苔，脉细数。

治疗方法：健脾益气，养血安神。

- 人参归脾丸
- 参芪五味子片
- 升气养元糖浆
- 消疲灵颗粒

（2）**气血两虚证**

人群特征：患者表现出疲乏无力，面色苍白，头晕耳鸣，眼花，心悸，肌肤甲错，头发稀疏枯槁，月经失调，经量过少，舌质淡或质红，无苔或镜面舌，脉细数无力。

治疗方法：益气养血。

- 益气养血口服液
- 人参养荣丸
- 复方阿胶浆
- 参茸阿胶
- 当归补血口服液

（3）**脾肾亏虚证**

人群特征：患者表现出头晕耳鸣，心悸气促，腰酸腿软，畏寒肢冷，腹胀便溏，尿频，夜尿多或下肢麻木不仁，舌质淡，苔薄或无苔，脉沉细。

治疗方法：健脾益肾。

- 益血生胶囊
- 生血宝颗粒
- 再造生血片
- 升血调元汤

16.2.5 用药提示

- 甲氨蝶呤、氨苯蝶啶、乙胺嘧啶能抑制二氢叶酸还原酶的作用，影响四氢叶酸的生成。

- 苯妥英钠、苯巴比妥对叶酸的影响机制不明，可能是增加叶酸的分解或抑制 DNA 合成。

- 约 67% 口服柳氮磺吡啶的患者，其服用叶酸在肠内的吸收受抑制。

- 患者在补充治疗后要警惕低钾血症的发生。因为在贫血恢复的过程中，大量血钾进入新生成的细胞内，会突然出现低钾血症，老年患者和有心血管疾患、纳差者应特别注意及时补充钾盐。

- 维生素 B_{12} 缺乏伴有神经症状者对治疗的反应不一，有时需大剂量、长时间（半年以上）的治疗。对于单纯维生素 B_{12} 缺乏的患者，不宜单用叶酸治疗，否则会加重维生素 B_{12} 的缺乏，特别是要警惕会有神经系统症状的发生或加重。

16.2.6 健康提醒

·叶酸每天的需要量为200～400μg。人体内叶酸的储存量仅够4个月之需。食物中缺少新鲜蔬菜、过度烹煮或腌制均可使叶酸丢失。

·乙醇可干扰叶酸的代谢,酗酒者常会有叶酸缺乏。

·小肠(特别是空肠段)炎症、肿瘤、手术切除及热带性口炎性腹泻均可导致叶酸的吸收不足。

·妊娠期妇女每天叶酸的需要量为400～600μg。

·生长发育的儿童及青少年以及慢性反复溶血、白血病、肿瘤、甲状腺功能亢进症及长期慢性肾功能衰竭用血液透析治疗的患者,叶酸的需要都会增加,如补充不足就可发生叶酸缺乏。

·恶性贫血是由于胃黏膜萎缩、胃液中缺乏内因子,因而不能吸收维生素B_{12}而发生的巨幼细胞贫血。

第 17 章

营养素补充剂的合理使用

17.1　为何需要补充营养素

营养素是身体维持正常运转的必需物质。即使是一种营养素的急性缺乏也会在短期内对身体的功能产生不良影响。

尽管我国大部分地区并不存在营养不良问题。然而,专家指出目前很多百姓的饮食习惯仍普遍存在"两高四不足"问题,即碳水偏高、油脂偏高,维生素矿物质不足、不饱和脂肪酸不足、膳食纤维不足、蛋白质不足。这种情况也在某种程度上影响到身体健康的营养均衡需求问题。

几十年来,研究人员一直对人们的饮食中增加营养素补充剂的必要性存在争议。然而,目前许多研究表明人体补充营养素是必要的。优质的营养素补充剂可以帮助恢复和维持最佳的微量营养素水平。与食品搭配服用有助于全面改善健康状况,也能调理一些健康问题。但是我们还需要有一个清醒的认识,营养素补充剂不能代替食品。要了解有关健康饮食习惯的更多信息,权威机构和官方发布的膳食指南是很好的信息来源。

一些营养素补充剂可以改善整体健康状况并帮助管理某些健康问题。例如:

·钙和维生素D有助于保持骨骼强壮并减少骨质流失。

·叶酸可降低先天性出生缺陷的风险。

·深海鱼油中的ω-3脂肪酸可能对某些心脏病患者有帮助。

·维生素A有助于保护视力和促进骨骼生长

·维生素C、维生素E、锌、铜、叶黄素和玉米黄质的组合配方可能会减缓年龄相关性黄斑变性(AMD)患者视力的进一步丧失。

·微量营养素有助于缓解抑郁、焦虑、压力、心理创伤。

营养素补充剂可预防因各种原因膳食营养素摄入不足而引发的营养素缺乏问题;对于已经出现营养素缺乏临床表现的个体,营养素补充是最快速有效的治疗措施。建议在专业人员指导下进行营养治疗,补充剂量可以参照《中国居民膳食营养素参考摄入量(2023版)》。营养素的基本生理功能与常见营养素缺乏病见表17-1、表17-2。每种营养素的补充可以有效预防和治疗相应的营养素缺乏病。

表17-1 营养素的基本生理功能与缺乏病

营养素	基本生理功能	典型缺乏病
维生素A	维持正常视觉 维持细胞生长和分化 维护上皮组织细胞健康 维持正常免疫功能	暗适应能力下降、夜盲症、干眼症、皮肤干燥、容易感染等
维生素D	促进小肠对钙的吸收 促进肾小管对钙、磷的重吸收 维持血液中钙磷水平 促使骨及牙齿矿化	儿童佝偻病、中老年人的骨质软化症、骨质疏松症
维生素E	抗氧化作用 维持生育能力 调节免疫系统 调节血小板的黏附力和聚集作用	溶血性贫血（多见于低体重的早产儿、血β-脂蛋白缺乏症、脂肪吸收障碍的患者）
维生素B_1	辅酶功能：参与α-酮酸的氧化脱羧反应和磷酸戊糖途径的转酮醇反应 非辅酶功能：维持神经、肌肉的正常功能；维持正常食欲、胃肠蠕动和消化分泌	脚气病（分干性、湿性和混合型，也有婴儿脚气病）
维生素B_2	以辅酶形式参与体内生物氧化与能量代谢、烟酸的代谢，维持体内还原型谷胱甘肽水平 影响铁的吸收、转运过程，同时有利于维持肠黏膜的结构和功能	"口腔生殖系综合征"，早期表现为疲倦、乏力、口腔疼痛，眼睛出现瘙痒、烧灼感，继而出现口腔和阴囊的炎性病变
叶酸	以辅酶形式发挥一碳单位传递体的作用，参与嘌呤和胸腺嘧啶的合成，进一步合成DNA和RNA，参与氨基酸代谢，参与血红蛋白及甲基化合物如肾上腺素、胆碱和肌酸等的合成	巨幼红细胞贫血 孕早期叶酸缺乏可引起胎儿神经管畸形 高同型半胱氨酸血症
维生素C	抗氧化作用 参与胶原蛋白的合成，促进类固醇代谢，参与合成神经递质 促进钙、铁、叶酸的利用 提高机体免疫力	坏血病
钙	构成骨骼和牙齿的成分 维持神经和肌肉的活动 参与细胞信息传递 参与血液凝固 调节机体酶的活性 维持细胞膜的稳定性 参与激素分泌，维持体液酸碱平衡等	儿童佝偻病 肌肉痉挛症
铁	铁是血红蛋白、肌红蛋白、细胞色素、细胞色素氧化酶及触媒的组成部分，还可激活琥珀酸脱氢酶、黄嘌呤氧化酶等酶活性，直接或间接参与了体内氧的运送和组织呼吸过程 维持正常的造血功能 参与维持正常的免疫功能	缺铁性贫血

17 营养素补充剂的合理使用

续表

营养素	基本生理功能	典型缺乏病
锌	众多金属酶的组成成分或酶的激活剂，参与组织呼吸、能量代谢及抗氧化过程，维持RNA多聚酶、DNA多聚酶及反转录酶等活性 促进生长发育 提高机体免疫功能 维持细胞膜结构 促进食欲，对皮肤和视力具有保护作用	锌缺乏常见的症状是味觉障碍、偏食、厌食或异食；生长发育不良；腹泻（肠病性肢端皮炎）、伤口愈合不良，反复性口腔溃疡；免疫力减退，反复感染等
硒	硒是谷胱甘肽过氧化酶的组成部分，具有抗氧化功能 保护心血管和心肌的健康增强免疫功能 有毒重金属的解毒作用	硒缺乏是克山病、大骨节病等疾病明确的危险因素

摘自：中国营养学会营养素补充剂使用科学共识工作组. 营养素补充剂使用科学共识. 营养学报，2018, 40(6): 521-525

表17-2 主要矿物质一览表

主要矿物质	主要功能	成年人膳食营养素参考摄入量（19～50岁）	食物来源	缺乏时出现的症状/状况	过量/毒性反应
钠	主要电解质外部细胞；帮助调节血压	1500mg/d	加工食品，食用盐、肉、海鲜、牛奶、奶酪、鸡蛋	个体罕见健康饮食	高血压 UL: 2300mg/d
钾	细胞内的主要矿物质，肌肉收缩和神经冲动所需；调节身体水分和血压	4700mg/d	土豆、甜瓜、柑橘类水果、大多数水果和蔬菜、肉类、牛奶、豆类	低血钾症	高钾血症
钙	参与骨骼和牙齿的形成、维持肌肉收缩和松弛、参与凝血、维持心脏和神经功能	1000mg/d	牛奶和乳制品、绿叶蔬菜、西蓝花、鲑鱼、沙丁鱼、豆腐	骨质疏松症	高钙血症 UL: 2500mg/d
磷	参与骨和牙齿的形成	700mg/d	肉、鱼、禽、蛋、乳制品、谷物	肌无力、骨痛、佝偻病、意识模糊和死亡	高磷血症 UL: 4000mg/d
镁	参与肌肉收缩和神经传导	310～420mg/d	肉、海鲜、坚果、豆类、乳制品、全谷物	罕见	大量摄入补充剂可引起腹泻、痉挛和恶心

续表

主要矿物质	主要功能	成年人膳食营养素参考摄入量（19～50岁）	食物来源	缺乏时出现的症状/状况	过量/毒性反应
氯化物	有助于维持液体和酸碱平衡	2300mg/d	在食物中通常以氯化钠形式存在	罕见	UL：3600mg/d
硫	体内其他化合物的一部分；有助于使一些氨基酸具有三维形状	无	肉、鱼、禽、蛋、乳制品、水果、蔬菜	无	无
铁	作为血红蛋白和肌红蛋白的主要成分，帮助运输全身的氧气；增强大脑功能	8～18mg/d	肉、鱼、家禽、强化面包与谷物	疲乏，缺铁性贫血，婴儿生长迟缓	呕吐、恶心、腹泻、便秘、器官损伤（肝肾损伤）UL：45mg/d
铜	多种酶的成分；参与铁转运；健康结缔组织酶所需；在凝血和健康免疫系统中发挥作用	900μg/d	动物内脏、坚果、种子、可可、全谷物、豆类和贝类	生长发育受损	呕吐、腹痛、恶心、腹泻、肝损伤 UL：1000μg/d
锌	作为多种酶的辅助因子；DNA和RNA合成；健康免疫系统、伤口愈合和味觉敏锐度所需	8～11mg/d	肉、家禽、海鲜、全谷物	皮疹、脱发、腹泻、味觉和嗅觉丧失	恶心、呕吐、痉挛、腹泻、免疫功能受损 UL：40mg/d
硒	酶的一种成分；抗氧化剂	55μg/d	肉、海鲜、鱼、蛋、全谷物	克山病	硒中毒、脆发和指甲、皮疹、大蒜气味、疲乏 UL：400μg/d
氟化物	使牙齿更坚固	3～4mg/d	氟化水、茶	牙龋易感性增加	牙齿氟中毒和氟骨症 UL：10mg/d
铬	改善胰岛素反应	20～35μg/d	猪肉、蛋黄、全谷物、坚果	胰岛素抵抗的潜在增加	未确认的毒性作用

续表

主要矿物质	主要功能	成年人膳食营养素参考摄入量（19～50岁）	食物来源	缺乏时出现的症状/状况	过量/毒性反应
碘	甲状腺激素的成分	150μg/d	碘盐、海鲜、乳制品	甲状腺肿、先天性甲状腺功能减退	甲状腺功能受损 UL：1100μg/d
锰	参与代谢的辅因子	1.8～2.3mg/d	豆子、燕麦、坚果、茶	缺乏罕见；皮疹和鳞状皮肤	中枢神经系统效应异常 UL：11mg/d
钼	各种酶的辅因子	45μg/d	豆类、坚果、多叶蔬菜、乳制品、谷物	人体中未知	人体中未知 UL：2mg/d

UL—可耐受最高摄入量。
摘自《营养与健康（第五版）》。

除了营养素具有的基本功能外，近年来营养素在慢性非传染性疾病中的作用研究日益增多，根据营养素补充与疾病关系的新证据，专家会议反复讨论，最终形成以下新的证据意见（表17-3）。

表17-3 部分营养素在慢性非传染性疾病中作用及证据分级[1]

维生素A
1次高剂量补充维生素A（200 000IU/d，60000μgRAE），观察6～12个月或每天补充维生素A（1500IU/d，450μgRAE）1次，持续14d，很可能辅助控制儿童腹泻症状。（B）
1次高剂量补充维生素A（200000IU/d，60000μgRAE），观察6～12个月，很可能辅助控制儿童呼吸道感染症状。（B）
对缺铁性贫血的儿童，1次高剂量补充维生素A（200000IU/d，60000μgRAE），观察3～6个月或每14日补充维生素A（25000IU/d，7500μgRAE）1次，持续6个月，很可能帮助缓解儿童贫血症状。（B）

维生素D
维生素D（1000～2000IU/d，25～50μg/d）补充很可能有助于糖尿病患者的血糖控制和/或缓解胰岛素抵抗及改善胰岛功能。（B）
维生素D（单次高剂量250000IU，6250μg）补充可能对骨折有辅助治疗作用。（C）
维生素D（500IU/d～60000IU/m，12.5μg/d～1500μg/m）补充很可能有助于缓解哮喘患者的临床症状和改善肺功能。（B）

---

[1] 证据分级：参照WHO推荐的证据评价方法和标准，通过对证据体的证据等级、一致性、临床影响、研究人群与中国人群的相似性及适用性的综合评价，依据等级划分标准并结合专家委员会综合考量，将推荐强度分为四级，即A级：证据体指导实践是可信的；B级：在大多数情况下证据体指导实践是可信的；C级：证据体为推荐意见提供了一些支持，但是在应用时应加以注意；D级：证据体弱，在应用建议时必须非常谨慎或不使用该证据。本共识对于D级证据的营养素补充和疾病关系不做任何推荐。

续表

维生素E	维生素E（75～800IU/d，50～534.4mg/d）补充可能降低心肌梗死发病风险。（C）
维生素B$_1$	补充维生素B$_1$（150～300mg/d，1～3个月）可能降低并发微量白蛋白尿的2型糖尿病患者体内的尿白蛋白排泄量。补充维生素B$_1$衍生物苯磷硫胺（300～600mg/d，6周）可能缓解糖尿病性周围神经病理症状。（C） 补充维生素B$_1$（300mg/d，18个月）或维生素B$_1$衍生物呋喃硫胺（100mg/d，12周）可能对轻度阿尔茨海默病患者具有认知改善效应。（C）
维生素B$_2$	补充维生素B$_2$（1.6mg/d）可能具有降低特定人群（携带*MTHFR677TT基因*）血压的作用。（C）
叶酸	妊娠妇女补充叶酸（0.4～15mg/d）很可能降低其新生儿低出生体重的发生风险。（B） 补充叶酸（0.4～0.8mg/d）很可能降低妊娠期高血压疾病的发生风险。（B） 补充叶酸（0.5～15mg/d）很可能辅助降低脑卒中的发生风险。（B）
维生素C	维生素C（200～1000mg/d）补充很可能具有辅助治疗感冒的作用，可辅助缓解感冒症状、缩短感冒持续时间。（B） 维生素C（500mg/d）补充很可能降低高尿酸血症患者血尿酸水平。（B） 维生素C（200～1000mg/d）补充很可能辅助降低2型糖尿病患者的空腹血糖和糖化血红蛋白水平。（B） 维生素C（250～1000mg/d）补充很可能具有辅助改善不同人群（包括健康人、糖尿病患者、动脉粥样硬化患者、心力衰竭患者、慢性肾功能衰竭者、川崎病患者）血管内皮功能的作用。（B）
钙	钙（1000～1200mg/d）补充很可能具有增加儿童青少年骨密度的作用；500～1200mg/d很可能具有增加老年人群骨密度，预防和治疗老年人骨质疏松的作用；钙和维生素D联合补充[（1000～1200mg）+（400～1200IU，10～30μg/d）]很可能具有预防和治疗骨质疏松的作用。（B） 钙（500～1000mg/d）补充很可能降低孕产妇发生先兆子痫的危险度。（B）
铁	铁补充很可能对慢性肾病患者预后具有改善作用，30～975mg/d口服或10～9600mg静脉铁总补充量提高肾性贫血相关指标，750mg/d口服或427～1557mg静脉铁总补充量降低患者对促红细胞生成素的需求剂量，600mg/d口服或200mg/周静脉铁补充改善生活质量。（B） 铁补充很可能对心力衰竭患者预后具有改善作用，65～150mg/d口服或500～4800mg静脉铁总补充量改善心功能水平，65～150mg/d口服或500～4800mg静脉铁总补充量提高患者生命质量，65～150mg/d口服或200～2000mg静脉铁总补充量降低再入院率和不良事件发生率。（B） 女性孕期进行铁补充（9～240mg/d口服）可能降低分娩出低出生体重儿、早产儿的风险。（C）
锌	锌（2.5～45mg/d）补充很可能具有辅助治疗儿童腹泻的作用，可辅助缓解腹泻症状、缩短腹泻持续时间。（B） 锌（10～40mg/d）补充很可能具有辅助治疗儿童肺炎的作用，可缓解儿童肺炎症状、缩短肺炎康复时间。（B） 锌（9～266mg/d）补充很可能降低糖尿病患者的血糖和糖化血红蛋白水平。（B） 锌（7～25mg/d）补充很可能有助于减轻抑郁症状、降低抑郁患者的抑郁症状评分。（B） 锌（9～266mg/d）补充很可能缓解血脂异常，降低血脂中的总胆固醇、低密度脂蛋白和甘油三酯。（C）

续表

> **硒**
> 硒（60～300μg/d）补充很可能对自身免疫性甲状腺疾病有辅助性治疗作用。（B）
> 硒（200～400μg/d）补充很可能对糖尿病有辅助性治疗作用，可辅助降低2型糖尿病患者的血清胰岛素水平以及缓解胰岛素抵抗状态。（C）
> 硒（新生儿：10μg/d，成人：30～2000μg/d）补充可能降低败血症死亡风险，预防新生儿败血症的发生和辅助性治疗败血症。（C）
> 硒（12.5～200μg/d）补充可能降低心血管疾病死亡风险。（C）
> 硒（12.5～400μg/d）补充可能降低全因死亡风险。（C）

RAE—视黄醇活性当量。
摘自：中国营养学会营养素补充剂使用科学共识工作组. 营养素补充剂使用科学共识. 营养学报，2018, 40(6): 521-525

17.2　谁更需要补充营养素

最容易缺乏营养的一些群体如下。

·妊娠妇女　建议所有妊娠妇女或计划怀孕的女性服用含叶酸的产前维生素。此外，铁也是妊娠妇女经常缺乏的另一种营养素，尤其是在孕吐的情况下。

·婴儿和儿童及青春期女孩　婴儿和儿童经常需要补充维生素D和铁。青春期女孩月经量过大也会有患缺铁性贫血的风险。

·饮食限制的人群　由于食欲不振、吸毒和酗酒或饮食失调而采取低热量或限制性饮食的人需要补充补充剂以降低营养缺乏和营养不良的风险。如素食者和纯素食者有缺铁的风险，饮食中的纤维会阻碍铁的吸收。此外，还很难获取足够的维生素B_{12}或钙。

·牛奶摄入不足且接触阳光受限的人　如果您有乳糖不耐症、牛奶过敏，或没有摄入足够的乳制品，或无法定期到户外享受阳光，可能会有维生素D和钙的缺失。

·偏食、口腔溃疡及免疫力低下者　厌食症、饮食不规律、缺失蔬菜和水果，造成维生素及矿物质缺失。

·50岁以上成年人　50岁以上的成年人对维生素D和维生素B_{12}的吸收开始减少，需要补充才能获得足够的维生素。此外，还有10%～30%患有萎缩性胃炎，这会导致胃细胞受损，从而减少对维生素B_{12}的吸收。还有骨骼健康问题（老年人的骨折和跌倒），需要补充钙和维生素D。

·接受肠道手术和减肥手术者　损害机体吸收营养的能力，增加营养素缺乏的风险。

·营养吸收不良者　有些人的遗传或健康状况会影响营养的吸收。

·患有炎症性疾病的人　如患肝脏疾病、溃疡性结肠炎、克罗恩病、乳糜泻、囊性纤维化、癌症、自身免疫性疾病（即恶性贫血）者。

·慢性疾病患者　如患糖尿病、高脂血症、高尿酸血症及痛风等代谢性疾病者。

17.3　各种营养素补充剂或功能性食品的适用人群

（1）机体免疫力差患者

人群特征：免疫力低下，易疲劳，胃肠功能差，伤口易感染，经常服用抗生素，熬夜、工作压力大，有慢性病，中老年人。

补充策略：提高机体免疫功能。

- 氨基酸
- 蛋白质（初乳、乳清蛋白、酪蛋白）
- 维生素E、维生素A、维生素C、维生素D
- 微量元素（锌、铁、锗）
- 活性多糖（香菇多糖、茯苓多糖、银耳多糖）
- 酚类化合物（原花青素）
- 萜类化合物（类胡萝卜素）
- 微生态制剂（双歧杆菌、乳酸菌）

（2）记忆力衰退及用脑过度者

人群特征：记忆力减退的中老年人，脑力劳动者及学习压力过大的青少年。

补充策略：辅助提高记忆。

- 胆碱
- 酪氨酸
- 深海鱼油［ω-3、二十碳五烯酸（EPA）和二十二碳六烯酸（DHA）］
- 磷脂酰丝氨酸
- 微量元素（锌）
- 银杏叶提取物
- 人参皂苷

（3）眼睛功能衰退者

人群特征： 明显出现衰老和非健康状态，诸如老年性黄斑变性、白内障等眼科疾病。

补充策略： 提高抗氧化能力和光过滤作用，预防眼科疾病。

- 胡萝卜素（番茄红素、β-胡萝卜素、γ-胡萝卜素）
- 叶黄素（也称胡萝卜醇）（叶黄素、玉米黄质）
- 超氧化物歧化酶
- 维生素A

（4）机体功能衰老者

人群特征： 明显出现衰老和非健康状态，阿尔茨海默病、帕金森综合征、多发性硬化症等神经退行性疾病以及接触辐射人群。

补充策略： 清除自由基，提高抗氧化能力，提高神经功能，抗衰老。

- 胡萝卜素（番茄红素、β-胡萝卜素、γ-胡萝卜素）
- 酚类化合物（茶多酚、原花青素、白藜芦醇）
- 含氮化合物（谷胱甘肽、大豆多肽、牛磺酸、超氧化物歧化酶）
- 活性多糖（香菇多糖、茯苓多糖、银耳多糖）
- 多不饱和脂肪酸（深海鱼油、ω-3、EPA、DHA）
- 磷脂酰丝氨酸
- 姜黄素
- 维生素E和维生素C
- 微量元素（硒）
- 槲皮素（黄酮类）
- 葡萄籽精华素
- α-硫辛酸
- 辅酶Q_{10}

（5）疲劳者

人群特征： 爱好运动、健身者，从事高温作业和夜班者，高原地区作业者，长途司机以及短暂剧烈运动和旅行疲劳者。

补充策略： 缓解脑力、体力、心理、病理等综合性疲劳。

- 维生素E和维生素C
- 植物黄酮
- 酚类化合物（茶多酚）
- 活性多糖（灵芝多糖）

- 萜类化合物（皂苷包括三萜皂苷和甾体皂苷）

（6）**肥胖患者**

人群特征： 单纯性和继发性肥胖者。

补充策略： 增加运动，减少摄入，促进脂肪转化，调节脂类代谢。

- 膳食纤维
- 左旋肉碱
- 壳聚糖
- 魔芋
- 黄酮类化合物（瓜拉纳）
- 羟基柠檬酸

（7）**生长发育不良儿童**

人群特征： 生长发育迟缓或营养不良的少年儿童。

补充策略： 促进骨骼生长和营养素吸收以及机体细胞分化和器官发育。

- 维生素A、维生素D、维生素K
- 矿物质（钙、锌、磷、镁、氟、碘）
- 必需氨基酸

（8）**女性健康保健者**

人群特征： 患有痤疮、黄褐斑、皮肤干燥以及皮肤油分缺乏者。

补充策略： 增加皮肤弹性，促进皮肤新陈代谢，增加皮肤水分。

- 维生素A、维生素E、维生素C
- 不饱和脂肪酸（月见草油、γ-亚油酸，亚麻籽油）
- 酚类化合物（茶多酚）
- 萜类化合物（胡萝卜素、番茄红素）
- 植物类黄酮
- 神经酰胺（保湿作用）
- 胶原蛋白
- 蔓越莓

（9）**心脑血管疾病患者及亚健康人群**

人群特征： 血脂异常、高血压、动脉粥样硬化、冠心病等疾病患者及亚健康人群。

补充策略： 降低胆固醇和甘油三酯，促进脂肪代谢，降低血压。

- 红曲素
- 纳豆激酶

- 多不饱和脂肪酸（深海鱼油、ω-3、EPA、DHA）
- 大豆多肽
- 大蒜素
- Co辅酶Q_{10}/泛醌
- 维生素（维生素B_5、维生素B_6、维生素B_{12}、维生素C、维生素D和维生素E、烟酸、叶酸）
- 牛磺酸
- 微量元素（硒、锗、铬）
- 胡萝卜素（番茄红素、β-胡萝卜素、γ-胡萝卜素）
- 酚类化合物（茶多酚、大豆异黄酮、原花青素、白藜芦醇）
- 磷脂（卵磷脂、脑磷脂、肌醇磷脂、丝氨酸磷脂）

（10）骨关节功能衰退者

人群特征：骨关节疼痛、骨关节炎患者。

补充策略：修复软骨组织，缓解骨关节炎症。

- 氨基葡萄糖
- 硫酸软骨素
- 甲基磺酰甲烷（MSM）
- 水解胶原蛋白
- 海参

（11）情绪紧张和抑郁倾向者

人群特征：精神紧张、焦虑、抑郁、失眠人群。

补充策略：改善情绪，镇静安神。

- 圣约翰草
- 5-羟色氨酸
- 胆碱
- 苯丙氨酸（DLPA）
- S-腺苷甲硫氨酸
- 褪黑素
- 洋甘菊
- 微量元素（锌）

（12）胃肠道疾病患者

人群特征：烧心、便秘或腹泻、肠易激综合征、溃疡性结肠炎等患者。

补充策略： 减少胃酸分泌，增加膳食纤维，调节肠道菌群，改善肠道功能。

- 甘草提取物
- 洋蓟提取物（也称朝鲜蓟提取物）
- 洋甘菊（助消化，去油腻）
- 芦荟多糖
- 膳食纤维
- 谷氨酰胺
- 低聚果糖/益生元
- 益生菌（双歧杆菌、嗜酸杆菌、乳酸菌）
- 葡萄籽提取物（生物类黄酮）

（13）肿瘤治疗中的患者

人群特征： 各种肿瘤治疗期间的患者。

补充策略： 提高机体免疫力，增加抗癌和护肝作用。

- 水飞蓟
- 五味子
- 酚类化合物（茶多酚、大豆异黄酮、原花青素）
- 萜类化合物（类胡萝卜素、番茄红素）
- 鲨鱼软骨素
- 微量元素（硒）
- 螺旋藻/蓝绿藻

（14）血糖偏高人群和糖尿病患者

人群特征： 血糖偏高亚健康人群及糖尿病患者。

补充策略： 增加必需营养素，强化抗氧化作用，缓解便秘。

- 膳食纤维
- 多不饱和脂肪酸（ω-3）
- 维生素（维生素C、维生素D、维生素E、维生素B_6、维生素B_{12}、叶酸、烟酸）
- 矿物质（铬、硒、镁、钒、锌、锰、铜）
- α-硫辛酸
- 西洋参提取物
- 肉桂提取物
- 苦瓜素

（15）肺部疾病患者

人群特征：长期受空气及二手烟污染者，哮喘、慢性阻塞性肺疾病、囊肿性纤维化等患者。

补充策略：提高机体抗氧化能力，提高身体免疫力。

- 胡萝卜素（番茄红素、β-胡萝卜素、γ-胡萝卜素）
- 亚麻籽油或鱼油
- 葡萄籽提取物（生物类黄酮）
- 维生素C和维生素E
- 矿物质（钙、镁、硒）
- 谷胱甘肽

17.4　注意服用时各类营养素之间的相互作用

在大多数情况下，营养素补充剂不太可能造成健康风险，但在将任何东西摄入到体内时最好小心谨慎。营养素补充剂可能会与治疗特定疾病（例如肝病）的其他药物相互作用或对手术有干扰。以下情况，应引起关注。

- β-胡萝卜素和维生素A会增加吸烟者患肺癌的风险。
- 维生素D和维生素K应该一起服用，因为它们可以帮助身体更好地利用钙来构建骨骼。
- 补充维生素E可能会增加某些人的出血量。一些医生会开出维生素K补充剂来帮助凝血，以预防这种情况。维生素E与维生素K一起服用可以抵消维生素K的作用。此外，维生素K会降低血液稀释剂的功效。
- 维生素C会在消化道中分解维生素B_{12}，从而减少其吸收。因此，请至少等待两个小时，然后再将维生素C与维生素B_{12}一起服用。
- 由于维生素A是一种脂溶性维生素，多余的维生素都会储存在体内脂肪中。因此，我们不需要每天都服用维生素A。随着年龄的增长，过多的维生素A会削弱骨骼并导致骨折。过量的维生素A也会对未出生的婴儿有害。如果已怀孕或正在服用维生素A补充剂，请避免吃动物肝脏或肝酱。因为这些食物的维生素A含量很高。
- 虽然叶酸（维生素B_9）和维生素B_{12}这两种B族维生素都很重要，但服用过多的叶酸可能会掩盖维生素B_{12}缺乏的症状。
- 镁和多种维生素同服会干扰多种维生素中微量元素的吸收，例如铁和锌。同服钙、镁或锌会产生竞争吸收。请间隔两个小时服用。

·锌可以增强免疫系统功能并促进愈合,但会干扰身体对铜的吸收。当同时服用时,铜吸收较差,所以当人们摄入大量锌时,有时会出现铜缺乏症。如果因缺铜而服用铜补充剂,请避免同时服用锌。如果必须同时服用,请至少间隔两个小时。

·鱼油和银杏叶都具有稀释血液的潜力,同时服用两者会增加无法控制的出血或无法凝血的风险。

·铁对于制造携带血液中氧气的血红蛋白至关重要。绿茶含有抗炎化合物,可以帮助患有炎症性肠病等疾病的人。如果长时间大量饮用绿茶,可能会导致缺铁。另一方面,铁会降低绿茶的功效。绿茶中的抗氧化剂可以与铁结合并中和铁的作用。在服用铁补充剂期间不要喝绿茶。

·圣约翰草会降低抗抑郁药和避孕药物的有效性。

高剂量的某些营养素可能会导致其他营养素的缺乏,例如:高钙摄入可能会抑制铁和其他微量营养素的吸收。高剂量的维生素E会干扰维生素K的作用,并使抗凝药物如香豆素(华法林)的药效更强。

即使营养素补充剂含量较低,也可能会导致某些人出现健康问题。例如,那些有血色素沉着病风险的人需要小心服用额外的铁。叶酸可以掩盖维生素B_{12}缺乏症,从而可能导致神经损伤。补充超过可耐受最高摄入量的锌会降低高密度脂蛋白血液胆固醇的水平,损害免疫力,并降低铜的状态。

17.5 滥用营养素补充剂带来的健康风险及注意事项

维生素和矿物质对于身体健康至关重要。营养保健品可以帮助满足身体保持健康的需求,但营养素补充剂不能取代健康饮食。

过量食用某些营养素补充剂中的营养素可能会产生副作用,例如疲劳、腹泻和脱发。或可能会带来更严重的风险,例如肾结石、肝脏或神经损伤、出生缺陷,甚至死亡。由于脂溶性维生素(维生素A、维生素D、维生素E、维生素K)储存在体内,长期服用大量维生素可能会中毒。例如,过量服用补充剂导致血液中维生素D含量过高,可能会导致肾脏损伤,而血液中钙含量过高可能会导致精神错乱、迷失方向和心律问题。长期服用过多维生素A会导致骨骼和肝脏损伤、头痛、腹泻和出生缺陷。

如果长期过量服用水溶性维生素和矿物质补充剂可能会产生风险。例如，有些人建议服用额外的维生素B_6来帮助缓解经前紧张。然而，支持大剂量维生素B_6缓解经前综合征（PMS）的证据是有限的。当服用剂量高于可耐受最高摄入量（UL）——100mg/d时，可能会导致不可逆的神经损伤。高剂量的维生素C可能会导致患有肾病的人出现腹泻、肾结石以及膀胱问题。高剂量的烟酸（作为缓释烟酸）可能会引起肝损伤。过量的叶酸会掩盖恶性贫血的症状。

许多因素会影响身体对膳食补充剂中大剂量营养素的代谢方式及是否产生毒性。体重大小、补充剂剂量（数量和频率）以及服用时间都是影响因素。因此，需要了解许多营养素的UL。UL是指对大多数健康人来说安全的最大剂量。摄入过多可能会增加出现某些健康问题的风险。此外，营养素补充剂的有效性和安全性可能取决于个体需求。

选择营养素补充剂时，要记住一些简单的安全提示：
- 按照标签和医务人员的说明服用营养素补充剂。
- 了解营养素补充剂的成分、药物相互作用和每日摄入参考值。
- 对健康声明持谨慎态度，并记住标注"天然"并不意味着绝对安全。
- 将营养素补充剂妥善存放并远离儿童。
- 了解营养素补充剂的潜在危险。

如果选择服用营养素补充剂，首先应针对健康问题寻求医疗救助和有效的治疗方法。应定期体检、合理饮食并保持健康的生活方式，而不是依赖营养素补充剂的"保驾护航"。

17.6 结语

当前，通过科学营养远离疾病似乎已成了业界普遍的共识，因此，也使得越来越多的消费者及患者对营养素补充剂的需求与日俱增。很多的临床验证表明营养素补充疗法并非万能的，也不是唯一的，但应该说是有效的。营养疗法不能取代临床治疗，但它却是现代临床治疗的最佳伙伴和必要补充。需要从学习营养学的基本常识开始，客观深入地认识营养素补充剂和功能性食品及其功效，才能更好地合理使用营养素补充剂。

疾病自诊篇

第 1 章
常见普通病症
- 1.1 头痛
- 1.2 发热
- 1.3 咳嗽
- 1.4 感冒和流感症状
- 1.5 恶心与呕吐
- 1.6 腹泻
- 1.7 咽喉疼痛

第 2 章
泌尿肛肠病症
- 2.1 泌尿系统异常
- 2.2 肛肠异常

第 3 章
儿科病症
- 3.1 发热
- 3.2 恶心与呕吐
- 3.3 排便异常

第 4 章
妇科病症
- 4.1 外阴及阴道不适
- 4.2 月经相关异常
- 4.3 乳腺相关症状

第 5 章
五官科病症

5.1 口腔症状
5.2 牙痛
5.3 眼科不适
5.4 耳部不适合

第 6 章
骨科病症

6.1 脚部疼痛
6.2 踝关节疼痛
6.3 膝关节肿痛
6.4 腿部疼痛与肿胀
6.5 手外伤
6.6 腰背部疼痛
6.7 肩部不适

第 7 章
皮肤科病症

7.1 面部肿胀
7.2 皮肤异常
7.3 脱发

参考文献

图书

[1] S.H. 穆罕默德. 临床药师的患者评估技能[M]. 康震, 译. 北京: 化学工业出版社, 2022.

[2] F.A. 哥斯达. 药学监护实施指南(药师实用手册)[M]. 康震, 译. 北京: 化学工业出版社, 2021.

[3] 康震, 刘治军, 金锐. 社区药师案头手册[M]. 北京: 化学工业出版社, 2023.

[4] 张洪春. 中成药临床应用指南呼吸疾病分册[M]. 北京: 中国中医药出版社, 2016.

[5] 胡元会. 中成药临床应用指南心血管疾病分册[M]. 北京: 中国中医药出版社, 2017.

[6] 仝小林. 中成药临床应用指南糖尿病分册[M]. 北京: 中国中医药出版社, 2018.

[7] 王承德. 中成药临床应用指南风湿病分册[M]. 北京: 中国中医药出版社, 2017.

[8] 张声生. 中成药临床应用指南消化疾病分册[M]. 北京: 中国中医药出版社, 2016.

[9] 马融. 中成药临床应用指南儿科疾病分册[M]. 北京: 中国中医药出版社, 2017.

[10] 裴晓华. 中成药临床应用指南外科疾病分册[M]. 北京: 中国中医药出版社, 2017.

[11] 罗颂平, 杜惠兰. 中成药临床应用指南妇科疾病分册[M]. 北京: 中国中医药出版社, 2016.

[12] 杨志波. 中成药临床应用指南皮肤疾病分册[M]. 北京: 中国中医药出版社, 2017.

[13] 金明. 中成药临床应用指南眼科疾病分册[M]. 北京: 中国中医药出版社, 2016.

[14] 唐启盛. 中成药临床应用指南气血津液疾病分册[M]. 北京: 中国中医药出版社, 2018.

[15] 王永炎, 晁恩祥, 王贵强. 中成药临床应用指南感染性疾病分册[M]. 北京: 中国中医药出版社, 2015.

[16] 高颖. 常见病中成药临床合理使用丛书神经科分册[M]. 北京: 华夏出版社, 2015.

[17] 金哲. 常见病中成药临床合理使用丛书妇科分册[M]. 北京: 华夏出版社, 2015.

[18] 李羲, 张劭夫. 实用呼吸病学[M]. 北京: 化学工业出版社, 2010.

[19] 王育杰, 王秀娟. 常见病中成药疗法[M]. 3版. 北京: 人民卫生出版社, 2018.

[20] 王永炎, 鲁兆麟. 中医内科学[M]. 2版. 北京: 人民卫生出版社, 2021.

[21] 刘新民, 王涤非, 凌敏. 全科医生诊疗手册[M]. 3版. 北京: 化学工业出版社, 2021.

[22] 高益民. 安全使用重要非处方药[M]. 2版 北京: 化学工业出版社, 2006.

[23] 邱冰峰, 史伟. 实用内科查房会诊[M]. 北京: 化学工业出版社, 2009.

[24] 戴德银, 代升平. 常见病诊断与用药[M]. 2版. 北京: 化学工业出版社, 2012.

[25] 戴德银, 代升平, 周铣. 家庭中成药大全[M]. 北京: 化学工业出版社, 2021.

[26] 马克·C·亨德森, 劳伦斯·M·蒂尔尼, 杰拉德·W·斯美塔那. 全科医生鉴别诊断: 第2版 [M]. 徐自强, 孙沄, 译. 北京: 科学技术文献出版社, 2020.

[27] 陈新谦, 金有豫, 汤光. 陈新谦新编药物学[M]. 18版. 北京: 人民卫生出版社, 2018.

[28] 林果为, 王吉耀, 葛均波. 实用内科学[M]. 15版. 北京: 人民卫生出版社, 2017.

[29] 徐世军. 儿童疾病合理用药305问[M]. 北京: 中国医药科技出版社, 2009.

[30] 殷宪敏. 全科医师必读丛书儿科分册[M]. 北京: 化学工业出版社, 2008.

[31] 易蔚等. 儿科新医师手册[M]. 北京: 化学工业出版社, 2008.

[32] 张波, 赵彬, 梅丹. 实用患者用药指导[M]. 北京: 人民卫生出版社, 2015.

[33] 陈学荣.中医疾病病症处方手册[M].北京:化学工业出版社,2014.
[34] 汪受传.中医儿科学[M].2版.北京:人民卫生出版社,2022.
[35] Sandra Benavides.儿科药物治疗学.第2版[M].王天有,王晓玲,周颖,译.北京:中国协和医科大学出版社,2023.
[36] 谭新华,何清湖.中医外科学[M].2版.北京:人民卫生出版社,2020.
[37] 李学林,崔瑛,曹俊岭.实用临床中药学(中成药部分)[M].北京:人民卫生出版社,2013.
[38] 张志清,樊德厚.急诊用药速览[M].北京:化学工业出版社,2008.
[39] 曹俊玲,李国辉,中成药与西药临床合理使用[M].北京:北京科学技术出版社,2016.
[40] 李家邦.中医学[M].7版.北京:人民卫生出版社,2008.
[41] 罗松平,孙卓君.中医妇科学:案例版[M].北京:科学出版社,2006.
[42] 唐蒄,朱立平,陆进.更年期用药100问[M].北京:化学工业出版社,2010.
[43] 程蔚蔚,黄勇.妇科炎症[M].北京:中国医药科技出版社,2009.
[44] 和培红,高志英.妇产科疾病用药备忘录[M].北京:人民军医出版社,2008.
[45] 谯凤英.常见病中成药临床合理使用丛书:耳鼻喉科分册[M].北京:华夏出版社,2015.
[46] 张学军.皮肤性病学[M].9版.北京:人民卫生出版社,2018.
[47] 张石革.皮肤病性病用药备忘录[M].北京:人民军医出版社,2007.
[48] (澳大利亚)治疗指南有限公司.治疗指南:口腔疾病分册[M].2版.冯婉玉,宋荣景、高承志,译.北京:化学工业出版社,2018.
[49] 杜志华.全科医师必读丛书:五官科分册[M].北京:化学工业出版社,2008.
[50] 张石革.药师咨询常见问题解答[M].4版.北京:化学工业出版社,2020.
[51] 王增寿.眼科用药指南[M].北京:化学工业出版社,2010.
[52] 贾力蕴.新医师上岗必备丛书眼科新医师手册[M].3版.北京:化学工业出版社,2008.
[53] 杨静娴.中成药用药指南[M].北京:化学工业出版社,2020.
[54] 胡莲娜.眼科疾病与保健名医解答[M].北京:化学工业出版社,2009.
[55] 李美英.全科医生用药速览[M].3版.北京:化学工业出版社,2014.
[56] 邢志敏.耳鼻咽喉病[M].2版.北京:化学工业出版社,2009.
[57] Kasper.哈里森内科学神经系统疾病分册[M].王拥军,译.北京:北京大学医学出版社,2016.
[58] (澳大利亚)治疗指南有限公司.治疗指南:精神病分册[M].7版.赵志刚,王春雷,司延斌,译.北京:化学工业出版社,2018.
[59] 韩振廷.中风病辨证论治[M].北京:中医古籍出版社,2006
[60] (澳大利亚)治疗指南有限公司.治疗指南:神经病分册[M].4版.张星虎,赵志刚,杨莉,等译.北京:化学工业出版社,2018.
[61] (澳大利亚)治疗指南有限公司.治疗指南:内分泌分册[M].5版.苏杰英,谭元菊,译.北京:化学工业出版社,2018.
[62] (澳大利亚)治疗指南有限公司.治疗指南:心血管病分册[M].6版.龚新宇,赵秀丽,谭云菊,译.北京:化学工业出版社,2018.
[63] 拉里·詹姆逊.哈里森内分泌学[M].3版.胡仁明,译.北京:科学出版社,2018.
[64] 詹锦岳.实用中成药速查手册[M].2版.北京:化学工业出版社,2022.
[65] 汪复,张樱元.实用抗感染治疗学[M].3版.北京:人民卫生出版社,2020.

[66] 默沙东诊疗手册网站. 默克东诊疗手册(msdmanuals.cn). 上海, 2023.
[67] 国家卫生健康委合理用药专家委员会. 质子泵抑制剂临床应用指导原则: 2020. 北京: 2020.
[68] Joan Salge Blake. 营养与健康[M]. 5版. 孙鲁英, 等译. 北京: 电子工业出版社, 2021
[69] 雷·斯丹. 别让不懂营养学的医生害了你: 大众普及版[M]. 卢晟晔, 译. 北京: 中国青年出版社, 2009.
[70] 王涛. 远离疾病[M]. 北京: 中国大百科全书出版社, 2021.
[71]《家庭书架》编委会. 维生素是最好的医药[M]. 北京: 北京出版社, 2008.
[72] 池谷敏郎. 抗炎生活[M]. 罗淑慧, 译. 北京: 科学技术文献出版社, 2022.
[73] 中国营养学会. 中国居民膳食指南: 2022[M]. 北京: 人民卫生出版社, 2022.
[74] 胡敏, 新编营养师手册[M].3版. 北京: 化学工业出版社, 2022.
[75] 中国营养学会营养与保健食品分会. 营养素与疾病改善[M]. 北京: 北京大学医学出版社, 2019.
[76] Webb G P. Dietary Supplements and Functional Foods. UK: Blackwell Publishing Ltd, 2006.
[77] Watson R R. Foods and dietary supplements in the prevention and treatment of disease in older adults. UK: Elsevier Academic Press, 2015.
[78] Keservani R K. MPharm Anil K. Nutraceuticals and dietary supplements: Applications in Health Improvement and Disease Management. Apple Academic Press Inc, 2021.
[79] Bagchi D. Preuss H G. Swaroop A. Nutraceuticals and Functional Foods in Human Health and Disease Prevention. UK: CRC Press, 2016.
[80] Ghosh D, Bagchi D, Konishi T, Clinical Aspects of Functional Foods and Nutraceuticals. UK: CRC Press, 2015.
[81] Galanakis C M. Nutraceuticals and Natural Product Pharmaceuticals. UK: Elsevier Academic Press, 2019.
[82] Duyff R L. The Academy of Nutrition and Dietetics Complete Food and Nutrition Guide (5th). USA: Houghton Mifflin Harcourt, 2017.
[83] Talbott S M. A guide to understanding dietary supplements. USA: Haworth Press, 2003.

期刊与指南

1. 普通感冒与流行性感冒

[1] 中国医师协会急诊医师分会, 中华医学会急诊医学分会, 中国急诊专科医联体, 等. 成人流行性感冒诊疗规范急诊专家共识(2022版)[J], 中国急救医学, 2022, 42(12): 1013-1026.
[2] 成人急性呼吸道病毒感染急诊诊疗专家共识组. 成人急性呼吸道病毒感染急诊诊疗专家共识[J]. 中华急诊医学杂志, 2021, 30(12): 1417-1428.
[3] 中华中医药学会肺系病分会, 中国民族医药学会肺病分会, 普通感冒中医诊疗指南(2015)[J]. 中医杂志, 2016, 57(8): 716-720.
[4] 钟南山, 王辰, 王广发, 等. 流行性感冒诊断与治疗指南(2011)[J]. 社区医学杂志, 2011, 9(5): 66-74.
[5] 中国医师协会呼吸医师分会, 中国医师协会急诊医师分会. 普通感冒规范诊治的专家共识

[J]. 中国急救医学, 2012, 32(11): 961-965.
[6] 世界中医药学会联合会急症专业委员会, 中国医师协会急诊医师分会, 中国中西医结合学会, 等. 急性上呼吸道感染中成药应用专家共识[J]. 中国中西医结合急救杂志, 2019, 26(2): 129-138.
[7] 中华医学会, 中华医学会临床药学分会, 中华医学会杂志社, 等. 急性上呼吸道感染基层合理用药指南[J]. 中华全科医师杂志, 2020, 19(8): 689-698.

2. 咳嗽

[1] 中华医学会呼吸病学分会哮喘学组. 咳嗽的诊断与治疗指南(2021)[J]. 中华结核和呼吸杂志, 2022, 45(1): 13-46.
[2] 中华中医药学会肺系病分会, 世界中医药学会联合会肺系病专业委员会. 咳嗽中医诊疗专家共识意见(2021)[J]. 中医杂志, 2021, 62(16): 1465-1472.
[3] 中华医学会, 中华医学会临床药学分会, 中华医学会杂志社, 等. 咳嗽基层合理用药指南[J]. 中华全科医师杂志, 2020, 19(7): 582-592.

3. 急性气管炎-支气管炎

[1] 中华医学会, 中华医学会杂志社, 中华医学会全科医学分会, 等. 急性气管-支气管炎基层诊疗指南(2018)[J]. 中华全科医师杂志, 2019, 18(4): 314-317.
[2] 中华医学会, 中华医学会临床药学分会, 中华医学会杂志社, 等. 急性气管-支气管炎基层合理用药指南[J]. 中华全科医师杂志, 2020, 19 (10): 882-889.
[3] 中华中医药学会肺系病分会, 中国民族医药学会肺病分会. 急性气管支气管炎中医诊疗指南[J]. 中国循证医学杂志, 2021, 21(12): 1365-1372.

4. 社区获得性肺炎

[1] 中华医学会, 中华医学会临床药学分会, 中华医学会杂志社, 等. 成人社区获得性肺炎基层合理用药指南[J]. 中华全科医师杂志, 2020, 19(9): 789-790.
[2] 中华医学会, 中华医学会临床药学分会, 中华医学会杂志社, 等. 成人社区获得性肺炎基层诊疗指南(2018)[J]. 中华全科医师杂志, 2019, 18(2): 117-126.

5. 哮喘

[1] 中华医学会呼吸病学分会哮喘学组. 支气管哮喘防治指南(2020)[J]. 中华结核和呼吸杂志, 2020 , 43(12): 1023-1048.

6. 慢性阻塞性肺疾病

[1] 中华医学会, 中华医学会临床药学分会, 中华医学会杂志社, 等. 慢性阻塞性肺疾病基层合理用药指南[J]. 中华全科医师杂志, 2020, 19(8): 676-688.
[2] 中华医学会呼吸病学分会慢性阻塞性肺疾病学组, 中国医师协会呼吸医师分会慢性阻塞性肺疾病工作委员会. 慢性阻塞性肺疾病诊治指南(2021年修订版)[J]. 中华结核和呼吸杂志, 2021, 44(3): 170-204.

7. 功能性消化不良

[1] 中国中西医结合学会消化系统疾病专业委员会. 功能性消化不良中西医结合诊疗共识意见

(2017年)[J]. 中国中西医结合消化杂志, 2017, 25(12): 889-895.

8. 胃食管反流病

[1] 中华医学会, 中华医学会杂志社, 中华医学会消化病学分会, 等. 胃食管反流病基层诊疗指南(实践版·2019)[J]. 中华全科医师杂志, 2019, 18(7): 642-646.

[2] 中华中医药学会脾胃病分会: 胃食管反流病中医诊疗专家共识意见 (2017)[J]. 中国中西医结合消化杂志, 2017, 25(5): 321-326.

9. 慢性胃炎

[1]《中成药治疗优势病种临床应用指南》标准化项目组. 中成药治疗慢性胃炎临床应用指南(2020年)[J]. 中国中西医结合杂志, 2021, 41(2): 157-163.

[2] 国家卫生健康委合理用药专家委员会. 质子泵抑制剂临床应用指导原则 (2020). 北京, 2020.

[3] 中华医学会消化病学分会幽门螺杆菌学组. 2022中国幽门螺杆菌感染治疗指南[J]. 中华消化杂志, 2022, 42(11): 745-756.

10. 消化性溃疡

[1] 中国中西医结合学会消化系统疾病专业委员会. 消化性溃疡中西医结合诊疗共识意见(2017年)[J]. 中国中西医结合消化杂志, 2018, 26(2): 112-121.

[2] 中华消化杂志编辑委员会. 消化性溃疡诊断与治疗共识意见(2022)[J]. 中华消化杂志, 2023, 43(3), 176-193.

[3] 中华医学会消化病学分会幽门螺杆菌学组. 2022中国幽门螺杆菌感染治疗指南[J]. 中华消化杂志, 2022, 42(11): 745-756.

11. 便秘

[1] 中华医学会, 中华医学会杂志社, 中华医学会消化病学分会, 等. 慢性便秘基层诊疗指南(2019年)[J]. 中华全科医师杂志, 2020, 19(12): 1100-1107.

[2] 中国中西医结合学会消化系统疾病专业委员会. 功能性便秘中西医结合诊疗共识意见(2017年)[J]. 中国中西医结合消化杂志, 2018, 1(18): 18-27.

[3] 中华中医药学会脾胃病分会. 便秘中医诊疗专家共识意见(2017)[J]. 中医杂志, 2017, 58(15): 1345-1351.

12. 肠易激综合征

[1] 中华医学会消化病学分会胃肠功能性疾病协作组, 中华医学会消化病学分会胃肠动力学组. 2020年中国肠易激综合征专家共识意见[J]. 中华消化杂志, 2020, 40(12): 803-818.

[2] 中华医学会消化病学分会胃肠功能性疾病协作组, 中华中医药学会脾胃病分会. 西医合理使用中成药治疗肠易激综合征专家意见[J]. 中国中西医结合消化杂志, 2021, 29(10): 677-680.

13. 溃疡性结肠炎

[1] 中华医学会消化病学分会炎症性肠病学组. 炎症性肠病诊断与治疗的共识意见(2018)[J]. 中华消化杂志, 2018, 38(5): 292-311.

[2] 中国中西医结合学会. 溃疡性结肠炎中西医结合诊疗专家共识[J]. 中国中西医结合杂志,

2023, 43(1): 5-12.

14. 非酒精性脂肪性肝病

[1] 中国研究型医院学会肝病专业委员会, 中国医师协会脂肪性肝病专家委员会, 中华医学会肝病学分会脂肪肝与酒精性肝病学组, 等. 脂肪性肝病诊疗规范化的专家建议(2019年修订版)[J]. 临床肝胆病杂志, 2019, 35(11): 2426-2430.

[2] 中华医学会肝病学分会脂肪肝和酒精性肝病学组, 中国医师协会脂肪性肝病专家委员会. 非酒精性脂肪性肝病防治指南(2018更新版)[J]. 现代医药卫生, 2018, 34(5): 641-648.

15. 病毒性肝炎

[1] 中华医学会, 中华医学会杂志社, 中华医学会全科医学分会, 等. 慢性乙型肝炎基层诊疗指南(2020年)[J]. 中华全科医师杂志, 2021, 20(2): 137-149.

[2] 中华中医药学会肝胆病专业委员会, 中国民族医药学会肝病专业委员会. 慢性乙型肝炎中医诊疗指南(2018)[J]. 临床肝胆病杂志, 2018, 34(12): 2520-2525.

[3] 中华医学会肝病学分会, 中华医学会感染病学分会. 慢性乙型肝炎防治指南(2022年版)[J]. 中华传染病杂志, 2023, 41(1): 3-27.

16. 急性胆囊炎

[1] 中国中西医结合学会消化系统疾病专业委员会. 急性胆囊炎中西医结合诊疗共识意见[J]. 中国中西医结合消化杂志, 2018, 26(10): 805-811.

[2] 中华中医药学会脾胃病分会. 胆囊炎中医诊疗专家共识意见(2017)[J]. 中国中西医结合消化杂志, 2017, 25(4): 241-247.

17. 慢性胆囊炎

[1] 中华消化杂志编辑委员会, 中华医学会消化病学分会肝胆疾病协作组. 中国慢性胆囊炎、胆囊结石内科诊疗共识意见(2018)[J]. 中华消化杂志, 2019, 39(20): 73-79.

[2] 中华中医药学会脾胃病分会. 胆囊炎中医诊疗专家共识意见(2017)[J]. 中国中西医结合消化杂志, 2017, 25(4): 241-246.

18. 高血压

[1] 国家心血管病中心, 国家基本公共卫生服务项目基层高血压管理办公室, 国家基层高血压管理专家委员会. 国家基层高血压防治管理指南2020[J]. 中国循环杂志, 2021, 36(3): 209-220.

[2] 国家心血管病中心, 中国医师协会, 中国医师协会高血压专业委员会, 等. 中国高血压临床实践指南[J]. 中华心血管病杂志, 2022, 50(11): 1050-1095.

[3] 中国高血压防治指南修订委员会, 高血压联盟(中国), 中国医疗保健国际交流促进会高血压病学分会, 等. 中国高血压防治指南（2024修订版）[J], 中华高血压杂志（中英文）,2024,32(7)： 603-700.

[4] 中华医学会, 中华医学会临床药学分会, 中华医学会杂志社, 等. 高血压基层合理用药指南[J]. 中华全科医师杂志, 2021, 20(1): 21-28.

[5] 高血压联盟(中国), 国家心血管病中心, 中华医学会心血管病学分会, 等. 2014年中国高血压患者教育指南(简明版)[J]. 中国循环杂志, 2014, 29(11): 131-140.

19. 血脂异常

[1] 中华医学会, 中华医学会杂志社, 中华医学会全科医学分会, 等. 血脂异常基层诊疗指南(实践版·2019)[J]. 中华全科医师杂志, 2019, 18(5): 417-421.

[2] 中华医学会, 中华医学会杂志社, 中华医学会全科医学分会, 等. 血脂异常基层诊疗指南(2019年)[J]. 中华全科医师杂志, 2019, 18(5): 406-416.

[3] 中国成人血脂异常防治指南修订联合委员会. 中国成人血脂异常防治指南(2016年修订版)[J]. 中国循环杂志, 2016, 31(10): 937-953.

20. 动脉粥样硬化

[1] 中国医师协会中西医结合分会心血管专业委员会, 中华中医药学会心血管病分会. 动脉粥样硬化中西医防治专家共识(2021年)[J]. 中国中西医结合杂志, 2022, 42(3): 287-293.

[2] 动脉粥样硬化性心血管疾病患者降胆固醇药物治疗管理专家共识编写组. 动脉粥样硬化性心血管疾病患者降胆固醇药物治疗管理专家共识[J]. 临床药物治疗杂志, 2023, 21(2): 7-16.

21. 冠心病

[1] 中华中医药学会心血管病分会. 冠心病稳定型心绞痛中医诊疗指南[J]. 中医杂志, 2019, 60(21): 1880-1890.

[2]《中成药治疗优势病种临床应用指南》标准化项目组. 中成药治疗冠心病临床应用指南(2020年)[J]. 中西医结合心脑血管病杂志, 2021, 19(9): 1409-1435.

[3] 国家卫生计生委合理用药专家委员会, 中国药师协会. 冠心病合理用药指南(第2版)[J]. 中国医学前沿杂志(电子版), 2018, 10(6): 1-130.

[4] 中华医学会, 中华医学会杂志社, 中华医学会全科医学分会, 等. 稳定性冠心病基层诊疗指南(2020年)[J]. 中华全科医师杂志, 2021, 20(3): 265-273.

22. 慢性心力衰竭

[1] 中华医学会, 中华医学会杂志社, 中华医学会全科医学分会, 等. 慢性心力衰竭基层诊疗指南(2019年)[J]. 中华全科医师杂志, 2019, 18(10): 936-947.

[2] 中华医学会, 中华医学会临床药学分会, 中华医学会杂志社, 等. 慢性心力衰竭基层合理用药指南[J]. 中华全科医师杂志, 2021, 20(1): 42-49.

[3] 中华医学会心血管病学分会心力衰竭学组, 中国医师协会心力衰竭专业委员会, 中华心血管痛杂志编辑委员会. 中国心力衰竭诊断和治疗指南2018[J]. 中华心血管杂志, 2018, 46(10): 760-789. DO/: 10.3760/ema.j.issn.0253—3758.2018.10.004.

[4]《中成药治疗优势病种临床应用指南》标准化项目组. 中成药治疗冠心病临床应用指南(2020年)[J]. 中西医结合心脑血管病杂志, 2021, 19(9): 1409-1435. DOI: 10.7661/j.cjim.20210201.100

23. 糖尿病

[1] 中华医学会, 中华医学会杂志社. 中华医学会全科医学分会, 等. 2型糖尿病基层诊疗指南(实践版·2019)[J]. 中华全科医师杂志, 2019, 18(9): 810-818.

[2] 中华医学会糖尿病学分会. 中国糖尿病防治指南(2024版)[J]. 中华糖尿病杂志, 2025, 17(1): 16-139.

[3] 中国老年2型糖尿病防治临床指南编写组. 中国老年2型糖尿病防治临床指南(2022年版)[J]. 中国糖尿病杂志, 2022, 30(1): 2-50. DOI: 10.3969/j.issn.1006-6187.2022.01.002.

24. 糖尿病周围神经病变

[1] 中华医学会神经病学分会肌电图与临床神经电生理学组, 中华医学会神经病学分会神经肌肉病学组. 糖尿病周围神经病诊断和治疗共识[J]. 中华神经科杂志, 2013, 46(11): 787-789.

[2] 中华医学会糖尿病学分会, 中华医学会糖尿病学分会神经并发症学组. 糖尿病神经病变诊治专家共识(2021年版)[J]. 中华糖尿病杂志, 2021, 13(6): 540-557.

[3] 中华中医药学会糖尿病分会. 糖尿病周围神经病变中医临床诊疗指南(2016年版)[J]. 中医杂志, 2017, 58(7): 625-630.

[4] 中国医师协会中西医结合医师分会内分泌与代谢病学专业委员会. 糖尿病周围神经病变病证结合诊疗指南[J]. 中医杂志, 2021, 62(18): 1648-1653.

25. 糖尿病视网膜病变

[1] 中华医学会糖尿病学分会视网膜病变学组. 糖尿病视网膜病变防治专家共识[J]. 中华糖尿病杂志, 2018, 10(4): 241-247.

[2] 中华医学会眼科学分会神经眼科学组. 中国糖尿病视神经病变诊断和治疗专家共识(2022)[J]. 中华眼科杂志, 2022, 58(6): 405-411.

26. 糖尿病足

[1] 中华医学会糖尿病学分会糖尿病足与周围血管病学组. 中国糖尿病足诊治临床路径(2023版)[J]. 中华内分泌代谢杂志, 2023, 39(2): 93-102.

[2] 中国医疗保健国际交流促进会糖尿病足病分会. 中国糖尿病足诊治指南(2017)[J]. 中华医学杂志, 2017, 97(04): 251-258.

27. 肥胖症

[1] 中华中医药学会《中医体重管理临床指南》专家组, 广东省针灸学会肥胖专病联盟. 肥胖症中医诊疗方案专家共识[J]. 北京中医药大学学报, 2022, 45(8): 786-794.

[2] 中华医学会, 中华医学会杂志社, 中华医学会全科医学分会, 等. 肥胖症基层诊疗指南(2019)[J]. 中华全科医师杂志, 2020, 19(2): 95-101.

28. 甲状腺功能亢进症

[1] 中华医学会, 中华医学会临床药学分会, 中华医学会杂志社, 等. 甲状腺功能亢进症基层合理用药指南[J]. 中华全科医师杂志, 2021, 20(5): 515-519.

[2] 中华医学会, 中华医学会杂志社, 中华医学会全科医学分会. 甲状腺功能亢进症基层诊疗指南(实践版2019)[J]. 中华全科医师杂志, 2019, 18(12): 1129-1135.DOI: 10.3760/cma.j.issn.1671-7368.2019.12.003.

[3] 中国医师协会中西医结合医师分会内分泌与代谢病学专业委员会. 甲状腺功能亢进症病证结合诊疗指南(2021)[J]. 世界中医药, 2021, 16(2): 193-196.

29. 甲状腺功能减退症

[1] 中华医学会内分泌学分会. 成人甲状腺功能减退症诊治指南[J]. 中华内分泌代谢杂志,

2017, 33(2): 167-180.

30. 偏头痛

[1] 中国中西医结合学会神经科专业委员会. 中国偏头痛中西医结合防治指南(2022)[J]. 中国中西医结合杂志, 2023, 43(5): 517-527.

[2] 中华医学会神经病学分会, 中华医学会神经病学分会头痛协作组. 中国偏头痛诊断与治疗指南(中华医学会神经病学分会第一版)[J]. 中华神经科杂志, 2023, 56(6): 591-613.

31. 失眠

[1] 中华医学会神经病学分会睡眠障碍学组. 中国成人失眠诊断与治疗指南(2017)[J]. 中华神经科杂志, 2018, 51(5): 324-335.

[2] 中医科学院失眠症中医临床实践指南课题组. 失眠症中医临床实践指南[J]. 世界睡眠医学杂志, 2016, 3(1): 8-25.

32. 焦虑症

[1] 中华医学会, 中华医学会杂志社, 中华医学会全科医学分会, 等. 广泛性焦虑障碍基层诊疗指南(2021年). 中华全科医师杂志, 2021, 20(12): 1232-1241.

33. 抑郁症

[1] 中华医学会, 中华医学会杂志社, 中华医学会全科医学分会, 等. 抑郁症基层诊疗指南(2021)[J]. 中华全科医师杂志, 2021, 20(12): 1249-1260.

[2] 中国中西医结合学会神经科专业委员会. 抑郁症中西医结合诊疗专家共识[J]. 中国中西医结合杂志, 2020, 30(2): 141-148.

34. 眩晕

[1] 中国医药教育协会眩晕专业委员会, 中国医师协会急诊医师分会. 眩晕急诊诊断与治疗指南(2021)[J]. 中华急诊医学杂志, 2021, 30(4): 402-406.

35. 脑卒中

[1] 国家卫生健康委. 中国脑卒中防治指导规范(2021年版). 北京, 2021.

[2] 国家卫生计生委脑卒中防治工程委员会. 中国缺血性中风中成药合理使用指导规范. 北京, 2017.

[3] 中华医学会神经病学分会, 中华医学会神经病学分会脑血管病学组. 中国急性缺血性脑卒中诊治指南2018[J]. 中华神经科杂志, 2018, 51(9): 666-682.

[4] 中华中医药学会脑病分会, 广东省中医药学会脑病专业委员会, 广东省中西医结合学会卒中专业委员会. 中西医结合脑卒中循证实践指南(2019)[J]. 中国循证医学杂志, 2020, 20(8): 901-912.

[5] 中华医学会神经病学分会脑血管病学组. 中国缺血性卒中和短暂性脑缺血发作二级预防指南2022[J]. 中华神经科杂志, 2022, 55(10): 1071-1110.

36. 阿尔茨海默病

[1] 国家卫生健康委办公厅. 阿尔茨海默病的诊疗规范(2020年版)[J]. 全科医学临床与教育, 2021, 19(1): 4-6.

[2] 阿尔茨海默病中医诊疗联合共识小组, 北京中医药大学东直门医院脑病科. 阿尔茨海默病的中医诊疗共识[J]. 中国中西医结合杂志, 2018. DOI: 10.7661/j.cjim.20180418.171.

37. 血管性帕金森综合征

[1] 中国老年医学学会神经医学分会. 血管性帕金森综合征中西医结合诊治专家共(2022)[J]. 中国卒中杂志, 2022, 17(4): 334-339.

[2] 中国医师协会神经内科分会认知障碍专业委员会,《中国血管性认知障碍诊治指南》编写组. 2019年中国血管性认知障碍诊治指南[J]. 中华医学杂志, 2019, 99(35): 2737-2744.

[3] 中华医学会神经病学分会帕金森病及运动障碍学组, 中国医师协会神经内科医师分会帕金森病及运动障碍学组. 中国帕金森病治疗指南(第四版)[J]. 中华神经科杂志, 2020, 53(12): 973-986.

[4] 帕金森病运动并发症中西医结合诊治专家共识写作组. 帕金森病运动并发症中西医结合诊治专家共识(2020)[J]. 中国神经免疫学和神经病学杂志, 2020, 27(4): 247-252.

38. 类风湿关节炎

[1] 中华医学会风湿病学分会. 2018 中国类风湿关节炎诊疗指南[J]. 中华内科杂志, 2018, 57(4): 242-251.

[2] 中华中医药学会风湿病分会. 类风湿关节炎病证结合诊疗指南[J]. 中医杂志, 2018, 59(20), 1794-1800.

[3] 方霖楷, 黄彩鸿, 谢雅, 等. 类风湿关节炎患者实践指南(2020)[J]. 中华内科杂志, 2020, 59(10): 772-780.

39. 高尿酸血症及痛风

[1] 中国医师协会中西医结合医师分会内分泌与代谢病学专业委员会. 高尿酸血症和痛风病证结合诊疗指南(2021)[J]. 世界中医药, 2021, 16(2): 183-189.

[2] 中华医学会内分泌学分会. 中国高尿酸血症与痛风诊疗指南(2019)[J]. 中华内分泌代谢杂志, 2020, 36(1): 1-13.

[3] 中华医学会, 中华医学会杂志社, 中华医学会全科医学分会, 等. 痛风及高尿酸血症基层诊疗指南(2019年)[J]. 中华全科医师杂志, 2020, 19(4): 293-303.

40. 骨关节炎

[1] 中华医学会骨科学分会关节外科学组, 中国医师协会骨科医师分会骨关节炎学组. 中国骨关节炎诊疗指南(2021)[J]. 中华骨科杂志, 2021, 41(18): 1291-1314.

[2] 中华医学会骨科学分会关节外科学组. 中国骨关节炎疼痛管理临床实践指南(2020)[J]. 中华骨科杂志, 2020, 40(8): 469-476.

[3] 中华医学会运动医疗分会, 中国医师协会骨科医师分会运动医学学组, 中国医师协会骨科医师分会关节镜学组. 骨关节炎临床药物治疗专家共识[J]. 中国医学前沿杂志(电子版), 2021, 13(7): 32-42.

[4] 中华医学会骨科学分会关节外科学组. 骨关节炎诊疗指南(2018)[J]. 中华骨科杂志, 2018, 38(12): 705-715.

41. 骨质疏松症

[1] 中华医学会, 中华医学会杂志社, 中华医学会全科医学分会, 等. 原发性骨质疏松症基层诊

疗指南(2019)[J]. 中华全科医师杂志, 2020, 19(4): 304-315.

[2] 中华医学会, 中华医学会临床药学分会, 中华医学会杂志社, 等. 骨质疏松症基层合理用药指南[J]. 中华全科医师杂志, 2021, 20(50): 523-529.

[3] 中国健康促进基金会基层医疗机构骨质疏松症诊断与治疗专家共识委员会. 基层医疗机构骨质疏松症诊断和治疗专家共识(2021)[J]. 中国骨质疏松杂志, 2021, 27(7): 937-944.

[4] 《中国老年骨质疏松症诊疗指南(2023)》工作组, 中国老年学和老年医学学会骨质疏松分会, 中国医疗保健国际交流促进会骨质疏松病学分会, 等. 中国老年骨质疏松症诊疗指南(2023)[J]. 中华骨与关节外科杂志, 2023, 16(10): 865-885.

42. 强直性脊柱炎

[1] 中国中西医结合学会标准化技术委员会《强直性脊柱炎中西医结合诊疗指南》编写专家组. 强直性脊柱炎中西医结合诊疗指南[J]. 上海医药, 2023, 44(13): 23-30, 43.

[2] 谢雅, 杨克虎, 吕青, 等. 强直性脊柱炎/脊柱关节炎患者实践指南[J]. 中华内科杂志, 2020, 59(7): 511-518

43. 良性前列腺增生

[1] 中华医学会男科学分会良性前列腺增生诊疗及健康管理指南编写组. 良性前列腺增生诊疗及健康管理指南[J]. 中华男科学杂志, 2022, 28(4): 356-365.

[2] 北京中医药学会男科疾病专家共识组. 良性前列腺增生症中西医融合药物治疗专家共识[J]. 中国男科学杂志, 2021, 35(5): 75-79.

44. 慢性前列腺炎

[1] 张凯, 陈山, 王家骥, 等. 合理应用药物治疗前列腺炎的临床专家意见[J]. 中国中西医结合外科杂, 2018, 24(6): 812-814.

[2] 中国中西医结合学会泌尿外科专业委员会, 湖北省中西医结合学会泌尿外科专业委员会. 中西医结合诊疗前列腺炎专家共识[J]. 中国中西医结合外科杂志, 2022, 28(4): 451-455.

[3] 《中成药治疗优势病种临床应用指南》标准化项目组. 中成药治疗慢性前列腺炎临床应用指南(2021)[J]. 中国中西医结合杂志, 2022, 42(6): 653-659.

45. 勃起功能障碍

[1] 北京中医药学会男科疾病专家共识组. 勃起功能障碍中西医融合药物治疗专家共识[J]. 中国男科学杂志, 2021, 35(4): 59-62.

[2] 张炎, 李付彪, 邓军洪, 等. 中国早泄患者门诊流程指南[J]. 中国性科学, 2021, 30(12): 1-5.

[3] 中国中西医结合学会男科专业委员会. 勃起功能障碍中西医结合诊疗指南(试行版)[J]. 中华男科学杂志, 2016, 22(8): 751-757.

46. 尿路感染

[1] 中华医学会男科学分会, 男性下尿路症状诊断和治疗中国专家共识编写组. 男性下尿路症状诊断和治疗中国专家共识[J]. 中华男科学杂志, 2021, 27(12): 1129-1139.

47. 盆腔炎性疾病

[1] 中华医学会妇产科学分会感染性疾病协作组. 盆腔炎症性疾病诊治规范(2019修订版)[J]. 中华妇产科杂志, 2019, 54(7): 433-437.

[2]《中成药治疗优势病种临床应用指南》标准化项目组. 中成药治疗盆腔炎性疾病后遗症临床应用指南(2020年)[J]. 中国中西医结合杂志, 2021. DOI: 10.7661/j.cjim.20210130.006.

48. 更年期综合征

[1]《中成药治疗优势病种临床应用指南》标准化项目组. 中成药治疗更年期综合征临床应用指南 (2020 年)[J]. 中国中西医结合杂志, 2021, 41(4): 418.

[2] 中国妇幼保健协会妇女保健专科能力建设专业委员会. 更年期女性心理健康管理专家共识[J]. 中国妇幼健康研究杂志, 2021, 32(8): 1083.

49. 小儿腹泻

[1] 中华医学会儿科学分会消化学组,《中华儿科杂志》编辑委员会. 中国儿童急性感染性腹泻病临床实践指南[J]. 中华儿科杂志, 2016, 54(7): 483-488.

50. 小儿急性上呼吸道感染

[1] 中国医师协会儿科医师分会儿童耳鼻咽喉专业委员会. 儿童反复上呼吸道感染临床诊治管理专家共识[J]. 中国实用儿科杂志, 2017, 32(10): 721-725.

51. 小儿急性支气管炎

[1] 中华医学会儿科学分会临床药理学组, 国家儿童健康与疾病临床医学研究中心 (重庆医科大学附属儿童医院), 中华医学会儿科学分会呼吸学组, 等. 中国儿童咳嗽指南(2021患者版). 儿科药学杂志, 2017, 27(s1): 17-23.

52. 小儿社区获得性肺炎/儿童支原体肺炎

[1] 中华中医药学会儿童肺炎联盟. 儿童肺炎支原体肺炎中西医结合诊治专家共识(2017 年制定)[J]. 中国实用儿科杂志, 2017, 32(12): 881-885.

[2] 国家卫生健康委. 儿童肺炎支原体肺炎诊疗指南(2023年版)

53. 小儿支气管哮喘

[1] 中华儿科杂志编辑委员会, 中华医学会儿科学分会呼吸学组, 中国医师协会儿科医师分会儿童呼吸专业委员会. 儿童支气管哮喘规范化诊治建议 (2020年版)[J]. 中华儿科杂志, 2020, 58(9): 708-717.

[2] 中国医药教育协会儿科专业委员会, 中华医学会儿科学分会呼吸学组哮喘协作组, 中国医师协会呼吸医师分会儿科呼吸工作委员会, 等. 中国哮喘儿童运动处方专家共识[J]. 中华实用儿科临床杂志, 2022, 37(4): 563-572.

54. 儿童变应性鼻炎

[1] 中国医师协会儿科医师分会儿童耳鼻咽喉专业委员会. 儿童过敏性鼻炎诊疗——临床实践指南[J]. 中国实用儿科杂志, 2019, 34(3): 169-175.

[2] 中国医师协会变态反应医师分会, 中国医师协会儿科医师分会耳鼻咽喉专业委员会, 中国人体健康科技促进会儿童变态反应分会. 儿童过敏性鼻炎阶梯治疗中国专家共识[J]. 中华预防医学杂志, 2022, 56(9): 1182-1189

[3] 中华耳鼻咽喉头颈外科杂志编辑委员会鼻科组，中华医学会耳鼻咽喉头颈外科学分会鼻科学组、小儿学组. 儿童变应性鼻炎诊断和治疗指南(2022年修订版)[J]. 中华耳鼻咽喉头颈外科杂志, 2022, 57(4): 392-404.

55. 注意缺陷多动障碍

[1] 中华医学会儿科学分会发育行为学组. 注意缺陷多动障碍早期识别、规范诊断和治疗的儿科专家共识[J]. 中华儿科杂志, 2020, 58(3): 188-193.

[2] 中国中西医结合学会儿科专业委员会情志病学组，中国中药协会儿童健康与药物研究专业委员会神经精神学组. 注意缺陷多动障碍中西医结合诊疗专家共识[J]. 中华中医药杂志(原中国医药学报), 2023, 38(4): 1674-1679.

56. 变应性鼻炎

[1] 中华耳鼻咽喉头颈外科杂志编辑委员会鼻科组，中华医学会耳鼻咽喉头颈外科学分会鼻科学组. 中国变应性鼻炎诊断和治疗指南(2022年，修订版)[J]. 中华耳鼻咽喉头颈外科杂志, 2022, 57(2): 106-130.

57. 鼻窦炎

[1] 中华耳鼻喉头颈外科杂志编辑委员会鼻科组，中华医学会耳鼻喉头颈外科学会分会鼻科学组. 中国慢性鼻窦炎诊断和治疗指南(2018)[J]. 中华耳鼻喉头颈外科杂志, 2019, 54(2): 81-100.

58. 手癣及足癣

[1] 中国手癣和足癣诊疗指南工作组. 中国手癣和足癣诊疗指南(基层实践版2020)[J]. 中国真菌学杂志, 2020, 15(6): 325-331.

59. 甲癣

[1] 甲真菌病指南专家工作组. 中国甲真菌病诊疗指南(2021年版)[J], 中国真菌学杂志, 2022, 17(1): 1-7.

60. 湿疹

[1] 中国中西医结合学会皮肤性病专业委员会环境与职业性皮肤病学组，中国老年保健医学研究会皮肤科分会，中国中药协会皮肤病药物研究专业委员会. 湿疹皮炎类皮肤病中西医结合药物治疗专家共识[J]. 中华皮肤科杂志, 2023, 56(4): 287-294.

61. 脂溢性皮炎

[1] 中华中医药学会皮肤科分会. 脂溢性皮炎中医治疗专家共识[J]. 中国中西医结合皮肤性病学杂, 2020, 19(3): 283-284.

62. 白癜风

[1] 中国中西医结合学会皮肤性病专业委员会色素病学组. 白癜风诊疗共识(2021)[J]. 中华皮肤科杂志, 2021, 54(2): 105-109.

[2] 中华中医药学会皮肤科分会. 白癜风中医治疗专家共识[J]. 中国中西医结合皮肤性病学杂志, 2017, 16(2): 191-192.

63. 日光性皮炎

[1] 中华医学会, 中华医学会杂志社, 中华医学会皮肤性病学分会, 等. 日晒伤基层诊疗指南(2023年)[J]. 中华全科医师杂, 2023, 22(4): 348-352.

64. 寻常型银屑病

[1] 中华医学会皮肤性病学分会银屑病专业委员会. 中国银屑病诊疗指南(2018完整版)[J]. 中华皮肤科杂志, 2019, 52(10): 667-710.

[2] 中华医学会, 中华医学会杂志社, 中华医学会皮肤性病学分会, 等. 银屑病基层诊疗指南(2022)[J]. 中华全科医师杂志, 2022, 21(8): 705-714.

65. 缺铁性贫血

[1] 中国营养学会"缺铁性贫血营养防治专家共识"工作组. 缺铁性贫血营养防治专家共识[J]. 营养学报, 2019, 41(5): 417-426.

[2] 中华医学会血液学分会红细胞疾病(贫血)学组. 铁缺乏症和缺铁性贫血诊治和预防的多学科专家共识(2022年)[J]. 中华医学杂志, 2022, 41(11): 3246-3256.

[3] 罗梅宏, 崔乐乐, 孙伟正, 等. 老龄缺铁性贫血高危人群社区中医药防治专家共识［J］. 现在中医临床, 2021, 28(4): 29-35.

66. 营养素补充剂的合理使用

[1] 中国营养学会营养素补充剂使用科学共识工作组. 营养素补充剂使用科学共识[J]. 营养学报, 2018, 40(6): 521-525.

声 明

医学是一门不断发展的科学。由于新的研究成果的层出不穷,临床经验的不断积累,因此我们有必要了解治疗及用药的新变化。本书的作者和出版者在此郑重声明:我们努力保证本书中信息的准确性,但由于医学的复杂性、个体的差异性及临床医学的不断发展,在此我们建议读者面对新药和不熟悉的药物时应参考一些适宜的信息资源,例如药品说明书。本书出版者和编者在法律所允许的免责范围内不就因此引起的任何直接、间接或结果性损失承担责任。

- 10　第 10 章　儿科疾病用药
- 11　第 11 章　口腔疾病用药
- 12　第 12 章　眼科疾病用药
- 13　第 13 章　耳鼻喉疾病用药
- 14　第 14 章　皮肤疾病用药
- 15　第 15 章　外科疾病用药
- 16　第 16 章　营养性贫血用药
- 17　第 17 章　营养素补充剂的合理使用

疾病自诊篇

参考文献

药名索引

药名索引